卓越 工程师教育培养计划系列教材

生物质化工材料

黄 进　夏 涛 ◎ 主编

第 二 版

化学工业出版社

·北京·

《生物质化工与材料》介绍了生物质化工技术以及在能源、制氢和炼制化合物中的应用，同时还介绍了生物合成聚合物、生物质小分子化合物制备聚合物、生物质高分子及这些聚合物在材料领域的应用。本书收集了大量具有创新思想和科学价值的实例，以指导读者更有效地从事生物质化工与生物质材料的基础研究和应用开发。

《生物质化工与材料》可作为生物质化工技术、生物质能源以及生物质材料与工程等专业方向的本科生、研究生教学用书，也可供相关科技人员及企业管理人员参考。

图书在版编目（CIP）数据

生物质化工与材料/黄进，夏涛主编. —
2版.—北京：化学工业出版社，2018.3（2024.10重印）
卓越工程师教育培养计划系列教材
ISBN 978-7-122-31191-7

Ⅰ.①生… Ⅱ.①黄… ②夏… Ⅲ.①生物工
程-化学工程-教材②生物材料-教材 Ⅳ.①Q81
②R318.08

中国版本图书馆 CIP 数据核字（2017）第 313296 号

责任编辑：徐雅妮　　　　　　　　文字编辑：刘志茹
责任校对：陈　静　　　　　　　　装帧设计：关　飞

出版发行：化学工业出版社（北京市东城区青年湖南街 13 号　邮政编码 100011）
印　　装：北京科印技术咨询服务有限公司数码印刷分部
787mm×1092mm　1/16　印张 25¾　字数 656 千字　2024 年 10 月北京第 2 版第 4 次印刷

购书咨询：010-64518888　　　　　　售后服务：010-64518899
网　　址：http://www.cip.com.cn
凡购买本书，如有缺损质量问题，本社销售中心负责调换。

定　　价：68.00 元

《生物质化工与材料》第二版编写委员会

主　编　黄　进　夏　涛

编写人员（按拼音排序）

蔡玉荣	浙江理工大学	潘鹏举	浙江大学
常晓华	杭州师范大学	宋　飞	四川大学
车圆圆	武汉理工大学	孙树泉	中国蓝星（集团）股份有限公司
陈　沁	贵州大学		
陈　云	武汉大学	田华峰	北京工商大学
付时雨	华南理工大学	汪秀丽	四川大学
甘　霖	西南大学	吴晓辉	北京化工大学
胡　刚	贵州大学	夏　涛	武汉理工大学
黄　进	西南大学	谢海波	贵州大学
李兵云	华南理工大学	徐芹芹	贵州大学
李陵岚	湖北大学	杨　淼	武汉理工大学
李以东	西南大学	杨泽慧	宁波工程学院
廖双泉	海南大学	姚菊明	浙江理工大学
林　宁	武汉理工大学	余厚咏	浙江理工大学
刘　琳	浙江理工大学	曾建兵	西南大学
刘昌华	西南大学	张继川	北京化工大学
刘海清	福建师范大学	张立群	西安交通大学
卢永上	美国 3M 公司	周金平	武汉大学

编写分工

第 1 章　黄　进　夏　涛	第 12 章　林　宁　余厚咏	
第 2 章　夏　涛　黄　进	黄　进	
第 3 章　车圆圆　夏　涛	第 13 章　付时雨　李兵云	
第 4 章　李陵岚　夏　涛	黄　进	
杨　淼	第 14 章　张继川　张立群	
第 5 章　夏　涛　杨泽慧	吴晓辉　孙树泉	
第 6 章　陈　沁　谢海波	廖双泉	
徐芹芹　胡　刚	第 15 章　姚菊明　蔡玉荣	
第 7 章　潘鹏举　常晓华	第 16 章　田华峰　陈　云	
第 8 章　曾建兵　李以东	黄　进	
第 9 章　周金平　刘海清	第 17 章　刘昌华　甘　霖	
第 10 章　汪秀丽　宋　飞	卢永上　黄　进	
第 11 章　刘　琳　姚菊明		

前 言

人类利用生物质资源已数千年，与社会文明的发展密切相关。尽管石油与煤等化石资源的利用极大地促进了现代文明和经济的发展，但是也引发了社会可持续性发展的资源和环境问题。因此，基于生物质资源的化工、能源和材料的研究与利用受到各国政府及科研机构的高度重视。当前形势下，绿色发展已成时代的主旋律，"碳达峰、碳中和"是重要内容和主要抓手。绿色发展，是建立在生态环境容量和资源承载力约束条件下，将资源节约、环境友好作为实现可持续发展重要支柱的一种新型发展模式，以"碳达峰、碳中和"为目标的碳汇和减碳，有利于引导绿色技术创新，提高产业和经济的全球竞争力。生物质凭借其能源和材料的资源属性，是替代化石资源的天然利器。生物质产业技术更是"碳中和"的重要抓手，也是生物经济的重要方面。

为满足生物质科学与工程这一前沿交叉学科的发展及人才培养的需要，我们在化学工业出版社支持下曾于2009年出版了《生物质化工与生物质材料》一书（本书第一版），受到了众多同行和兄弟院校一定程度的认可。近年来生物质科学与技术迅速发展，针对本书第一版在知识难易程度和普及程度把握方面的不足，时隔九年推出《生物质化工与材料》（第二版）。借本书再版之机，首先感谢参加第一版《生物质化工与生物质材料》撰写的专家学者及研究生，您们的贡献构成了本书的重要基础！

《生物质化工与材料》（第二版）由西南大学黄进教授（原工作单位武汉理工大学）和武汉理工大学夏涛副教授组织完成，参编人员有四川大学汪秀丽教授、宋飞教授，华南理工大学付时雨教授、李兵云副教授，武汉大学周金平教授、陈云教授，浙江大学潘鹏举教授、常晓华博士，浙江理工大学姚菊明教授、蔡玉荣教授、刘琳教授、余厚咏教授，北京化工大学张立群院士、张继川教授、吴晓晖博士、孙树泉博士、廖双泉博士，贵州大学谢海波教授、徐芹芹副教授、陈沁副教授、胡刚博士，北京工商大学田华峰教授，武汉理工大学林宁副教授、杨淼副教授、车圆圆副教授，西南大学曾建兵教授、刘昌华副教授、李以东副教授，甘霖副教授，福建师范大学刘海清教授，湖北大学李陵岚博士，美国3M公司卢永上博士，宁波工程学院杨泽慧教授等专家学者。

本书沿袭了第一版将生物质化工和材料众多研究领域融合的模式，更新了许多重要和新兴领域的发展动向和专业知识，编写质量显著提高，力求通过精炼的语言、数据、图表与研究实例，帮助读者理解和运用生物质化工和生物质材料的基础知识和相关技术，将绿色低碳的理念融入其中，从育人角度希望学生在解决问题的过程中深化对知识的理解，培养学生的家国情怀、工程师素养，提高学生综合素质，将国家需求与个人理想相结合，成为德才兼备的高技能人才。我们衷心希望能为生物质化工与材料领域的人才培养提供一本系统、新颖、普适的教材。终感学海无涯，编者才疏学浅，谬误之处敬请读者批评指正。

编者

2023 年 7 月

第一版前言

　　人类利用生物质化工技术和生物质材料已有几千年的历史，但是由于石油与煤等化石资源为原料而发展起来的新型能源与化工材料大大促进了文明和经济的发展，使得生物质资源的利用被逐渐淡化。目前，化石资源的大量消耗使得化工材料的发展面临严重的危机，同时石油化工材料的不可生物降解性严重破坏了我们的生存环境。因此，基于生物质资源的化工、能源和材料方面的研究受到各国政府和科研机构的高度重视。为适应生物质化工与材料科学和技术的发展，要求在该领域的工作者对生物质化工与材料的基本概念、基本理论、实验方法以及应用前景和发展方向拥有足够的了解和认识。同时，为了培养一大批从事生物质化工与生物质材料研究的高科技人才，也急需一本全面系统介绍生物质化工技术、生物质能源、生物质材料及其应用的书籍。为此，武汉理工大学、湖北大学、武汉大学、福建师范大学、华东师范大学、华中师范大学以及国外高校长期从事生物质化工和生物质材料研究的年青学者和教师以及一批研究生共同编写了《生物质化工与生物质材料》一书。环顾近年有关生物质化工和材料方面的教科书及专著，都在某一方面进行专论，没有从整体上涵盖生物质化工和材料的全部研究领域，缺乏全面性、系统性、新颖性和普及性。我们编写的这本书采用了创新的格式将生物质化工和生物质材料的大多数研究领域融合在一起，用简明的语言、数据和图表阐明，列举了大量的最新研究成果作为实例帮助读者理解、记忆和正确运用生物质化工和生物质材料的基础知识和相关技术。因此这本书具有简单、明确、知识新和学习效率高的特点。我衷心祝愿该书能促进广大学生对生物质化工与生物质材料的理解，并为我国生物质相关的科学与技术的发展做出贡献。学海无涯，编者才疏学浅，编写内容难免有谬误之处，望读者斧正。

编者

2008 年 12 月于武汉

目 录

第1章
生物质化工及材料概述

现代化学工业已成为社会文明和经济发展的重要基础之一。由于当前的化学工业大多是建立在石油、煤和天然气等化石资源的基础之上，具有明显的资源依赖性，而化石资源的储量有限，化石资源的大量消耗使得化学工业的发展面临严重危机。同时，依赖于化石资源开发的合成高分子材料，虽然极大地促进了人类文明的发展，但是其不可生物降解特性使得由它们生产的众多化学合成品在使用后成为环境污染的重要来源之一。由此可见，从石油和煤炭离开地表，它们对其他资源的消耗和对环境的副作用就已经开始了。在石油和煤炭的开采、加工到最后转变成高分子材料的过程中，需要消耗大量的能源，我国原油开采加工过程的能耗（包括能耗和损耗）约为原油能值的10%，同时还产生大量的环境污染物，如粉尘、废气、废液、废物（包括废弃高分子材料本身）等。为了保持化学工业的可持续发展，资源与环境方面的压力迫使人们寻找能够替代化石资源的新型资源，而该种资源的一个重要特性应该是可再生性。目前，生物质资源被认为是替代化石资源的最佳选择。

木材、秸秆、竹材、淀粉、纤维素、木质素、蛋白质、甲壳素、植物油等生物质资源是由植物的光合作用、动物和微生物对自然资源的友好耗用形成的，不消耗石油、煤和天然气等石化资源，对环境的副作用小，通过植物的生长还能消耗大量的二氧化碳、矿石燃料及其他材料加工的副产物，实现环境净化。而且，这些生物质资源具有资源丰富、可再生等特点，废弃后容易被自然界微生物降解为水、二氧化碳和其他小分子，这些小分子产物又进入自然界循环，符合环境友好材料的要求。利用化工技术和材料成型加工技术可将生物质资源在化学品、能源、燃料以及材料等方面进行循环利用，如图1.1所示。因此，生物质资源是

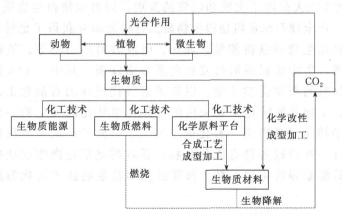

图1.1　生物质资源在能源、燃料、材料等方面的循环利用，以及化工技术和材料成型加工技术在过程中的作用

未来可代替石油、煤和天然气等化石资源，并支撑人类可持续发展的一种重要材料资源。虽然世界每年约产生 170 亿吨干生物量，但可利用量仅为 1300 万吨，不足总量的 1％。由于石油、煤炭等储量有限的化石资源的不断消耗，其供需矛盾也日趋紧张，以及全球环境保护法规的压力日益增强，为生物质化工和材料的发展和利用提供了一个良好机遇。

美国国会于 2000 年 6 月通过了《生物质研究开发法案》，开展了利用生物质获得燃料、动力、化学品和原料的各项相关研究。计划将生物质化学品和原料从 2001 年的 125 亿磅[●]（占现有美国化学品总量的 5％），增加到 2010 年的 12％、2030 年的 25％。2002 年又提出了《生物质技术路线图》，计划 2020 年生物质能源和生物质基产品较 2000 年增加 20 倍，达到每年减少碳排放量 1 亿吨和增加农民收入 200 亿美元的宏大目标。欧盟则在 1997 年发表白皮书《能源的未来：可再生能源》，计划将再生能源占总能源的比例到 2010 年提高到 2 倍，其中重点是发展生物质能，将增加达 3 倍，届时生物质能产量将达到 1.35 亿吨油的能产量。此后又在 2002 年发表了绿皮书《欧洲能源供应安全战略》，计划欧盟的生物燃料比例到 2020 年占汽车燃料的 20％。日本于 2002 年通过了《日本生物质综合战略》，资源作物作为能源和产品的原料将得到灵活利用。具体要求为：用碳素量换算为废弃物类生物质 80％以上可利用，未利用生物质 25％以上可利用；资源作为碳素量换算可利用量为 10 万吨。我国政府也积极鼓励发展生物质资源的利用，并于 2005 年发布了《国家发展改革委办公厅关于组织实施生物工程高新技术产业化专项通知》，以贯彻落实我国能源发展战略和能源结构调整目标要求，推动我国生物质能源、生物质材料和生物质产业的技术创新和产业创新，促进我国国民经济和社会的可持续发展。在 2006～2007 年期间，实施生物质工程高新技术产业化专项，促使非粮原料生物质能源和生物质材料实现 10 万吨以上。由此可见，利用生物质资源开发能源和材料是全世界各国的迫切需要，具有深远的人类社会可持续发展意义。

1.1 生物质化工技术及发展趋势

人类利用生物质化工技术已有几千年的历史，中国造纸术和古埃及木炭制造术等都是生物质利用的成功实例。但是，在发现石油与煤等化石资源后，以其为原材料而发展起来的新型能源与化工大大促进了文明和经济的发展，同时也使得生物质的利用被逐渐淡化。1973 年的第一次全球石油危机使得生物质原材料的研究获得了足够的重视。最初的研究主要集中于利用生物质获得能量，如热、电或燃料如乙醇等。随着其他相关学科和技术的快速发展，生物质利用的研究也向多方面发展，其中一个重要的方向就是建立以生物质为原材料的新型化学工业，以期将来替代现在的石油化工、煤化工和天然气化工等。目前，生物质的转化主要采用的是热化学转化法和生物转化法。前者先将生物质通过热化学转化制备得到一氧化碳、氢气、小分子烃或生物质油等物质，并以这些物质为原料进一步合成各种有机化合物；后者则是通过微生物或酶先把蔗糖、淀粉、纤维素及半纤维素等转化为单糖，再通过化学及生物技术转化为高附加值的化学品及聚合物。

---

❶ 1 磅（lb）≈0.45 千克（kg）。

1.1.1　生物质化工概述

以生物质资源为原材料发展起来的化学化工通常称为生物质化学化工。在石油化工中，通过将石油进行转化和精炼，能生产得到各种燃料、溶剂、大宗化学品、纤维、塑料、精细化学品等。与此相类似，要使生物质转化为各种化学品也需要复杂的化工过程，此即生物质精炼。通过生物质精炼同样可以得到与石油精炼基本一致的各种化学品，如图1.2所示。

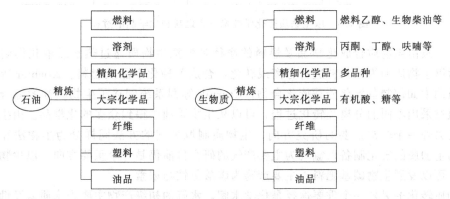

图1.2　石油化工与生物质化工

因此，由石油、煤及天然气等化学化工发展积累起来的知识对生物质化学化工的发展具有重要的参考价值。并且，由于生物质的化学组成与石油的组成存在较大的差异，使得人们无法直接照搬石油化学化工成熟的工艺路线，必须寻找适合于生物质高效转化的新的工艺路线。并且，生物质化工技术与石油化工技术之间也存在重要的差别。与石油化工不同的是，目前生物质的转化方法还较多地依赖于生物技术（如发酵等），相对而言效率还比较低。热化学转化的方法及由此发展起来的合成路线及技术将是生物质转化利用的一个重要研究方向。例如，生物质首先经热裂解得到生物质油，而后以其作为类似石油的原材料，这样经过精炼工艺就能够得到各种化合物。但目前这个路线还需要深入研究，以使其构成完整的体系。

1.1.2　生物质化工技术的现状

生物质化学工业近几十年来在世界范围内发展迅速，特别是热化学转化技术已大量成功地应用于工业生产。生物质热化学过程通常可分为直接液化、热解和气化等。生物质直接液化是原材料大分子在合适催化剂的作用下分解成小分子化合物，同时由于这些小分子是不稳定和具有反应活性的，它们可重新聚合成具有合适相对分子质量的油类化合物；生物质热解时，通常不需要催化剂，经分解的组分可以通过气相中的均匀反应转化成油类化合物；生物质气化是利用含氧物质作气化剂，将固体燃料中的碳氧化生成可燃气体的过程。以生物质热化学技术制备燃料和化学品的过程如图1.3所示。生物质通过热化学转化过程可以得到大量的可燃性气体，如甲烷、一氧化碳、氢气及烯烃等。如果对转化条件进行控制，如生物质的定向转化，则可以得到组成主要是一氧化碳与氢气的合成气，合成气在一定的反应条件下可以转化为甲醇、二甲醚等。甲醇是一类非常重要的化工原材料，它既可作为燃料直接燃烧，也可作为基本化学原料来合成其他化合物，如表面活性剂、酯、醚、醛、酸、醇及聚合物等。

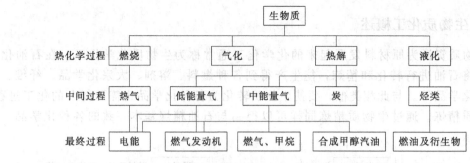

图 1.3 以生物质热化学技术制备燃料和化学品的过程

另外一条由生物质合成化学品及燃料的途径是先把生物质通过热解或液化得到生物质油，而后以生物质油为原材料进行分离或转化，合成各种化学品及燃料。Koehler 等报道了从生物质油中如何制备氧化芳香族化合物；Czernik 等则系统阐述了生物质油的综合利用等问题。通过采用不同的分离及转化过程，可以从生物质油中得到众多的化学品。由生物质制取氢气是另外一个非常重要的研究方向，生物质制取氢气的方法同样分为生物法和热化学法，利用生物质的气化制备以氢气为主要产气的研究目前仍是一个重要方向。以生物质制氢为基础，可以发展生物碳基肥料，主要产物为碳酸氢铵与尿素。

生物质转化的另外一个重要途径是化学水解，水解的初级产物主要为木质素及糖类，而后它们再进一步发生化学转化，可以得到各式各样的有机化合物。生物质的组成中，纤维素占了很大的比例。纤维素是由葡萄糖单元按 β-1,4 连接形成的大分子链。通过水解可以得到葡萄糖，葡萄糖经化学转化可得到乙酰丙酸。乙酰丙酸是一类重要的新型平台化合物，以其为原材料通过不同的反应可以得到多种有机化合物。同样，葡萄糖也可以作为化工原材料，通过相应的化学反应得到醇、酸、酮化合物，而后再转化得到更高级的酸、酯、烯烃及聚合物。

生物质能源化的研究是开发生物质的一个非常重要的研究课题，除了利用热化学法及生物技术把生物质转化为可燃性气体及醇类燃料外，还可以把生物质气化与发电进行结合。此外，生物质气化气还可以用来作为燃料电池的原材料进行燃料电池发电，有望更多地提高发电效率。

尽管生物质化工技术的研究取得了较大的进展，但是在生物质炼制的产业化进程中，还有一系列问题有待解决，例如生物燃料工业化生产原料的筛选、生物质液态转化、活性物质的提取和分离、催化转化效率的提高等关键技术的开发，配套设备的研制、酶和菌种的筛选以及生产过程的绿色化等。

1.1.3 生物质绿色化工技术

由于生物质本身就是自然界循环的一个环节，因此其具有环境友好的特性。生物质可以作为典型的绿色替代原材料用于生产多种燃料，合成各种化学品，但是仅是绿色原材料还不能认定所设计的化工过程是绿色的。要实现以生物质为原材料的化学化工的绿色化，必须全面地将绿色化学的原则应用到其转化过程中去。具体地说，生物质绿色化学研究的内容应该是以生物质为绿色原材料，通过绿色化学的转化过程以制备环境友好的化学品，其中绿色化学的转化过程是非常重要的。

化学反应的介质问题是实现生物质改性的绿色化工技术的主要方面。纤维素是生物质的主要组成成分，其衍生物是重要的化工原材料。纤维素进行衍生化反应的第一步是纤维素在

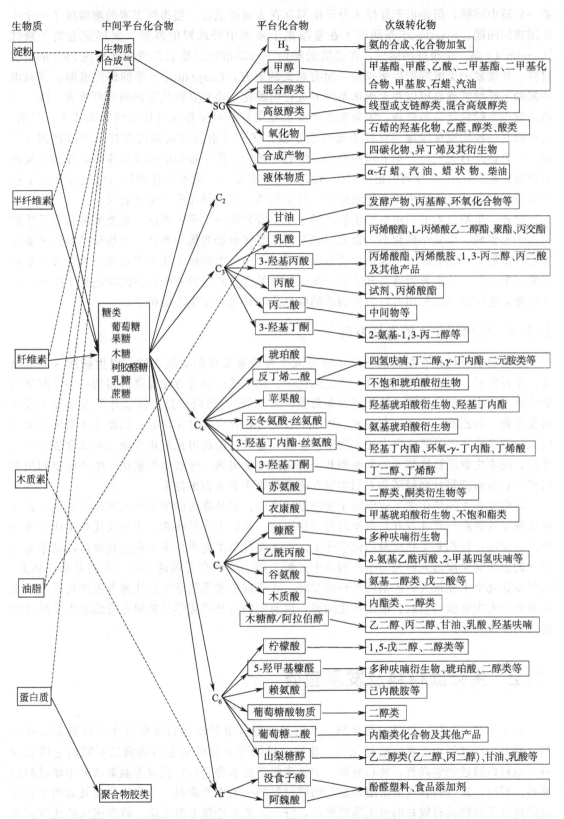

图 1.4 美国国家能源实验室提出的生物质主要转化途径

某一介质中溶解，但是由于纤维素分子链间存在大量的氢键，使得纤维素的溶解成了一个十分困难的问题。Swatloski 等研究了在室温离子液体中纤维素的溶解，发现室温离子液体 $[C_4mim]Cl$ 是一个很好的溶剂，在微波的辅助下可以溶解纤维素形成浓度高达 25% 的清亮溶液。纤维素的无溶剂衍生化也是一项有意义的研究，Gospodinova 等的研究表明，在微波的辅助下纤维素微晶可以在无溶剂条件下进行磷酸化，得到高取代度的磷酸纤维素。除了采用微波作为绿色反应条件外，辐射和超声波也是很好的可用作绿色化工的物理技术。目前，超声波是一种研究反应绿色化的重要物理手段，超声时溶液的局部温度甚至可以达到几千度、压力达几百大气压。加上超声波的二级乳化效应，使得很多的化学反应可以在超声辅助下快速完成。Kardos 等利用超声对生物质的主要成分——碳水化合物进行绿色水解、氧化等反应以制备小分子有机化合物的研究，对生物质的绿色转化有一定的意义。

此外，生物技术的利用也是生物质绿色化学研究的一个重要方向，其重要的特点是生物技术无需强酸、强碱作催化剂，也无需高温高压等较极端的操作条件。由葡萄糖替代苯通过生物技术制备己二酸是一个绿色合成实例。同时，通过生物化工技术实现微生物合成可生物降解聚酯、微生物降解天然高分子获得化工原料等也是相当具有吸引力的绿色化工技术。由此可见，生物技术的利用可以为生物质的绿色化学转化带来更多的机会。

1.1.4 生物质化工的发展方向

以生物质替代化石原料的化学工业是人类可持续发展的必经之路。以生物质（如纤维素、半纤维素、淀粉等）为原料，通过热化学、化学或生物等方法能降解得到一些中间平台化合物，如生物基合成气、糖类（如葡萄糖、木糖等），然后经过生物或化学方法加工成平台化合物，如乙醇、甘油、乳酸等，再由平台化合物合成各种化学品。如图 1.4 所示是美国国家能源实验室经过研究得出的生物质主要转化途径，由此可见利用生物质可以合成许多化学品。随着生物质转换技术的发展和其产业化的逐渐成熟，通过生物质化工生产能得到更多的产品，从而满足社会经济和人们生活在能源与物质等方面的需求。

尽管现在生物质化学工业仍处于初级发展阶段，但其强大的生命力已经显示出来，也有越来越多的政府与研究者开始重视这方面的研究。相信不久的将来，生物质化学工业必有一个大的发展，特别是生物质绿色化学化工。如果在发展生物质化学工业的初级阶段就把绿色化学的思想完全渗透到研究与生产的各个过程，那么完全有可能建立起一套新的化工体系，它与现在化学工业最大的区别就是环境友好。在实现生物质化学工业快速发展的过程中，必须重点研究生物质的高效、清洁转化问题，以及生物质替代化学品的绿色合成和生物质化学化工的系统化等。

1.2 生物质材料及发展趋势

由于木材、秸秆、竹材、聚多糖、木质素、蛋白质等动植物提供的生物质资源含有羟基、氨基、醚键等功能基，通过化学、物理、机械等方法可创生出能满足不同用途的新材料，也可以通过化学降解、物理分离、生物降解等技术将它们转化成为制备高分子新材料的原料。同时，微生物合成的聚酯也是生物质材料的一类重要原料。这些生物质及其衍生物开发的高分子材料具有较好的可生物降解性，符合人类可持续发展战略。许多国家的政府都积极资助和鼓励进行生物质基高分子材料资源的利用和开发，美国能源部预计到 2050 年以植物等可再生资源为基本化学结构的材料比例要达到 50%。

1.2.1　生物质材料的定义

生物质材料（biomass）是指由动物、植物及微生物等生命体衍生得到的材料，主要由有机高分子物质组成，在化学成分上生物质材料主要由碳、氢和氧三种元素组成。由于是由动物、植物和微生物等生命体衍生得到，未经修饰的生物质材料容易被自然界微生物降解为水、二氧化碳和其他小分子，其产物能再次加入自然界循环，因此生物质材料具备可再生和可生物降解的重要特征。

目前，存在多个与生物质材料相关或者相近的概念，主要有生物体材料、生物材料、天然高分子材料、生态材料、生物基材料等。下面将从这些词的内涵和应用方面阐述它们与生物质材料的差别和关联。

① 生物体材料（biological material），是在生物体中合成的，具有组成某种组织细胞的成分，诸如纤维蛋白、胶原蛋白、磷脂、糖蛋白等，通常指蛋白质、核酸、脂类（脂质）和多糖四大类，有时也称作生物大分子或者生物高分子（biomacromolecule）。通过生物体材料和生物质材料的定义可见，二者最为接近；但生物体材料偏向于强调具体组成某种组织细胞的成分，那么木材、秸秆等由纤维素、半纤维素、木质素等生物质材料组成的复合体就不能归到生物体材料中，而木材、秸秆等却无可争议的是生物质材料，因此生物体材料或者生物大分子是一类特殊的生物质材料。

② 生物材料（biomaterial），也称为生物医学材料（biomedical material），一般指与医学诊断、治疗有关的一类功能性材料，主要用于制备人工器官或医疗器械以代替或者修复人体受损的组织器官。广义上讲，生物材料包括生物体材料和生物医学材料。生物材料可以是生物质材料，例如用于制备人工肾的由铜法再生的纤维素和醋酸盐纤维素、制备人工血浆用的羟乙基淀粉等；生物材料也可以是金属材料、合成高分子材料或者无机材料等，例如制备颅骨和关节的钛合金、钛金属、不锈钢、磷酸三钙、羟基磷灰石以及人工晶体用聚甲基丙烯酸甲酯、硅树脂等。因此，生物材料和生物质材料是交叉的。

③ 天然高分子材料（nature material），是自然界产生的非人工合成的高分子材料，包括生物基材料以及石墨、石棉、云母、灰石等天然无机高分子。

④ 生态材料（ecomaterial），是指同时具有优异应用性能和优良环境协调性的材料。所谓的环境协调性是指资源和能源消耗少、环境污染小和循环再利用率高。生态材料的概念是20 世纪 80 年代基于能源、资源和环境污染等压力，人们强调材料与环境可持续发展关系的背景下提出的。它通过研究材料整个生命周期的行为，强调材料对环境的影响，因此可以包括所有材料，例如金属材料、合成高分子材料、复合材料、陶瓷等，只要通过生态设计能够实现与环境协调的材料，都是生态材料。

⑤ 生物基材料（bio-based material），按照 ASTM（美国试验与材料协会）的定义是指一种有机材料，其中碳是经过生物体的作用后可再利用的资源。生物基材料强调经过生物体的作用后含碳可再利用的有机材料，而不注重可生物降解性和可再生性，因此涵盖了生物蜡、天然橡胶等不易降解的有机材料，在内涵上生物基材料包含了生物质材料。

1.2.2　生物质材料的特征

① 生物质材料以碳、氢、氧三种元素为主并可能含有氮、硫、钠等元素，因此归属有

机高分子。通常，含有氮元素和硫元素的生物质材料为蛋白质和聚氨基酸，含钠元素的是海藻酸钠。生物质材料具有有机高分子的一般特征，即可燃烧、分子量大且分布不均一、能够进行与官能基相关的化学反应、存在多级结构等。值得注意的是，生物质材料的活泼官能基相关的各种化学反应是提高生物质材料的性能并拓展其用途的关键。

② 生物质材料的种类多、分布广、储量丰富。生物质材料由动物、植物和微生物衍生得到，包括动植物本身具有细胞结构的组织，因此不同的动物、植物和微生物能够产生不同的生物质材料。这些原因导致生物质材料的结构和性能变异大，即使同类生物质材料也因来源、产地、气候、取材、生长期的差别而导致分子结构和多种性能及性质不尽相同。这种结构差异主要表现为分子量大小与分布的差异、分子中结构单元及其含量不同、结构单元的排序差异等。然而，材料的诸多性能与分子量大小、分子量分布、所含功能基种类和含量以及分子种类等因素密切相关，并且随着生物质材料的结构变化而发生不同程度的变异。因此，生物质资源的多组分伴生以结构性能变异大的特征，造成生物质材料提取、加工和利用相对困难，以及材料质量的稳定性较差。

③ 生物质材料具有较好的可生物降解性，绝大部分生物质材料在自然环境中很快被微生物完全降解为水、二氧化碳和其他小分子。由于绝大多数生物质材料的分子结构中都含有醚键、酰胺键或酯基，而且多数为脂肪类物质，因此生物质材料易被生物降解。对于木质素，因其分子主体结构是苯丙烷，相对于其他生物质材料降解较为困难，但也能够被白腐菌分解。正是由于生物质材料的可生物降解性，使其废弃物不会像合成高分子材料一样造成"白色垃圾"，属于备受关注的环境友好型材料。

④ 生物质资源具有资源丰富、可再生的特点，通过自然界碳循环可以实现永续利用，是未来支撑人类可持续发展的重要材料来源。合成高分子材料的原料是储量有限的石油和煤炭等石化资源，而生物质材料的最根本原料是水和二氧化碳。植物通过光合作用将二氧化碳和水转化成生物质资源，同时部分动物或者微生物再以植物生物质为原料得到动物基或者微生物基生物质。绝大多数生物质材料在自然环境中通过生物降解完全降解为水、二氧化碳和其他小分子有机组分，再次进入自然界循环。

1.2.3　生物质材料的应用

目前，生物质材料已逐渐得到广泛应用。像合成高分子材料一样，生物质材料可以制成塑料、工程塑料、纤维、涂料、胶黏剂、絮凝剂、功能材料、复合材料等，应用在生产生活的各个领域。生物质材料的研究和开发途径主要包括以下四条。

① 将自然界的生物质直接利用制成材料。例如，通过物理或机械加工成型方法，直接将生物质资源制备成各种产品，例如将纤维素溶液溶解于铜铵溶液或者尿素/氢氧化钠溶液后纺丝制成纤维，将淀粉和蛋白质在增塑剂作用下热加工成型，将淀粉等直接作为药用辅料，将微生物合成的聚酯直接加工成型为塑料等。

② 为了提高生物质材料的性能，通常对生物质原料进行化学改性，主要包括衍生化、接枝和交联等。例如，将蛋白塑料酰化后可热成型制备出抗水性较高的纤维，对木质素接枝聚苯乙烯后得到热成型的膜材料，交联天然高分子可明显提高材料的强度和耐水性。

③ 复合或共混是提高材料的综合性能和降低成本最经济、简便的方法，特别是将两种以上生物质原料通过复合或者共混可制备具有更好品质的新材料。目前，木质素是最常用的橡胶增强填料，已经被用于部分代替炭黑等无机填料。通过物理共混在亲水的生

物质资源中引入疏水性高分子能有效提高材料的耐水性，但是如何提高界面相容性是必须解决的关键问题。然而，利用互穿聚合物网络能够通过化学键的作用和网络的互穿强制提高组分间的相容性，进而产生高性能。纳米复合技术对性能的极大提高也被引入生物质材料的研究中。特别值得关注的是，生物质中纳米结构的刚性结晶体是一种优良的纳米填料。

④ 将生物质资源转化成小分子化工原料，建立生物质材料的原料平台。例如将木材、木质素、单宁、淀粉树皮等在苯酚或者聚乙二醇存在情况下液化，转变成为活性基团更多、分子量更小的产物。这些产物被用作制备塑料、泡沫、胶黏剂等高分子材料。在这些例子中，最经典的就是通过细菌发酵技术制备出乳酸，然后开发出目前最引人注目的绿色塑料——聚乳酸。

1.2.4 生物质材料的发展方向

生物质材料的发展方向同任何材料的发展方向具有一致性，就是提高材料的实用性并实现高性能化。但是，由于生物质资源具有来源的多样性和结构的不均一性，以及某些生物质资源的难于溶解和熔融以及较高的亲水性，造成了生物质材料特有的研究和开发困难。因此，生物质材料的发展在原料部分，主要通过生物化工技术得到分子量及分布在一定程度可控和结构相对均一的高分子原料，例如可控降解以及分子结构裁切等。对于小分子化工原料，则需要致力于提高产率和纯度的研究，同时如何扩展小分子化工原料来源的生物质资源的种类也是需要研究的重要问题。并且，开发低污染甚至无污染的溶剂体系是发展某些生物质高分子溶液纺丝绿色工艺的关键。以纤维素为例，目前已经开发出离子液体以及氢氧化钠/尿素（或硫脲）新溶剂体系，并且建立了能制备出满意性能纤维的绿色工艺。利用生物质资源制备的小分子化工原料开发的生物质材料，在使用性能方面具有优势，特别是具有较好的加工成型性能和疏水性能。但是，成本问题是制约这类材料应用的主要问题，这需要在小分子化工原料的制备工艺和聚合工艺方面取得突破。

对于直接以生物质高分子作为原料开发的材料，需要解决加工成型和亲水性的问题，这是目前制约淀粉和蛋白质塑料广泛应用的瓶颈问题。目前，化学改性和物理共混是最有效的手段，纳米复合技术被认为是最有研究价值的方法。但是，要获得成本适中、具有实际应用价值的产品，还需要更为深入的研究。此外，来源于生物质资源的纳米刚性结晶体具有和无机纳米填料同样的增强功能，被认为是一种环境友好的生物可降解纳米填料。关于利用这些生物质纳米粒开发高性能复合材料和功能材料的研究日益活跃，可望产生出具有应用价值的成果。最近，仿生材料的研究和开发成为高分子材料研究的活跃领域。仿生材料具有自然界能产生特殊性能的某些结构特点，如何可控地构筑这些结构成为研究的关键。来源于生物质资源的各种高分子原料，如何有序地将其组合在一起实现特殊的结构和性质，将成为一个新兴的研究方向。

（黄进，夏涛）

参 考 文 献

[1] Nicholas P C, Paul N C. Biomass：Applications，Technology，and Production. New York：Marcel Dekker，1980.

[2] 肖波，周英彪，李建芬. 生物质能循环经济技术. 北京：化学工业出版社，2006.

[3] 姚向君，王革华，田宜水. 国外生物质能的政策与实践. 北京：化学工业出版社，2006.

[4] 日本能源学会. 生物质和生物能源手册. 北京：化学工业出版社，2007.

[5] 陈洪章. 生物质科学与工程. 北京：化学工业出版社，2008.

[6] 阎立峰，朱清时. 化工学报，2004，12：1938.

[7] 张无敌，宋洪川，韦小岿. 中国能源，2001，5：35.

[8] Richard A K. Science，1998，281：1128.

[9] Demirbas A. Energy Conver. Manage，2001，42：1357.

[10] 刘荣厚，牛卫生，张大雷. 生物质热化学转换技术. 北京：化学工业出版社，2005.

[11] Bridgwater A V. Biomass Pyrolysis Technologies, Biomass for Energy and Industry. London：Elsevier Press，1990.

[12] Bender M H. Res Conser Recycl，2000，30：49.

[13] Gil J，Corella J，Aznar M P. Biomass Bioenergy，1999，17：389.

[14] Chmielniak T，Sciazko M. Appli Energy，2003，74：393.

[15] 马隆龙，吴创之，孙立. 生物质气化技术及其应用. 北京：化学工业出版社，2003.

[16] McKendry P. Biores Technol，2002，83：37.

[17] Dong Y，Steinberg M. Inter J Hydrogen Energy，1997，22：971.

[18] Koehler J A，Brune B J，Chen T. Ind Eng Chem Res，2000，39：3347.

[19] Czernik S，Bridgwater A V. Energy & Fuels，2004，18：590.

[20] Rapagna S，Jand N，Foscolo P U. Inter J Hydrogen Energy，1998，23：551.

[21] Chen G，Andries J，Spliethoff H. Energy Conver Manage，2003，44：2289.

[22] Li J，Zhuang X，Pat D，Eric D. Energy for Sustainable Develop，2001，5：66.

[23] Roger M R，Tor P S，Ramani N. Emerging Technologies for Materials and Chemicals from Biomass, ACS symposium series 476. Washington，DC：American Chemical Society，1992.

[24] Dimitris S A. Materials，Chemicals，and Energy from Forest Biomass，ACS symposium series 954. Washington，DC：American Chemical Society，Oxford University Press，2007.

[25] Clark J H，Deswarte F. Introduction to Chemicals from Biomass. New York：Wiley，2008.

[26] Emtiazi G，Etemadifar Z，Tavassoili M. Biomass Bioenergy，2003，25：423.

[27] Choi C H，Mathews A P. Biores Technol，1996，58：101.

[28] 程备久，卢向阳，蒋立科，潘登奎. 生物质能学. 北京：化学工业出版社，2008.

[29] 吴创之，马隆龙. 生物质能现代化利用技术. 北京：化学工业出版社，2003.

[30] Williams R H，Larson E D. Biomass Bioenergy，1996，10：149.

[31] Lobachyov K V，Richter H J. Energy Conver Manage，1998，39：16.

[32] Ayres R U. Res Conser Recycl，1995，14：199.

[33] Anastas P T，Warner J C. Green Chemistry——Theory and Practice. New York：Oxford University Press，1998.

[34] Anastas P T，Williamson T C. Green Chemistry——Designing Chemistry for the Environment. Wanshington，DC：American Chemistry Society，1996.

[35] Tomishige K，Miyazawa T，Asadullah M. Green Chem，2003，5：399.

[36] Swatloski R P，Spear S K，Holbrey J D. J Am Chem Soc，2002，124：4974.

[37] Gospodinova N，Grelard A，Jeannin M. Green Chem，2002，4：220.

[38] 谭天伟，王芳. 现代化工，2006，4：6.

[39] 高振华，邸明伟. 生物质材料及应用. 北京：化学工业出版社，2008.

[40] 王军. 生物质化学品. 北京：化学工业出版社，2008.

[41] 陈嘉川，谢益民，李彦春，刘温霞，刘玉. 天然高分子科学. 北京：科学出版社，2008.

[42] 胡玉洁. 天然高分子材料改性与应用. 北京：化学工业出版社，2003.

[43]　张俐娜. 天然高分子改性材料及应用. 北京：化学工业出版社，2006.

[44]　Kaplan D L. Biopolymers from Renewable Resources. New York：Springer-Verlag, Berlin-Heidelberg，1998.

[45]　Wool R P，Sun X S. Bio-Based Polymers and Composites. Amsterdam：Elsevier Press，2005.

[46]　唐星华. 木材用胶粘剂. 北京：化学工业出版社，2002.

[47]　肖锦，周勤. 天然高分子絮凝剂. 北京：化学工业出版社，2005.

[48]　李坚. 生物质复合材料学. 北京：科学出版社，2008.

[49]　Cai J，Zhang L N，Zhou J P，et al. Macromol Rapid Commun，2004，**25**：1558.

[50]　邱威扬，邱贤华，王飞镝. 淀粉塑料-降解塑料研究与应用. 北京：化学工业出版社，2002.

[51]　Bräuer S，Meister F，Gottlöber R-P，et al. Macromol Mater Eng，2007，**292**：176.

[52]　Sue H J，Wang S，Jane J. Polymer，1997，**38**：5035.

[53]　Meister J J，Chen M-J. J Appl Polym Sci，1993，**49**：935.

[54]　黄进，周紫燕. 高分子通报，2007，**1**：50.

[55]　杨斌. 绿色塑料聚乳酸. 北京：化学工业出版社，2007.

[56]　贾贤. 天然生物材料及其仿生工程材料. 北京：化学工业出版社，2007.

[57]　江雷，冯琳. 仿生智能纳米界面材料. 北京：化学工业出版社，2007.

[10] 戴桂馥，朱清时，等. 生物质快速热解制备液体燃料. 北京: 化学工业出版社, 2010.
[11] Fengel D. Polysaccharides from Renewable Resources. New York: Springer Verlag, Berlin Heidelberg, 1998.
[12] Yu C F, Sun X S. Biodiesel Science and Composition. Amsterdam: Elsevier, 2011.
[13] 蒋剑春. 生物质能源应用研究现状与发展前景. 林产化学与工业, 2002, 22(2): 75.
[14] 吴创之, 马隆龙. 生物质能现代化利用技术. 北京: 化学工业出版社, 2003.
[15] Demirbas A, Balat L, Zhang J. Bioenergy. New York: Springer, 2010.
[16] 朱清时, 李静海, 刘中民, 等. 能源化学进展. 北京: 化学工业出版社, 2005.
[17] Basu P, Maswal P L, et al. Biomass. J. of Mol. Sep., 2012, 25: 1.
[18] Smith J L, Weepers J, et al. Polymers. 1st ed., 37: 1628.
[19] Murray J, Chen M. J of Appl Poly. Sci., 1992, 47: 873.

第2章
生物质化工技术

化石能源（即一次能源，主要为石油、煤炭和天然气）是当今世界经济发展所依赖的主要资源和能源。尽管化石能源高度富集、易于开采且使用方便，但根据目前已探明的资源储量和需求推算，到本世纪下半叶世界石油、天然气资源可能会枯竭，同时化石能源在使用过程中还会对环境造成严重污染。能源（尤其是液体燃料）供给不足已经严重影响到经济的发展。

生物质与化石能源相比具有许多优点，如：可再生且产量大；其氮、硫含量都较低，因此几乎不会产生如 SO_2 之类的可形成酸雨的气体；加工时所产生的 CO_2 可被植物或微生物通过光合作用再吸收利用，CO_2 的净排放量为零，减少温室效应；生物质转化后产生的残渣较少，而且可被用作肥料追加农田；生物质分布广泛、来源丰富，受世界范围能源价格波动的影响很小，可减轻进口石油所造成的经济等方面的压力。据统计，全世界每年农村生物质的产量约为 300 亿吨，生物质能在世界能源消耗中仅次于石油、煤炭及天然气等化石能源，居第四，约占 14%。美国国会制定的生物质产业发展规划中明确，到 2020 年全国生物质能源达到能源总消费量 25%，2050 年达到 50%。因此，生物质能源和生物质能产品发展潜力巨大。

生物质最大的优势在于它是唯一含碳的可再生资源，通过直接燃烧、热解、液化和气化等技术，可获得便于储存运输、方便使用的清洁型燃料和化工原料，其实物形态为液体、固体和气体等。

2.1 生物质直接燃烧技术

生物质直接燃烧是一种传统能源转化技术，在工业化时代以前，直接燃烧生物质获取热量一直是人类生活的主要用能方式。以薪柴、秸秆和杂草等作为燃料用于炉灶经历了几千年的历史，经历了原始炉灶、旧式炉灶（热效率为 8%～10%）、改良炉灶（10%～12%）和省柴灶（22%～30%）四个发展阶段。

现代的生物质直接燃烧利用主要包括炉灶燃烧、焚烧垃圾、锅炉燃烧压缩成型燃料及联合燃烧四种方式。生物质的燃烧过程主要分为挥发分的析出、燃烧和残余焦炭的燃烧、燃尽两个独立阶段，其燃烧过程的特点如下所述。

① 生物质水分含量较多，燃烧需要较高的干燥温度和较长的干燥时间，产生的烟气体积较大，排烟热损失较高；

② 生物质燃料的密度小，结构比较松散，容易被吹起，悬浮燃烧的比例较大；

③ 生物质发热量较低，炉内温度场偏低，组织稳定的燃烧比较困难；

④ 生物质挥发分含量高，燃料着火温度较低，一般在 $250 \sim 350℃$ 温度下挥发分即大量析出并开始剧烈燃烧，若空气供应量不足，将会增大燃料的化学不完全燃烧损失；

⑤ 生物质挥发分析出燃尽后，受到灰烬包裹和空气渗透困难的影响，焦炭颗粒燃烧速度缓慢、燃尽困难，如不采取适当的必要措施，将会导致灰烬中残留较多的余炭。

作为一项被广泛应用的实用化技术，进一步提高直接燃烧转化效率是当前研究开发的重要课题之一。

2.1.1　生物质直接燃烧技术的特点

生物质燃料特性的研究表明，生物质燃料与化石燃料相比存在明显差异，如表 2.1 所示。由于生物质燃料特性与化石燃料不同，从而导致了生物质燃料在燃烧过程中的燃烧机理、反应速率以及燃烧产物的成分与化石燃料相比也都存在较大差别，表现出不同于化石燃料的燃烧特性。

表 2.1　生物质燃料与煤的燃料特性

燃料种类	工业分析成分/%				元素组成/%					低位热值/(kJ/kg)
	W^f	A^f	V^f	C_{gd}^f	H^f	C^f	S^f	N^f	K_2O^f	
烟煤	8.85	21.37	38.48	31.30	3.81	57.42	0.46	0.93	—	2430
无烟煤	8.00	19.02	7.85	65.13	2.64	65.65	0.51	0.99	—	2443
稻草	4.97	13.86	65.11	16.06	5.06	38.32	0.11	0.63	11.28	1398
玉米秸	4.87	5.93	71.45	17.75	5.45	42.17	0.12	0.74	13.80	1555
豆秸	5.10	3.13	74.65	17.12	5.81	44.79	0.11	5.85	16.33	1616
麦秸	4.39	8.90	67.36	19.35	5.31	41.28	0.18	0.65	20.40	1537
牛粪	6.46	32.40	48.72	12.52	5.46	32.07	0.22	1.41	3.84	1163

注：W^f 表示水分含量；A^f 表示灰分含量；V^f 表示挥发分含量；C_{gd}^f 表示固定碳含量。

试验研究发现生物质挥发物的燃烧效率比炭化物质快。燃料着火前为吸热反应；到着火温度以后，生成气相燃烧火焰和固相表面燃烧火焰，为放热反应。具体的燃烧性能如表 2.2 所示。

表 2.2　生物质燃料燃烧性能

生物质	升温速率/(℃/min)	初始燃烧温度/℃	燃烧峰温度/℃	燃烧末温度/℃	燃烧峰速率/(mg/min)
红松	15	414	488	507	0.0463
烟杆	15	367	410	—	0.1142
稻壳	15	386	447	—	0.0587
蔗渣	15	398	478	515	—
玉米芯	15	384	447	508	0.0737
糠醛清	15	399	449	506	0.0556

作为最早采用的一种生物质开发利用方式，生物质直接燃烧具有如下优势：①生物质燃烧所释放出的 CO_2 大体相当于其生长时通过光合作用所吸收的 CO_2，因此可以认为是 CO_2 的零排放，有助于缓解温室效应；②生物质的燃烧产物用途广泛，灰渣可加以综合利用；③生物质燃料可与矿物质燃料混合燃烧，既可以减少运行成本，提高燃烧效率，又可以降低 SO_x、NO_x 等有害气体的排放浓度；④采用生物质燃烧设备可以最快速度地实现各种生物

质资源的大规模减量化、无害化、资源化利用，而且成本较低，因而生物质直接燃烧技术具有良好的经济性和开发潜力。

2.1.2 直接燃烧技术

生物质直接燃烧技术应用较为广泛的是炉灶燃烧和锅炉燃烧。炉灶燃烧操作简便、投资较省，但燃烧效率普遍偏低，造成生物质资源的严重浪费；锅炉燃烧采用先进的燃烧技术，生物质作为锅炉的燃料燃烧，提高了生物质的利用效率，适用于相对集中、大规模地利用生物质资源。生物质燃料锅炉的种类很多，按照锅炉燃烧所用生物质品种的不同可分为木材炉、薪柴炉、秸秆炉、垃圾焚烧炉等；按照锅炉燃烧方式的不同又可分为流化床锅炉、层燃炉、悬浮燃烧炉等。

(1) 生物质直接燃烧流化床技术

20 世纪 80 年代初兴起的流化床燃烧技术，具有燃烧效率高、有害气体排放易控制、热容量大等优点。流化床锅炉适合燃用各种水分大、热值低的生物质，具有较广的燃料适应性。根据生物质原料的不同特点，生物质直接燃烧流化床技术包括鼓泡流化床技术（BFB）和循环流化床技术（CFB）。

① 鼓泡流化床　在鼓泡流化床系统中，惰性粒子直径约 1mm，流化速度在 1.0～2.5m/s 之间。二次空气可通过上部的环形空气喷嘴进入，形成分阶段配风，以减少 NO_x 的形成，主要应用于超过 20MW 的系统。

② 循环流化床　将流化速度增加到 5～10m/s 时，可使用更小的粒子（直径为 0.2～0.4mm），即形成了循环流化床。烟气中携带的粒子可以通过除尘器进行分离，然后返回燃烧室，更大的扰动导致了更好的传热效果和均匀的温度分配。主要应用于超过 30MW 的系统（见图 2.1）。

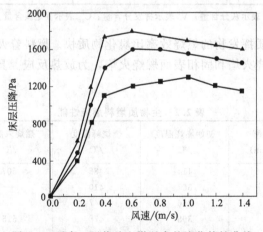

图 2.1　稻壳、石英砂和煤混合的流化特性曲线
▲粒径 6.0mm；●粒径 3.5mm；■粒径 1.5mm

(2) 生物质直接燃烧层燃技术

在层燃技术中，生物质燃料铺在炉排上形成层状，与一次配风相混合，逐步地进行干燥、热解、燃烧和还原过程，可燃气体与二次配风在炉排上方的空间充分混合燃烧，可分为炉排式和下饲式。

① 炉排式　炉排形式种类较多，包括固定床、移动炉排、旋转炉排和振动炉排等，可

适用于含水率较高、颗粒尺寸变化较大的生物质燃料，具有较低的投资和操作成本，一般额定功率小于 20MW。国内生活垃圾发电厂几乎都采用这种炉型燃烧。

② 下饲式　作为一种简单廉价的技术，下饲式广泛应用于中、小型系统（额定功率一般小于 6MW），燃料通过螺旋给料器从下部送至燃烧室，简单、易于操作控制，适用于含灰量较低（如木屑、锯末及颗粒燃料等）和颗粒尺寸较小（＜50mm）的生物质燃料。

(3) 悬浮燃烧技术

在悬浮燃烧系统，一般要求燃烧的颗粒尺寸小于 2mm，含水率不超过 15％。经过预处理的生物质燃料与空气混合后切向进入燃烧室，形成涡流，增加了滞留的时间。通过减少过量空气系数可增加热效率，采用分阶段配风以及混合良好可减少 NO_x 的生成。由于颗粒尺寸较小，较高的燃烧强度可能导致炉墙损坏速率较快。

2.1.3　生物质与煤混合燃烧技术

将生物质（如木材或农林废弃物）与煤混合燃烧，既可将废物高效利用，又能降低 NO_x 的排放。因为生物质的含氮量比煤少，而且水分使燃烧过程冷却，减少了 NO_x 的热形成。同时由于生物质的活性强，和煤混合燃烧显示出良好的协同性。

生物质与煤混合燃烧技术主要形势可分为直接利用和气化利用。

① 直接利用。首先对生物质燃料进行预处理，然后直接输送至锅炉燃烧。当生物质占燃料的比例低于 20％时，一般不需要改变原有的燃烧设备。

② 气化利用。首先将生物质燃料气化，产生的可燃气（主要成分为 N_2、CO、CO_2、CH_4、H_2、H_2O 等）热值较低，经简单处理后，直接输送至锅炉与煤混合燃烧。

生物质与煤混燃技术目前在欧洲和美国利用较多，近些年来是世界范围内研究的热点之一。美国得克萨斯大学的 Sam 等发现生物质与煤混合燃烧时 NO_x、SO_x 排放量较低，并有效地降低了 CO_2 的排放量。此外，混合燃烧还能降低燃料消耗、减少化学组分对水和土壤的污染。同时也提出了有待解决的问题：①含碱的生物质灰处理须引起高度注意；②在焚烧炉内燃烧的生物质最大粒径尺寸需要进一步研究；③现有的给料器系统需要重新组装，因为生物质燃料相对于煤的热值较低，为达到同热量供给，需提高给料器的传递速率。

中国矿业大学闵凡飞等对生物质和煤混合燃烧的过程进行了仔细研究，并根据燃烧过程，得出了生物质和煤的混合燃烧特性。

2.1.4　生物质直接燃烧技术存在的问题

由生物质直接燃烧技术的发展状况看，流化床锅炉对生物质燃料的适应性较好，负荷调节范围较大。床内工质颗粒扰动剧烈，传热和传质效果好，有利于高温烟气、空气与燃料的混合充分，为高水分、低热值的生物质燃料提供了极佳的着火条件，同时由于燃料在床内的停留时间较长，可以确保生物质燃料完全燃烧。另外，流化床锅炉能够较好地维持生物质在 850℃左右的稳定燃烧，所以燃料燃尽后不易结渣，并且减少了 NO_x、SO_x 等有害气体的生成，具有显著的经济效益和环保效益。

但是，流化床对入炉的燃料颗粒尺寸要求严格，因此需对生物质进行筛选、干燥、粉碎等一系列预处理，使其尺寸、状况均一化，以保证生物质燃料的正常流化。对于稻壳、木屑等密度较小、结构松散、蓄热能力比较差的生物质，必须不断地添加石英砂等以维持正常燃烧所需的蓄热床料，燃烧后产生的生物质灰分较硬，容易磨损锅炉受热面，并且灰渣混入了石英砂等床料很难加以综合利用。此外，为了维持一定的流化床床温，锅炉的耗电量较大，运行费用相对也较高。

采用层燃技术开发生物质能，锅炉结构简单、操作方便，投资与运行费用均相对较低。由于锅炉的炉排面积较大，炉排速度可以调整，并且炉膛容积有足够的悬浮空间，能延长生物质在炉内燃烧的停留时间，有利于生物质燃料的充分完全燃烧。但生物质燃料的挥发分析出速度很快，燃烧时需要补充大量的空气，如不及时将燃料与空气充分混合，会造成空气供给量不足，难以保证生物质燃料的充分燃烧，从而影响锅炉的燃烧效率。

在生物质燃烧过程中，因生物质含有较多的水分和碱性金属物质（尤其是农作物秸秆），燃烧时易引起积灰结渣损坏燃烧床，还可能发生烧结现象。烧结与温度、流化风速和气氛有关，其中温度是影响烧结的最主要因素。

在垃圾焚烧技术方面，城市生活垃圾的水分较多、热值偏低，其组成成分和热值高低随地区、季节的变化而变化，导致垃圾焚烧时不易着火、燃烧和燃尽困难，因此，开发研制出适宜的垃圾焚烧设备是提高其利用效果的关键。

2.2 生物质热解技术

生物质热解（也称裂解或热裂解）是指在隔绝空气或通入少量空气的条件下，利用热能切断生物质大分子中的化学键，使之转变为低分子物质的过程。它可以作为一个独立的过程，包括分子键断裂、异构化和小分子聚合等反应，也可以是燃烧、炭化、液化、气化等过程的一个中间过程，取决于各热化学转化反应的动力学，也取决于产物的组成、特征和分布。

生物质热解的主要产物为液态生物油、可燃气体和固体生物质炭，三种产物的比例取决于热裂解工艺和反应条件。一般地说，低温慢速热裂解（小于500℃），产物以木炭为主；中温热裂解（500~650℃），产物以生物油为主；高温闪速热裂解（700~1100℃），产物以可燃气体为主。

可热解的生物质很广泛，有农业、林业和加工时废弃的有机物，如秸秆、蔗渣、薪柴、树枝、树皮、荆棘、锯末、坚果皮等，以及城市废水处理的污泥、工业和民用垃圾的有机物部分等。生物质热解后，其能量的80%~90%转化为较高品位的清洁燃料，因此开展生物质热解技术的研究对缓解能源短缺和改善生态环境具有重大意义。

2.2.1 生物质热解机理

生物质热解过程中，会发生一系列的化学变化和物理变化，前者包括一系列复杂的化学反应（一级、二级等）；后者包括能量传递和物质传递等。综合国内外热解机理研究结论，可从四个角度对热解机理进行分析。

（1）从物质、能量传递的角度分析

生物质加热进行热解时，热量首先传递到生物质颗粒表面，并由表面传递到颗粒的内部。热解过程由外向内逐层进行，生物质颗粒被加热的成分迅速分解成木炭和挥发分。其中，挥发分由可冷凝气体和不可冷凝气体组成，可冷凝气体经过快速冷凝得到生物油。

一次裂解反应生成了生物质炭、一次生物油和不可冷凝气体。在多孔生物质颗粒内部的挥发分将进一步热解，称为二次热解反应。生物质热解过程最终形成生物油、不可冷凝气体和生物质炭，如图 2.2 所示。反应器内的温度越高且气态产物的停留时间越长，二次裂解反应则越为严重。为了得到高产率的生物油，需快速移走一次热解产生的气态产物，以抑制二次裂解反应的发生。

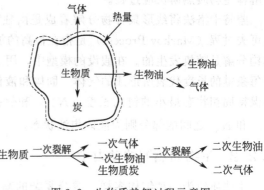

图 2.2　生物质热解过程示意图

(2) 从反应进程的角度分析

生物质的热解过程可分为以下三个阶段。

① 脱水阶段（室温～100℃）　本阶段生物质受热仅发生物理变化，主要是失去水分。

② 裂解阶段（100～380℃）　本阶段生物质在缺氧条件下受热分解，并随温度的不断升高，各种挥发物相继析出，生物质原料大部分质量损失。

③ 炭化阶段（＞400℃）　本阶段分解过程非常缓慢，产生的质量损失比裂解阶段小得多，该阶段通常被认为是 C—C 键和 C—H 键的进一步裂解所造成的。

(3) 从生物质组成成分的角度分析

生物质主要由纤维素、半纤维素和木质素三种主要组成物以及一些可溶于极性或弱极性溶剂的提取物组成。生物质的三种主要组成物常被假设为独立地进行热分解，其中纤维素主要在 325～375℃分解，半纤维素主要在 225～350℃分解，木质素则在 250～500℃分解。纤维素和半纤维素主要产生挥发性物质，而木质素主要分解为炭。由于纤维素是多数生物质最主要的组成物，也是相对最简单的生物质组成物，因此被广泛用作生物质热解基础研究的原料。最为广泛接受的纤维素热分解反应途径模式是按图 2.3 所示的两条竞争途径进行的。

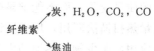

图 2.3　纤维素热解反应途径模式

众多研究者对图 2.3 中的基本模式进行了详细的论述。1965 年 Kilzer 提出了一个被广泛采用的概念性框架，其反应过程如图 2.4 所示。

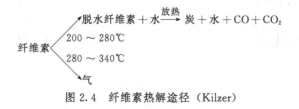

图 2.4　纤维素热解途径（Kilzer） 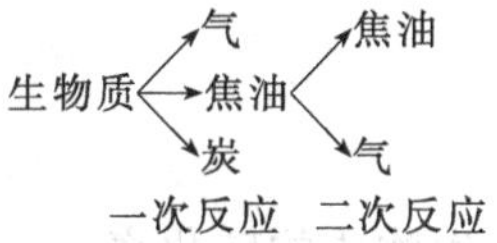　　　图 2.5　生物质热解途径（Shafizadeh）

图 2.4 中纤维素热解反应进行时，低的加热速率倾向于延长纤维素在较低温度（200～280℃）范围内所用的时间，热解的结果以减少焦油为代价增加了炭的生成。

近些年来，一些研究者相继提出了与二次裂解反应有关的生物质热解途径，但基本上都是以 Shafizadeh 提出的反应机理为基础，其热解反应途径如图 2.5 所示。

(4) 从线形分子链分解的角度分析

随着微观化学和计算技术的发展，现在热解机理的研究可利用蒙特卡洛（Monte-carlo）模型来描述反应过程，而实际反应按化学方程式进行。蒙特卡洛法（Monte-carlo Method）即对无规则的数字应用数学算子进行一系列的统计实验以解决实际问题，该方法既考虑了时间和样品空间，也考虑了物理空间（聚合物长度），用线形链结构代替三位空间结构，可用于解释生物质热解反应过程。

蒙特卡洛法将线形聚合物分解看成是由独立的马尔可夫（Markov）链分解组成的。马尔可夫过程（Markov Process）是指在很高的加热速率下生物质闪速裂解时，线形聚合物链结构分解是随机发生的。在假设的模型中，用 N 代表聚合物中每个单体结构的结合总个数，用每条链的长度代表所形成的气体、固体和液体状态，产物存在的状态用两个参数来描述，即保持固相状态最小的链的长度（N_s^-）和保持气相状态的最大的链的长度（N_g^+），介于 N_g^+ 和 N_s^- 之间的部分则为液体焦油状态。

2.2.2 生物质热解的动力学

生物质作为一种结构多样、成分复杂的高聚物，其热解是一种非常复杂的物理化学过程。生物质热解动力学是表征生物质在热解反应过程中反应温度、反应时间等过程参数对原料中各组分转化率影响的一个重要工具，通过动力学研究能深入了解反应过程和机理，预测反应速率及反应的难易程度，为生物质热化学转化工艺的研究开发提供重要的基础数据，对揭示生物质热解规律有重要的意义。

在热解反应动力学研究中，热分析技术应用较广，其中热重法（TG）、差热分析法（TGA）和差式量热扫描法（DSC）等分析方法的应用最为广泛。热重法是在程序控制温度下测量物质质量与温度关系的技术；差热分析法是在程序控制温度下测量物质和参比物之间的温度差与温度或时间关系的技术；差式量热扫描法是在程序控制温度下测量输入到试样和参比物中的能量差与温度或时间关系的一种技术。热重分析法只能记录固体生物质热失重过程中的质量变化，而不能记录热解过程中的能量变化。因此，热重分析法常与差热分析法和差式量热扫描法联用，用于测试和分析样品在升温失重过程中的温度和热量变化。热分析技术的应用，使生物质热解动力学研究取得了很大进展。

（1）简单反应模型

简单反应模型是在生物质非等温热解反应中常用的热解动力学模型，其数学方程式如下。

$$\frac{\mathrm{d}\alpha}{\mathrm{d}t} = Kf(\alpha) \tag{2-1}$$

$$K = A\exp\left(\frac{-E}{RT}\right) \tag{2-2}$$

式中　α——生物质的转化率；

　　t——时间，s；

　　K——Arrhenius 常数；

　　A——指前因子，s^{-1}；

　　E——反应活化能，kJ/mol；

　　R——摩尔气体常数，8.314J/(mol·K)；

　　T——反应温度，K。

函数 $f(\alpha)$ 与反应机理有关，对于简单反应，一般可表达为：

$$f(\alpha) = (1-\alpha)^n \tag{2-3}$$

式中，n 为反应级数（$n=0，0.5，1，2，\cdots$）。则式(2-1)可表示为：

$$\frac{\mathrm{d}\alpha}{\mathrm{d}t} = A\exp\left(\frac{-E}{RT}\right)(1-\alpha)^n \tag{2-4}$$

由热重分析仪测得的典型热重曲线如图 2.6 所示。

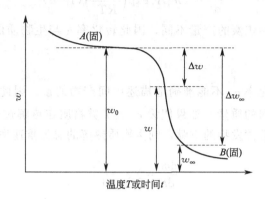

图 2.6　典型的热重曲线

根据热重曲线，α 可表示为：

$$\alpha = \frac{w_0 - w}{w_0 - w_\infty} \tag{2-5}$$

式中，w、w_0、w_∞ 分别表示生物质样品初始质量、t 时刻质量、最终剩余质量，kg。

对于固体生物质的热解，试验研究表明一级反应（$n=1$）是最适合可行的反应机理，因此认为二级反应在生物质样品内部被抑制。鉴于此，简单反应模型需假设表面反应速率远高于样品内部的反应速率，为了更准确地描述反应行为，还需要对一些物理的或化学的因素进行假设。

简单反应模型可较好地预测生物质在热解过程中的失重过程，被众多研究者广为应用，但是这种模型不能对生物质热解过程中焦油和气体产物的比例进行描述。

(2) 独立平行多反应模型

如果样品中含有两种以上化学组分，且各种组分在热解过程中独立裂解，并没有相互作用，这样，对各种组分 i 可以定义相互独立的转化率 α_i，其动力学方程如下：

$$\frac{\mathrm{d}\alpha_i}{\mathrm{d}t} = A_i \exp\left(\frac{-E_i}{RT}\right)(1-\alpha_i)^{n_i} \tag{2-6}$$

式中，α_i、A_i、E_i、n_i 分别表示组分 i 热解反应的动力学参数。

则总的热解动力学方程可写为：

$$-\frac{\mathrm{d}m}{\mathrm{d}t} = \sum c_i \frac{\mathrm{d}\alpha_i}{\mathrm{d}t} \tag{2-7}$$

式中，c_i 表示组分 i 在生物质热解过程中所释放挥发物所占的相对质量。

此外，该模型也可用于描述单组分样品在有催化剂条件下的热解反应规律，前提是假设样品一部分与催化剂接触并有催化效应，而另一部分不与催化剂接触。整个热解过程需利用独立的方程分别描述非催化部分的热解和与催化剂接触部分的热解。

(3) 竞争反应模型

如果生物质样品在一定条件下以两种或多种方式相互竞争反应进行裂解，它的热解动力学可描述为：

$$\frac{\mathrm{d}\alpha}{\mathrm{d}t} = \sum A_i \exp\left(\frac{-E_i}{RT}\right)(1-\alpha)^{n_i} \tag{2-8}$$

式中，A_i、E_i、n_i 分别表示第 i 个分反应的动力学参数。

式(2-8) 可改写为：

$$-\frac{\mathrm{d}m}{\mathrm{d}t} = \sum c_i A_i \exp\left(\frac{-E_i}{RT}\right)(1-\alpha)^{n_i} \qquad (2\text{-}9)$$

由于不同的分反应中焦炭的产量不同,因此转化率 α 与生物质的质量 m 的关系比单一反应复杂得多。

(4) 连续反应模型

对于连续反应,转化率 α_i 不能准确地描述中间产物的量,因此引入变量 m_i 表示参与反应的物质占生物质原料的质量。如果假设 c_i 是 i 类物质在热解过程中释放的挥发物对原生物质样品热解释放的总挥发物的贡献,则生物质热解的总失重速率为:

$$\frac{\mathrm{d}m}{\mathrm{d}t} = \sum c_i \frac{\mathrm{d}m_i}{\mathrm{d}t} \qquad (2\text{-}10)$$

对于各类热解反应物的热解过程,可描述为:

$$\frac{\mathrm{d}m_1}{\mathrm{d}t} = -A_1 \exp\left(\frac{-E_1}{RT}\right)m_1^{n_1} \qquad (2\text{-}11)$$

$$\frac{\mathrm{d}m_i}{\mathrm{d}t} = -(1-c_{i-1})\frac{\mathrm{d}m_{i-1}}{\mathrm{d}t} - A_i \exp\left(\frac{-E_i}{RT}\right)m_i^{n_i} \quad (i=1,2,3,\cdots) \qquad (2\text{-}12)$$

(5) 组合模型

在生物质热解反应动力学研究过程中,经常发现单一模型不能很好地解释热解反应特征,因此常采用组合模型对热解动力学进行描述。

组合模型是指在各种生物质样品的热解动力学计算和模拟中,采用两种或多种简单的动力学模型进行组合,从而能较准确描述和预测热解反应过程。研究表明,在目前生物质热解的动力学计算中,独立平行反应模型和连续模型的联用经常是必需的。

2.2.3 生物质热解影响因素

影响热解的主要因素包括化学和物理两大方面。化学因素包括一系列复杂的一次反应和二次化学反应;物理因素主要是反应过程中的传热、传质和原料的物理特性等。

(1) 热解温度

生物质热解过程中,温度是一个很重要的影响因素,它对热解产物类型、组分分布、产率和热解气热值等都有很大的影响。

(2) 升温速率

升温速率对生物质热解也有重要影响,且一般有正反两方面的影响。升温速率增加,生物质颗粒达到热解所需温度的响应时间变短,有利于热解;但同时会导致颗粒内外的温差变大,由于传热滞后效应会影响颗粒内部热解的进行。在一定的热解时间内,慢加热速率会延长热解物料在低温区的停留时间,促进纤维素和木质素的脱水和炭化反应。

(3) 物料特性

生物质种类、分子结构、粒径及形状等特性对生物质热解行为和产物组成等有着重要的影响。生物质在组成结构上都是由相似的结构单元通过各种桥键(如—O—、—CH$_2$—等)连接而成,这些基本的结构单元中具有较少的缩合芳香环数、较多的脂肪烃结构以及更多数量和种类的含氧官能团,侧链比较长。生物质的 H/C 原子比值较高(1.34~1.78),热解中有利于气态烷烃或轻质芳烃的生成；由于生物质中含氧官能团（羰基和羧基）在较低温度下就能发生脱除反应，所以热解生物油中含较多的极性物质。

生物质粒径的大小是影响热解速率的决定性因素。当粒径在 1mm 以下时，热解过程受反应动力学控制；而粒径大于 1mm 时，热解过程还同时受传热和传质现象控制。较大颗粒物料比小颗粒传热能力差，颗粒内部升温迟缓，从而对热解产物分布造成显著影响。

相同粒径的生物质颗粒，形状分别呈球状、圆柱状和片状时，其颗粒中心温度达到充分热解温度所需的时间不同，三者相比，球状颗粒所需时间最短，圆柱状的次之，片状的所需时间最长。与圆柱状颗粒相比，球状颗粒的产气率增加了约 36.2%，转化率达 67.3%，炭产率降低约 32.3%，而液态产物的产率仅降低了 5.6%。

(4) 滞留时间

在生物质热解反应中的滞留时间有固相滞留时间和气相滞留时间之分。固相滞留时间越短，热解的固态产物所占的比例就小，总产物量和气相产物的量越大，热解越完全。气相滞留时间一般并不影响生物质的一次裂解反应进程，而只影响到液态产物中的生物油发生二次裂解反应的进程。在高温下，气相滞留时间越长，生物油的二次裂解反应增多，放出 H_2、CH_4、CO 等，导致液态产物迅速减少，气体产物增加。

(5) 压力

随压力的升高，热解速率显著提高，也延长了气相滞留时间，从而影响二次裂解反应的进程和热解产物产量分布。

(6) 催化剂

催化剂的加入会改变一些反应过程的速率，进而影响热解产物的组成。加入催化剂后，产物中气体含量增加，液体含量减小，适合于以热解气为目的产物的热解过程。

2.2.4 生物质热解工艺类型

根据生物质热解时的加热速率和完成反应所用时间，生物质热解一般分为慢速热解、常规热解、快速热解三种类型。

① 慢速热解又称干馏工艺，是一种以生成木炭为目的的炭化过程，低温干馏加热温度为 500～580℃，中温干馏温度为 660～750℃，高温干馏的温度为 900～1100℃。在隔绝空气的情况下，生物质在极低的升温速率长时间（反应 15min 至几天）进行裂解，可得到最大限度达 35% 的炭产率。

② 常规热解也称传统热解，是指生物质在低于 700℃、较低加热速率（10～100℃/min）、停留时间较短（0.5～5s）条件下的裂解过程。裂解产物多为原料重量 20%～25% 的生物炭、10%～20% 的生物油和一定量的气体产物。

③ 快速热解是采用中等反应温度（400～550℃）、较短的停留时间（1s 以内），在无氧条件下高速升温（10^3～10^4℃/s）对生物质原料进行瞬间气化，然后快速凝结成液体，可获得最大限度的液体产率（>85%），仅有少量的气体和炭生成，再经浓缩，最后得到深棕色的生物油。

根据热解工艺操作条件，生物质热解工艺又可分为慢速、快速和反应性热解三种类型。其中慢速热解工艺可分为炭化和常规热解；快速热解工艺包括闪速、极快速热解等；反应性热解工艺有加氢热解、甲烷热解等多种类型。表 2.3 列出了生物质热解的主要工艺类型及其特征。

表 2.3 生物质热解主要工艺类型及其特征

工艺类型	滞留时间	升温速率	最高温度/℃	物料尺寸/mm	主要产物
慢速热解					
炭化	数小时~数天	非常低	400	5~50	炭
常规热解	5~30min	低	600		气、油、炭
快速热解					
快速热解	0.5~5s	较高	650	<1	油
闪速（液体）	<1s	高	<650	粉状	油
闪速（气体）	<1s	高	>650	粉状	气
极快速热解	<0.5s	非常高	1000		气
真空热解	2~30s	中	400		油
反应性热解					
加氢热解	<10s	高	500		油
甲烷热解	0.5~10s	高	1050		化学品

2.2.5 生物质快速热解技术及研究开发现状

　　生物质快速热解技术始于 20 世纪 70 年代，是一种新型的生物质能源转化技术，其主要热解产物是生物油。由于生物油易于储存和运输，热值约为传统燃料油的一半以上，又可以作为合成化学品的原料，因此生物质快速热解技术作为一项资源高效利用的新技术逐渐受到重视，已成为国内外众多学者研究的热点课题。

　　图 2.7 是典型的生物质快速热解工艺图。

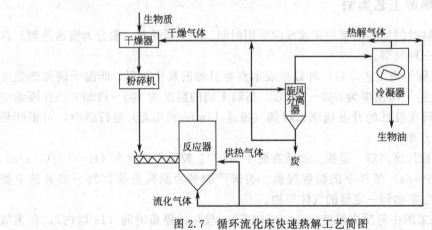

图 2.7 循环流化床快速热解工艺简图

　　① 生物质原料的干燥处理：为减少生物油中的含水量，热解前需对原料进行干燥处理。可利用生物质液化时产生的不可冷凝尾气来为干燥器提供热能，这样既节约了能源又解决了尾气排放问题。一般将原料的含水率控制在 10% 以下。

　　② 生物质原料的粉碎：为了增强热交换效果，获得高的产油率，需将生物质原料粉碎至较小尺寸，再送入到热解反应器中进行反应，才能较好地控制热解反应产物类型。

　　③ 生物质颗粒的热解：将粉碎后的生物质颗粒通过螺旋进料器送入主反应器，在反应

器内生物质颗粒受热进行闪速热解，使生物质颗粒转变成热解蒸气和炭。

④ 热解蒸气的净化：热解蒸气含有一定量的炭和灰分，从热解反应器引出来的热解蒸气必须快速通过旋风分离器进行净化。因为炭和灰分留在生物燃油中会引起管道堵塞。

⑤ 热解蒸气的冷凝：高温情况下热解蒸气会进行二次热解，因此热解蒸气由产生到冷凝阶段的时间对液体产物的质量和成分有很大的影响，此段时间越长，二次热解生成不可冷凝气体的可能性越大，会降低生物油得率。

⑥ 生物油的收集：生物油收集时需要考虑收集装置的温度控制，由于生物油中多种重组分可能在较低温度下变成黏稠状，将导致冷凝器堵塞。

2.2.5.1　快速热解原理与技术特征

快速热解加热速率极快、滞留时间极短且产物快速冷却，是一个瞬间完成的过程。生物质受热快速分解反应途径如下：首先热量传到生物质颗粒表面，局部迅速分解为炭和油蒸气。油蒸气包括可冷凝气体（生物油）和不可冷凝气体，当油蒸气离开生物质时可能进一步分解为稳定的炭、气体和焦油。常规热解的主要产品是炭，而较短的滞留时间可避免焦油的二次热解，因此快速热解的主要产品为生物油。其反应方程式可概括为：

$$生物质 \xrightarrow{\text{快速热解}} 生物油＋炭＋气体(CO_2＋CO＋CH_4＋C_xH_yO_n)$$

与传统的热解工艺相比，快速热解的必备特征包括：①非常高的加热和热传递速度，因此通常要求进料粒度较细；②气相反应温度在 500℃ 左右，蒸气停留时间少于 2s；③对热解蒸气采取骤冷处理。

研究表明，反应温度和停留时间对于冻结中间产物、提高生物油收率至关重要。反应温度为 500℃ 时，较高的加热速度及较短的蒸气停留时间得到的液体产物收率最高。木材快速热解各产物收率与温度关系如图 2.8 所示。反应温度、升温速度对热解反应主要产物的影响如图 2.9 所示。采用较短的停留时间会使木质素的解聚反应不能进行彻底，生物油均一性较差，但较长的停留时间会造成生物油部分组分的二次裂解，降低产物收率并影响生物油品质，因此停留时间对反应结果的影响也很大。

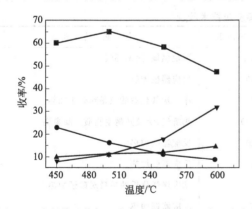

图 2.8　木材快速热解反应各产物得率随反应温度变化
■ 有机物；● 炭；▲ 水；▼ 气体

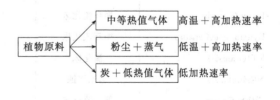

图 2.9　不同温度和加热速度下的
快速热解主要产物

2.2.5.2　快速热解反应器

为实现生物质快速热解反应的必备条件（高加热速率、中等反应温度和较短蒸气停留时间），世界各国研究者在快速热解反应器构造方面进行了大量的创新和改造。目前，能用于快速热解的反应器已有十几种，其类型和加热方式见表 2.4。

表 2.4　快速热解反应器类型与加热方式

反应器类型	加 热 方 式
流化床	热砂子;加热的循环气体;热惰性气体;部分气化;火管
循环流化床	床内炭气化后将热量传递给砂子
涡流烧蚀;旋风或涡流	反应器壁加热
烧蚀环;烧蚀盘;烧蚀磨	反应器壁加热
曳出流动式	炭燃烧产物
水平床	火管
真空多层炉	电炉加热
旋转锥反应器	反应器壁及砂子加热
搅动床反应器	炭的部分气化
真空移动床反应器	与热表面直接接触
输送床反应器	炭气化后将热量传递给砂子

2.2.5.3　国内外快速热解现状

近二十多年来，生物质快速热解技术的研究在全世界范围内广泛开展。国际能源署（IEA）组织了加拿大、芬兰、意大利、瑞典、英国及美国的 10 余个研究小组，包括 MIT、Batelle 等国际著名大学和实验室进行了系统研究，重点对这一过程发展的潜力、技术经济可行性以及参与国之间的技术交流进行了协调，促进了该技术的迅速发展和应用。

欧美国家从 20 世纪 70 年代第一次进行生物质快速热解实验以来，已经形成比较完备的技术设备和工业化系统，表 2.5 列出了欧美地区快速热解技术正常运行的主要性能指标。其中，加拿大的 Dynamotive Energy Systems 是目前利用生物质快速热解技术实行商业化生产规模最大的企业，其处理量达 1500kg/h。该技术生产以树皮、白木树、刨花、甘蔗渣为原料，在隔绝氧气和 450～500℃温度条件下，采用鼓泡循环流化床反应器，生物油的产率为 60%～75%，炭 15%～20%，不凝性气体 10%～20%。生产得到的生物油和炭可以作为商业产品出售，而不凝性气体则循环燃烧使用，整个过程无废弃物产生，从而原料达到 100% 的利用率。

表 2.5　国外快速热解反应技术状况

开发单位	反应器类型	生产能力/(kg/h)	加 热 方 式
UFW(Spain)	流化床	200	丙烷燃烧,热循环气
BTG(Netherlands)	旋转锥反应器	50	反应器壁加热
Ensyn(Canada)	循环流化床	40	床内炭气化后的热量对砂子加热
Dynamotive(Canada)	循环流化床	1500	热解气、炭及其他生物质产品燃烧
RTI(Canada)	流化床	20	反应器壁加热
NREL(USA)	涡流烧蚀	20	反应器壁加热
CRES(Greece)	循环流化床	10	床内炭气化后的热量对砂子加热
Uni. of Astion(UK)	烧蚀盘	5	反应器壁加热
BFH/IWC(Germany)	流化床	5	热砂加热

快速热解技术的研究在我国尚处于起步阶段，经过近二十年的研发工作已取得一定的进展。

表 2.6 列举了近几年来我国研究的几种主要反应器，其中流化床反应器由于其运行简单、结构紧凑、适合放大而得到越来越多的重视。

表 2.6 国内快速热解反应技术状况

开 发 单 位	反应器类型	生产能力或设备尺寸
沈阳农业大学	旋转锥反应器	50kg/h
	流化床	5kg/h
上海理工大学	旋转锥反应器	10kg/h
	流化床	5kg/h
哈尔滨工业大学	流化床	内径 32mm,高 600mm
浙江大学	流化床	20kg/h
	固定床	内径 75mm,高 200mm
	回转窑	4.5L/批
中科院广州能源所	流化床	5kg/h
华东理工大学	流化床	5kg/h
山东理工大学	流化床	50kg/h
河南农业大学	平行反应管	少量
清华大学	热分解器	—

2.2.6 生物质热解技术产业化需解决的问题

生物质快速热解技术的出现，为分散化、能量密度低的生物质能规模化利用提供了一种有效的途径。生物质快速热解技术从全球范围讲，已经走向工业规模示范阶段，但要形成真正的产业化，尚有如下问题需要继续得到解决。

① 原料问题 生物质原料具有分布分散、能量密度低、季节性较强、原料种类繁多而杂乱等特点，因此如何组织好原料的收储运模式，确立合理的收集半径，使收集成本与装置的单位处理量投资有机结合起来，降低加工成本，是亟须解决的问题之一。

② 技术问题 生物质快速热解技术尽管已经走向工业规模示范阶段，但由于下游利用和经济效益等问题的困扰，尚有很多问题有待完善，即使是一些技术较先进和成熟的公司，其在原料处理、过程控制和原料适应性等问题上仍然存在很大的改进空间。不管何种转化技术，到目前为止，都没有一套成熟的、完整的全流程工艺包。

③ 产品出路 后续产品的开发和合理应用将是决定该项技术是否具有生命力的关键。从目前情况来看，生物原油的在研加工技术主要有燃烧技术、油处理重整技术、气化技术（包括与煤或天然气共气化、多级气化等）、催化加氢技术、提取精细化学品技术等，但除了燃烧技术正式在工业规模上进行过系统试验之外，其余技术仍处于实验室研究阶段。

2.3 生物质液化技术

生物质能源化技术主要包括气化、直接燃烧发电、固化成型及液化等。目前，前三种技术已基本达到较成熟的商业化阶段，而生物质的液化还处于研究、开发及示范阶段。从产物来分，生物质液化可分为制取液体燃料（乙醇和生物油等）和制取化学品。由于制取化学品需要较为复杂的产品分离与提纯过程，技术要求高，且成本高，目前国内外还处于实验室研究阶段。生物质是唯一可以转化为液体燃料的可再生能源，将生物质转化为液体燃料不仅能够弥补化石能源的缺乏，而且有助于保护生态环境。

2.3.1 生物质液化技术类型

(1) 生物化学液化法

生物化学法主要是采用水解、发酵等手段将生物质转化为一些液体燃料，现在主要用于燃料乙醇的生产。生物质制燃料乙醇即把木质纤维素水解制取葡萄糖，然后将葡萄糖发酵生成燃料乙醇的技术。纤维素水解常用的催化剂是无机酸和纤维素酶，由此分别形成了酸水解工艺和酶水解工艺。

生物质生产燃料乙醇的原料主要有剩余粮食、能源作物和农作物秸秆等。利用粮食等淀粉质原料生产乙醇是工艺很成熟的传统技术，但是用粮食生产燃料乙醇成本较高，价格上对石油燃料没有竞争力，因此一般仅采用陈化粮作为原料。美国和巴西分别用本国生产的玉米和甘蔗大量生产乙醇作为车用燃料。近年来，许多国家开展了以甜高粱及木薯等制乙醇燃料工艺的研究与开发，中国在"十五"期间的"863"计划中已开展"甜高粱制取乙醇"项目的研究，计划建立工业化中试，为生物质转化液体燃料提供技术支持。

(2) 热化学液化法

热化学法主要采用热解转化、高压催化转化等化学方法将生物质转化为液体产品。根据生物质液化原理不同，热化学法可分为快速裂解液化和高压液化。

生物质快速热裂解制取生物油是目前世界上生物质能研究开发的前沿技术，研究成果较多，一些技术已成功应用于工业化生产，但该技术对设备结构要求较复杂，反应条件苛刻。生物质直接液化即高压液化的反应条件相对温和，设备结构较简单，转化效率较高，易于工业化规模生产，但设备（耐压）要求较高，生产的液体燃料成本远高于化石燃料的成本，一些关键技术还有待改进和提高。

2.3.2 生物质快速热解液化

生物质快速热解液化技术是在传统裂解基础上发展起来的一种技术。相对于传统裂解，它采用超高加热速率（$10^2 \sim 10^4$ K/s）、超短产物停留时间（0.2~3s）及适中的裂解温度，使生物质中的有机高聚物分子在隔绝空气的条件下迅速断裂为短链分子，使产物中焦炭和裂解气的含量降到最低限度，从而最大限度获得液体产品。快速热解液化得到的生物油为棕黑色黏性液体，热值达20~22MJ/kg，可直接作为燃料使用，也可经精制制成化石燃料的替代物。

2.3.2.1 快速热解液化工艺

经过二十多年的发展，生物质快速热解技术取得了较大突破，成为最具开发潜力的生物质液化技术之一，并相继出现了各式各样的生产工艺，典型的有以下几种。

(1) 流化床 (fluid bed) 快速热解工艺

由加拿大 Waterloo 大学研制开发的流化床快速热解工艺如图 2.10 所示。生物质在连续流化床中裂解，砂子为载热体，由于它的热容是相同体积气体的 10^3 倍，当它与粉碎为细粉的生物质颗粒直接接触时，可实现很高的传热速率（10^3℃/s 以上）和极短的反应停留时间。挥发物通过反应器中的气固快速分离、骤冷等过程，得到液体产品的最大收率可达 80% 以上。同时，携有 1%~2% 焦炭的砂子颗粒流入另一个流化床中通过空气燃烧将焦炭除去，燃烧所产生的热量则可由砂子重新进入反应器与生物质混合时，提供给强吸热的裂解反应。该热解工艺技术较成熟，应用广泛，缺点是需要大功率

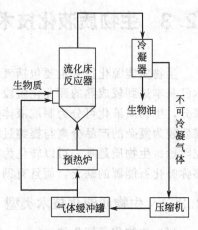

图 2.10 Waterloo 大学流化床快速热解工艺

的真空泵，设备价格高、能耗大，放大较困难。

(2) 旋转锥 (rotating cone) **反应器热解工艺**

由荷兰 Twente 大学研制，工艺过程如图 2.11 所示。经预处理的生物质颗粒混同预热的热载体砂子进入反应器旋转锥底部，旋转锥通过马达旋转带动生物质颗粒和热载体构成的混合物沿着炽热的锥壁螺旋上升，过程中生物质被迅速加热并裂解为挥发物（热解蒸气），经由导出管进入旋风分离器，分离炭后通过冷凝器，凝结为生物油。

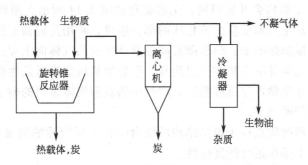

图 2.11　Twente 旋转锥反应器热解工艺

旋转锥反应器结构紧凑，而且有很高的固体传输能力，其转锥内部是分开的，以此减少转锥内的气体容积，所以缩短了反应器的气相滞留期，并抑制气相生物油的裂化反应，能保证快速热解反应有效进行。缺陷是生产规模较小，对原料的粒度要求高（小于 200μm）。

(3) 烧蚀涡流 (ablative vortex) **反应器热解工艺**

由美国可再生能源实验室（NREL）研制，工艺流程如图 2.12 所示。生物质颗粒在氮气或过热蒸气流引射作用下，沿切线方向进入反应器管，颗粒在此条件下受到高速离心力的作用，导致生物质颗粒在受热的反应器壁上受到高度烧蚀，烧蚀后，留在反应器壁上的生物燃油膜迅速蒸发，经过滤器、旋风分离器后冷凝，产生生物燃油。

该套系统生成生物油的收率在 67% 左右，但生产的油中氧的含量比较高，且工艺实现起来也较困难。

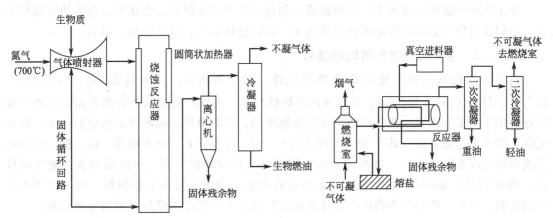

图 2.12　NREL 烧蚀涡流反应器热解工艺　　　图 2.13　真空热解液化反应器热解工艺

(4) 真空热解磨 (vacuum hearth) **反应器热解工艺**

由加拿大 Laval 大学设计开发的真空热解液化工艺过程如图 2.13 所示。物料入反应器之后，被送到两个水平的金属板，金属板被混合的熔盐加热且温度控制在 530℃ 左右。熔盐通过燃烧不可凝气体燃烧提供热源的炉子来加热，并配合使用了电子感应加热器来准确地控制反应器中的温度并使之保持稳定。

该系统最大的优点是真空下一次热解产物可很快移出反应器，从而降低了挥发分的裂化和重整等，减少了热解蒸气二次反应的概率。缺点是反应器的真空度需要性能良好的真空泵以及很好的密封性来保证，增加了设备成本。

（5）循环流化床（circulating fluid bed）**热解工艺**

由加拿大 Ensyn 工程协会开发研制，工艺流程如图 2.14 所示。循环流化床由提供热解反应热量的燃烧室和发生热解反应的流化床两部分组成。利用反应器底部沸腾床内热解副产品炭的燃烧获得的热量加热砂子。热砂随着高温燃烧生成的气体向上穿过循环流化床进入反应器，与生物质原料混合并给生物质传递热量。生物质获得能量后发生热解反应，生成炭和热解蒸气。热解蒸气导出循环床反应器后，产物中的炭和气体带出的砂子通过旋风分离器进行分离，固体颗粒回到燃烧室。

循环流化床反应器的优点在于设备结构的整合降低了反应器的制备成本和热量的损失，但是结构的整合增加了操作运行的复杂性。

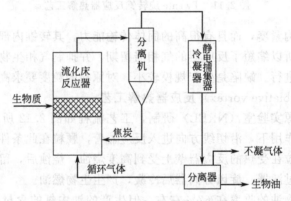

图 2.14　Ensyn 循环流化床热解工艺

以上几种快速热解技术中，被评价最高和使用最多的是循环流化床和流化床快速热解工艺。它们具有较高的加热速率和热传导速率，原料处理量大，且生物油产率高。

2.3.2.2　生物质快速热解油的精制

由生物质快速热解液化所得产物有气体、液体和固体。气体是由 H_2、CO、CO_2、CH_4、C_2H_6、C_2H_4、C_3 和 C_4 等组成的可燃性气体；固体产物为低灰分的焦炭，可加工成活性炭用于化工和冶炼；液体产物主要为生物质油，其热值约为标准轻油热值的一半，组分复杂，种类多达数百种，其中 99.7% 以上为 C、H、O 等元素，含有由醛、醇、酸、酮和烯烃低聚物的混合物，还有一些木质素衍生取代酚、提取物衍生萜、脂肪酸和水；氧含量较高，约占 35%，基本不含硫、灰分等对环境有污染的物质，可作锅炉燃料，但不能用作发动机燃料。另外，因不饱和物的存在使其稳定性差，不易贮存，受热时也易分解结焦。

因此，需对生物质快速热解油进行进一步处理和精制。目前已开发的生物质油深加工技术主要有催化加氢、沸石分子筛催化裂解、两段精馏处理等，以获得汽油、柴油以及一些重要的化工产品。

生物质快速热解液体产物的催化加氢常在固定床反应器中进行，采用 Co-Mo/Al_2O_3 或 Ni-Mo/Al_2O_3 催化剂，反应时加入 H_2 或 CO，反应压力在 $10\sim20$MPa。然而，因加氢处理过程中设备和生产成本高，而且操作中易发生反应器堵塞、催化剂失活等问题，该方法仍不经济。

催化裂解被认为是经济的处理方法，它是将含氧原料转化为较轻的，可包含在汽油馏程中的烃类组分，多余的氧以 H_2O、CO_2 或 CO 等形式除去。虽然精制油的收率比催化加氢低，但反应可在常压下进行，也不需用还原性气体。该反应可在固定床反应器内进行，也可在流化床内进行，常以沸石 HZSM-5 为裂解反应催化剂，如在流化床反应器中用沸石催化剂进行生物油的催化裂解时，410℃下的转化率达 68%。但总的来说催化裂解效果仍不理想，反应时焦油生成多，影响裂解的传热效率和反应速率，降低了精制油的收率。

2.3.3　生物质高压液化

生物质高压液化技术是指生物质和溶剂在反应温度为 200～400℃、反应压力为 5～25MPa、反应时间为 2min 至数小时的条件下，通过一系列化学物理作用将其转变为含氧的有机小分子，得到液体产品的技术。

2.3.3.1　高压液化原理

植物类生物质主要由纤维素、半纤维素、木质素组成。生物质高压液化过程主要是纤维素、半纤维素和木质素这三大组分的解聚和脱氧。在液化过程中，纤维素、半纤维素和木质素被降解成低聚体，低聚体再经脱羟基、脱羧基、脱水或脱氧形成小分子化合物。这些小分子化合物可以通过缩合、环化、聚合而生成新的化合物。

纤维素是由脱水 D-吡喃式葡萄糖基通过相邻糖单元的 1 位和 4 位之间的 β-苷键连接而成的一个线性高分子聚合物，分子聚合度一般在 10^4 以上，其结构中 C—O—C 键比 C—C 键弱，易断开而使纤维素分子发生降解。纤维素降解的产物主要含左旋葡萄糖，还有少量水、醛、酮、醇、酸等。半纤维素在化学性质上与纤维素相似，是由不同的己、戊糖基组合，通过 β-1,4 氧桥键连接而成的不均一聚糖，其聚合度为 150～200，比纤维素小，结构无定形、易溶于碱性溶液、易水解，热稳定性比纤维素差，热解容易。半纤维素降解产物主要有乙酸、甲酸、甲醇、酮以及糠醛等。

在生物质高压液化过程中，纤维素和半纤维素的热降解主要是两种类型的反应，一种是在低温下，大分子逐步降解、分解、结焦；另一种是高温下快速挥发，其间伴随左旋葡萄糖形成。加压可以抑制纤维素和半纤维素解聚，从而减少液化过程中气态产物生成，同时又促进了交联和脱水等反应。

纤维素和半纤维素的降解如下所示。

解聚：　　　　　　　　　　$(C_6H_{10}O_5)_x \longrightarrow xC_6H_{10}O_5$

脱水：　　　　　　$C_6H_{10}O_5 \longrightarrow 2CH_3{-}CO{-}CHO + H_2O$

加氢：　$CH_3{-}CO{-}CHO + H_2 \longrightarrow CH_3{-}CO{-}CH_2OH$

　　　　$CH_3{-}CO{-}CH_2OH + H_2 \longrightarrow CH_3{-}CHOH{-}CH_2OH$

　　　　$CH_3{-}CHOH{-}CH_2OH + H_2 \longrightarrow CH_3{-}CHOH{-}CH_3 + H_2O$

木质素是由苯丙烷结构单元以 C—C 键和 C—O 键连接而成的复杂芳香族聚合物，其分子结构中相对弱的是连接单体的氧桥键和单体苯环上的侧链键，受热易发生断裂，形成活泼的含苯环自由基，极易与其他分子或自由基发生缩合反应生成结构更稳定的大分子，进而结焦。木质素降解产物主要含芳香族化合物和少量的酸、醇等。一般认为，在 250℃时，木质素就会由热分解而产生酚自由基，自由基又可以通过缩合和重聚而形成固体残留物。当停留时间过长时，由于高压液化所生成的生物原油中重组分的缩聚，生物原油的产率会下降，固体残留物的含量会上升。因此，通常向反应体系中引入氢或其他的稳定剂以抑制中间产物发生缩聚等反应。Lin 等对木质素的研究发现，$\beta\text{-}O\text{-}4$ 结合的断裂是液化反应的主渠道。

木质素的降解过程如下：

$$\text{lignin} \longrightarrow 2R\cdot$$
$$R\cdot + DH_2 \longrightarrow RH + DH\cdot$$
$$R\cdot + DH \longrightarrow RH + D\cdot$$

自由基的缩聚过程：

$$Ar\cdot + ArH \longrightarrow Ar\text{-}Ar + H\cdot$$
$$ArO\cdot + ArO\cdot \longrightarrow 二聚体$$

2.3.3.2 高压液化的影响因素

生物质高压液化过程的主要影响因素包括原料种类、催化剂与溶剂、反应温度与时间、反应压力、液化的气氛等。为了提高液体产物的产率，减少固体残留物和气态产物的量，获得黏度低、流动性好、易分离、稳定性好、热值高的液体产品，须选择适宜的液化操作条件。

(1) 生物质原料种类

由于各种生物质原料的化学组成不同，即使在相同反应条件下所获得的液体产物的产率也可能有较大差别。生物质原料的主要成分中半纤维素最容易液化，而木质素最难液化。研究发现生物质中纤维素的含量是影响生物质液化的重要因素，原料中纤维素的含量愈高则液体产物的产率越高。而木质素含量越高，液体产物的产率通常越低，焦炭产率越高。另外，原料的粒径、形状等特征对液化反应也有影响，原料反应前一般要进行干燥、切屑、碾磨、筛选等处理。

(2) 催化剂

在生物质液化过程中催化剂有助于降解生物质，抑制缩聚、重聚等副反应，可减少大分子固态残留物的生成量，抑制液体产物的二次分解，提高液体产物的产率。常用的催化剂有碱、碱金属的碳酸盐和碳酸氢盐、碱金属的甲酸盐、酸催化剂，还有 Co-Mo、Ni-Mo 系加氢催化剂等。研究发现当用碱催化剂时，原料初始的 pH 值为 11~12 时生物质液化效果最好，碱催化剂的最佳加入量为干生物质质量的 1%~10%。

(3) 溶剂

溶剂在生物质液化中的主要作用有三个：①分散生物质原料；②抑制生物质组分分解所得中间产物的再缩聚；③作为供氢剂向液化体系提供氢源，这也是高压液化生物原油的 H/C 比高于快速热裂解生物原油的原因之一。常用的溶剂有水、苯酚、高沸点的杂环烃、芳香烃混合物、中性含氧有机液体如酯、醚、酮、醇等。

不仅溶剂的种类对生物质液化产生影响，而且溶剂的用量也影响着液化。将液化过程中溶剂与生物质原料的质量比定义为液比，液比直接影响着液化产物的分子量分布。产物中固体残留物的含量随液比的升高而下降，液体产物中高聚物的含量和聚合度随液比的升高而降低。液比也会影响高压液化的反应速率，反应速率随液比的升高而提高。

(4) 反应温度

反应温度是影响生物质液化的重要因素。木质生物质中半纤维素比纤维素容易降解，而纤维素比木质素容易降解。碱催化液化过程中纤维素中的糖苷键在 170℃ 以下是稳定的，高于 170℃ 就开始分解成小分子物质，大部分是酸。在温度 200~400℃ 时木质素单元间的键断裂，但温度过高会导致液体产品降解形成强的 C—C 键而生成焦炭。在 267～292℃ 温度范围内温度对产物没有明显的影响，但在低于 260℃ 时液化得到的主要产物是固体残留物而不是液体产品。随着反应温度的提高，液体产物中重油的碳含量增加，氢含量几乎不变，氧含量减少，所以适当提高反应温度对液化是有利的，生物质最佳液化温度为 250～350℃。同时，较高的升温速率有利于液体产物的生成。

(5) 反应时间

反应时间也是影响生物质液化的重要因素之一。时间太短反应不完全，但反应时间太长会引起中间体的缩合和再聚合，使液体产物中重油产量降低，通常最佳反应时间为 10～45min，此时液体产物的产率较高，固体和气态产物较少。

(6) 压力和液化气氛

液化反应可以在惰性气体或还原性气体中进行。使用还原性气体有利于生物质降解，提高液体产物的产率，改善液体产物的性质，但在还原性气氛下液化生产成本较高。通常液化反应压力为 10～29MPa。在还原性气体氢气气氛下液化时，提高氢气压力可以明显减少液化过程中的焦炭生成量。

2.3.3.3　高压液化工艺及工业化研究进展

生物质高压液化技术是把添加了某些溶剂和催化剂的生物质原料加入高压反应器，然后通入氢气或惰性气体，在适当的温度和压力下通过热化学过程使原料反应液化，其基本流程如图 2.15 所示。与快速热解液化相比，高压液化工艺避免了一些苛刻要求，如极高的加热速率和极短的气相停留时间等，反应温度也比快速热解低，工程上较易实现。此外，该工艺一般在液相中进行，这样生物质原料就不必预先干燥，从而节约大量能量。选择合适的加压气体、溶剂、反应温度、反应压力和催化剂是高压液化工艺提高生物原油产率的关键。

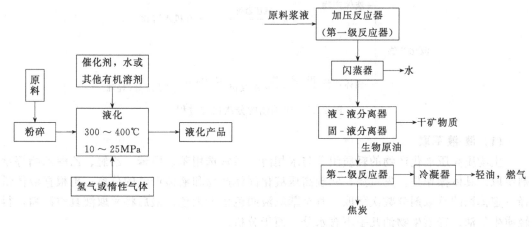

图 2.15　高压液化工艺　　　　　图 2.16　热解聚转化过程

美国 CWT 公司开发了一种被称为热解聚转化过程的高压液化工艺，如图 2.16 所示，并于 1999 年在费城建立了处理量为 7t/d 的实验生产装置，可以连续处理各种动植物废弃物、生活垃圾、纸浆废水等含生物质的原料。

该工艺主要包括三个步骤：①原料在通过漏斗时经过研磨与水混合形成浆液，然后用泵加压送入第一级反应器（压力 4～6MPa、温度 200～300℃）中，反应 15～30min，进行第一次裂解；②第一级反应器所产生的有机物浆液进入闪蒸器减压脱水（这些水返回，给流入第一级反应器的流体进行预热），然后经过液-液分离装置分离出油相（主要是生物原油），并用固-液分离装置分离出干物质；③闪蒸产生的生物原油进入第二级反应器，在常压下加温至500℃左右，进行第二次裂解，产生轻质烃、焦炭和燃气，反应所得的燃气作为整个流程的加热燃料。

该工艺流程具有一些显著优点：①原料充分与水混合，热量传递迅速，因此反应过程不需要太高的温度和压力（<10MPa）；②闪蒸减压过程中释放了浆液中90%的水分，能耗要比热解工艺使用的加热脱水低得多，而且水可循环使用，因此节水、节能，还减少了环境污染；③分离的可燃气体可作为加热的燃料；④液化产生的生物原油产率能达35%左右，热物理性能和传统柴油性能接近，在一些场合可以作为传统柴油替代产品；⑤原料来源广泛。

虽然生物质高压液化的工业化实现还存在一定的经济和技术困难，但这些生物质一步法制备分离生物油取得的成果为该技术的进一步研究打下了良好的理论和实践基础。

2.3.3.4 高压液化生物油的分离

现有的生物质高压液化工艺制得的液体与石油在分子质量、化学组成等理化性质上有很大不同，通常不可作为燃料油直接使用，需要通过脱水、萃取、蒸馏等分离操作才能得到生物质原油。

高压液化的溶剂通常采用有机溶剂和水。有机溶剂条件下，高压液化生物油的分离一般是先脱除有机溶剂，然后在残留反应液中加入一定量的水，再用有机溶剂萃取，浓缩萃取液后可得到质量较好的生物油。用水作溶剂时，增加水量可以减少焦炭的产量，增加液体产物的产量，且生产成本低，因此以水为溶剂的高压液化更具有工业化前景。以水为溶剂制备的生物油通常按图2.17所示的过程加以分离提纯。

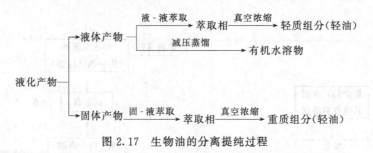

图2.17 生物油的分离提纯过程

(1) 液-液萃取

生物质高压液化产物的轻质组分与水相溶，通常选用苯、甲苯、乙醚、乙酸乙酯等萃取剂萃取。具体操作是：先过滤，实现高压液化固体产物和液体产物的分离；再根据液体量选择一定体积的萃取剂分数次萃取，直至萃取液颜色接近无色；最后将萃取液真空浓缩，得到轻质生物油。轻质生物油几乎不含水分，便于分析。

(2) 减压蒸馏

对于液-液萃取，其不足之处在于不能完全提取液体产物中的轻质组分，而且大多数萃取剂具有毒性，因此可采用减压蒸馏的方法脱除水分得到有机水溶物，该方法操作简单，比较经济。但对于有催化剂条件下的液化体系分离，有机水溶物中不可避免地存在催化剂残留杂质，同时也会造成易挥发性组分损失。

(3) 固-液萃取

选用丙酮溶剂提取生物质高压液化产物的重质组分，效果比较理想。重油的产率为

22%~32%。

2.3.4　生物质与煤共液化研究

通过煤液化可以得到液体燃料和化学品。但由于在煤液化工艺中使用价格较昂贵的氢气以及较高的操作压力，使煤加氢液化油在价格上很难与原油竞争。为了提高煤转化效率，降低费用，提高液体产品的质量，将煤与含有氢源的生物质等木质纤维类废弃物共液化近年来逐渐引起研究者重视，同时为生物质的利用提供新的思路。

煤与生物质废弃物共液化的目的是利用生物质中富氢将氢传递给煤分子使煤得到液化。由于反应中生物质中的氢原子传递给煤，生物质的物理和化学性质发生了很大变化。研究表明煤与生物质类废弃物共液化对液体产品收率和产品性质具有积极影响。

当煤与生物质共液化时，可降低煤液化时的反应温度和压力，而且与煤单独液化相比，煤与生物质共液化所得到的液化产品质量得到改善。因此，生物质与煤共液化技术使得煤液化操作成本及设备投资费用降低，使煤液化油具有竞争力；另外，发展煤与生物质共液化生产能促进生物质在能源开发领域的充分、合理利用。

2.4　生物质气化技术

生物质原料通常含有 70%~90% 易挥发组分，这就意味着生物质受热后，在相对较低的温度下就有相当量的固态燃料转化为挥发分物质析出。由于生物质这种独特的性质，气化技术非常适用于生物质原料的转化，而且生物质气化作为一种高效洁净的使用方法，在提高生物质利用率及减少污染方面有重要作用，已成为生物质热化学能转化中最重要的形式之一。生物质气化时其能量利用率是直接燃烧的 3~5 倍。同时，生物质作为气化原料和煤相比，具有更好的反应性，产物中挥发成分含量高、H/C 和 O/C 比高、灰分含量较低、空隙率大、孔径大，这些优势使生物质成为气化的理想原料。

20 世纪 70 年代，Gahly 等首次提出采用现代技术进行生物质的气化，以充分利用生物质这种含能密度低的燃料。不同于完全氧化的燃烧反应，气化通过两个连续反应过程将生物质中碳的内在能量转化为可燃烧气体，生成的高品位的燃料气既可以供生产、生活直接燃用，也可以通过内燃机或燃气轮机发电，进行热电联产联供，从而实现生物质的高效清洁利用。

2.4.1　生物质气化技术的发展

生物质气化技术的应用已有 100 多年的历史，早期的生物质热解气化技术主要是将木炭气化后用作内燃机燃料，1920 年欧洲已将气化燃气用于驱动卡车和拖拉机。但是由于技术的制约，气化系统工作可靠性差，且使用不方便，因而未被广泛接受。20 世纪 70 年代的能源危机导致西方国家经济受挫，使得不得不调整能源战略，美国、日本、加拿大、欧盟等开始了生物质气化技术的研究与开发。到 20 世纪 80 年代，仅美国和加拿大就分别有 19 家和 12 家研究机构从事生物质气化技术的研究。美国可再生能源实验室（NREL）和夏威夷大学开展了生物质燃气联合循环（IGCC）的蔗渣发电系统的研究；德国鲁奇公司建立了 100MW 的 IGCC 发电系统示范工程；瑞典能源中心利用生物质气化、联合循环发电等先进技术在巴西建了一座 30MW 的蔗渣发电厂；荷兰 Twente 大学进行流化床气化器和焦油催化裂解装置的研究，推出了无焦油气化系统，还开展研究将生物质转化为高氢燃气、生物油等高品质燃料。

早在 20 世纪 40 年代，用木炭气化燃气驱动的汽车已在中国一些城市使用，但直到 20 世纪 80 年代初期，生物质气化技术的研究才系统开展起来。至今，已广泛开展了生物质能高品位气化转换技术以及装置的研究和开发，形成了生物质气化集中供气、燃气锅炉供热、内燃机发电等技术；把农林废弃物、工业废弃物等生物质能转化为高品位的煤气、电能和蒸气等，提高了生物质能源的利用率。1998 年中科院广州能源所设计建造了一套使用木屑的 1MW 循环流化床生物质气化发电系统，投入商业运行后取得了较好的经济效益。清华大学、浙江大学、辽宁省能源研究所等科研单位在生物质气化领域也开展了大量研究工作，为该技术的应用打下了良好的基础。

2.4.2 生物质气化原理

生物质气化是指生物质原料（薪柴、锯末、麦秸、稻草等）压制成型或经简单的破碎加工处理后，送入气化炉中，在高温条件下进行气化裂解，得到小分子可燃气体，并进行净化处理而获得产品气的过程。气化产物主要用作燃料或生产动力等。

生物质气化技术的基本原理是在一定的热力学条件下，生物质原料在气化炉中与气化剂（空气、氧气和水蒸气等）作用，使生物质中的高聚物发生热解、氧化、还原、重整等反应，其中热解产生的焦油和炭进一步热裂解或催化裂解，生成小分子碳氢化合物，得到 CO、H_2 和 CH_4 等气体。整个气化过程主要包括干燥、热解、氧化和还原反应等四个区域，每个区域之间并没有严格的界限。

① 干燥：是指对生物质的除湿。生物质原料进入气化炉后，表面的水分受热释出，大部分水分在低于 105℃ 条件下除去，此过程进行较为缓慢，因而需持续供给大量的热，且在生物质表面的水分完全脱除之前，生物质温度基本不上升。

② 生物质热解：是指固体燃料在初始加热阶段的脱挥发分或热分解，反应从 100℃ 左右开始，在几秒内完成，高温热解条件下时间甚至更短。在 300～400℃ 温度段内热解反应最为剧烈，解析出焦油、炭和 CO_2、CO、CH_4、H_2 等大量的气体，400℃ 以上时热解气体的量逐渐减少，因此对生物质最适宜的热解温度为 400℃ 左右。

③ 氧化反应：主要是气化介质中的氧和生物质中的碳发生反应，放出大量的热，可提供给干燥、热解和还原反应，该区温度可达 1000～1200℃。主要反应式为：

$$C+O_2 \longrightarrow CO_2 \qquad \Delta H = 408.8kJ$$
$$2C+O_2 \longrightarrow 2CO \qquad \Delta H = 246.4kJ$$

④ 还原反应：没有氧气的存在，在氧化反应中生成的 CO_2 与碳和水蒸气发生还原反应，吸收一部分热量，该区温度为 700～900℃。主要反应式为：

$$C+CO_2 \longrightarrow 2CO \qquad \Delta H = -162.41kJ$$
$$H_2O+C \longrightarrow CO+H_2 \qquad \Delta H = -118.82kJ$$
$$2H_2O+C \longrightarrow CO_2+2H_2 \qquad \Delta H = -75.24kJ$$

2.4.3 生物质气化工艺及设备

2.4.3.1 生物质气化技术分类

生物质气化采用的技术路线种类繁多，可从不同的角度对其进行分类。

① 根据燃气生产机理可分为热解气化和反应性气化，其中反应性气化又可根据反应气氛的不同细分为空气气化、水蒸气气化和氧气、氢气气化及其这些气体的混合物的气化等。

（a）空气气化：是指以空气作为气化介质的气化过程。空气中的氧气与生物质中的可燃组分通过氧化反应，放出热量，为气化反应的其他过程如热分解与还原反应提供所需的热量，整个气化过程是一个自供热系统。由于空气获取方便，且不需外热源，因此空气气化是所有气化过程中最简单、最经济也最容易实现的形式。其缺点是由于空气中含有 79% 的氮气，它不参与反应，却稀释了燃气中可燃组分的浓度，因而降低了气体热值，使气体热值最高只能达到 $7000kJ/m^3$，但是用于近距离燃烧和发电时，空气气化仍是最佳选择。

（b）水蒸气气化：是以高温水蒸气作为气化介质的气化过程。生物质水蒸气气化过程不仅包括水蒸气和碳的还原反应，还有 CO 和水蒸气变换反应，各种甲烷化反应及生物质在气化炉内的热分解反应等，其主要气化反应是吸热反应过程，因此一般需要提供外热源。其气体热值约为 $17\sim21kJ/m^3$。

（c）氧气气化：是以纯氧为气化介质的气化过程，其原理与空气气化相同，由于没有惰性气体 N_2，在与空气气化相同的摩尔比下，气化反应温度提高，反应速率加快，反应容积减小，热效率提高，气体热值提高一倍以上。氧气气化的燃气热值与城市煤气相当，因此可以以生物质为原料，建立中小型的生活供气系统，另外其气体产物也可以用作合成气。其缺点是需要一套昂贵的制氧设备。

（d）空气（氧气）-水蒸气气化：是以空气和水蒸气同时作为气化介质的气化过程。该气化工艺，从理论上分析，是比单纯空气（氧气）气化和水蒸气气化都优越的气化方式，一方面它是自供热系统，不需要复杂的外热源；另一方面，气化所需的一部分氧气可由水蒸气提供，减少了空气的消耗量，并生成更多的 H_2 及碳氢化合物，特别是有催化剂存在的条件下，通过将 CO 转化为 CO_2，使气体燃料更适合于用作城市煤气。

（e）氢气气化：是使氢气与碳、水等发生反应生成大量甲烷的过程，其生产可燃气热值可达 $22\sim26MJ/m^3$，属高热值燃气。但是，因其反应需在高温高压，且具有氢源的条件下进行，条件较为苛刻，不易大规模生产。

气化工艺的不同会导致燃气组成和热值的不同。用空气作为气化剂时，组成约为 $\varphi(H_2)=10\%$、$\varphi(N_2)=50\%$、$\varphi(CO)=20\%$、$\varphi(CO_2)=20\%$，热值为 $4\sim6MJ/m^3$；采用水蒸气或氧气、混合介质作为气化剂时，组成约为 $\varphi(H_2)=20\%\sim26\%$、$\varphi(CO)=28\%\sim42\%$、$\varphi(CO_2)=16\%\sim23\%$、$\varphi(CH_4)=10\%\sim20\%$、$\varphi(C_2H_2)=2\%\sim4\%$、$\varphi(C_2H_6)=1\%$，$C_3$ 以上组分的体积分数为 $2\%\sim3\%$，热值为 $10\sim15MJ/m^3$；采用氢气作为气化剂，热值达到 $20MJ/m^3$ 以上。

② 根据采用的气化反应器的类型可分为固定床气化、移动床气化、流化床气化、气流床气化和旋风分离床气化等。

③ 根据气化反应的工艺分一级气化、二级气化和多级气化。多级气化即固定床、流化床及催化热解炉等气化炉的不同组合。

④根据气化反应器的压力分常压气化（$0.11\sim0.15MPa$）、加压气化（$0.15\sim2.50MPa$）和超临界气化（压力 $\geqslant22.05MPa$）。

⑤ 根据加热机理分自热气化、配热气化和外加热源气化，常用自热气化。

⑥ 根据催化剂使用情况分非催化气化和催化气化（镍基催化剂气化、钌基催化剂气化、碳酸盐催化剂气化、金属氧化物催化剂气化等）。

2.4.3.2 气化工艺

生物质气化技术的一般工艺过程如图 2.18 所示，其主要有四大组成系统，分别为进料系统、气化反应器（气化炉）、气化气体净化系统和气化气体处理系统（即后处理系统，如制取液体燃料）。进料系统包括生物质进料、空气进料、水蒸气进料等及其控制；气化反应器是生物质进行气化转化的主要装置；气化气体净化系统主要是除去产出气体中的固体颗粒、可冷凝物及焦油，常用设备有旋风分离器、水浴清洗器及生物质过滤器；后处理系统主要是气化气进一步转化利用的装置，诸如发电、制取液体燃料等装置。

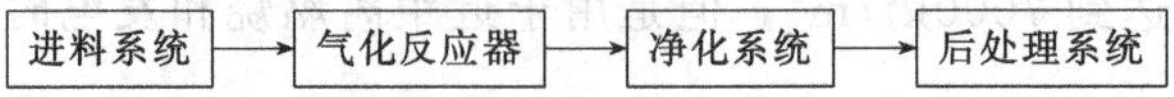

$$进料系统 \longrightarrow 气化反应器 \longrightarrow 净化系统 \longrightarrow 后处理系统$$

图 2.18　生物质气化工艺系统

生物质气化后所得到的气体有很多用途，可用来燃烧、发电、合成化学产品等。目前文献报道和实际生产中所采用的气化工艺有很多类型，其中研究最多、应用最广的主要是固定床和流化床气化工艺。

(1) 流化床气化工艺

生物质流化床气化系统主要包括气体发生及气体净化两大部分，气体发生装置为流化床气化炉。

该气化工艺采用常压空气气化，原料为粒度小于 25mm、含水率为 5%～20% 的花生壳、玉米芯、玉米秸、稻壳、锯末、麦秸和稻秸等，床层温度在 820℃ 左右，空气当量比（equivalence ratio，ER）保持在 0.25～0.33 较好，此时燃料气热值在 6.2～6.8MJ/m³，气化生成气组成及焦油含量见表 2.7。

表 2.7　气化生成气组成及焦油含量

组　分	组　成		组　分	组　成	
	湿气(摩尔分数)/%	干气(摩尔分数)/%		湿气(摩尔分数)/%	干气(摩尔分数)/%
CO	10.99	12.57	H_2	5.24	6.00
CO_2	14.00	16.02	H_2O(气)	12.59	0.00
CH_4	2.14	2.45	N_2(计算)	54.38	62.22
C_2H_4	0.65	0.74	焦油	75mg/m³	

流化床气化工艺进料系统设计合理，使用方便，棚料、卡料现象少；气化炉悬浮段能部分裂解焦油，可得到更多的可燃气，并能减轻焦油处理的压力；净化系统采用水除焦油，尽管用水量少，但会造成能源浪费和污染环境。此外，空气作为气化介质尽管可以节省成本和容易实现，但燃气中 N_2 含量过高，热值降低；改用空气-水蒸气作为气化介质，也易于实现，可有效地提高热值，并降低 N_2 的含量。

(2) 两段式气化炉气化工艺

赖艳华等用无喉口下吸式两段供风气化装置进行气化研究，该装置主要由燃料仓、反应段和灰室组成。

在生物质气化过程中，采用两段供风可将着火的热解区与还原区明显分离开来，改变了反应器内的温度场分布，显著提高还原区的温度，在木炭催化作用下，大大降低了可燃气中焦油的含量。在后续的净化过程中，减少了净化装置，降低了二次污染，节约了生产成本，比较适合小型的工业化应用。在此基础上，氧化区附近还设置一个缩口，实验表明在相同的气化负荷下，随着缩口处气流速度的增加，氧化区的温度呈现明显的上升趋势。缩口处的气体流速升高，对流传质系数也随之升高，从而使气相内和气固间的燃烧速度加快，同时也增加了气体中焦油和氧气之间的燃烧反应，放出更多的能量从而导致反应器内温度普遍升高，有利于焦油的燃烧和裂解，进一步降低焦油的含量，改善反应器的性能。

（3）循环流化床工艺

循环流化床气化系统（circulating fluidized bed gasification system，CFBGS）从鼓泡流化燃烧开始，然后到循环流化燃烧，最后再到循环流化气化。

CFBGS采用鼓泡式气化炉，其特点是在同一个反应器中将热解、气化和燃烧过程分开，并且保证了只有来自气化器中的焦炭在燃烧区被燃烧。该工艺包括以下过程：局部氧化，快速热解（伴随着瞬时干燥），气化，焦油裂解以及转移反应等。CFBGS是一种新颖的设计思想，它融合了鼓泡气化炉的流化速度较慢、反应时间充分等一些特点，又有循环流化床的特点；炭得到了循环，回收了能量，提高了反应温度，强化了传热传质过程，也提高了燃烧速率；另外还有二次进风，能大大提高还原区的温度，显著提高焦油裂解的效率。该工艺是一种比较先进的系统，燃气的后处理装置投资少，处理成本比较低，适合规模化工业应用。

（4）其他生物质气化技术

干馏技术工艺流程是将生物质原料铡成小段送入气化炉，在隔绝空气的条件下进行热解反应，生成以 CO 和 H_2 为主的可燃性气体，燃气经过过滤后通过风机进入储气柜，最后通过输配管网送到用户。它的副产品主要有木质炭、木焦油等。

等离子体气化技术是一种不同于传统技术的气化过程，由等离子体提供的高温和高能量环境可以极大地提高反应速度，彻底消除焦油和碳氢化合物，从而提高了气体质量，所得气体能满足合成气的需要。由于生物质的挥发分高，含氧高，非常有利于快速热解产生化学合成气，这样后续的气体净化和重整过程得到简化，整个系统的转化率也大大提高，但此技术还仅限于理论研究。

高温空气气化技术是用 1000℃ 以上的高温预热空气，在低过量空气下发生不完全燃烧，获得热值较高的燃气。由于空气温度很高，无需使用纯氧气或富氧气体，反应便能迅速进行，气化效率大大提高。该技术可实现"零"排污生产，被称为"环保型"气化技术。另外，该过程灰渣易于处理，结构简单、紧凑，气化效率高，经济性好，但尚无商业应用的报道。

另外还有加压气化、催化气化等技术，但大都处于实验室研究阶段。

2.4.3.3　主要气化设备

生物质气化技术的核心设备是气化炉，根据炉型的不同，大致可分为固定床气化炉和流化床气化炉等（图 2.19）。

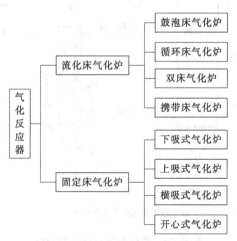

图 2.19　生物质气化反应器分类

气化炉能量转化效率的高低是整个气化系统的关键所在，故气化炉型式的选择及其控制运行参数是气化系统非常重要的制约条件。

(1) 流化床气化炉

流化床气化炉具有处理量大、传质传热性能好和过程易于控制等优点，是生物质气化的有效设备之一。反应物料中常掺有精选过的颗粒状惰性材料砂子，在吹入的气化剂作用下，物料颗粒、砂子和气化剂接触充分，受热均匀，在炉内呈"沸腾"燃烧状态，气化反应速率快，可燃气得率高，且炉内温度高而恒定，是唯一在恒温床上进行反应的气化炉，反应温度为 700～850℃。另外，焦油可在流化床内高温下裂解生成气体，因而可燃气中焦油含量较少。流化床气化炉的缺点是结构复杂，设备投资较多，而且出炉的可燃气中灰分较多，原料需要预处理。

按气固流动特性的不同，可将流化床气化炉分为鼓泡流化床气化炉、循环流化床气化炉、双床流化床气化炉和携带床气化炉等（图 2.20）。

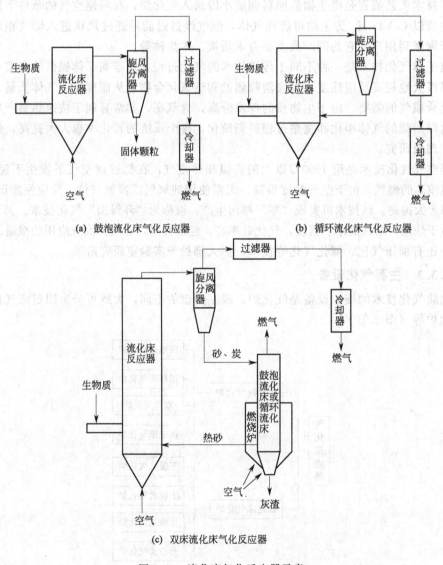

(a) 鼓泡流化床气化反应器　　　　(b) 循环流化床气化反应器

(c) 双床流化床气化反应器

图 2.20　流化床气化反应器示意

① 鼓泡流化床气化炉：是最简单的流化床气化炉，炉中气流速度相对较低，几乎没有固体颗粒从流化床中逸出，流化速度较慢，而且必须装填热载体。气化剂由布风板下部吹入炉内，生物质燃料颗粒在布风板上部被直接输送进入床层，与高温床料混合接触，发生热解气化反应。密相区以燃烧反应为主，稀相区以还原反应为主，生成的高温燃气由上部排出。通过调节气化剂与燃料的当量比，流化床温度可以控制在 700～900℃。其特点是：适用于颗粒较大的生物质原料，一般粒径小于 10mm；生成气焦油含量较少，成分稳定；但飞灰和炭颗粒夹带严重，运行费用较大。该炉型应用范围广，从小规模气化到热功率达 25MW 的商业化运行均可应用，但对于小规模的生产应用场所更有市场与技术吸引力，目前国外仍有生产。

② 循环流化床气化炉：相对于鼓泡流化床气化炉而言，流化速度较高，生成气中含有大量固体颗粒，在燃气出口处设有旋风分离器或布袋分离器，从流化床中携带出的颗粒通过旋风分离器分离、收集后，经返料器送入炉内再进行气化反应，提高了炭的转化率和热效率。炉内反应温度一般控制在 700～900℃。其特点是：气化速度快，适用于较小的生物质颗粒；在大部分情况下，它可以不必加流化床热载体，所以运行较简单；为保持流化高速，床体直径一般较小；适用于多种原料，生成气焦油含量低；单位产气率高，单位容积的生产能力大。该类气化炉型特别适合规模较大的应用场所（热功率可达 100MW）具有良好的技术含量和商业竞争力。但是，循环流化床气化炉的炭回流难以控制，在炭回流较少的情况下，容易变成低速率的载流床。

③ 单床气化炉和双流化床气化炉：单床气化炉只有一个流化床，气化后生成的可燃气直接进入净化系统中。双流化床气化炉类似于循环流化床气化炉，不同的是双流化床气化炉由一级流化床反应器和二级流化床反应器两部分组成。在一级反应器内，物料进行热解气化，生成的可燃气体在高温下经气固分离后进入后续净化系统，分离后的固体炭粒送入二级反应器进行氧化燃烧，加热床层惰性床料以维持气化炉温度。双床系统炭转化率高，但构造复杂，两床间需要足够的物料循环量以保证气化吸热，这是技术关键，也是技术难点。

④ 携带床气化炉（也称气流床气化炉）：是流化床气化炉的一种特例。它不使用惰性材料，气化剂直接吹动生物质原料，不过原料在进炉前必须粉碎成细小颗粒。携带床具有气化温度高、炭转化率高的优点，其运行温度高达 1100～1300℃，炭转化率可达 100%，并且气化气中焦油含量很少。但由于运行温度高，易烧结，故选材较难，目前仅限于实验室研究。

总之，流化床气化炉良好的混合特性和较高的气固反应速率使其非常适合于大型的工业供气系统，特别是对于灰熔点较低的生物质的气化，流化床反应炉是一种较佳选择。

(2) 固定床气化炉

固定床气化炉是一种传统的气化反应器，其运行温度一般在 1000℃ 左右。固定床气化炉内生物质原料与气化介质在反应床层中的流动有逆流式（countercurrent）和并流式（concurrent）两种，按气体在炉内流动方向，固定床气化炉可分为上吸式、下吸式、横吸式及开心式气化炉几种类型，最常用的是前两种气化炉，如图 2.21 所示。

① 下吸式固定床气化炉：生物质原料由炉顶的加料口投入炉内，气化剂由进料口和进风口进入炉内。炉内的物料自上而下分为干燥层、热

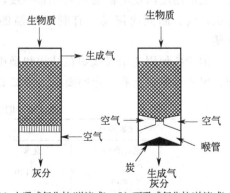

(a) 上吸式气化炉(逆流式)　(b) 下吸式气化炉(并流式)

图 2.21　固定床气化反应器示意

分解层、氧化层和还原层。下吸式固定床气化炉的优点是结构比较简单；工作稳定性好；可随时开盖添料；气体和生物质物料通过高温喉管区时，生物质在喉管区发生气化反应，气体中的焦油在通过下部的高温区时，一部分被裂解成小分子永久性气体（降温时不凝结成液体），所以出炉的可燃气中焦油含量较少。一般情况下，下吸式固定床气化炉不设炉栅，但如果原料尺寸较小也可设炉栅。其缺点是由于炉内气体流向是自上而下的，而热流的方向是自下而上的，致使引风机从炉栅下抽出可燃气要耗费较大的功率；出炉的可燃气中含有较多的灰分，且可燃气的温度较高，须用水对其进行冷却。整体而言，该气化炉被认为是较好的气化设备，市场化程度高，有大量的炉型在运转或建造。

② 上吸式固定床气化炉：物料自炉顶投入炉内，气化剂由炉底进入炉内参与气化反应，反应产生的燃气自下而上流动，由燃气出口排出。上吸式固定床气化炉的优点是气化过程中，可燃气在经过热分解层和干燥层时，可以有效地进行热量的多向传递，将其携带的热量传递给物料，用于物料的热分解和干燥，同时降低了自身温度，使炉子的热效率大大提高；分解层和干燥层对可燃气有一定的过滤作用，所以出炉的可燃气中含灰分量较少。其缺点是进料不方便，小炉型需间歇进料，大炉型需安装专用加料装置。整体而言，该炉型结构简单，适于不同形状尺寸的原料，但生成可燃气中焦油蒸气含量高，容易造成输气系统堵塞，使输气管道、阀门等工作不正常，加速其老化，因此需要复杂的燃气净化处理，给燃气的利用（如供气、发电）设施带来问题，大规模的应用比较困难。

③ 横吸式气化炉：物料自炉顶加入，灰分落入下部灰室。气化剂由炉体一侧供给，生成的燃气从另一侧抽出（燃气呈水平流动，故又称平吸式气化炉）。其特点是空气通过单管进风喷嘴高速吹入，形成一高温燃烧区，温度可达2000℃，能使用较难燃烧的物料。产出气体由侧向流出，气体流横向通过燃烧气化区。该气化炉结构紧凑，启动时间（5～10min）比下吸式短，负荷适应能力强。但燃料在炉内停留时间短，还原层容积很小，影响燃气质量；炉中心温度高，超过了灰分的熔点，较易造成结渣。横吸式气化炉一般仅适用于含焦油很少且灰分小于5%的燃料，如无烟煤、焦炭和木炭等，该炉型已进入商业化运行。

④ 开心式气化炉（又称为层式下吸式固定床气化炉）：其由中国研制并应用，大大简化了欧洲的下吸式气化炉。该炉是下吸式气化炉的一种特殊形式，只是没有缩口，以转动炉栅代替了高温喉管区，其炉栅中间向上隆起，绕其中心垂直轴作水平回转运动，防止灰分阻塞炉栅，保证气化的连续进行。其特点是物料和空气自炉顶进入炉内，空气能均匀进入反应层，反应温度沿反应截面径向分布一致，最大限度利用了反应截面，生产强度在固定床中居首位；气、固同向流动，有利于焦油的裂解，燃气中焦油含量低；结构简单，加料操作方便。

由于各种固定床气化炉在结构和操作条件等方面的差异，它们在应用中对生物质原料类型、尺寸和组成上有一定的要求。表2.8中给出了固定床气化炉对原料的一般要求。

表 2.8　固定床气化炉对原料的要求

气化炉类型	下吸式	上吸式	横吸式	开心式
原料类型	废木	废木	木炭	稻壳
尺寸/mm	20～100	5～100	40～80	1～3
水分/%	<25	<60	<7	<12
灰分/%	<6	<25	<6	<20

不同种类的生物质原料在同一种固定床气化炉中进行气化，产生的气化气各组分的含量和可燃气热值也有差异。表 2.9 中列出了以空气为气化介质时下吸式气化炉产生的燃气组成及热值。

表 2.9 空气气化时下吸式气化炉的燃气组成及热值

原料	组成(摩尔分数)/%							热值 /(MJ/m)
	CO_2	O_2	CO	H_2	CH_4	C_mH_n	N_2	
玉米秸	13.0	1.6	21.4	12.2	1.87	0.2	49.68	4.81
稻草	13.5	1.7	15.0	12.0	2.1	0.1	55.60	4.00
麦秸	14.0	1.7	17.6	8.5	1.36	0.1	56.74	3.66

(3) 旋风分离床

旋风分离床气化一般采用外加热方式，反应器内壁附有一定数量的螺旋肋，使生物质物料在限定的螺旋轨道上运动而不是以自由离心方式运动。在反应器出口有一独立的循环回路连接物料入口，使未完全反应的物料和大的炭粒回到反应器中循环反应。旋风分离床气化过程具有加热时间短等特点，可生成 67% 的液态产物和 13% 的生物质炭。

(4) 固定床与流化床气化炉的比较

固定床气化炉与流化床气化炉有着各自的优缺点和一定的适用范围。

采用不同气化炉及不同气化剂产出的气体成分不同，其热值也不同，大概在 $5\sim15MJ/m^3$ 之间，具体差别见表 2.10。

表 2.10 各种气化炉产出气体的热值比较

类 型	鼓泡床	循环床	双流床	下吸式	携带式	上吸式	横吸式	开心式
空气气化	低	中	低			低	低	低
氧气气化	中	中		中	中	中	中	
水蒸气气化	中	中	中					

2.4.4 生物质气化的影响因素

(1) 生物质原料

在气化过程中，生物质物料的水分和灰分、颗粒大小、料层结构等都对气化过程有着显著影响。对于相同的气化工艺，生物质原料不同，其气化效果也不一样。通过改变物料的含水率、物料粒度、料层厚度、物料种类，可以获得不同的气化结果。原料反应性的好坏是决定气化过程可燃气体产率与品质的重要因素。原料的黏结性、结渣性、含水量、熔化温度等对气化过程影响很大。一般情况下，气化的操作温度受其限制最为明显。

(2) 气化剂

目前生物质气化技术中采用的气化剂主要有四种：空气、氧气、水蒸气和空气-水蒸气。采用不同气化剂进行气化时产生的气体产物组成如表 2.11 所示。除水蒸气气化需要额外能量之外，其他三种气化过程所需能量由部分生物质气化炉内燃烧自给。

空气气化所需的设备简单，操作和维护十分简便，运行成本低，但其气化组成中氮气含量高，燃气的热值低。氧气气化使运行成本大大增加，但气化产物中 H_2/CO 约为 1，且 N_2

的含量很低，适用于合成其他产品。水蒸气气化需由额外能量（电能或燃油、燃煤等）在高压锅炉内产生高温（≥700℃）的水蒸气，高温的水蒸气在气化炉内与生物质混合后发生气化反应，但高温水蒸气的获得较为困难，需增添设备及维护费，导致生产成本增加。空气-水蒸气气化结合了空气气化设备简单、操作维护简便以及水蒸气气化气中 H_2 含量高的优点，用较低的运行成本得到 H_2 和 CO 含量高的气体，该可燃气热值高，运行和生产成本较低，适合于其他化学品的合成，是较理想的气化介质。

表 2.11 不同气化剂对气化产物组成的影响

组　　分	气化产物组成（摩尔分数）/%			
	空气气化	氧气气化	水蒸气气化	空气-水蒸气气化
H_2	12	25	20	30
O_2	2	0.5	0.3	0.5
N_2	40	2	1	30
CO	23	30	27	10
CO_2	18	26	24	20
CH_4	3	13	20	2
C_2H_2	0.4	0.8	0.8	0.5
C_2H_4	0.2	0.5	0.6	0.3
C_2H_6	0.1	0.4	0.2	0.2
$n(H_2)/n(CO)$	0.5	1	1	3

(3) 温度

在生物质气化过程中，温度是影响气化性能的最主要参数，其对气化产物分布、生成气的组成、产气率、热解气热值等都有重要的影响。温度升高，气体产率增加，焦油及炭的产率降低，气体中氢及碳氢化合物含量增加，二氧化碳含量减少，气体热值提高。因此，在一定范围内提高反应温度，有利于以热化学气化为主要目的的过程。

此外，焦油的裂解也是随温度的升高而增大，生物质气化过程中产生的焦油在高温下发生裂解反应生成 C_mH_n、CO、H_2、CH_4 等，也是气体产率增加的重要原因。

(4) 压力

采用加压气化技术可以增加反应容器内反应气体的浓度，减小了在相同流量下的气流速度，增加了气体与固体颗粒间的接触时间。因此加压气化不仅可提高生产能力，减小气化炉或热解炉设备的尺寸，还可以减少原料的带出损失。最为明显的就是以超高压为代表的超临界气化实验，压力已经达到 35~40MPa，可以得到氢体积分数为 40%~60% 的高热值可燃气体。从提高产量和质量出发，反应器可从常压向高压方向改进。但高压会导致系统复杂，制造与运行维护成本偏高。因此，设计炉型时要综合考虑安全运行、经济性与最佳产率等各种要素。

(5) 空气当量比

空气当量比（equivalence ratio，ER），即实际供给每千克生物质燃烧空气（氧气）的质量与每千克生物质完全燃烧所需空气（氧气）的质量的比值。ER 不是独立的，它与运行温度是相互联系的，高的 ER 对应于高的气化温度。在一定条件下，气化温度升高使反应速率加快，燃气质量提高。但是高的 ER 意味着有更多的氧化反应发生，也会使燃气质量下降，并且对此气化介质 0.23 是交界点，即是最佳值。

(6) 催化剂

催化剂是气化过程中重要的影响因素，其性能直接影响着燃气组成与焦油含量。催化剂既强化气化反应的进行，又促进产品气中焦油的裂解，生成更多小分子气体组分，提升产气率和热值。在气化过程中应用金属氧化物和碳酸盐催化剂，能有效提高气化产气率和可燃组分浓度。目前用于生物质气化过程的催化剂有白云石、镍基催化剂、高碳烃或低碳烃水蒸气重整催化剂、方解石、菱镁矿以及混合基催化剂等。

此外，停留时间、气化炉结构、升温速度、生物质原料预处理等因素对气化效果也有较大的影响。停留时间是决定二次反应过程的重要因素，当温度大于 700℃ 时，气化过程初始产物（挥发性物质）的二次裂解受停留时间的影响很大。因此在设计气化炉型时，必须考虑停留时间对气化的影响。气化炉结构的改造，如直径的缩口变径、增加进出气口、增加干馏段成为两段式气化炉等方法，都能强化气化热解，加强燃烧，提高燃气热值。对于固定床的下端带缩口形式的两段生物质气化炉的研究发现，在保证气化反应顺利进行的前提下，适当地减少缩口处的横截面积，可提高氧化区的最高温度和还原区的温度，从而使气化反应速率和焦油的裂解速率增加，达到改善气化性能效果。加热升温速率显著影响气化过程第一步反应即热解反应，而且温度与升温速率是直接相关的，不同的升温速率对应着不同的热解产物和产量。生物质原料在进行热解气化之前，用酸、碱或盐等对原料进行预处理，对反应产物也有重要的影响。

2.4.5　生物质气化燃气的净化

生物质气化得到的产品中（以水蒸气作气化介质为例），出口气由 H_2、CO、CO_2、CH_4、C_2、C_3 及高级烃组成，同时还有 NH_3、H_2S、灰及焦油等，因而就需将出口气净化以供给后续工序（合成、取暖、发电等）使用。

燃气净化的目标就是要根据气化工艺的特点，设计合理有效的杂质去除工艺，保证后续设备不会因杂质的存在而导致其磨损腐蚀和污染等问题。

(1) 除尘（灰）

燃气中的粉尘会引起后续工序中催化剂的污染及中毒，在进入下一步处理或应用前就必须除去粉尘。

(2) NH_3 的脱除

生物质中的氮元素在气化时转化为生成气中的氨，氨在后续的工序中可能转化为对大气有严重污染的氮氧化物（NO_x），因此脱除这些杂质对保护生态环境具有重要意义。水洗法是一种经济有效、简单的脱氨方法，在工业上得到了广泛的应用。在常温下经水洗后，生成气体中的氨含量小于 $2 \times 10^{-4} kg/L$。水洗后气体中的微量氨可通过吸附法脱除，常用的吸附剂有硅胶和分子筛等，吸附后可使尾气中的氨含量低于 $1.1 \times 10^{-7} kg/L$。

(3) 硫的脱除

生物质与氧进行不完全氧化生产合成气时，生物质中的硫转化为 H_2S 等硫化物，尽管含量较低，但硫化物会影响气体的后续应用和污染环境，因此生物质气化物必须通过脱硫处理后才能使用。

(4) 焦油的脱除

一般情况下，焦油能量占生物质气化燃气能量的 5%～15%，在低温下难以与可燃气一起被燃烧利用，大部分焦油的能量被白白浪费。另外，焦油的存在对生物质气化及其利用会产生不利的影响。首先它降低了气化炉气化效率；其次焦油在较低温（200℃）时凝结成液态，容易和水、焦炭颗粒等黏合在一起，堵塞输气管道、阀门等下游设施，使气化设备运行发生困难，加之其难以完全燃烧，产生的炭黑对内燃机、燃气轮机等燃气设备损害相当严重。因此在发展生物质气化技术的过程中，焦油的脱除是气化燃气净化最关键的步骤之一。

在生物质气化过程中，由于气化温度较低，致使气化过程中产生的气体的焦油含量大，且其成分非常复杂。可以分析出来的成分有 200 多种，主要组分不少于 20 种，其中组分含量大于 5% 的有 7 种：苯、甲苯、二甲苯、萘、苯乙烯、酚和茚。焦油在低于 200℃ 的温度下易凝结成液体。一般而言，温度升高，焦油可发生高温裂解生成不可再凝的小分子碳氢化合物。

针对气化过程产生的焦油，可采取的好的办法是把它转化为可燃气，既可提高气化炉气化效率，又可降低燃气中焦油的含量，提高可燃气的利用价值。以往简单的水洗或过滤等办法只是把焦油从气体中分离出来，既浪费了焦油本身的能量又产生了大量的污染。

热裂解需要很高的温度和足够的停留时间，实现起来有一定的困难。催化裂解法可在相对缓和的条件下减少燃气中焦油的含量，是目前最有效、最先进的方法，在大、中型气化炉中逐渐被采用，如采用催化剂可将焦油的裂解温度降低至 750～900℃，并可提高热解效率达 90% 以上。在催化裂解中，最关键的是催化剂的选用问题。大量实验表明，很多材料对焦油裂解都有催化作用。

虽然一些焦油脱除技术已在工业上应用，但目前的气化技术将生物质气化生成气中的焦油含量控制在 $0.5～2g/m^3$ 以下还非常困难，因此还必须进一步开发更有效的脱焦技术。

（夏涛，黄进）

参 考 文 献

[1] 雷学军，罗梅健.中国能源，2010，**32**：22.

[2] 杜海凤，闫超.能源化工，2016，**37**：41.

[3] 国际能源署.世界能源展望.北京：地质出版社，2002.

[4] 田宜水，姚向君，崔远勃.农业工程学报，2003，**19**：125.

[5] Bhattacharya S C. Energy Sources，1998，**20**：113.

[6] 张明，袁益超，刘聿拯.能源研究与信息，2005，**1**：16.

[7] 刘建禹，翟国勋，陈荣耀.东北农业大学学报，2001，**3**：290.

[8] 马文超，陈冠益，颜蓓蓓，胡艳军.生物质化学工程，2007，**1**：43.

[9] Sam I M，Annamala I K，Wooldridge M. Prog Ener & Combust Sci，2001，**27**：171.

[10] 闵凡飞，张明旭.中国矿业大学学报，2005，**2**：236.

[11] 张明，袁益超，刘聿拯.能源研究与信息，2005，**1**：15.

[12] 张子栋，别如山，杨励丹.节能技术，1995，**5**：8.

[13] 曾其良，王述洋，徐凯宏.森林工程，2008，**3**：47.

[14] 王述洋.生物质热解动力学建模及锥式闪速热解装置设计理论研究.哈尔滨：东北林业大学，2002.

[15] 刘荣厚，牛卫生，张大雷.生物质热化学转换技术.北京：化学工业出版社，2005.

[16] 王新运.生物质热解动力学研究.合肥：安徽理工大学，2006.

[17] 陈祎，罗永浩，陆方，段佳.工业加热，2006，**5**：4.

[18] Koufopanos C A，Papayannakos N，Maschio G. Can J Chem Eng，1991，**4**：907.

[19] 潘丽娜.应用能源技术，2004，**2**：7.

[20] 马承荣，肖波，杨家宽.环境技术，2005，**5**：10.

[21] 赖艳华，吕明新，马春元.燃烧科学与技术，2001，**3**：245.

[22] 李志合，易维明，柏雪源.华东理工大学学报（自然科学版），2004，**1**：10.

[23] Home P A, Williams P T. Fuel, 1996, **9**：1051.

[24] 张晓东, 周劲松, 骆仲泱. 燃烧科学与技术, 2003, **4**：229.

[25] 李水清, 李爱国, 严建华. 太阳能学报, 2000, **4**：341.

[26] 方梦祥, 陈冠益, 骆仲泱. 燃料化学学报, 1998, **2**：180.

[27] 赵廷林, 王鹏, 邓大军. 新能源产业, 2007, **5**：54.

[28] Bridgewater A V J Anal & Appl Pyrol, 1999, **1**：3.

[29] 郭艳, 王垚, 魏飞. 化工进展, 2001, **8**：13.

[30] Zabaniotou A A, Karabelas A J. Biomass and Bioenergy, 1999, **5**：431.

[31] 刘守新, 张世润. 林产化学与工业, 2004, **3**：95.

[32] 苗真勇, 厉伟, 顾永琴. 节能与环保, 2005, **2**：13.

[33] 董治国, 王述洋. 林业劳动安全, 2004, **1**：12.

[34] Lidezn A G, Berruti F, Scottd S. Chem Eng Commun, 1988, **2**：207.

[35] Senszz S. Bioresource Technol, 2003, **3**：307.

[36] Bouchera M E, Chaalab A, Roy C. Biomass and Bioenergy, 2000, **4**：337.

[37] Bridgewater A V, Meier D, Radlein D. Org Geochem, 1999, **30**：1479.

[38] 王峰. 大众科技, 2008, **6**：133.

[39] 何方, 王华, 金会心. 能源工程, 1999, **5**：14.

[40] Kloprise B, Hodek W, Bandermann F. Fuel, 1990, **4**：448.

[41] Amen-Chen C, Parkdel H, Roy C. Bioresource Technol, 2001, **3**：277.

[42] 常杰. 现代化工, 2003, **9**：13.

[43] 倪维斗, 靳晖, 李政. 科技导报, 2001, **12**：9.

[44] 吴创之, 袁振宏. 2002 中国生物质能技术研讨会论文集, 2002, 24.

[45] Hogan E, Robert J, Grassi G. Biomass processing. Newbury, UK：CPL Press, 1992.

[46] 徐保江, 李美玲, 曾忠. 环境过程工程, 1999, **5**：71.

[47] Diebold J P. Biomass pyrolysis oil properties and combustion meeting. NREL, 1994.

[48] Soltes E J, Milne T A. Pyrolysis oils from biomass：producing, analyzing and upgrading. Washington DC：American Chemical Society, 1988.

[49] Meier D, Faix O. Bioresource Technol, 1999, **4**：71.

[50] 宋春财, 王刚, 胡浩权. 太阳能学报, 2004, **2**：242.

[51] 陈于勤, 汪华林. 能源技术, 2005, **3**：109.

[52] 刘荣厚, 张春梅. 可再生能源, 2004, **3**：11.

[53] 姜洪涛, 李会泉, 张懿. 化工进展, 2006, **1**：8.

[54] 温从科, 乔旭, 张进平. 生物质化学工程, 2006, **1**：32.

[55] Minowa T, Zhen F, Ogi T. J Chem Eng Japan, 1997, **1**：186.

[56] Jakab E, Liu K, Meuzelaar H L C. Ind Eng Chem Res, 1996, **6**：2087.

[57] Lin L Z, Yao Y G, Yoshioka M. Holzforschung, 1997, **4**：316.

[58] Shinya Y, Tomoko O, Katsuya K. US 4935567, 1990.

[59] Anne E B, Tania B. Org Geochem, 1999, **30**：2517.

[60] Dorrestijn, Edwin, Laarhoven. J Anal & Appl Pyrol, 2000, **1-2**：153.

[61] Baskis. Reforming process and apparatus. US：5543061, 1996.

[62] 孙培勤, 臧哲学, 孙绍晖. 现代化工, 2008, **3**：22.

[63] 米铁, 唐汝江, 陈汉平. 化工装备技术, 2005, **2**：50.

[64] 秦育红, 冯杰, 李文英. 节能技术, 2004, **7**：3.

[65] Gahly M, Piskorz J. Ind Eng Chem Res, 1988, **27**：256.

[66] Cook J, Beyea J. Biomass & Bioenergy, 2000, **18**：441.

[67] 应浩,蒋剑春.林产化学与工业,2005,**25**:151.

[68] 邓先伦,高一苇,许玉.生物质化学工程,2007,**6**:37.

[69] 马隆龙.秸秆气化技术.北京:中国环境科学出版社,2002.

[70] 陈蔚萍,陈迎伟,刘振峰.河南大学学报(自然科学版),2007,**1**:35.

[71] 刘国喜,庄新妹,夏光喜.农村能源,1999,**5**:20.

[72] 陈冠益,高文学,颜蓓蓓.煤气与热力,2006,**7**:20.

[73] 邱钟明,陈砺.可再生能源,2002,**4**:16.

[74] Ayhan D. Energy Conver & Manage, 2001, **42**:1357.

[75] 曾锦波.工程设计与研究,2007,**123**:38.

[76] 赖艳华,吕明新,马春元.燃烧科学与技术,2002,**10**:478.

[77] Chen G, Andries J. Solar Energy, 2004, **76**:345.

[78] 吴创之.可再生能源,2003,**2**:51.

[79] 米铁,唐汝江,陈汉平.能源工程,2004,**5**:33.

[80] 吴创之,马隆龙.生物质能现代化利用技术,北京:化学工业出版社,2003.

[81] 陈平.生物质流化床气化机理与工业应用研究.中国科技大学,2006.

[82] 王铁军,常杰,祝京旭.化工进展,2003,**11**:1156.

第3章
生物质制氢及相关技术

人类的生存与生活离不开能源，目前全世界 80％的一次能源消费为化石能源，14％为可再生能源（其中生物质占 9.5％），6％为核能。随着社会经济的发展，对能源的需求日益增加，而化石能源储量逐渐减少，寻求新的替代能源是当务之急。就目前所知，可替代的能源有氢能、核能和太阳能等。氢能是一种理想的新能源，具有资源丰富、燃烧热值高（见表 3.1）、清洁无污染和适用范围广等特点。据专家预测，今后数十年内最有可能广泛被应用的未来能源是氢能。

表 3.1　几种物质的燃烧值

名　　　称	氢气	甲烷	汽油	乙醇	甲醇
燃烧值/(kJ/kg)	121060	50054	44467	27006	20254

氢本身无毒、无味，能量可转化形式多，储存运输较方便，是一种理想的清洁能源。近年来氢能的开发与利用技术得到许多国家的高度重视，并投入大量财力开展研究工作。氢还是理想的载能体，它在燃烧时只产生水，不产生任何污染物，与传统的能源物质相比，还具有能量密度高、热转化效率高、输送成本低等诸多突出优点。氢能的应用领域不断扩大，从过去的宇航领域扩展到现在的民用、工业领域，特别是氢燃料电池，其高效性（效率可达80％）带来的良好经济前景和环保优势，更加促进了人们对氢能的广泛重视。

与化石能源相比，氢能不是一次能源，自然界中不存在纯氢，它只能从其他物质中通过分离、分解等方法得到，已见报道的制氢技术主要有以下几种，如表 3.2 所示。

表 3.2　主要制氢技术及其特点

制氢方法	特　　点
矿物原料制氢	96％的氢由化石能源制取，如通过天然气重整或煤的气化等。该方法制氢效率高，生产技术和工艺成熟；但制氢过程成本高，能量转化效率低，而且要消耗大量本已紧缺的化石能源，同时排放大量的 CO_2，因此只能作为过渡性的制氢技术
水电解制氢	电解水制氢方法是当前氢能规模制备的主要方法，但该过程电耗很高，一般约为 4.5kW·h/km³（氢气），无法达到商业化的大规模生产，只适合用于氢气用量较小的场合，难以普及推广
甲醇转化制氢	工业甲醇产量高，价格也较为便宜，利用甲醇蒸气转化制氢，具有装置规模小、氢气生产成本低、原料来源稳定等优点，逐渐受到重视。现该技术已发展为成熟的工业技术，有部分精细化工厂陆续采用。烃类蒸气转化制氢适用于氢气用量大、装置规模大的场合，其能耗及单位氢气的生产成本较低。但是一旦大规模利用氢能时代来临，甲醇的来源显然是个瓶颈问题，无法逾越，而且现有的甲醇生产过程本身往往就伴随着严重的环境污染问题
太阳能电解水制氢	该方法无污染，而且太阳能取之不尽、用之不竭，适用范围广。但是设备成本高，制氢效率也较低，短期内商业化生产还存在很多亟待解决的问题

续表

制氢方法	特　点
微生物制氢	利用微生物在常温常压下进行酶催化反应可制得氢气。根据微生物生长所需能源来源,能够产生氢气的微生物主要是光合菌,它利用有机酸通过光产生氢气和 CO_2。这一技术正处于发展阶段,要实现大规模生产还要解决很多难题
化工过程副产物氢气回收	许多化工过程,如电解食盐水制碱工业、发酵制酒工艺、合成氨化肥工业、石油炼制工业等具有大量副产物氢气,采用适当的措施进行氢气的分离回收,每年可得到数亿立方米的氢气
生物质制氢	生物质资源丰富、分布广、可再生,生物质制氢技术的基础研究较扎实,技术相对可靠,因此可以根据需要选择不同的建厂场所和应用场合,规模可大可小。整个生产周期中,保证了 CO_2 的零排放。因此,生物质制氢可以满足经济社会可持续发展的需求

从表 3.2 中可知,目前世界上 96％的氢产量是由天然的碳氢化合物——煤、石油或天然气产品中提取的,4％是采用水电解法制取的。传统的制氢过程要消耗大量的矿物资源和能源,而且在生产过程中产生的污染物对环境会造成污染,已不适应社会发展的要求。更为重要的是,作为氢能主要来源的化石能源正在迅速减少,因此必须寻求新的氢能来源、开发新的制氢方法才能使氢能有广阔的发展前景。从长远看,制氢应该立足于可再生能源,其中生物质由于其储量丰富,对环境的 CO_2 净排放量为零等优点成为了全世界能源界研究的重点。

生物质资源是一种重要的可再生能源,分布广,储量大,地球上每年生长的生物质总量约 1400 亿～1800 亿吨,相当于目前世界总能耗的 10 倍。生物质主要由碳、氢、氧、氮、硫等元素组成,所以其自身也是氢的载体,其中氢元素的质量组分为 6％,相当于每千克生物质可产生 0.672 m^3 的气态氢,占生物质总能量的 40％以上。与矿物燃料相比,具有挥发分高,硫、氮含量低等优点,无论是从能源角度还是从环境角度,发展生物质制氢技术都具有重要的意义。

3.1　生物质热化学制氢技术

生物质制氢方法主要有生物法和热化学转化法。1949 年美国生物学家 Gest 等首先发现深红红螺菌（*Rhodospirillum rubrum*）的光合产氢现象,开辟了生物质制氢的新领域。目前,生物质的生物法制氢主要有两种途径,即利用光合细菌产氢和发酵产氢,与之相对应的有两类微生物菌群——光合细菌和发酵细菌。但是,由于生物质的主要成分之一——木质纤维素难以在低温下被纤维素降解酶降解,因而生物制氢技术目前还难以进行商业化应用,仅处于研究阶段。生物质热化学转化法可利用生物质热裂解和气化等过程产氢,具有成本低、效率高的特点,是大规模制氢可行的方式。

3.1.1　热化学制氢技术类型

生物质热化学转化制氢是指将生物质通过热化学反应转化为富氢气体。传统的热化学制氢过程一般包括三个部分:生物质原料的热裂解、热解产物的气化和焦油等大分子烃类物质的催化裂解,其流程如图 3.1 所示。

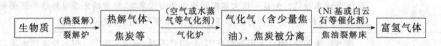

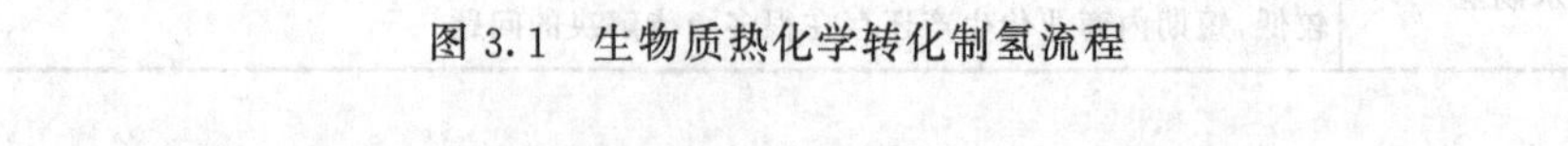

图 3.1　生物质热化学转化制氢流程

到目前为止，生物质热化学制氢的技术主要有以下几种。

① 气化一步法制氢：生物质在反应器中被气化剂直接气化后，获得富氢气体的过程。富氢气体经变压吸附分离获得高纯度氢气。

该反应过程较容易实现，操作比较方便。在相同气化温度下，生成燃气中各组分的含量和热值随生物质种类及气化剂的不同有所差异。如以空气为气化剂时，生成气中氢气约占 10%（体积分率，下同），热值约为 $5MJ/m^3$；当以水蒸气为气化剂时，同种生物质气化产物中氢气占 20%～26%，气体热值为 11～17MJ/m^3。

② 气化二步法制氢：生物质在第一级反应器内被直接气化后，再进入第二级反应器发生裂化或蒸气重整反应的过程，获得富氢气体后经变压吸附分离获得高纯度氢气。

该方法是对气化一步法制得气体进行再加工的过程。在一步反应后，生成燃料气中氢气的含量比较低，焦油、烷烃等长链烃含量高，就此除去，易造成浪费和污染。因此，增加第二级反应器对气体进行裂化分解和蒸气重整反应，增加氢气的产量。一般情况下，该过程可制得 25%～45% 的富氢燃料气。

③ 热解一步法制氢：生物质在反应器中被直接快速热解后，获得富氢气体的过程。富氢气体经变压吸附分离获得高纯度氢气。

该过程的原理类似于气化一步法，但热解过程的温度稍低些，在隔绝氧气的条件下进行。一般通过调节热解温度等控制产物中氢的含量。当热解温度达到 700℃ 以上，并有足够的停留时间时，可将低温热解时生成的焦油等物质裂解成氢、轻烃等产物。该过程得到的生成气中氢含量约为 30%。

④ 热解二步法制氢：生物质在第一级反应器内被直接快速热解后，再进入第二级反应器发生裂化和蒸气重整反应生成富氢气体的过程，再经变压吸附分离获得高纯度氢气。

与一步热解法相比，二次热解和蒸气重整可保证焦油、大分子烷烃等长链烃的分解，增加氢气的产率。经二次反应后，获得的富氢气体中氢气含量可达 60% 以上。

⑤ 超临界气化一步法制氢：将生物质、水和催化剂等置于高压反应器内，发生反应生成富氢气体的过程。富氢气体经变压吸附分离可获得高纯度氢气。

该过程直接使用含湿量很高的生物质原料，无需干燥，在较低温度下就有很高的气化效率。超临界水萃取物产量（气体与液体油）一般可达 45%～70%，其中直接生成的氢气较少，只含约 16%～18%。反应过程中，生物质首先通过快速高温分解转化为生物油，生物油再通过催化蒸气重整转化为氢气，即可得到富氢燃料气。

⑥ 热解-气化制氢：生物质在第一级反应器内被直接快速热解后，得到的生物油与半焦以及气体产物再进入第二级反应器发生蒸气气化反应的过程。

对于流化床，其快速热解反应温度是 500～550℃，催化蒸气重整反应温度为 750～850℃，产出的富氢气体中，氢气含量可达 70% 以上，炭转化率达 95%～97%。

⑦ 复杂气化法制氢：有两种途径，第一种是生物质气化后，生成的混合气通过转化合成甲醇，随后甲醇被催化转化为氢气；第二种是生物质加氢热解后生成甲烷，甲烷再被重整或热解生成氢气。

3.1.2 生物质气化制氢

在生物质各种利用方式中，气化由于其高效性和可行性强而受到各国研究人员的关注。生物质气化的产品气体组成包括 H_2、CO、CO_2 以及 CH_4 等，同时也会产生焦油、炭等。以氢气或富氢气体为目的生物质气化工艺多以水蒸气为气化剂，通过碳与水蒸气反应、水煤气转化反应以及烃类的水蒸气重整反应等过程，产品气中氢含量达到 30%～60%，并且产气热值较高，一般可达 10～16MJ/m³。

碳和水蒸气反应：$C+H_2O \longrightarrow CO+H_2$ $-131.3kJ/mol$

水煤气转化反应：$CO+H_2O \longrightarrow CO_2+H_2$ $-42kJ/mol$

典型的生物质木屑质量组成为：$C(48\%)$，$O(45\%)$，$H(6\%)$ 和少量 N、S 及矿物质，其分子式可以写为 $CH_{1.5}O_{0.7}$，以此为依据可计算氢的理论产率。如果生物质与含氢物质（例如水）反应，则氢产率高于生物质最大氢含量 6%。生物质水蒸气气化反应方程式可以表示为：

$$CH_{1.5}O_{0.7}+0.3H_2O \longrightarrow CO+1.05H_2 \qquad -74kJ/mol$$

$$CO+H_2O \longrightarrow CO_2+H_2 \qquad -42kJ/mol$$

根据上述反应方程式可计算出每千克生物质最大产氢量为 165g。

生物质气化制氢过程如图 3.2 所示。生物质气化制氢技术具有如下优点：工艺流程和设备比较简单，在煤化工中有较多工程经验可以借鉴；充分利用部分氧化产生的热量，使生物质裂解并分解一定量的水蒸气，能源转换效率较高；有相当宽广的原料适应性；适合于大规模连续生产。

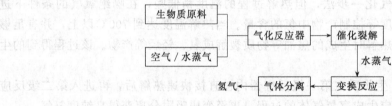

图 3.2 生物质气化制氢过程

3.1.2.1 催化气化制氢过程

生物质催化气化制氢是指将预处理过的生物质在气化介质（如空气、纯氧、水蒸气或它们的混合物）中加热至 700℃以上，将生物质分解转化为富含氢气的合成气，然后将合成气进行催化变换得到含有更多氢气的新的合成气，最后从新的合成气中分离出氢气。因此，生物质催化气化制氢主要分三个过程：生物质气化过程、合成气催化变换过程、氢气分离和净化过程。

(1) 生物质气化过程

表 3.3 列出了可用于生物质制氢的各种气化过程。生物质气化过程的主要产物为 H_2、CO_2、CO、CH_4，其组成因气化温度、压力以及气化停留时间等的不同而异，气化反应器的选择也是决定合成气组成的一个主要因素。气化过程详见 2.4 节中生物质气化技术。

表 3.3 生物质气化制氢过程

过 程	反应器	压力/bar[①]	温度/℃	气化剂	规 模
UBC	循环流化床	8.3	700～850	空气	16～45kg/h
GIEC	循环流化床	1		空气	1500kg/h
Renugas	鼓泡流化床	20	850	空气	12t/d, 100t/d
BIOSYN	鼓泡流化床	16		空气/富空气	10t/d, 50kg/d
Chemerc		32	950	空气/氧气	20t/d, 300t/d

过　程	反应器	压力/bar[①]	温度/℃	气化剂	规　模
SVZ	移动床	25	1600～1800	氧气	15t/d，35t/d
BMI	双鼓泡流化床	1	525～600	水蒸气	1kg/h
FERCO	鼓泡流化床	1	850～1000	水蒸气/空气	200t/h
MTCI	鼓泡流化床	1	600	水蒸气	20t/d，50t/d
FICFB	ICFB	1	850～900	水蒸气/空气	40kg/h

① 1bar=10^5Pa。

（2）合成气催化变换过程

合成气催化变换过程是指将生物质气化过程得到的合成气进行催化变换得到含有更多氢气的新的合成气的过程。经常使用的气化介质为空气、水蒸气或氧气和水蒸气的混合气。因气化介质的不同，所得燃料气体的组成及焦油处理的难易程度也不同。大量的实验表明，水蒸气更有利于焦油的裂解和可燃气体的产生。在同样的条件下，气化介质为空气时，产生低热值燃气，热值为4～7MJ/m³，氢气的含量为8%～14%；气化介质为水蒸气时产生中热值燃气，热值为10～16MJ/m³，氢气的含量为30%～60%。在合成气催化变化过程中，催化剂也起着非常重要的作用。在生物质催化气化制氢研究中使用的催化剂按构成主要分为三类：镍基、天然矿石和碱金属。

① 镍基催化剂：高效的镍基催化剂对焦油裂解具有很高的活性，而且能够重整合成气中的甲烷。由于它们具有一定的水-气转化活性，可以方便地调整合成气中 H_2 与 CO 的比例。但是它也存在局限性，其在生物质催化气化产气的热气环境下会迅速失去活性，影响催化剂的寿命。

② 天然矿石催化剂：人们最早研究的天然矿石催化剂是石灰石。而研究最多、应用最广泛的是白云石，白云石是一种钙镁矿，其活性很高，机械强度过低，限制了它的进一步应用。另一种常用的是橄榄石，它是一种镁硅酸盐，机械强度很高，适合应用于流化体系。

③ 碱金属催化剂：碱金属催化剂一般以湿法浸渍或干混直接加入生物质中，它可显著加快气化反应并有效减少焦油和甲烷含量，而且碱金属需负载到 Al_2O_3 上，具有抑制积炭的作用；但其难于回收且价格昂贵。

（3）氢气分离、净化过程

氢气分离、净化过程就是利用各种分离净化方法将经过催化变换制得的合成气中的氢气分离出来的过程。在氢气分离过程中常用的方法主要有变压吸附法、钯合金薄膜扩散法以及金属氢化物分离法、聚合物薄膜扩散法以及低温分离法。

① 变压吸附法：变压吸附法是在常温和不同压力条件下，利用吸附剂对氢气中杂质组分的吸附量的不同而加以分离的方法。其主要优点是：一次吸附能除去氢气中多种杂质组分，分离、纯化流程简单，当原料气中氢含量比较低时，变压吸附法具有突出的优越性。其回收率一般在70%～85%。

② 钯合金薄膜扩散法：钯合金薄膜扩散法是根据氢气在通过钯合金薄膜时进行选择性扩散而纯化氢的一种方法。此法可用于处理含氢量低的原料气，且氢气纯度不受原料气质量的影响。钯合金薄膜扩散法在采用富氢原料气时，其回收率可达99%。

③ 金属氢化物分离法：氢同金属反应生成金属氢化物的反应是可逆反应。当氢同金属

直接化合时，生成金属氢化物，当加热和降低压力时，金属氢化物发生分解，生成金属和氢气，从而达到分离和纯化氢气的目的。金属氢化物分离法就是利用这一原理来分离、纯化氢气的。利用金属氢化物分离法纯化的氢气，纯度高且不受原料气质量的影响，其回收率一般在70%～85%。

④ 聚合物薄膜扩散法：聚合物薄膜扩散法是利用差分扩散速率原理纯化氢的方法，输出的氢气纯度受原料气含氢量和输入气流中其他成分的影响。其回收率一般在70%～85%。

⑤ 低温分离法：低温分离法就是在低温条件下，使气体混合物中的部分气体冷凝而达到分离的方法。此法适合含氢量范围较宽的原料气，一般为30%～80%，最高回收率可达95%。

3.1.2.2　生物质催化气化制氢工艺

国内外的研究机构提出了许多生物质气化制氢工艺，并进行了实验室和工业化实验。这些制氢工艺的提出主要是围绕着提高产气中氢含量、降低焦油含量和气化反应能量来源等问题。由于气化反应总体上是吸热的，解决能量供给问题主要有两种方式：以空气或水蒸气-空气混合物为气化剂，依靠部分燃烧生物质提供气化反应能量；燃烧气化半焦加热循环热载体的技术。下面对其中有代表性的气化制氢工艺作简要介绍。

(1) 流化床＋催化固定床的气化制氢工艺

将催化剂与生物质一起置于气化器中，可以减少产气中的焦油含量，但是焦油转化的效果并不理想。Corella等研究了在流化床气化器加催化固定床的气化技术，就是将催化剂置于气化器下游的第二催化床中，独立于气化器，可以在不同气化操作条件下，达到更高的焦油转化效率，并在此基础上，提出了一种在流化床生物质气化炉下游设置一个催化转化反应器和两个水煤气变换反应器（高温反应器和低温反应器）的制氢工艺。其工艺流程如图3.3所示。

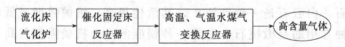

图3.3　Corella等提出的气化制氢过程

吕鹏梅等以流化床为反应器、白云石为床内催化剂，下游接工业Ni基催化剂固定床，考察了反应温度、水蒸气以及催化剂等因素对氢产量和潜在产氢量的影响，工艺流程如图3.4所示。研究结果表明，最高产气量可以达到3.31m³/kg生物质（湿基），而最高氢气产量为130.28g/kg生物质（湿基）。

(2) 双流化床气化制氢工艺

奥地利维也纳理工大学（TUV）开发的快速内循环流化床（fast internally circulating fluidized bed，FICFB）气化制氢工艺采用了循环固体热载体技术。该反应系统分为两个反应区：一个气化区和一个燃烧区。床料在两区间循环，但两部分气体是分开的，床料作为固体热载体在燃烧区加热后回到气化区，提供气化反应所需热量，温度降低后再进入燃烧区进入下一轮循环。FICFB工艺装置示意如图3.5所示。FICFB气化制氢工艺实现了催化剂（固体热载体）的循环，解决了催化剂失活问题。在循环体系中，生物质不发生燃烧，使生物质在最大程度上产生氢气成为可能，同时产气中氮气含量少。但是产气中夹带的粉尘多（20g/m³），必须经过多次除尘。产气中焦油含量高，需要进一步处理后才能实际应用。

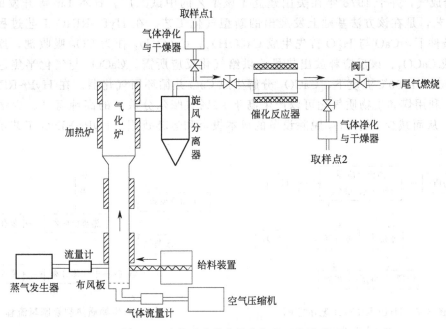

图 3.4　生物质流化床催化气化工艺流程

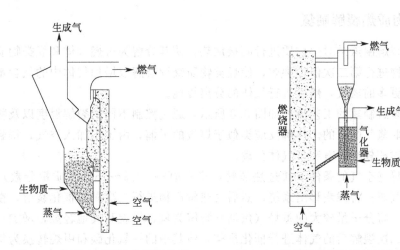

图 3.5　快速内循环流化床气化器　　　图 3.6　串行流化床生物质催化制氢过程

　　沈来宏等提出了串行流化床生物质制氢技术，其原理示意如图 3.6 所示。该工艺系统将生物质热解气化和燃烧过程分隔开，催化剂同时作为热载体在气化器和燃烧器之间循环，可以实现生物质催化气化高效制氢。

(3) CO₂ 接受体法

　　在生物质气化过程中，水气变换反应对产气组成有重要影响。即使加入催化剂，反应温度为 800℃，受热力学平衡限制，产气中 H_2 含量不可能超过 60％（摩尔分数）。在一定条件下，加入石灰石或白云石，它们不仅有催化焦油转化的作用，而且利用其中 CaO 与 CO_2 发生的碳酸盐化反应——原位吸收气化产生的 CO_2，使水煤气变换反应向有利于产 H_2 的方向移动，使产生高纯氢气成为可能。这种方法被称作 CO_2 接受体法。

　　最早提出 CO_2 接受体法的是美国的 Currna 等，当时主要用于褐煤热解半焦水蒸气气化制甲烷合成气，并于 1978 年在美国建立了该工艺的中试工厂。日本 Lin 等开发的 HyPr-RING 工艺，是在该方法基础上发展出的新型气化工艺。在 HyPr-RING 工艺过程中，于超临界条件下，CaO 与 H_2O 首先生成 $Ca(OH)_2$。$Ca(OH)_2$ 作为 CO_2 吸收剂，原位吸收 CO_2 生成 $CaCO_3$，该反应释放出热量，供给气化反应所需。$CaCO_3$ 与气化半焦进入煅烧器，在 900～1000℃ 温度下，$CaCO_3$ 分解生成 CaO 并循环回气化器。在 HyPr-RING 工艺过程中，利用煤和生物质气化可以产生高于 90%（摩尔分数）的高纯氢气、少量的 CO_2 和 CH_4，从而减少下游 CO_2 脱除设备的成本投资和运转费用。HyPr-RING 工艺示意如图 3.7 所示。

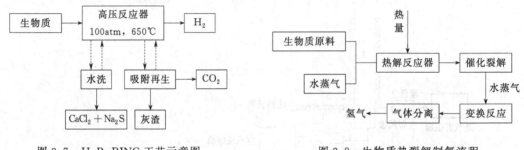

图 3.7　HyPr-RING 工艺示意图　　　　图 3.8　生物质热裂解制氢流程
1atm＝101325Pa

3.1.3　生物质热裂解制氢

生物质热裂解制氢是对生物质进行间接加热，使其分解为可燃气体和烃类物质（焦油），然后对热解产物进行第二次催化裂解，使烃类物质继续裂解以增加气体中的氢含量，再经过变换反应产生更多的氢气，然后进行气体的分离提纯。

生物质热裂解制氢的工艺流程如图 3.8 所示，通过控制不同的裂解温度以及物料的停留时间来达到制取氢气的目的。热解反应类似于煤炭的干馏，由于不加入空气，得到的是中热值燃气，燃气体积较小，有利于气体分离。

生物质在隔绝空气的条件下通过热裂解，将占原料 70%～75%（质量分数）的挥发物质析出转变为气态；将残炭移出系统，然后对热解产物进行二次高温催化裂解，在催化剂和水蒸气的作用下将分子量较大的重烃（焦油）裂解为氢、甲烷和其他轻烃，增加气体中氢的含量；接着对二次裂解后的气体进行催化重整，将其中的一氧化碳和甲烷转换为氢，产生富氢气体；最后采用变压吸附或膜分离技术进行气体分离，得到纯氢。

在热裂解制氢中热裂解的效率和产物的质量也受反应器的类型及催化剂种类的影响。目前广泛采用的反应器是混合式反应器，主要有流化床反应器、循环流化床反应器等，它们主要以对流换热的形式辅以热辐射和导热对生物质进行加热，加热速率高，反应温度比较容易控制，且流动的气体便于产物的析出。目前用于生物质热裂解的催化剂主要有镍基催化剂和石灰石，其他的如沸石、K_2CO_3、Na_2CO_3 以及各种金属氧化物（比如 Al_2O_3、SiO_2、ZrO_2 和 TiO_2 等）等，这些物质也被证实有很好的催化作用。

该技术路线具有如下优点：过程中不加入空气，避免了氮气对气体的稀释，提高了气体的能流密度，降低了气体分离的难度，减少了设备体积和造价；生物质在常压下进行热解和二次裂解，避免了苛刻的工艺条件；以生物质原料自身能量平衡为基础，不需要用常规能源提供额外的工艺热量；有较宽广的原料适应性。

3.1.4　生物质热解油重整制氢

生物质快速热解制取燃料油的技术在过去的二十多年有了长足的进步，多种工艺得以发展，也为生物质制氢提供了新的途径。美国可再生能源国家实验室率先在此方面作了一系列试验，氢气的产量均达到了 70% 以上，显示出良好的发展前景。

目前的研究主要集中在工艺条件的确定和催化剂的选择上。生物质热解油重整制氢过程如图 3.9 所示。

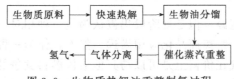

图 3.9　生物质热解油重整制氢过程

水蒸气催化重整生物质裂解油制氢的突出优点是作为制氢中间体的裂解油易于储存和运输。目前该方法的研究还不够深入，主要是在实验室中进行探索性的研究，但从技术上讲，以生物质裂解油为原料，采用水蒸气催化重整制取氢气是可行的。

3.1.5　生物质热化学制氢的影响因素

(1) 原料的影响

为了保持反应器床层稳定，减少生物质溅出或夹带损失，气化原料粒度大小要符合要求，而且颗粒应尽可能均匀；在进入反应器炉膛前，原料应进行压缩成型或制成颗粒。原料反应性的好坏是决定制氢过程富氢气体产率与品质的重要因素。原料的黏结性、结渣性、含水量、熔化温度等对气化过程影响很大。

(2) 操作条件的影响

温度和压力等参数对生物质热化学制氢过程有显著的影响。

① 温度：温度是影响热分解效果的最主要参数。温度升高，气体产率增加，焦油及炭的产率降低，气体中炭及碳氢化合物含量增加，二氧化碳含量减少，气体热值提高，因此，在一定范围内提高反应温度，有利于以热化学制氢为主要目的的过程。一般来说，对于第一级是快速热解过程，温度控制在 550℃ 较合适，此时第二级的催化蒸汽重整过程的温度控制在 800℃；对于第一次是气化过程，则温度控制在 750℃，此时第二级的催化蒸汽气化过程的温度控制在 850℃。

② 压力：采用加压气化技术可以改善流化质量，克服常压反应器的许多缺陷。采用加压，增加了反应容器内反应气体的浓度，减少了在相同流量下的气流速度，增加了气体与固体颗粒间的接触时间。因此不仅可提高生产能力，减少气化炉或热解炉设计的尺寸，还可以减少原料的带出损失。

(3) 气化炉或热解炉结构的影响

① 常压与高压：从提高产量和质量出发，反应器目前都从常压向高压方向改进。当然，设计炉型时要综合考虑安全、经济与最佳产率等各种因素。

② 气化剂的选择与分布：气化剂的选择与气化剂的分布是气化过程影响的重要因素；同时气化剂量的多少影响到反应器的运行速度以及产品气在反应器内的停留时间。因此，对制氢过程有影响。

③ 加料方式：目前的加料方式有两类，即干式加料和湿式加料。加料口对称布置成两

个或三个。干式加料采用闭锁加料仓，使料仓压力稍大于炉内压力。湿式加料特别应用在操作压力很高时，料锁装置使用不便时采用。

④ 催化剂的使用：在金属氧化物和碳酸盐催化剂存在的条件下，能有效提高热解气产率和浓度。研究表明：与不用催化剂相比，使用催化剂后氢气产率与浓度能提高10%左右。目前用于生物质热化学催化制氢的催化剂有白云石、镍基催化剂、高碳烃或低碳烃水蒸气重整催化剂、方解石和菱镁矿以及混合基催化剂等。

3.1.6 生物质制氢技术经济可行性分析

氢是理想的"绿色"能源，但是现阶段仍被认为是一种相对昂贵的能源，这主要是因为燃料电池还处于研发阶段，距离商品化应用尚远。然而，作为一种燃料，各种经济分析都指出，生物质气化制取的氢气在价格上是可以与其他液体燃料竞争的。

采用生物质气化制氢技术时，三种规模不同的制氢工厂的制氢成本如表3.4所示。

表 3.4 生物质制氢的规模与价格分析

规　　模	氢气产量/($10^7 m^3$/a)	氢气成本/(美元/GJ)
小	4.59	10.57
中	24	7.93
大	120	6.57

美国煤气技术研究所对生物质气化制氢进行了详细的技术经济分析，给出不同生物质原料气化制氢的成本分析，如表3.5所示。目前中国市场上汽油和柴油的价格分别为约8000元/t和7000元/t，折算成等值能量，分别为360元/GJ和316元/GJ。可以看出，在规模化生产条件下，由生物质制取的氢能价格只相当于汽油、柴油的一半以下。当然由于氢的特性，使它的储存和运输成本都比较高，终端用户的氢气价格会比制氢成本明显提高，但综合考虑生物质的可获得性和可再生性，特别是从可持续发展角度考虑，生物质制氢的竞争力是肯定的。

表 3.5 生物质气化制氢的成本

生物质	进料量/(t/d)	H_2产量		燃料成本/(美元/GJ)	投资/10^6美元	氢气成本/(美元/GJ)
		/(t/d)	/($10^8 m^3$/d)			
甘蔗渣	400	31.2	3.47	1.50	37.0	9.13
	800	62.5	6.95	1.50	61.1	7.64
	1600	125.0	13.90	1.50	100.9	6.57
柳枝稷	440	37.0	4.12	1.50	36.5	7.95
	880	74.0	8.24	1.50	60.6	6.73
	1760	148.0	16.48	1.50	100.9	5.86
坚果壳	438	38.7	4.88	1.50	36.3	7.72

另一个必须考虑的因素是能源效率的提高，燃料电池汽车的能源转换效率比内燃机提高一倍。在这个基础上进行比较，氢能的经济优势则更为明显。

3.2 超临界水中生物质气化制氢技术

生物质在常规气化过程中主要通过气相中的裂解反应发生解聚，是一个多相过程，反应主要发生在生物质颗粒表面。与生物质的常规气化相比,生物质的超临界水气化制氢具有以下特点:①由于超临界水可以溶解有机物,故可使反应在均相中进行;②由于生物质主要通过水解而发生快速解聚,从而减少了焦炭等物质的生成;③由于超临界水还可以破坏杂原子与碳原子之间的键作用,故可使气化效果更好。总之,生物质的超临界水处理技术能够同时实现生物质的裂解、水解和回收利用,其中超临界水生物质气化制氢受到越来越多的研究者的关注。

1974 年,美国 HNEI 的 Antal 等最早进行了超临界水中生物质转化研究。20 世纪 80年代中期由 HNEI 首先提出超临界水中生物质气化制氢的完整概念,但当时氢气的产率较低,其应用前景并不乐观。进入 20 世纪 90 年代,通过研究采用催化技术提高氢气的产率,超临界水中生物质气化制氢取得了较大进展。如日本资源与环境国立研究所(NIRE)研究了一定条件下 Ni、Pd、Pt 等催化剂对反应的影响,得到的气相产物中氢气的含量可达 50% 以上,极大地增强了人们对超临界水中生物质气化制氢工业化应用的信心。在超临界水中进行生物质的催化气化,生物质的气化率可达 100%,并且反应不生成焦油、木炭等副产品,不会造成二次污染,具有良好的发展前景。但是,由于在超临界水中气化所需温度和压力对设备要求比较高,因此以前该技术的研究主要停留在小规模的实验室研究阶段。

国内对超临界生物质气化制氢的研究起步较晚,但取得了一定的进展。西安交通大学多相流实验室建立了一套连续管流式超临界水气化制氢实验装置,研究了以葡萄糖为模型组分的气化制氢,得到了 95% 的气化效率;中科院山西煤炭化学研究所在间隙式反应装置中,以氧化钙为催化剂在超临界水中气化松木锯屑制氢,也得到了较好的气化效果。

3.2.1 制氢机理

到目前为止,有关超临界水中生物质气化制氢过程反应机理的研究相对比较贫乏,现有的技术也难以对生物质转化的中间产物进行分离和定量检测。

HNEI 认为,以碳水化合物为主的生物质原料在超临界水中催化气化可能进行的主要化学反应有蒸气重整、甲烷化以及水气转换。生物质中大分子的高聚物主要在水的参与下,经过一系列氧化还原反应,最终降解为 CO 和 H_2 等气体。生成的 H_2 和 CO 又发生了甲烷化和水气转换,因而使 H_2 在这一步产生了竞争反应。一方面 CO 和 H_2 反应生成 CH_4,消耗了 H_2;另一方面 CO 与水反应生成了 H_2。因此,CO 参与的反应可以影响 H_2 的含量,并且可以通过促进水气转换反应来增加 H_2 的产率。目前有研究者在实验中加入 CaO,用来吸收反应中产生的 CO_2,从而促进反应水气转换向产生氢气的方向进行,使氢气的含量增加,CO 和 CO_2 的含量减少。

Kabyemela 等的研究结果表明,生物质气化过程可能包含高温分解、异构化、脱水、裂化、浓缩、水解、蒸汽重整、甲烷化、水气转化等一系列反应过程,最终生成气体和焦油。溶解的生物质在超临界水中首先进行脱水、裂化等反应步骤后由大分子生物质分解成小分子化合物,这些小分子化合物在高浓度的生物质气化时容易重新聚合。气化生成的气体如CO、H_2、CH_4 等可能会进行甲烷化、水气转化反应。

甲烷化反应: $$CO + 3H_2 \longrightarrow CH_4 + H_2O \qquad \Delta H = -210kJ/mol$$

水气转化反应: $$CO + H_2O \longrightarrow CO_2 + H_2 \qquad \Delta H = -42kJ/mol$$

显然,如何抑制可能发生的小分子化合物聚合以及甲烷化反应,促进水气转化反应,是提高生物质气化效率和氢气产量的有效途径。

在超临界水氧化的实验中，普遍采用自由基机理来解释反应机理。超临界水中生物质气化制氢与其有一定的相似点，故一些研究者引入自由基机理对制氢反应机理进行诠释。

水的直接游离会产生一个自由基离子与自由的次游离电子：

$$H_2O \xrightarrow{\text{辐射或高温}} H_2O\cdot + e^-$$

能量传递能产生在激发态的水分子：

$$H_2O \xrightarrow{\text{辐射或高温}} H_2O^*$$

这些物种生成的时间在 10^{-16} s 范围。

电子透过双极作用被水所捕获，变成水溶性，可称其为水电子或溶水电子：

$$e^- + H_2O \longrightarrow e_{eq}^- \qquad \text{周围被水围绕}$$

$$e^- + H^+ \longrightarrow H\cdot \qquad \text{或者它可以与 } H^+ \text{反应形成自由基}$$

水的自由基会解离成一个氢氧基与一个氢基：

$$H_2O\cdot \longrightarrow H^+ + HO\cdot$$

激发的水分子可由键断裂来散逸过多的能量以产生氢氧基与氢基：

$$H_2O^* \longrightarrow HO\cdot + H\cdot$$

自由基的实际浓度非常小，特别是与水解离的离子浓度相比较而言。

水的放射分解作用产生高反应性的自由基 $HO\cdot$ 与 $H\cdot$，这些自由基比离解的 HO^- 或 H^+ 更具有反应性。$HO\cdot$ 是强氧化剂，具有非常强的化学反应性。

各种物种开始时在初始位置任意迁移，在扩散进行中，个别物种可能成对足够靠近在一起，以与另一个发生反应。

3.2.2 制氢反应动力学

超临界水中生物质气化制氢的反应物为生物质和水，其反应速率与生物质和水的浓度成幂指数关系，可用如下方程表示。

$$r = -\frac{d[C]}{dt} = k[C]^a[H_2O]^b \tag{3-1}$$

式中，$[C]$ 为未气化的碳浓度，mol/L；$[H_2O]$ 为水的浓度，mol/L；r 为碳气化反应速率，mol/(L·s)；a、b 为反应级数；k 为碳气化反应速率常数。

(1) 反应速率常数与过程参数的关系

温度 T 对反应速率常数 k 有较大影响，可利用 Arrhenius 公式来描述它们之间的关系。

压力 p 对 k 的影响可以用过渡态理论予以描述，它反映了气化过程中从反应物到过渡态的体积变化。

$$\left(\frac{\partial \ln k}{\partial p}\right)_T = -\frac{\Delta V^{\neq}}{RT} \tag{3-2}$$

式中，$\Delta V^{\neq}$ 为反应的活化体积，L/mol。

在大多数液态溶液中，要使 k 有较大变化，需使 p 变化几百兆帕。液相中化学反应的 $\Delta V^{\neq}$ 值一般在 $-50 \sim 30$ mL/mol 之间。

(2) 反应速率常数与超临界水溶剂特性的关系

随反应条件的变化，超临界水的溶剂特性也随之发生变化，对其中的反应也产生影响。k 与溶解度参数 δ 的关系如下：

$$RT\ln\left(\frac{k}{k_0}\right) = 2\delta(V_M^{\neq}\delta_M^{\neq} - V_A\delta_A - V_B\delta_B) + (V_A\delta_A^2 + V_B\delta_B^2 - V_M^{\neq}\delta_M^{\neq 2}) \tag{3-3}$$

Allada 提出可由下式来计算超临界流体的溶解度参数:

$$\delta = \left(\frac{U^* - U}{V_m}\right)^{0.5} \tag{3-4}$$

将状态方程 $pV_m = ZRT$ 代入式(3-4),则

$$\delta = \left(\frac{U^* - U}{RT_c}\frac{p_r}{ZT_r}p_c\right)^{0.5} \tag{3-5}$$

$$\frac{U^* - U}{RT_c} = \frac{H^* - H}{RT_c} - (1-Z)T_r \tag{3-6}$$

式中,U^*,H^* 分别为标准状态气体的摩尔内能和摩尔焓,kJ/mol;U,H 分别为超临界流体在温度 T、压力 p 下的内能和焓,kJ/mol;V_m 为摩尔体积,m^3/mol;Z 为压缩因子;T_c 为临界温度,K;p_c 为临界压力,Pa;T_r 为对比温度,K;p_r 为对比压力,Pa。

利用对比态原理,从普遍化压缩因子图可查得 Z,由此即可计算出不同压力下超临界水的 δ。根据 Uematsu 提出的经验公式,可计算出水的介电常数。

(3) 反应速率常数与超临界水密度的关系

在相同的温度下,压力的变化将引起超临界水密度的改变。超临界水密度对反应的影响是许多研究者感兴趣的问题,一般认为水在反应过程中可能参与反应,但对水在反应中的作用目前还没有明确而统一的结论,对水的宏观反应级数的研究尚不多。

3.2.3 超临界水中生物质制氢的影响因素

生物质在超临界水中气化制氢的过程受到原料、反应环境、操作条件、催化剂及反应器的形式等诸多因素的影响,各因素间相互的简单关系如图 3.10 所示。

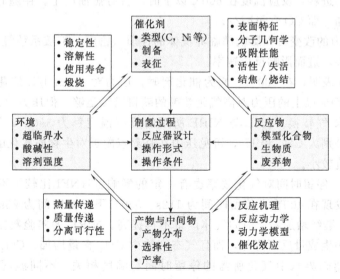

图 3.10 超临界水中生物质催化气化制氢相互关系图

(1) 原料的影响

不同的生物质原料,其气化效率和速率也有所不同。PNL 以纳米比尔草、高粱、向日葵、稻秆作为陆生禾本类植物的代表,以水风信子和海藻为水生植物的代表,以过期的谷物、葡萄糖渣、消化后污泥、黑液为生物质废料的代表,在 350~450℃、13.8~34.5MPa 下研究了不同生物质的气化,结果发现陆生禾本植物具有较高的活性,而水生植物的活性较

低，但高于生物质废料的活性。此外，原料浓度对反应也有一定的影响。Yu 等的研究表明，超临界水中生物质浓度只有在较低的条件下，才可以有效地转化为氢气。

(2) 反应环境的影响

超临界水具有独特的物理化学特性，有利于有机反应的进行。超临界水在反应中不但作为溶剂，而且更重要的是作为反应物参与其中，因此它对生物质气化过程的影响非常大，随着温度与压力的变化，超临界水的密度、介电常数、扩散系数等性质随之发生变化，不仅会影响到反应物的热解气化，而且会影响到催化剂的稳定性，进而影响到催化过程，改变超临界水中的一些化学反应。

HNEI 在 550℃、34.5MPa 的条件下对 0.005mol/L 的葡萄糖液进行了不加氧化剂与加入 0.005mol/L H_2O_2 氧化剂的对比实验，结果发现氧化剂的加入增加了 CO_2 的产量，但 H_2、CO 及其他可燃气体的产量却没有增加。MIT 在 24.6MPa 下对加与不加氧化剂的影响进行了实验研究，其所用葡萄糖的浓度为 10^{-3} mol/L，氧化剂为 6×10^{-3} mol/L O_2，结果表明不加氧化剂时葡萄糖在 600℃ 下需要 6s 的停留时间可完全气化，而加氧后同样停留时间 550℃ 下就可以完全气化；但水解的主要产物是 H_2，而氧化的主要产物是 CO_2，其 H_2 的产量约为原来的 10%。

(3) 操作条件的影响

① 温度　温度对超临界水中生物质气化的影响非常显著。HNEI 的研究表明，提高反应器内的温度，可以大大提高葡萄糖的气化效率以及转化率。0.01mol/L 的葡萄糖液，当温度由 400℃ 上升到 550℃ 时，H_2 的产量增加 3 倍；在加入催化剂后，对 1.0mol/L 的葡萄糖液，其气化率由 500℃ 的 51% 上升为 600℃ 的 98%，氢气产量由 500℃ 时每摩尔原料生成 0.46mol H_2，上升为 600℃ 时 1.97mol H_2。

对于高浓度的进料，反应温度在 600℃ 以下时，会有焦油产生。伴随着温度的升高，氢气的含量有所增加，而 CO 含量减少。

② 压力　压力的改变可以影响超临界流体的性质（密度、扩散系数等），从而直接影响超临界流体的极性，进而影响反应速率。

HNEI 的研究表明，在 600℃、炭为催化剂时，压力对 1.2mol/L 的葡萄糖液的碳气化率没有影响，25MPa 以上的压力对高气化效率的获得已经足够，但压力对总有机碳（TOC）值有影响，利于水-气转换。PNL 与 NIRE 所用的反应温度都为 350℃，但由于压力不同，反应的主要产物分别为 CH_4 和 H_2，可见压力在临界点附近对生物质气化的影响比较大，远离临界点时的影响较小。

③ 停留时间　停留时间对气化效率也有一定的影响。HNEI 比较了不同反应温度下停留时间的影响，发现在 400℃ 下停留时间为 112s、550℃ 下停留时间为 28s 时，都可以达到 100% 的气化率，继续增加停留时间气体产量不再提高。NIRE 的实验数据表明，停留时间加长，气相产物的生成量反而降低，而且气态产物中 CH_4 含量增加，CO_2 和 H_2 含量减少。因此，生物质在超临界水中气化所需的停留时间与温度相关，不同温度下最佳停留时间不同。

(4) 催化剂

目前使用的催化剂主要分为炭类催化剂、金属类催化剂和碱类催化剂等。

① 炭类催化剂　HNEI 在 600℃、34.5MPa，1.2mol/L 的葡萄糖液中，以云杉木炭、澳大利亚坚果壳木炭、煤活性炭或椰子壳活性炭为催化剂进行气化反应，结果表明炭类催化剂可以大大提高碳的气化率。同时，通过强化水气转换反应和甲烷化反应而减少了气态产品中

CO 的含量。上述几种炭，都能使高浓度葡萄糖原料有效气化，并达到近 100% 的碳气化率，且炭的比表面积对催化效果没有很大影响。煤活性炭催化气化生成的 CO 的产量偏高，而澳大利亚坚果壳木炭催化气化生成的 CH_4 产量偏高，水气反应不会影响到生物质催化气化的结果。同时，HNEI 的研究表明，浓度为 0.1mol/L 的葡萄糖液反应后每摩尔葡萄糖生成的氢气体积最大，但因浓度太低，生成的氢气总量太少。如以单位葡萄糖液生成的氢气总量来计，则 1.2mol/L 的葡萄糖液加催化剂反应生成的氢气量最高。HNEI 对比了 1.2mol/L 的葡萄糖液在加入炭催化剂和不加入催化剂时的气化和氢气产量，结果两者相差很大，说明炭类催化剂在高浓度生物质的气化过程中起着很重要的作用。

② 金属类催化剂　金属类催化剂种类多样，对反应的催化作用也各有不同。NIRE 在超临界水中气化时的气体产物是以 H_2 为主，PNL 则以 CH_4 为主，其中的一个主要原因就在于 PNL 所用的催化剂量（1.2g 催化剂/1g 干固体的原料）比 NIRE（0.2g 镍/1g 干燥后原料）要高得多，而镍金属催化剂催化气化 H_2 与 CO_2 的反应利于生成 CH_4。在 HNEI 的实验中，反应器管壁为镍铬铁合金时，碳的转化率可以达到 93%，H_2 的产量也高，CO 的含量只有 3%，而管壁为镍基合金时，碳的转化率只能达到 77%，CO 的含量可以高达 39%。因此可以认为，镍铬铁合金催化水气转换反应生成 H_2 和 CO_2，而镍基合金催化蒸汽重整，生成 CO。

③ 金属氧化物催化剂　以葡萄糖和纤维素为原料，研究 ZrO_2 在超临界水中的催化效果，结果表明，ZrO_2 的加入可以促进超临界水中气化反应的进行，气化效率为未加催化剂时的 2 倍，但是气化效果不如加入 NaOH 的（气化效率为未加催化剂时的 4 倍）。

④ 碱类催化剂　NIRE 的研究表明，碱和镍联合催化纤维素蒸汽重整生成水溶性产物，并进一步生成合成气体，碱的存在对纤维素裂解生成的生物油的进一步裂解成木炭的反应起抑制作用，使木炭产量减少，生物油产量增加。

⑤ 矿石类催化剂　以白云石和橄榄石作为制氢催化剂时，发现它们对焦油的裂解能力较强，能明显提高氢气的产率，但对 CH_4 的转化能力较弱；而以白云石作为催化剂，可以有效降低木炭的产量，也能增加氢气在合成气中的含量。

(5) 反应器形式

目前，超临界水中生物质气化制氢反应器有间歇式和连续式两种。对于间歇式反应器，物料在其中不可能均匀混合，所以整个体系往往不能同时达到超临界水所需的温度或压力，反应也比较难以控制。而连续式反应器不存在这种问题，但是对于混合进料，容易造成反应器堵塞等问题。

3.2.4　制氢工艺与主要设备

超临界水气化反应器有连续式和间歇式两种类型。

间歇式主要有管式、罐式和蒸发壁式反应器，反应器类型的不同会导致气化效果差异很大，PNL 间歇反应器制氢系统如图 3.11 所示。间歇式反应装置结构较简单，其优势在于可以不需要高压流体泵装置，对反应物料（如污泥等含有固体的体系）有较强的适应性；缺点是生物质物料不易混合均匀，不易均匀地达到超临界水所需的压力和温度，也不能实现连续生产。对于生物质超临界水催化气化反应，系统中原料、中间产物和产品的加热和冷却都有一定的周期，在不同的温度下会有不同的反应发生。如采用间歇式反应器，则升温速率较慢，当温度达到 250℃，尽管生物质几乎还没有气化，但原料的输运特性开始发生重要变化；当温度达到 300℃，开始生成气体产物；在温度达到 380℃ 时纤维素可完全转化，木质素等其他原料则在 400℃ 或更高温度下才能进行转化，且需要较长的处理时间。因此间歇式反应器一般只用于实验室机理研究，以及对数据要求不太高的动力学研究中，难以应用于商业化生产。

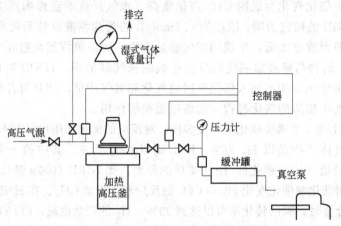

图 3.11 PNL 间歇反应器制氢系统

□ 压力传感器

连续式反应器则可以实现连续生产，且所得实验数据准确性较高，但反应时间短，不易得到反应的中间产物，难以推断反应进行的路径，因而也不易得到详细的反应动力学规律。连续式反应器在超临界水条件下气化制氢的工艺流程如图 3.12 所示。

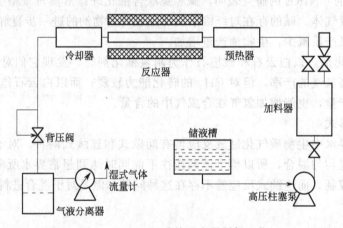

图 3.12 HNEI 连续反应器制氢工艺

在此工艺流程中，通过柱塞泵、加料器以及阀门实现物料的连续输送。为了防止结焦，反应器右端的预热器用以实现物料进入反应器后的快速升温，左端的冷却器用以实现物料离开反应器时的快速降温。生物质物料在反应器中气化后，首先经过出口的冷却器冷却至室温，然后通过背压阀使压力降到常压，最后通过一个气液分离器实现气体和液体产物的分离。

3.3 光催化重整生物质制氢技术

20 世纪 70 年代初日本研究者 Fujishima 和 Honda 在研究半导体氧化物对光的反应时，发现了二氧化钛的光催化效应，在半导体 n-TiO_2 电极上实现了水的光电分解作用，揭开了利用太阳能分解水制氢研究的序幕。但是，由于水的分解反应是一个热力学上不能自发进行的反应，逆反应更容易发生，因此光催化分解水的效率非常低。

若在水中加入甲醇、乙醇、葡萄糖等有机物，使其参与到光催化反应中，即所谓的"重整反应"，可极大地提高光催化产氢效率。

3.3.1　光催化重整生物质制氢

Kawai 等采用 $Pt/RuO_2/TiO_2$ 催化剂，在水中光催化重整生物质及其衍生物制得氢气。产氢活性列于表 3.6。

表 3.6　TiO_2/Pt 催化剂光催化重整各种有机物的产氢速率

反　应　物		H_2（中性）/$\mu mol \cdot 10h^{-1}$	H_2（5mol·L NaOH）/$\mu mol \cdot 10h^{-1}$
蛋白质	甘氨酸	220	—
	谷氨酸	126	—
	脯氨酸	130	—
	白明胶	71	—
脂肪	硬脂酸	88	—
	橄榄油	32	—
绿藻	*Chlorella*	73	270
	Laver	0	332
绿色植物	稻	23	175
	草皮	20	98
动物	蟑螂	11	86
排泄物	人（尿，粪）	18	176
	牛粪	12	198

以甘氨酸为例，主要的反应途径为：

$$NH_2CH_2COOH + 2H_2O \xrightarrow[\text{Catalyst}]{h\nu} 3H_2 + NH_3 + 2CO_2$$

另外，吴国鹏等采用直接光催化降解未经处理的生物质原料如海藻、蟑螂尸体、人类尿液、动物粪便等也得到了较高的产氢活性，结果也列于表 3.6。他们也对光催化重整糖类的反应进行了比较深入的研究，发现不但食糖、可溶性淀粉，而且撕碎的滤纸（主要成分是纤维素）也可在光催化条件下产氢。以下是重整纤维素的反应式：

$$(C_6H_{12}O_6)_n + 6nH_2O \xrightarrow[\text{Catalyst}]{h\nu} 6nCO_2 + 12nH_2$$

气体产物中，除少量的甲醇、乙醇生成外，只有 CO_2 和 H_2 生成，并且长时间反应后，两种产物的比例符合计量比 1:2。表 3.7 所列为光催化重整糖类的产氢活性和光量子效率。

表 3.7　$Pt/RuO_2/TiO_2$ 催化光重整糖、淀粉和纤维素生产 H_2 和 CO_2 的速率

反　应　物	$H_2/\mu mol \cdot 20h^{-1}$	$CO_2/\mu mol \cdot 20h^{-1}$	量子效率（$\lambda=380nm$）/%
糖＋水	280	133	1.2
淀粉＋水	204	96	0.8
葡萄糖＋水	70	42	0.3
水	4	—	0.02
糖＋6mol/L NaOH	341	—	1.5
淀粉＋6mol/L NaOH	320	—	1.3
葡萄糖＋6mol/L NaOH	244	—	1.0

由于糖类主要含有醇羟基官能团（HCOH）$_n$，吴国鹏等选用甲醇和甲醛作为模型化合，研究糖类在 Pt/RuO$_2$/TiO$_2$ 催化剂上的光重整途径。甲醇反应的结果表明，甲醇被氧化为甲醛，H$^+$ 被还原为 H$_2$。甲醛最终按计量比被转化为 CO$_2$ 和 H$_2$。在催化反应初期，糖首先发生脱氢反应生成＝C＝O、—CH＝O 或—COOH 基团，然后碳链被催化剂表面的空穴连续氧化为 CO$_2$，同时放出 H$^+$。

该反应机理与 John 报道的 Pt/TiO$_2$ 上光氧化葡萄糖制氢机理相类似，葡萄糖氧化的机理可用以下过程描述：

$$R\text{-}CHO + H_2O + 2h^+ \longrightarrow R\text{-}COOH + 2H^+ \tag{a}$$

$$R'\text{-}CH_2OH + H_2O + 4h^+ \longrightarrow R'\text{-}COOH + 4H^+ \tag{b}$$

式中，R、R′分别代表

$$\begin{array}{ll} R & \\ HCOH & \\ HOCH & \\ HCOH & \\ HCOH & \\ CH_2OH & \end{array} \qquad \begin{array}{ll} R' & CHO \\ & HCOH \\ & HOCH \\ & HCOH \\ & HCOH \end{array}$$

生成的羧酸通过 Photo-Kolbe 反应脱羧，放出 CO$_2$。

$$R\text{-}COOH \longrightarrow RH + CO_2 \tag{c}$$

由于 R 中有羟基，反应(a) 和反应(b) 可以继续进行，直到所有的碳都被氧化为 CO$_2$。但由于开始时主要是脱氢反应，所以初始时 H$_2$ 与 CO$_2$ 的比值是 10，反应 100h 后该比值接近 3。

3.3.2 光催化重整乙醇制氢

乙醇可以从生物质发酵大规模制得，所以光催化重整乙醇制氢也是近年来国内外学者研究的热点之一。Kawai 等用 TiO$_2$ 光催化剂在室温下重整乙醇水溶液，产物中主要含氢气、甲烷和乙醛等，同时还有少量的乙酸。光催化重整乙醇制氢过程如下：

$$C_2H_5OH \xrightarrow[\text{Catalyst}]{h\nu} CH_3CHO + H_2$$

$$CH_3CHO + H_2O \xrightarrow[\text{Catalyst}]{h\nu} CH_3COOH + H_2$$

$$CH_3COOH \xrightarrow[\text{Catalyst}]{h\nu} CH_4 + CO_2$$

此外，乙醛还和羟基自由基作用，直接生成 CO$_2$ 和 H$_2$：

$$CH_3CHO + 3H_2O \xrightarrow[\text{Catalyst}]{h\nu} 2CO_2 + 5H_2$$

采用负载型催化剂，发现负载金属后光催化效率极大提高。TiO$_2$ 负载不同金属的催化剂光催化效果见表 3.8。

Wu 等利用 D$_2$O 进行同位素跟踪实验，对 Pd/CdS 催化剂光重整乙醇脱氢的机理进行了深入的研究，并提出了如下机理。

表 3.8　负载不同金属的 TiO_2 催化剂重整乙醇水溶液的产氢速率及 380nm 单色光的量子效率

光催化剂	H_2 /mmol·$10h^{-1}$	量子效率(380nm) /%	光催化剂	H_2 /mmol·$10h^{-1}$	量子效率(380nm) /%
TiO_2	0.11	0.8	Pd/TiO_2	1.82	13.6
$Ir(CO)(PPh_3)_2Cl/TiO_2$	0.31	2.3	Rh/TiO_2	2.50	19.0
$(PPh_3)_3RhCl_3/TiO_2$	0.60	4.5	Pt/TiO_2	5.08	38.0
Ni/TiO_2	0.87	6.5			

① 在 CdS 上：

$$CdS \xrightarrow{h\nu} e^- + h^+$$

$$CH_3CH_2OH \rightleftharpoons CH_3CH_2O^-(a) + H^+$$

$$H_2O \rightleftharpoons H^+ + OH^-(a)$$

$$CH_3CH_2O^-(a) + h^+ \longrightarrow CH_3CHO + H\cdot \quad\quad (a)$$

$$OH^-(a) + h^+ \longrightarrow OH\cdot(a)$$

$$CH_3CH_2O^-(a) + OH\cdot(a) + h^+ \longrightarrow CH_3CHO + H_2O \quad\quad (b)$$

② 在 Pd 表面：

$$H^+(a) + e^- \longrightarrow H\cdot(a)$$

$$2H\cdot(a) \longrightarrow H_2(a) \longrightarrow H_2\uparrow$$

$$H^+(a) + H\cdot(a) + e^- \longrightarrow H_2(a) \longrightarrow H_2\uparrow$$

上各反应式中，e 为电子；h 为空穴。

在 CdS 表面上，OH^- 和 $CH_3CH_2O^-$ 竞争吸附。在酸性、中性和弱碱性条件下，发生的主要是反应 (a)；强碱性条件下 (pH>12)，羟基自由基的形成是控速步骤，发生的主要是反应 (b)。在 Pd 表面发生氢的还原反应，产生 H_2。

3.3.3　光催化重整甲醇制氢

甲醇是一种重要的化工原料，既可从化石资源用化学方法合成，也可从生物质制取。在光催化分解水制氢的研究中，经常加入甲醇，通过重整反应增加 H_2 的收率。最早进行光重整甲醇制氢研究的是 Kawai 等，通过将 Pd、Pt、Rh 或 RuO_2 等负载在 TiO_2 用作催化剂，光重整等体积混合的甲醇水溶液，可获得较高的产氢效率，研究结果见表 3.9。

表 3.9　TiO_2 负载型催化剂重整甲醇水溶液的产氢活性

光催化剂	H_2/mmol·$10h^{-1}$	量子效率(380nm)/%	光催化剂	H_2/mmol·$10h^{-1}$	量子效率(380nm)/%
TiO_2	0.27	3.2	Pd/TiO_2	2.2	19.0
$Pt\text{-}RuO_2/TiO_2$	5.2	44.0	RuO_2/TiO_2	0.037	4.0
Pt/TiO_2	4.6	40.0	Rh/TiO_2	0.49	4.2

光催化重整甲醇制氢的机理有多种说法，Kawai 等认为甲醇在氧化钛表面是分步降解的。甲醇首先分解为甲醛，甲醛和水作用生成甲酸，最后被彻底氧化为二氧化碳。溶液中的甲醛和甲酸可用 NMR 技术检测到，是两种在反应液中稳定存在的中间物。类似光催化乙醇制氢反应，甲醇分步光降解的机理可描述为：

$$CH_3OH \xrightarrow[Catalyst]{h\nu} HCHO + H_2$$

$$HCHO + H_2O \xrightarrow[\text{Catalyst}]{h\nu} HCOOH + H_2$$

$$HCOOH \xrightarrow[\text{Catalyst}]{h\nu} H_2 + CO_2$$

多数具有光催化分解水功能的催化材料都可光催化重整甲醇制氢。常用于光催化重整甲醇制氢反应的催化剂有氧化钛基光催化剂、钛酸盐系光催化剂、钽（铌）酸盐系光催化剂和金属氮氧化物光催化剂等。

(1) 氧化钛基光催化剂

TiO_2 有三种晶型，即板钛矿、锐钛矿和金红石。其晶相结构对其光催化性能有较大的影响。一般认为，板钛矿不稳定，锐钛矿型活性最高，金红石型活性较低，其原因来源于其结构上的差异。虽然锐钛矿型与金红石型 TiO_2 二者的结构均有相互连接的 TiO_6 八面体构成，但八面体的畸变程度及相互连接方式不同，导致了两种晶型具有不同的质量密度和电子能带结构，从而导致了金红石型 TiO_2 表面吸附有机物的能力不如锐钛矿型；且金红石型 TiO_2 比表面积小，产生的电子-空穴容易复合，光催化活性低。

Hirano 在氧化钛悬浮体系中直接加入 Cu、Ag、Ni、Co 等金属粉体，考察了金属对氧化钛光催化重整甲醇效率的影响，产物中除了氢气外，还生成大量的甲醛，同时还有少量的甲酸和二氧化碳生成。和氧化钛负载金属类似，在悬浮体系中直接加入金属粉体也可极大地提高反应活性，结果见表 3.10。

表 3.10 反应体系中加入金属粉体对 TiO_2 光催化重整甲醇制氢的影响

催化体系		TiO_2	Cu-TiO_2	Ag-TiO_2	Ni-TiO_2	Co-TiO_2
产物收率/$\mu mol \cdot h^{-1}$	H_2	1	30	5	9	痕量
	HCHO	3	60	20	24	3

(2) 钛酸盐系光催化剂

除 TiO_2 外，钛酸盐系光催化剂也是一类活性较高、被广泛研究的催化剂。研究较早的是具有钙钛矿型结构的 $SrTiO_3$ 光催化剂。负载 NiO 的 $SrTiO_3$ 显示较高的光催化活性，不但能够分解水放出氢气和氧气，而且光重整甲醇也显示较高的产氢活性。这种 NiO 通过先还原再氧化的方法制得，具有特殊的核壳结构，有利于光生电子从 Ni 传递到吸附在 NiO 表面的 H^+，从而提高了光催化效率。

(3) 钽（铌）酸盐系光催化剂

Kado 等首先发现，具有共角的 TaO_6 八面体结构的碱金属和碱土金属钽酸盐对光催化分解水表现出很高的产氢活性。Zou 等采用高温固相法，合成了一系列含有 TaO_6 或 NbO_6 八面体结构的催化剂，包括 Bi_2MNbO_7（M＝Al、Ga、In、稀土和 Fe 等）体系、$BiMO_4$（M＝Nb、Ta）体系、$InMO_4$（M＝V、Nb、Ta）体系、3d-金属离子掺杂的 $In_{1-x}M_xTaO_4$（M＝Mn、Fe、Co、Ni、Cu）体系，以及 $NiO_x/In_{1-x}M_xTaO_4$（$x＝0\sim0.2$）体系，其中后三种催化剂体系在可见光照射下具有较好的重整甲醇制氢活性，尤其是 $NiO_x/In_{0.9}M_{0.1}TaO_4$ 催化剂，在可见光条件下可分解水同时放出 H_2 和 O_2。

(4) 金属氮氧化物光催化剂

Hitoki 研究组采用在流动的氨气气氛下高温焙烧的方法，用氨气中的 N 原子逐渐取代金属氧化物中的 O 原子，得到了一系列 Ta-基或 Ti-基氮氧化物光催化剂，表 3.11 列出了部分金属氮氧化物催化剂光催化重整甲醇的产氢活性。

催 化 剂	禁带宽度/eV	产氢活性/$\mu mol \cdot h^{-1}$	催 化 剂	禁带宽度/eV	产氢活性/$\mu mol \cdot h^{-1}$
TaON	2.5	15	LaTaON$_2$	2.0	20
Ta$_3$N$_5$	2.1	6	CaTaO$_2$N	2.4	23
LaTiO$_2$N	2.0	30	SrTaO$_2$N	2.1	20
Ca$_{0.25}$La$_{0.75}$TiO$_{2.25}$N$_{0.75}$	2.0	5.5	BaTaO$_2$N	1.9	12
CaNbO$_2$N	1.9	5.0			

注：催化剂用量 0.4g；Xe 灯（$\lambda > 420$nm）。

3.4　生物质乙醇水蒸气重整制氢技术

由生物质转化生成的乙醇可以作为基本化工原料和直接驱动发动机的燃料，还能经过重整过程制取氢气，该技术在近几年是研究热点之一。

与传统制氢技术相比，乙醇重整制氢具有环境友好和氢气收率高等特点。

① 目前工业上所采用的天然气制氢工艺需要在高温下（800~1100℃）进行，能耗非常大；乙醇蒸气重整制氢由于反应温度相对较低，所以能耗较小，对设备材质要求也较低。

② 乙醇可由生物质发酵制得，当乙醇作为初步能源载体被利用后所产生的 CO_2 和 H_2O 又被植物通过光合作用重新生成生物质，从而构成一个闭合循环，实现了 CO_2 的零排放，减少了大气污染和温室效应。

③ 随着近年来发酵技术的提高，生物质发酵乙醇的价格不断降低，同时产量也大大提高，为生物质乙醇的大规模利用提供了基础。

④ 生物质发酵后的乙醇水溶液（8%~15%，体积比）或粗蒸馏浓缩溶液（15%~50%，体积比）可直接用于重整制氢反应，节省精蒸馏浓缩乙醇水溶液所需的能耗。

⑤ 乙醇的毒性很小，容易运输和携带，在自然界中也易于被生物降解。

⑥ 生物质乙醇中不含能使催化剂和燃料电池铂电极中毒的硫元素等毒素，有利于催化剂的寿命。

⑦ 生物质乙醇重整还可以做成组装式或可移动式的制氢装置，操作方便，搬运灵活，使用方便。

乙醇可以通过以下三种反应途径制氢，反应式分别如下。

a. 乙醇水蒸气重整

$$CH_3CH_2OH + 3H_2O \longrightarrow 6H_2 + 2CO_2 \qquad \Delta H_{298}^{\ominus} = 174.4 \text{kJ/mol}$$

b. 乙醇部分氧化重整

$$2CH_3CH_2OH + 3O_2 \longrightarrow 6H_2 + 4CO_2 \qquad \Delta H_{298}^{\ominus} = -554 \text{kJ/mol}$$

c. 乙醇水蒸气部分氧化混合重整

$$CH_3CH_2OH + (3-2\delta)H_2O + \delta O_2 \longrightarrow (6-2\delta)H_2 + 2CO_2 \quad \Delta H_{298}^{\ominus} = 4.4 \text{kJ/mol}（\delta = 0.6）$$

以上三种乙醇重整方式各有优缺点，目前相关研究工作主要集中在乙醇水蒸气重整制氢上。一方面是乙醇水蒸气重整氢气收率最高，另一方面水蒸气重整反应是其他制氢途径的基础。

3.4.1　乙醇水蒸气重整反应的途径

从原子经济角度来看，水蒸气重整是一个高效的反应，因为它不仅能从乙醇中提取氢原子，而且能有效地从水分子中提取氢原子；结合生物质乙醇的可再生性和环境友好性，乙醇水蒸气重整制氢反应有很大的发展前景。但乙醇水蒸气重整是一个非常复杂的反应，根据催化剂的不同，反应的途径也随之发生变化。

① 乙醇在酸性催化剂上容易发生脱水反应生成乙烯，而乙烯又容易发生聚合反应生成积炭，导致催化剂失活，同时生成的乙烯占据大量氢原子，不利于氢气的选择性。Breen 等认为低温时 Al_2O_3 载体容易使乙醇向脱水方向进行，但在高温时，合适的催化剂仍然可以使乙烯选择性降低，使反应向水汽重整方向进行。

脱水反应：$C_2H_5OH \longrightarrow C_2H_4 + H_2O \qquad \Delta H_{298}^{\ominus} = 45kJ/mol$

聚合反应：$C_2H_4 \longrightarrow$ 积炭

② 乙醇在碱性催化活性位上容易发生脱氢反应生成乙醛，生成的乙醛可以继续发生水汽重整反应，或者裂解生成甲烷和一氧化碳，但也会发生脱羰基反应生成丙酮。

乙醇脱氢反应：$C_2H_5OH \longrightarrow C_2H_4O + H_2 \qquad \Delta H_{298}^{\ominus} = 68kJ/mol$

乙醛重整反应：$C_2H_4O + 3H_2O \longrightarrow 5H_2 + 2CO_2$

乙醛裂解反应：$C_2H_4O \longrightarrow CH_4 + CO$

乙醛脱羰基反应：$2C_2H_4O \longrightarrow C_3H_6O + CO + H_2$

③ 乙醇直接裂解生成甲烷、一氧化碳和氢气，这一反应通常在对 C—C 键断裂能力较强的催化剂上发生，Diagne 等认为这个裂解反应可能经历了乙醇脱氢生成乙醛，然后乙醛再裂解生成甲烷和一氧化碳的过程。

裂解反应：$C_2H_5OH \longrightarrow C_2H_4O + H_2 \longrightarrow CH_4 + CO + H_2 \qquad \Delta H_{298}^{\ominus} = 49kJ/mol$

裂解反应生成的甲烷在高温区间可以发生水蒸气重整反应生成氢气和一氧化碳、二氧化碳。

甲烷重整反应：$CH_4 + 2H_2O \longrightarrow 4H_2 + CO_2$

$$CH_4 + H_2O \longrightarrow 3H_2 + CO$$

$$CH_4 + CO_2 \longrightarrow 2H_2 + 2CO \qquad \Delta H_{298}^{\ominus} = 205kJ/mol$$

④ 当水蒸气量不足时，乙醇还会发生不完全重整反应生成合成气。

乙醇不完全重整反应：$C_2H_5OH + H_2O \longrightarrow 2CO + 4H_2$

⑤ 由于反应体系中含有水蒸气和氢气，所以水汽变换及其逆反应在所有温度区间段上都可能发生，并对氢气选择性有较大的影响。根据热力学分析，低温有利于水汽变换反应向正向进行，即有利于去除一氧化碳，而高温则有利于水汽变换的逆反应进行，趋向于生成一氧化碳。

水汽变换反应：$CO + H_2O \longrightarrow H_2 + CO_2 \qquad \Delta H_{298}^{\ominus} = -42.2kJ/mol$

逆水汽变换反应：$CO_2 + H_2 \longrightarrow H_2O + CO$

⑥ 反应生成的一氧化碳和二氧化碳与氢气反应生成甲烷，由于甲烷占据氢原子，降低氢气收率，所以甲烷化反应是不希望进行的反应。

甲烷化反应：$CO + 3H_2 \longrightarrow CH_4 + H_2O$

$$CO_2 + 4H_2 \longrightarrow CH_4 + 2H_2O$$

⑦ 重整过程中生成的甲烷裂解是产生积炭的可能原因之一，为了抑制积炭的生成，催化剂还需要有良好的甲烷重整反应活性。

甲烷裂解反应：$CH_4 \longrightarrow C + 2H_2$

⑧ 由于 CO 歧化反应的吉布斯自由能较低，所以也可能是导致积炭的反应之一。

CO 歧化反应：$2CO \longrightarrow C + CO_2 \qquad \Delta H_{298}^{\ominus} = -171.5kJ/mol$

以上只是乙醇水蒸气重整反应的可能的主要反应途径，实际上，反应体系中还可能有很多其他产物，尤其在低温区间，乙醇脱氢之后可能发生脱羧基或缩合反应生成多种 C_3 和 C_4 产物，如巴豆醛、乙酸乙酯等。

从上述的反应途径来看，中间产物很多，反应体系非常复杂。在水蒸气存在的条件下，为了使重整过程中乙醇尽可能多地转化为 CO_2 和 H_2，即得到较高的氢气选择性，必须降低或避免中间产物的生成。其中，乙醇脱水生成乙烯的反应较容易发生，并且乙烯占据大量的氢原子不利于氢气的生成，同时还会生成积炭，降低催化剂活性。所以在催化剂的选择上要尽量避免反应向乙醇脱水方向进行。甲烷是另一种不利于氢气选择性的副产物，所以对甲烷重整反应活性高的催化剂也对乙醇水蒸气重整反应有利。

从反应的最终结果来看，乙醇重整反应是一个从 C_2 化合物到 C_1 化合物的转化过程，为了加快 C—C 键断裂，应选择适宜的催化剂；同时，从乙醇中的 C 原子的角度来看，它也是一个在 C 原子上加氧脱氢，从 H_2O 分子中脱氧和脱氢的过程，所以催化剂还应该有利于 C—H 键和 H_2O 分子的活化。

3.4.2　乙醇水蒸气催化重整制氢反应热力学

生物质乙醇水气重整反应是个吸热反应，同时也是一个体积增大的反应，所以升高反应温度和降低反应压力有利于乙醇重整；据热力学计算，即使在 500K 时乙醇重整反应也不会发生。但此时，由于乙醇分解反应吉布斯自由能为负，所以乙醇的分解反应很容易发生。

Garcia 等从热力学角度对这一反应的可行性以及气相产物分布进行了计算，指出当温度高于 550K 时，在常压下乙醇水汽重整反应热力学上可行；同时，高温、低压和高水醇比的条件有利于提高氢气的产率和选择性，同样高温和低压也有利于 CO 的生成，高的水醇比也能抑制积炭的生成，而甲烷因其与氢气竞争氢原子，导致氢气选择性降低，是不希望得到的副产物。当反应条件为温度大于 650K，压力为常压，水/醇比大于 10 时，CO 和 CH_4 的生成将受到抑制，同时也避免了积炭的生成。

3.4.3　乙醇水蒸气重整制氢反应动力学

到目前为止，有关生物质乙醇水蒸气重整制氢反应动力学的报道较少。Cavallaro 等进行了初步的动力学研究，反应的模型是乙醇水蒸气重整反应用于熔融碳酸盐燃料电池，并对多种负载型氧化物催化剂进行了初步测试。根据初步实验中的甲烷体积浓度不超过 3%，而近似忽略甲烷的存在，另外也不考虑 C_2 以上含氧化合物的形成，仅考虑乙醇重整和水汽变换反应，提出动力学方程：

$$v = -LHSVlg(1-x) \tag{3-7}$$

式中，v 为表观反应速率，h^{-1}；x 为乙醇的转化率；LHSV 为液态乙醇的比空速，h^{-1}。并以此公式计算得出各催化剂对 Cu-Zn/Al_2O_3 催化剂的相对表观速率，得出结论：乙醇或更多碳数的醇类可以作为有效的氢源；贵金属和 Cu-Zn 等催化剂都具有较好的反应活性。

Sun 等提出：在 Ni/Al_2O_3 和 Ni/La_2O_3 催化剂上乙醇的转化遵从一级反应动力学：

$$\ln\left(\frac{1}{1-x}\right) = v\,\frac{m}{F} \tag{3-8}$$

式中，x 为乙醇的转化率；m 为催化剂的质量，g；F 为乙醇混合气的流速，mL/min。并计算出 Ni/La_2O_3 催化剂上的速率常数 v 大于 Ni/Al_2O_3 催化剂的。

3.4.4 乙醇水蒸气重整制氢反应催化剂

催化剂对乙醇的转化率和氢气的选择性起决定性作用，不同的催化剂会导致不同的反应途径和氢气选择性；催化剂还可以加快反应速率，使反应快速达到热力学平衡。目前对乙醇水蒸气重整制氢反应的研究主要是寻找高催化性能、高稳定性、成本低廉的催化剂。

用于乙醇水汽重整反应的催化剂体系可分为两大类，即金属氧化物催化剂和金属氧化物负载的金属催化剂，其中负载的金属催化剂还可以分为过渡金属催化剂和贵金属催化剂。

3.4.4.1 金属氧化物催化剂

Llorca 等研究了多种具有不同酸碱性和氧化还原性的氧化物上的乙醇水汽重整反应，结果发现 Al_2O_3 和 V_2O_5 对乙醇的转化率很高，在 623K 就可以将乙醇 100% 转化，但这两种催化剂只产生了很少的氢气，产物大部分是乙烯和少量的乙醛，这是因为 Al_2O_3 和 V_2O_5 都是酸性氧化物，乙醇在它们表面酸性位上的脱水反应占据主导地位。ZnO 表现出了最好的催化性能，在 723K 时，不仅能将乙醇完全转化，而且氢气的选择性达到了 5.1mol H_2/mol 乙醇，接近理想产率 6.0mol H_2/mol 乙醇，同时只有非常少的乙烯、乙醛、和丙酮等副产物，因此认为 ZnO 非常适合作为乙醇水蒸气重整反应的催化剂。

3.4.4.2 负载型金属催化剂

负载型过渡金属催化剂由于其便宜的价格和稳定性，在乙醇水汽重整反应中占据重要的位置。在已有的乙醇水汽重整反应研究工作中，催化剂使用的活性组分主要是 Ni、Co 和 Cu 等过渡金属。研究工作的重点是高活性催化剂的开发和抑制积炭的生成，以及反应机理的讨论。下面将 Ni 和 Co、Cu 催化剂分别概述。

(1) 负载型 Ni 催化剂

Ni 催化剂对甲烷重整反应和各种脱氢加氢反应具有良好的活性，而乙醇水汽重整反应本质上也是个脱氢反应，所以很多工作是围绕 Ni 催化剂展开的。这些工作中还可以分为单组分和修饰后的 Ni 催化剂。表 3.12 列出了单组分 Ni 基催化剂的研究状况。

表 3.12 单组分 Ni 基催化剂上乙醇水蒸气重整制氢

催 化 剂	反应条件			H_2 选择性/%
	温度/℃	H_2O/EtOH/mol·mol^{-1}	EtOH 初始含量/%	
Ni/Al_2O_3	500	1~6	100	91
Ni/MgO	650	8.4	100	>95
Ni/La_2O_3	750	3	100	>90
Ni/Y_2O_3	320	3	>90	>60
Ni/ZnO	650	8	100	95

Freni 等研究了以 Cu/SiO_2 和 Ni/MgO 作为催化剂的双层催化剂固定反应床，装置示意如图 3.13 所示。

乙醇首先在 Cu/SiO_2 上（470℃）发生脱氢反应生成乙醛，而后在 Ni/MgO 催化剂上气化生成富氢气体，这种反应器能有效抑制积炭并获得接近热力学平衡值的氢气尾气含量。随后，还考察了不同方法制备的 Ni/MgO 催化剂用于 MCFC，认为这种催化剂不仅能获得很高的催化活性，并且由于采用了碱性载体而有效降低了催化剂表面积炭的生成。Freni 还对 Ni/MgO 和 Co/MgO 催化剂进行了比较，得到进一步的结论：由于金属 Ni 具有较小的被氧

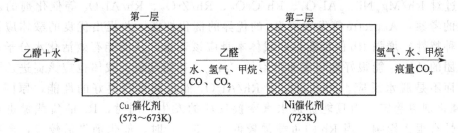

图 3.13　乙醇水蒸气重整制氢双层固定反应床示意图

化的趋势，所以具有较好的活性；MgO 的碱性抑制了乙醇脱水反应生成乙烯，同时增加了 Ni 的电子云密度而抑制了 CO 的歧化反应。

（2）负载型 Co 催化剂

Co 基催化剂是 F-T 合成（Fischer-Tropsch synthesis）反应的重要催化剂。将 F-T 合成反应中的 C—H 键的形成看作是乙醇重整反应中 C—H 键的断裂的逆反应，则 Co 催化剂也应该是乙醇水汽重整反应的良好催化剂，基于这种考虑，有不少研究是以 Co 为活性组分的催化剂开展的。

Cavallaro 等对 Co/Al_2O_3、Co/MgO 催化剂进行了研究，认为载体对催化剂活性的影响至关重要，MgO 比 Al_2O_3 更适合乙醇重整反应，催化剂反应活性随反应时间而降低的主要原因是积炭而不是 Co 的烧结。他们利用 SEM 和 XRD 等手段对催化剂进行了表征，发现催化剂上的积炭与活性金属 Co 的价态密切相关，反应后的 Co/MgO 催化剂上，Co 主要以金属态存在，所以积炭较少，催化性能下降不大；但 Co/Al_2O_3 催化剂上的 Co 组分主要以 CoO_x 态存在，导致积炭较多。Haga 等研究了 Co 负载在不同载体上的催化剂，发现催化剂的催化性能与载体有很大关系，在 Co/SiO_2、Co/MgO 和 Co/ZrO_2 催化剂上有 CO 的甲烷化反应发生，而在 Co/C 催化剂上生成的甲烷则是由乙醇裂解产生的，Co/Al_2O_3 表现出了最好的活性，这是因为 Co/Al_2O_3 催化剂抑制了甲烷化反应和乙醇裂解反应的发生。

（3）负载型 Cu 催化剂

Cu 系催化剂被广泛应用于甲醇合成和甲醇催化重整制氢反应中，并表现出了优越的催化性能。由于乙醇和甲醇有某些共性，所以乙醇催化重整制氢反应首先围绕 Cu 系催化剂展开，结果发现 Cu 基催化剂表现出的活性相比于 Ni 和 Co 基催化剂比较差，并不适合乙醇水汽重整制氢反应，大部分研究者把原因归于 Cu 对乙醇中的碳碳键断裂能力比较差。

Nishiguchi 等对 Cu/CeO_2 催化乙醇催化重整制氢反应的机理进行了研究，认为反应中生成的丙酮是经过三步反应得到的：首先乙醇脱氢生成乙醛，随后两分子乙醛在碱性催化剂表面发生缩合反应，最后缩合产物在表面晶格氧的作用下发生脱氢和脱羧基反应生成丙酮。在这个反应过程中，CeO_2 起到提供晶格氧的作用，而 MgO 的加入促进丙酮在低温生成，原因是 MgO 加速了乙醛的缩合反应。

（4）负载型贵金属催化剂

贵金属催化剂在甲醇制氢反应中的研究比较多，多为 Pd 系催化剂，然而一些研究表明 Pt 和 Pd 负载型催化剂在乙醇重整制氢反应上的催化性能并不好。更多的研究是围绕 Rh 系催化剂展开的，其表现出了优异的催化性能，很多研究者将原因归于 Rh 对乙醇中的碳碳键和碳氢键的活化能力较强。

通过对 $Rh/Mg_xNi_{1-x}Al_2O_3$、Rh/CeO_2、Rh/ZrO_2、Rh/Al_2O_3 等催化剂的乙醇重整活性的考察，Aupretre 等发现了 Rh 的优异的催化性能，并提出优良的载体应该具有以下几种特性：增强 Rh 的稳定性；载体本身应该亲水，从而能有效活化水分子，以便羟基基团的活跃，能很好地与表面吸附的 C_xH_yO 基团反应；载体也应该促进乙醇的脱氢反应而不是脱水反应。Rh/CeO_2 比 Rh/Al_2O_3 催化剂具有更好的性能，原因是 Rh/CeO_2 催化剂更稳定，而且能促进水汽变换反应的发生。同时，Rh 的负载量也对催化剂的活性有很大影响，当 Rh 的负载量较低（0.5%）时，催化剂失活较快，产物中甲烷量较多。

近年来，许多研究者寻求开发出低贵金属含量的高效催化剂，而双金属催化剂的研究和应用可满足这方面的需求。较之单金属催化剂，双金属催化剂具有差异较大的、甚至更优良的催化性能。第二种金属的加入可通过合金的形成或表面修饰的方式改变催化剂的催化行为，产生良好的促进效应。Kugai 等研究了 $Rh-Ni/CeO_2$ 催化剂体系，研究表明 1%Rh-5%Ni/CeO_2 催化剂具有非常好的催化性能，Ni 的含量过高或过低均不利于氢气的选择性；相近的反应条件下 1%Rh/CeO_2 也比 10%Ni/CeO_2 催化剂性能高近一倍，这说明 Rh 断裂碳碳键的能力比 Ni 强；同时还能有效地活化碳氢键，在乙醇重整反应中起主要作用，而 Ni 的作用则主要是通过水汽变换反应将 CO 转化为 CO_2 和 H_2。

（车圆圆，夏涛）

参 考 文 献

[1] 袁振宏，吴创之，马隆龙. 生物质能利用原理与技术. 北京：化学工业出版社，2005.

[2] 阎桂焕，孙立，许敏. 能源工程，2004，**4**：38.

[3] 阎桂焕，孙立，许敏. 可再生能源，2004，**4**：33.

[4] Dihu R J, Patal J G. Hydrogen Energy, 1983, **3**：175.

[5] 马隆龙，吴创之，孙立. 生物质气化技术及其应用. 北京：化学工业出版社，2004.

[6] Rapagna S, Foscolo P U. Hydrogen Energy, 1998, **7**：551.

[7] Cagler A, Demirbas A. Energy Sources, 2001, **23**：739.

[8] Ferdous D, Dalai A K, Bej S K. Fuel Proceed Technol, 2001, **70**：9.

[9] Hatano H, Suziki Y, Lin S. Chorinkai Saishin Gijutsu, 1999, **3**：48.

[10] Demirbas A. Hrdrogen Production, 2004, **29**：1237.

[11] 张红岗. 固体热载体催化气化生物制氢工艺研究，大连理工大学，2005.

[12] 解东来，叶根银，李自卫. 中外能源，2007，**6**，20.

[13] 郑安桥，张先中，苏亚欣. 可再生能源，2007，**2**：72.

[14] Corella J, Orio A, Aznar P. Ind Eng Chem Res, 1998, **37**：65.

[15] 魏立纲，固体热载体法生物质催化气化制氢新工艺研究，大连理工大学，2006.

[16] Corella J, Cbaallero M A, Aznar M P. Ind Eng Chem Res, 2003, **13**：3001.

[17] 吕鹏梅，常杰，付严. 太阳能学报，2004，**6**：769.

[18] Pefiefr C, Raueh R, Hobfauer H. Ind Eng Chem Res, 2004, **7**：1634.

[19] 沈来宏，肖军，高杨. 中国电机工程学报，2006，**11**：7.

[20] Johnsen K, Ryu H J, Garce J R. Chem Eng Sci, 2006, **4**：1191.

[21] Rejjers H T J, Valster-Schiermeier A E A, Cobden P D. Ind Eng Chem Res, 2006, **8**：2522.

[22] Currna G P, Claneey J T, Scaprielto D A. Chem Eng Process, 1966, **2**：80.

[23] Lin S Y, Harada M, Suzuki Y. Fuel, 2002, **16**：2079.

[24] 倪萌，Leung M K, Sumathy K. 可再生能源，2004，**5**：37.

[25] 郝小红，郭烈锦，吕友军. 西安交通大学学报，2005，**7**，681.

[26] 银建中，王伟彬，张传杰. 生物技术，2007，**3**：92

[27] 郝小红，郭烈锦. 化工学报，2002，**3**：221.

[28] 曲先锋，彭辉，毕继诚. 燃料化学学报，2003，**3**：230.

[29] Kabyemela B M，Adschiri T，Malaluan R M. Ind Eng Chem Res，1999，**38**：2888.

[30] Schmieder H，Abeln J，Boukis N. J. Supercritical Fluids，2000，**17**：145.

[31] 王琨. 超临界生物质气化制氢反应过程研究. 大连理工大学，2007.

[32] Lee I G，Kim M S，Ihm S K. Ind Eng Chem Res，2002，**2**：1182.

[33] Moore J W，Pearson R G. Kinetics and mechanism. New York：Wiley，1981.

[34] Allada S R. Ind Eng Chem Proc Des Dev，1984，**1**：344.

[35] Uematsu M，Franck E U. J Phys Chem Ref Data，1980，**2**：1291.

[36] Ding Z Y，Frisch M A，Li L，Gloyna E F. Ind Eng Chem Res，1996，**35**：3257.

[37] 刘志敏，张建玲，韩布兴. 化学进展，2005，**2**：267.

[38] 苑塔亮. 超临界水中生物质气化制氢实验研究. 大连理工大学，2006.

[39] Fujishima A. Nature，1971，**238**：37.

[40] Kawai T，Sakata T. Nature，1980，**286**：474.

[41] 吴国鹏. 光催化重整甲醇及生物质衍生物制氢. 大连理工大学，2007.

[42] John M R st，Furgala A J，Sammells A F. J Phys Chem，1983，**87**：801.

[43] Sakata T，Kawai T. Chem Phys Lett，1981，**80**：34.

[44] Wu Y，Lu G，Li S. J Photochem Photobiol A：chem，2006，**181**：263.

[45] Kawai T，Sakata T. J Chem Soc Chem Commu，1980：694.

[46] Hirano K，Asayama H，Hoshino A. J Photochem Photobiol A：Chem，1997，**110**：307.

[47] Kato H，Kudo A. J Phys Chem B，2002，**106**：5029.

[48] Zou Z，Ye J. Int J Hydrogen Energy，2003，**28**：663.

[49] Hitoki G，Takata T，Kondo J N. Chem Comm，2002，1698.

[50] 张保才. 生物质乙醇水蒸气重整制氢反应的研究. 中国科学院研究生院，2006.

[51] Breen J P，Burch R，Coleman H M. Appl Catal B，2002，**39**：65.

[52] Diagne C，Idriss H，Kiennemann A. Catal Commun，2002，**3**：565.

[53] Iwasa N，Takezawa N. Bull Chem Soc Jpn，1991，**64**：2619.

[54] Garcia E Y，Laborde M A. Int J Hydrogen Energy，1991，**16**：307.

[55] Cavallaro S，Mondello N，Freni S. J Power Sources，2001，**102**，198.

[56] Sun J，Qiu X P，Wu F，Zhu W T. Int J Hydrogen Energy，2005，**30**：437.

[57] Llorca J，Ramirez P，Sales J. Chem Commun，2001，**7**：641.

[58] Freni S，Mondello N，Cavallaro S. React Kinet Catal Lett，2000，**71**：143.

[59] Cavallaro S，Mondello N，Freni S. J Power Sources，2001，**102**，198.

[60] Haga F，Nakajima T，Miya H. Catal Lett，1997，**48**：223.

[61] Nishiguchi T，Matsumoto T，Kanai H. Appl Catal A，2005，**279**：273.

[62] Aupretre F，Descorme C，Duprez D. Catal Commun，2002，**3**：263.

第 4 章
生物质新能源的制备

生物质能是由植物的光合作用而固定在各种有机体中的太阳能,生物质为生物质能的载体。生物质能源是人类利用最早、最多、最直接的能源,它是世界上仅次于石油、煤和天然气的第四大能源,在能源利用领域有着举足轻重的地位。据估算,地球上的绿色植物储存的总能量大约相当于 8×10^{12} t 标煤,比目前地壳内已知可供开采的煤炭总储量还多 11 倍。地球上绿色植物一年固定的太阳能大约为 3×10^{21} J,相当于人类目前年消耗能量的 $6 \sim 10$ 倍,而作为能源现在的利用量还不到其总量的 1%。

生物质能既不同于常规的矿物能源,又有别于其他新能源,它兼有两者的特点和优势,是人类最主要的可再生能源之一,其特点如下:①生物质能资源的大量性和普遍性。生物质是一种到处都有的、普遍而廉价的能源,取材容易,生产过程简单。②生物质能是一种理想的可再生能源。只要太阳辐射能存在,绿色植物的光合作用就不会停止,生物质能就永远不会枯竭。③生物质能的清洁性。在合理的使用下,生物质能不但不会污染环境,而且还有益于环境。生物质能在作为能源被利用的同时可实现 CO_2 的"零排放"。

在各种可再生能源中,生物质能是独特的,不仅能贮存太阳能,还是一种可再生的碳源,因此生物质能被公认是最重要的一种替代能源,可转化成常规的固态、液态和气态燃料,其中生物质液体燃料主要包括燃料乙醇、燃料甲醇、生物柴油 (bio-diesel)、生物油 (bio-oil) 等,具有清洁、高效、安全以及可持续的特点。

4.1 燃料乙醇的生产技术

能源是现代社会赖以生存和发展的基础,液体燃料的供给能力与国民经济可持续发展密切相关,传统化石液体燃料的不足已严重威胁到全世界的能源与经济安全。燃料乙醇是近年来最受关注的石油替代燃料之一,每千克乙醇完全燃烧时约能放出 30 kJ 的热量。

采用燃料乙醇替代燃料汽油始于 1973 年世界第一次石油危机以后的巴西,当时巴西政府为代替价格暴涨的进口石油,利用该国丰富的甘蔗资源开始大量生产燃料乙醇,并采用在汽油中掺入 22% 乙醇或全部代用汽油推广到 500 万辆汽车,约占该国在用汽车总量的 1/3。

乙醇已不单单是一种优良燃料,它已经成为一种优良的燃油品质改善剂被广泛使用。利用燃料乙醇的优点有:①可以替代或部分替代汽油作发动机燃料,减少汽油用量,缓解化石燃料的紧张，从而减轻对石油进口的依赖，提高国家能源安全性；②乙醇作为汽油的高辛烷值组分，可提高点燃式内燃机的抗暴震性，使发动机运行更平稳；③因乙醇是有氧燃料，掺混到汽油中，可替代对水资源有污染的汽油增氧剂 MTBE（甲基叔丁基醚），使燃烧更充分，使颗粒物、一氧化碳、挥发性有机化合物（VOC）等大气污染物排放量平均降低 1/3 以上；④可以有效消除火花塞、气门、活塞顶部及排气管、消声器部位积炭的形成，延长主要部件的使用寿命。

4.1.1　燃料乙醇的发展与应用

4.1.1.1　燃料乙醇的发展

将乙醇用以替代或部分替代汽油作发动机燃料，对减少汽油用量，缓解化石燃料的紧张，降低颗粒物和挥发性有机化合物等的排放有重要意义。世界上 90% 以上的乙醇是通过发酵生物质来生产的，故它属可再生能源。在化石燃料尤其是液体燃料日益紧张、环境压力越来越大的今天，燃料乙醇的开发应用尤其具有现实意义，并被作为当前减少石油消耗、降低城市环境污染最直接、最有效的方法而受到重视，尤其是《京都议定书》的生效，燃料乙醇的应用更被作为发达国家利用生物质能、减排 CO_2 的一项有效措施。

自巴西大规模利用生物质生产燃料乙醇以来，世界上很多国家相继开展了该项技术的研究，并作为替代液体燃料被广泛应用。美国从 20 世纪 80 年代开始，利用该国过剩的玉米为原料生产燃料乙醇，并以 10% 的比例作为含氧添加剂掺入汽油中，代替有致癌作用的 MTBE，1999 年产量达到 6.0×10^9 L。与此同时，瑞典和法国等采用小麦和甜萝卜为原料生产燃料乙醇，作为含氧添加剂加入汽油和柴油中应用。中国、印度、泰国、津巴布韦和南非等国也于 20 世纪 90 年代开始实施乙醇汽油计划。到本世纪初，全世界生产的燃料乙醇约 3.5×10^{10} L，其中 58% 供作汽车燃料。

4.1.1.2　乙醇汽油

乙醇汽油是燃料乙醇的终端产品，是指在不添加含氧化合物的液体烃类中加入一定量变性燃料乙醇后用作点燃式内燃机的燃料，根据乙醇加入的体积，标识为 E 体积量（汽油牌号），如添加乙醇体积为 10.0%（体积分数）的 90 号汽油，称为 E10（90）。

按乙醇在燃料中所占体积的百分比，乙醇汽油可分为：低比例乙醇汽油（乙醇含量 ≤10%）；中比例乙醇汽油（10%＜乙醇含量≤50%）；高比例乙醇汽油（50%＜乙醇含量≤80%）；纯乙醇燃料（乙醇含量＞80%）。为改善冷起动性能，一般乙醇汽油都加有一定量的汽油或轻烃组分，目前大量应用的是 10% 的产品。乙醇与汽油理化性质比较见表 4.1。

表 4.1　乙醇与汽油理化性质比较

性　质	乙醇	汽油	性　质	乙醇	汽油
含氧量（质量分数）/%	34.8	0	理论空燃比	9.0:1	约 14.6:1
沸点（沸程）/℃	78	35～210	理论混合气热值/MJ·kg^{-1}	3.00	约 2.92
饱和蒸气压/kPa	16	55～103	RON（研究法辛烷值）	109	90～100
低热值/MJ·kg^{-1}	26.8	约 42.7	MON（马达法辛烷值）	90	80～90
蒸发潜热/MJ·kg^{-1}	0.93	约 0.18	着火浓度极限（体积）/%	6.7～36	4.3～19

由表 4.1 可知，乙醇尽管热值较汽油小得多，其燃料消耗量从理论上讲应是燃用汽油时的 1.6 倍，但由于含氧量较高，其理论混合气热值与汽油接近，因此，乙醇可作为汽油机燃料使用，而且其动力性可以接近使用汽油的发动机。此外，乙醇的辛烷值高于车用汽油，抗

爆性好，发动机的压缩比可适当加大，从而可提高发动机的热效率和动力性。尽管如此，使用乙醇的发动机在经济性上还是比不上使用汽油的发动机，使用乙醇的费用是使用汽油的2.2～2.8倍。

综上所述，乙醇燃料作为发动机燃料使用在动力性上是可行的，其动力性与使用汽油接近。而且由于乙醇燃料资源丰富，特别是从植物中提取的乙醇燃料是再生能源。随着社会的进步和经济的发展，再加上国家鼓励使用再生能源，乙醇燃料在经济性上也是可行的。

由于乙醇与汽油理化性质上的差异，使得乙醇汽油的应用存在以下不足之处：①汽车冷起动困难，因醇类蒸发潜热大，低温时蒸发性差，且蒸发时会进一步降低烟道气的温度，造成汽车冷起动尤其难，或暖车时间长；②变性燃料乙醇对有色金属材料有腐蚀性，需研制开发金属腐蚀抑制剂；③乙醇汽油与油箱底部的水互溶，造成油含水量大，容易打不着火；④乙醛、甲醛排放有所增加。

但是，对比燃料乙醇的优点，乙醇汽油的应用前景是显而易见的。此外，当前金属腐蚀抑制剂，乙醇汽油对在用车适应性的研究，在高寒或高温、高湿地区的应用试验研究均在进行中，油耗及醛类排放物的进一步研究也已展开。这些技术的开发，使得乙醇汽油的应用更具竞争力。

4.1.2 燃料乙醇生产的主要方法

乙醇的生产方法可分为两大类，即发酵法和化学合成法。

(1) 化学合成法生产乙醇

它是用石油裂解产生的乙烯气体来合成乙醇，包括乙烯直接水合法、硫酸吸附法和乙炔法等方法，其中乙烯直接水合法工艺应用较多，该方法是以磷酸为催化剂，在高温高压下，将乙烯和水蒸气直接反应生产乙醇，即

$$CH_2{=}CH_2 + H_2O \xrightarrow[\text{高温、高压}]{H_3PO_4} C_2H_5OH$$

(2) 发酵法生产乙醇

发酵法主要包括糖质作物和淀粉质作物的直接发酵，以及木质纤维素原料的水解/发酵等两种方法。

目前世界上90%以上的乙醇由发酵法生产。发酵就是酵母等微生物以可发酵性糖为食物，摄取原料中的养分，通过体内的特定酶系，经过复杂的生化反应进行新陈代谢，产生乙醇和其他副产品的过程，其中酵母通过EMP途径分解葡萄糖等六碳糖，产生乙醇并获得能量。微生物在生长过程中所需的营养要素主要有碳源、氮源、能源、生长因子、无机盐和水，糖类是最广泛的碳源。

在现有条件下可发酵糖及发酵难易程度见表4.2，理论上能转化成葡萄糖的物质都可以通过糖酵解的厌氧途径生产乙醇。从整体上看，单糖发酵易于同类单糖组成的双糖和多糖，己糖胜于戊糖，葡萄糖、果糖胜于甘露糖、半乳糖。所以根据生物质本身的固有成分，依据目前的发酵技术，通过水解获得尽量多的葡萄糖和果糖是提高乙醇得率的关键。

表 4.2 可发酵糖及发酵难易程度

种 类			发酵难易程度	来 源
单糖	六碳糖 $C_6H_{12}O_6$	葡萄糖	最易	水果、蜂蜜
		果糖	最易	水果、蜂蜜
		甘露糖	较难	半纤维素

种 类			发酵难易程度	来 源
单糖	五碳糖 $C_5H_{10}O_5$	木糖	较难	半纤维素
		阿拉伯糖	较难	半纤维素
二糖 $C_{12}H_{22}O_{11}$	蔗糖	葡萄糖和果糖的脱水缩合物	较易	甘蔗、甜菜、水果
	麦芽糖	2分子葡萄糖经 α-1,4 苷键结合而成，为淀粉基本结构单元	较易	麦芽
	纤维二糖	2分子葡萄糖经 β-1,4 苷键结合而成，为纤维素基本结构单元	难	纤维素
三糖 $C_{18}H_{32}O_{16}$	棉子糖	由半乳糖、葡萄糖、果糖组成	较难	棉籽、甜菜、桉树

葡萄糖和木糖通过微生物代谢生成乙醇的反应方程式如下：

$$C_6H_{12}O_6 \xrightarrow{\text{微生物}} 2C_2H_5OH + 2CO_2$$

$$3C_5H_{10}O_5 \xrightarrow{\text{微生物}} 5C_2H_5OH + 5CO_2$$

理论上葡萄糖发酵乙醇转化率为 0.51g/g（乙醇/葡萄糖）；因木糖代谢途径比葡萄糖复杂得多，且在代谢过程中部分木糖转化为其他副产物，故木糖发酵的理论转化率为 0.46g/g（乙醇/木糖）。以葡萄糖发酵生产乙醇为例，1mol 固体葡萄糖燃烧可放热 2.816MJ，而 1mol 酒精燃烧可放热 1.371MJ，故理论上通过发酵可回收 97％以上的能量。实际发酵中微生物不能把糖全部转化为酒精，这是因为微生物本身生长繁殖需消耗部分糖以构成其细胞体，以及二氧化碳逸出时会带走部分乙醇以及杂菌的存在，因此收率小于理论值。

木质纤维素类生物质的主要组分半纤维素和纤维素分别是由杂多糖和葡萄糖组成的多糖，以发酵法制乙醇一般包括三步：①可发酵糖的生成；②糖发酵成乙醇；③乙醇的分离提纯（通常用蒸馏法）。工艺过程见图 4.1。其中的主要步骤是水解生成可发酵糖和发酵。

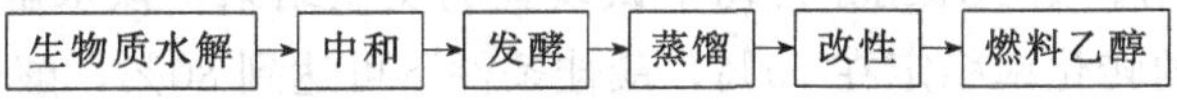

生物质水解 → 中和 → 发酵 → 蒸馏 → 改性 → 燃料乙醇

图 4.1 发酵法制乙醇工艺过程

4.1.3 生物质水解制取燃料乙醇技术

生物质发酵制取燃料乙醇的原料有三种：糖原料、淀粉原料和纤维原料，除了糖原料能直接通过微生物代谢生产乙醇外，淀粉原料和纤维原料都要先通过水解得到可发酵糖，然后制得乙醇。

目前燃料乙醇生产的主要原料是甘蔗和玉米。以玉米等粮食作物生产燃料乙醇时，仅原料成本就占生产成本的 40％以上，从长远来看是不经济的；而纤维素类生物质种类多，数量巨大，用来生产燃料乙醇还可以充分利用农林废弃物，改善环境，长远看以木质纤维素类生物质为原料通过水解生产燃料乙醇前景广阔。

生物质水解指主要成分为纤维素、半纤维素和木质素的木材加工剩余物、农作物秸秆等木质纤维素类生物质，在一定温度和催化剂作用下，使其中的纤维素和半纤维素加水分解（糖化）成为单糖（己糖和戊糖）的过程，其主要目的是将单糖通过化学和生物化学加工，制取燃料乙醇、糠醛、木糖醇、乙酰丙酸等产品，当前主要用于制取燃料乙醇。常用的催化剂有无机酸和纤维素酶，以酸作为催化剂称作酸水解，包括稀酸水解和浓酸水解，后者称为酶水解。水解反应方程式如下：

$$(C_6H_{10}O_5)_n + nH_2O \xrightarrow{\text{H}^+ \text{或酶}} nC_6H_{12}O_6$$
纤维素

$$(C_5H_8O_4)_n + nH_2O \xrightarrow{\text{H}^+ \text{或酶}} nC_5H_{10}O_5$$
半纤维素

4.1.3.1 浓酸水解

浓酸水解是指在浓度为 30% 以上的硫酸或盐酸中将生物质转化成含几个葡萄糖单元的低聚糖，并将此溶液加水稀释并加热，经一定时间后就可把低聚糖水解为葡萄糖的方法。主要用于处理玉米芯、麦秸等农业废弃物，一般分预处理和水解两步进行。

浓酸水解的优点是糖转化率高，无论是纤维素还是半纤维素水解都能达到 90% 以上，反应器和管路可以选用玻璃纤维等廉价耐酸蚀材料；缺点是反应速度慢，工艺复杂，酸必须回收，且操作费用较高。

浓酸水解技术始于 20 世纪 20 年代，第一个浓酸工艺由美国农业部开发后经 Purdue 大学和 TVA (Tennessee Valley Authority) 改进并应用。目前做这方面研究的主要有美国的 Arkenol 公司、Masada Resource Group 和 TVA。

TVA 浓酸水解工艺是：玉米废弃物与 10% 硫酸混合，在第一只处理半纤维素的反应器中以 100℃ 加热 2~6h，残渣多次在水中浸泡并甩干，收集半纤维素水解产物；残渣经脱水烘干后在 30%~40% 浓酸中浸泡 1~4h，以作为纤维素水解的预水解步骤；残渣脱水干燥后放在另一只反应器中，酸浓度增大到 70%，100℃ 条件下加热 1~4h，过滤得到糖和酸的混合液。将该溶液循环至第一步水解，从第一步水解液中回收第二步水解的糖。

Arkenol 公司的浓酸水解流程如图 4.2 所示。该流程中对生物质原料采用两级浓酸水解工艺，水解中得到的酸糖混合液经离子排斥法分为净化糖液和酸液。糖液中还含有少量酸，可用石灰中和，生成的石膏在沉淀槽和离心机中分离。分离得到的稀硫酸经过脱水浓缩后可回到水解工段中再利用。据 Arkenol 公司中试装置的实验结果，该水解工艺可得 12%~15% 浓度的糖液，纤维素的转化率稳定在 70%，最佳条件下可达到 80%，酸回收率也可达到 97%。

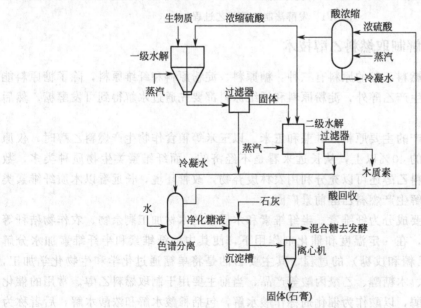

图 4.2 Arkenol 公司的浓酸水解工艺流程

4.1.3.2 酶水解

酶水解始于 20 世纪 50 年代，是较新的生物质水解技术。利用纤维素酶对生物质中的纤维素进行糖化进而发酵生成乙醇。在常压、45～50℃、pH 为 4.8 左右的条件下进行，可形成单一糖类产物且产率可达 90％以上，不需要外加化学药品，副产物较少，提纯过程相对简单，生成糖不会发生二次分解，因此越来越受到各国重视，甚至有人预测酶水解有替代酸水解的趋势。缺点是酶生产成本高，要消耗 9％左右的生物质物料，预处理设备较大，操作成本较高，反应时间长，合适的纤维素酶尚在开发研究中。

酶水解工艺包括酶的生产、原料预处理和纤维素水解发酵三部分。

(1) 酶的生产

纤维素酶制造方法有固体发酵法和液体发酵法。目前大规模生产纤维素酶的方法是固体发酵法，即使微生物在没有游离水的固体基质上生长，一般将小麦鼓皮堆在盘中，用蒸汽蒸后接种。生长期经常喷水雾并强制通风，保持一定的温湿度和良好的空气流通，微生物培养成熟后用水萃取、过滤后将酶从萃取液中沉淀下来。目前酶的研究热点在于选择培养能够提高酶的产率和活性的微生物，以廉价的工农业废弃物作为微生物的培养基，开发各种酶的回收方法以及试验各种发酵工艺。在酶水解工艺中酶的生产成本最高。

(2) 原料预处理

因为生物质所含纤维素、半纤维素和木质素相互缠绕，纤维素本身又存在晶体结构，阻止酶接近其表面，导致直接酶解效率很低，故生物质原料需要通过预处理除去木质素，溶解半纤维素，破坏纤维素的晶体结构，增大其可接近表面。酶水解产物转化率很大程度上要依赖预处理的效果。

常用的预处理方法有物理法、化学法和生物学法等。

① 物理法：粉碎、高压蒸汽爆碎、照射（电子束、γ射线）等。

② 化学法：酸处理（浓硫酸、稀硫酸、稀盐酸、亚硫酸、过氧乙酸等），碱处理（氢氧化钠、氨等），臭氧处理等。

③ 生物学法：用褐杆菌、白杆菌和软杆菌降解木质素、半纤维素和纤维素。

目前最经济的预处理方法是稀酸预水解和稀酸浸润后蒸汽处理。

(3) 纤维素水解和发酵

该过程指用纤维素酶将预处理后的生物质降解成为可发酵糖，再将水解糖液进行发酵生产乙醇的过程。现主要有以下三种工艺。

① 独立水解和发酵工艺（separate hydrolysis and fermentation，SHF），如图 4.3 所示。先预处理生物质得到半纤维素的水解液和主要成分为纤维素的固体残渣，纤维素渣与纤维素酶混合进行酶水解，得到纤维素水解液，将两种水解液与发酵微生物一同放入发酵罐中，最后回收乙醇。

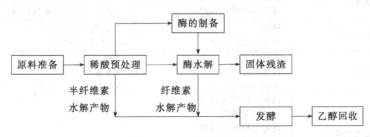

图 4.3　独立水解和发酵工艺（SHF）

② 同时糖化和发酵工艺（simultaneous saccharification and fermentation，SSF），如图

4.4 所示。该工艺将预处理后的生物质、产纤维素酶的微生物和发酵微生物相混合，当产生的纤维素酶作用于纤维素物质并释放出单糖时，发酵微生物就将单糖转化成酒精，即使酶水解和发酵在同一个装置内完成。

③ 直接微生物转化工艺（direct microbial conversion，DMC）以既能产生纤维素酶自身又能发酵生产酒精的微生物一次性完成纤维素类生物质的转化。

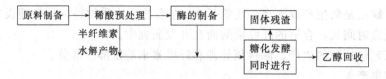

图 4.4　同时糖化和发酵工艺（SSF）

在以上三种纤维素转化乙醇的工艺中，SSF 是最有效的方式。

4.1.3.3　稀酸水解

稀酸水解一般指用 10% 以内的硫酸或盐酸等无机酸为催化剂将纤维素、半纤维素水解成单糖的方法。水解条件为：温度 100~240℃，压力大于液体饱和蒸汽压，一般高于 10 个大气压。稀酸水解过程的优点是反应进程快，适合连续生产，酸液不用回收；缺点是所需温度和压力较高，副产物较多，对反应器材质要求高。对于稀酸水解，目前有两条研究路线：一是作为生物质水解的方法，二是作为酶水解最经济的预处理方法。

在三种水解方法中，稀酸水解在反应时间、生产成本等方面较其他两种有优势，而且还是浓酸水解、酶水解预处理的必要步骤。

稀硫酸水解法 1856 年由法国梅尔森斯首先提出，1898 年德国人提出木材制取酒精的商业构想，并很快工业化。20 世纪 70 年代后期至 80 年代前半期，有关稀酸水解系统的模型和新的水解工艺成为热点。1983 年由 Stinson 提出二阶段稀酸水解工艺，其原理是半纤维素和纤维素的水解条件不同，以不同的反应条件分开水解；90 年代以来极低浓度酸水解、高压热水法等工艺因环境友好、对反应器材质要求低受到重视；近十年来研究热点在于新型反应器的开发和反应器理论模型研究以提高稀酸水解产率和开发单糖外的其他化学品，如糠醛、乙酰丙酸等。

通过动力学模型研究及工艺设计实践，研究者认识到高的固体浓度、液固的逆向流动以及短的停留时间是提高单糖转化率的关键。已见报道的稀酸水解方法见表 4.3。

表 4.3　生物质稀酸水解方法

分类依据	名称	备注
反应步骤	单步水解 两步水解	
加热方式	反应器外加热 反应器内蒸汽加热	一般先将原料以稀酸浸润
催化剂种类	稀酸 稀酸＋助催化剂	硫酸、盐酸、乙酸等 相应铁盐、锌盐等
酸浓度	高压热水法 极低酸浓度 一般酸浓度	无酸 酸浓度 0~0.1% 酸浓度 0.5%~10%
反应器型式	固定床间歇反应器 渗滤床反应器 收缩渗滤床反应器 平推流反应器 平推逆流收缩床反应器 交叉流收缩床反应器	模型阶段

(1) 稀酸水解原理

在纤维素的稀酸水解中，水中的氢离子（即水合氢离子）可与纤维素上的氧原子相结合，使其变得不稳定，容易和水反应，纤维素长链发生断裂生成葡萄糖，同时放出氢离子。该过程如下所示：

$$R—O—R' + H_3^+O \longrightarrow R—OH^+—R' + H_2O \longrightarrow C_6H_{12}O_6 + H^+$$

所得葡萄糖还会进一步反应，生成不希望得到的副产品。它可通过如下反应分解为乙酰丙酸和甲酸及其他副产品：

$$C_6H_{12}O_6 \xrightarrow{H^+} CH_3COCH_2CH_2COOH + HCOOH + H_2O$$

因此纤维素的水解反应表示为如下连串反应：

$$纤维素 \xrightarrow{k_1} 葡萄糖 \xrightarrow{k_2} 降解产物$$

一般认为纤维素水解反应的活化能要比葡萄糖分解的活化能高，故在条件可能的情况下，采用较高的水解温度是有利的。对硫酸来说，原来常用水解温度在 170～200℃，在 20 世纪 80 年代后，由于技术的进展，很多研究者开始研究反应温度在 200℃ 以上的水解，最高可达 240℃。

(2) 稀酸水解的影响因素

影响稀酸水解的主要因素有原料粉碎度、液固比、反应温度、时间、酸种类和浓度等。原料越细，原料和酸液的接触面积越大，水解效果越好，特别是反应速率较快时，可使生成的单糖及时从固体表面移去。

液固比即所用水解液和固体原料的质量比。一般液固比增加，单位原料的产糖率也增加，但水解成本上升，且所得糖液浓度下降，增加了后续发酵和蒸馏工序的费用。液固比范围在 5～20，一般为 8～10。

温度对水解速率影响很大，一般认为温度上升 10℃ 水解速度可提高 0.5～1 倍。但高温也使单糖分解速度变快，故当水解温度高时，所用时间可短些。反之所用时间可长些。

理论上看，酸浓度提高一倍而其他条件不变时，水解时间可缩短 1/3～1/2，但对设备的抗腐蚀性要求也会提高，常用酸浓度不会超过 10%。稀酸水解常用盐酸和硫酸等无机酸，还可通过加 $FeCl_2$ 等助催化剂提高产物转化率。

(3) 稀酸水解工艺

① 两步水解：自 20 世纪 80 年代以来，木质纤维素类生物质稀酸水解多数采取两步工艺，第一步用低浓度稀酸和较低的温度先将半纤维素水解，主要水解产物为五碳糖；第二步以较高的温度及酸浓度得到纤维素的水解产物葡萄糖。其优点是减少了半纤维素水解产物的分解，提高了单糖的转化率；产物浓度提高，降低了后续乙醇生产的能耗和装置费用；半纤维素和纤维素产物分开收集，便于单独利用。两步水解工艺流程如图 4.5 所示。

② 极低浓度酸水解：极低酸（extremely low acid，ELA）指浓度为 0.1% 以下的酸，以极低酸为催化剂在较高温度下（通常 200℃ 以上）的水解为极低浓度酸水解。该工艺有以下明显优势：中和发酵前液产生的 $CaSO_4$ 产量最小；对设备腐蚀性小，可用普通不锈钢来代替昂贵的耐酸合金；属于绿色化学工艺，环境污染小。美国可再生能源试验室（NREL）以极低浓度酸水解工艺在连续逆流反应器、收缩渗滤床（BSFT）和间歇床（BR）中进行研究，发现连续逆流反应器在 ELA 条件下可得到 90% 的葡萄糖产率，BSFT 的反应速度是 BR 的 3 倍。

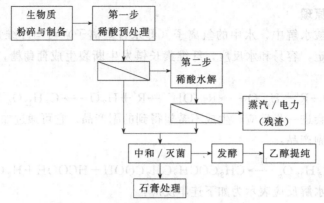

图 4.5　稀酸两步水解工艺流程图

③ 高温热水法水解：高温热水法（hot liquid water）又称自动水解法（autohydrolysis），是指完全以液态水来水解生物质中的半纤维素，通常作为两步水解法中的预处理。因在高温高压下，水会解离出 H^+ 和 OH^-，具备酸碱自催化功能，从而完成半纤维素的水解。该法用于酶水解的预处理，与其他方法相比具有成本低廉、产物中发酵抑制物含量低、木糖回收率高等优点。

(4) 稀酸水解反应器

根据生物质原料和水解液的流动方式，可把稀酸水解反应器分为固定式、活塞流式、渗滤式、逆流式和交叉流式等几种。稀酸水解反应器在高温下工作，其中与酸液接触的部件需用特殊材料制作，钛钢即耐蚀镍合金虽然能用，但价格太高，用耐酸衬砖是较好的解决方法。

① 固定床和平推（活塞）流式反应器水解：固定床水解是最原始的方法，该方法是将水解液和原料均一次性加入反应器，反应完成后一起取出。该法对设备和操作要求低，但糖分解严重，糖转化率较低，多用于水解的一些机理研究。

活塞流式水解中，固液两相在泵作用下，以同样的流速通过一管式反应器。它在形式上是连续的，但在本质上和固定式没有什么差别，因为在整个反应期间，和任一微元固体接触的始终是同一微元液体。这种反应器的优点是便于控制物料的停留时间，在其总停留时间小于 1min 时也能精确控制，故很适用于水解动力学研究。

② 渗滤式水解：固体生物质原料充填在反应器中，酸液连续通过的反应方式，相对固定床，属半连续式反应器。前苏联主要采取这种形式，我国华东理工大学亦设计利用该种反应器。具体工艺为：原料装入渗滤水解器的同时，加入稀硫酸浸润原料，上盖后由下部通入蒸汽加热，达到一定温度时使预热到一定温度的水和酸在混酸器中混合后，连续从反应器上部送入，同时将水解液从下部引出，待水解结束时，停止送入硫酸，用热水洗涤富含木质素的残渣，降温开阀排渣。它的主要优点如下：生成的糖可及时排出，减少了糖的分解；可在较低的液固比下操作，提高所得糖的浓度；液体通过反应器内的过滤管流出，液固分离自然完成，不必用其他液固分离设备；反应器容易控制。

③ 收缩渗滤床反应器：收缩渗滤床反应器（bed-shrinking flow-throw reactor）是美国 Auburn 大学和 NREL 联合开发的用于极低酸浓度的生物质水解反应的实验装置，该法是以极低浓度酸（质量分数低于 0.1%），于 200℃ 以上水解生物质，因其酸用量少、对设备腐蚀小、反应器可用不锈钢代替昂贵的高镍耐酸合金，以及产物后处理简单被誉为绿色工艺而日益受到重视。其原理是在生物质固体物料床层上部保持一定的压力，随着生

物质中可水解部分的消耗，固体床层的高度将被逐渐压缩，使水解液在收缩床内的实际停留时间减少，从而减少了糖的分解，有利于提高糖收率。反应工艺如图 4.6 所示。Kim 等以黄杨为原料在 205℃、220℃、235℃ 条件下葡萄糖产率分别为理论产率的 87.5%、90.3% 和 90.8%，葡萄糖质量分数分别为 2.25%、2.37% 和 2.47%，停留时间为 10～15min 时产率最高。

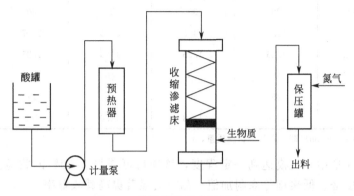

图 4.6　收缩渗滤床水解反应工艺

④ 平推逆流收缩床反应器：平推流指固体原料和液体产物同向流动的反应器，逆流反应器是指水解液和物料流动方向相反的反应器，二者相结合，可实现连续进料，水解液停留时间短，产物转化率高。

NREL 开发的平推逆流收缩床反应器装置为连续两阶段反应器系统，生产能力为 20kg/d，采用生物质两步反应工艺，第一步通过水平螺旋平推流系统完成，以 170～185℃ 的蒸汽加热生物质，停留时间 8min，可使 60% 半纤维素水解，随后物料流出此反应器进入垂直逆流收缩床反应器进行第二步水解，加入稀硫酸质量分数小于 0.1% 质量分数，反应温度在 205～225℃，此阶段几乎所有的半纤维素和 60% 纤维素完成水解，以黄杨木屑为原料，纤维素、半纤维素水解率达 80%～90%。

⑤ 交叉流收缩床水解反应器：交叉流收缩床生物质水解反应器是美国 Dartmouth College 的 Converse 提出的模型，如图 4.7 所示。生物质浆液通过螺旋由入口（1）送入环面 A，水或蒸汽通过入口（2）进入布满孔隙的内胆 C，然后通过带空穴的隔离筒 E 进入环面 A。当物料通过环面 A 时，通过螺旋挤压将浆液中的液体挤出，挤出的液体通过多孔壁 D 进入环面 B，并完成整个反应过程。水解产物由出口（3）流出，残渣由（4）排出。模拟计算在 240℃、1% 酸、液固比为 1:1 时，可得到 88% 的葡萄糖和 91% 的木糖。但该装置尚处模型阶段。

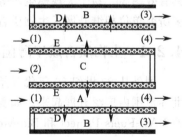

图 4.7　交叉流收缩床生物质水解反应器模型

A，B—环面；C—内胆；D—多孔壁；E—带空穴的隔离筒；（1）液固混合浆料入口；（2）液体空心管入口；（3）水解液出口；（4）固体残渣排出口

(5) 生物质两步稀酸水解的经济性

生物质水解生产燃料乙醇的经济性一直是人们关注的热点，影响因素包括原料价格、运输费用、生产规模、预处理方法、水解和发酵技术以及乙醇市场价格等。对比当前以玉米、小麦等粮食作物为原料的生产情况，在原料价格上生物质水解有极大优势。据报道原料占生产成本的 50%～60%，且每 2.5×10^6 t 玉米用于燃料乙醇的生产，玉米价格就会上浮 1.2～2 \$/t。而以生物质为原料，其价格只占生产成本的

21%。

对生物质两步稀酸水解的经济性，美国 NREL 作了较为详细的评估，见表 4.4。

表 4.4　生物质两步稀酸水解经济性评估

原 料 种 类	林业废弃物	麦秆	城市绿色垃圾	废纸	草秆
原料消耗量/BDT·d^{-1}	1369	2739	400	682	1232
原料价格/\$·BDT^{-1}	28	30	20	20	35
建厂投资/\$ MM	50.1	74.5	30.5	34.7	47.7
燃料乙醇售价/\$·Gal	1.25	1.25	1.25	1.25	1.25
乙醇产量/Gal·BDF^{-1}	58	53	40	55	53
生产能力/MMGal·a^{-1}	29	54	6	14	24
内部受益率/%	19.0	18.3	14.0	7.0	−1.3

注：BDT（biomass dry ton）即干燥基生物质质量，t。

可见原料费用适中，规模达到一定程度，该项目可获得近 20% 的收益。另外在生产乙醇的同时，生产糠醛、低聚糖等高附加值产品，会显著提高其收益率。

4.2　燃料甲醇的生产技术

甲醇，又名木醇或木精，是仅次于合成氨的化工产品，是重要的有机化工原料，是 C_1 化学的基础物质，同时又是一种代用清洁燃料，有未来燃料的候补燃料之称。Tijm 等最近提出，甲醇将是 21 世纪有竞争力的可选清洁燃料。世界上甲醇工业开始于 1923 年，德国 BASF 公司的 Mlttash 等首次用 CO 和 H_2 在 300～400℃ 和 30～50MPa 下，通过 Zn-Cr 催化剂合成了甲醇，并建成了以 CO、H_2 为原料，年产 300t 甲醇的高压合成装置。

商业化甲醇合成主要采用天然气和煤产生的合成气（CO＋H_2）制备。传统工业中甲醇的生产按原料路线分，以煤为原料的约占 77%，天然气占 10.3%，乙炔占 3.4%，重油占 9.3%。煤虽然是获得甲醇的廉价原料，但作为不可再生的矿物燃料，煤制甲醇过程会造成环境污染。从长远考虑，发展非粮食类生物质制取醇类液体燃料技术不仅对环境有益，而且具有效率高、易于大规模生产等优点，同时也是保证可持续发展的重要途径，目前国内外诸多研究单位相继开展了生物质合成甲醇的技术研究。

4.2.1　生物质合成甲醇国内外研究现状

国外从 20 世纪 80 年代开始进行从生物质中获取甲醇燃料的相关研究，到 90 年代已在世界范围内广泛开展起来。如美国的 Hynol Process 项目、NREL 的生物质-甲醇项目、瑞典的 BAL-Fuels Project 和 Bio-Meet Project 以及日本 MHI 的生物质气化合成甲醇系统等。

4.2.1.1　国外研究现状

生物质热解气化技术及生物质能高效利用开发技术处于国际领先水平的国家为美国及欧洲一些国家。经过长期、系统的研究，一些生物质气化工艺目前已进入成熟的商业化运行阶段。无论采用哪种气化设备，生产的生物质气的主要成分为 N_2、H_2、CO、CO_2、CH_4、C_2H_4、C_2H_6 和 O_2 等，而生产甲醇所需要的主要成分为 H_2、CO 和 CO_2。原材料及生产工艺不同，生物质气成分比例也有较大差别，合成甲醇时炭转化率以及甲醇时空产率也有不同。

美国的 Mudge 在实验室中，研制出一种三金属催化剂 Ni-Co-Mn 在掺杂了 2%Na 的 SiO_2-Al_2O_3 中形成的催化剂。在 0.103MPa、750℃ 下由木头生产甲醇合成气的实验表现出极高的活性，但该催化剂在富含甲烷气下生产时迅速失活且不能再生。Baker 等以甘蔗渣为原料，进行催化气化生产甲醇合成气实验，该研究使用水蒸气间接加热和一种催化剂在流化床反应器中一步生产合成气。法国的 Chrysostome 等以木头为原料，在流化床反应器通氧气和水蒸气气化进行甲醇合成实验，炭转化率为 99.3%，每吨干木头可生产 478kg 甲醇。

4.2.1.2　国内研究现状

生物质气化合成甲醇系统的发展依赖于气化技术的进步。我国气化研究起步较晚，和国外相比仍存在较大的差距，已发展的气化装置主要是以产生低热值气为主，以供热和发电为目的的常压气化炉。循环流化床气化炉在 1992 年已成功运行，并逐步大型化，现已应用于 4MW 生物质气化发电系统中。但仍采用空气为气化介质，常压操作，产生气体热值低，H_2 含量低，CO_2 浓度高。

为获得富含氢气的燃料气，最近国内对富氧气化、超临界水气化、等离子气化、催化气化和水蒸气气化进行了实验室研究并取得了一些进展。生物质富氧气化的化学原理与空气气化相同，但因为富氧气化降低了气化过程中惰性气体 N_2 的含量，从而减少了用于加热 N_2 所需的热量和气化反应所需要的体积，能明显提高气化效率，达到较理想的气化效果，更重要的是它能减少燃气中 N_2 的含量，提高气体的氢含量。

生物质在氮的气氛下经电弧等离子体热解后，产生主要组分为 H_2 和 CO 的产品气，并基本不含焦油。在等离子体气化中，可通进水蒸气以调节 H_2 和 CO 的比例，为制取甲醇等液体燃料做准备。目前，国内主要有大连理工大学、清华大学、浙江大学等单位进行该方向的基础性研究工作。

4.2.2　生物质合成燃料甲醇技术

传统认为生物质气化后产生的气体组分远远不能满足合成甲醇的要求，主要是由于原料气中 CO_2 和 CO 含量较高 $[V(CO_2)/V(CO)\approx1]$，H_2 含量低，而且原料气中含有惰性气体、焦油、固体颗粒及碳氢化合物等所以不能直接转换为甲醇，需要经过中间环节，如气体净化和原料气调整等，即构成生物质气化甲醇合成系统。因此，一般采用脱除 CO_2 的方法将气体比例调整到一定的范围，也可以利用外部的氢气源弥补 H_2 的不足，提高 H/C 比。这就需要大量的水蒸气甚至是额外的氢气，过程的成本效应成为系统经济性的关键环节。

目前，从 CO_2 合成甲醇的研究日益增多，由 CO_2/H_2 或富 CO_2（CO_2/CO/H_2）原料气合成甲醇的高性能催化剂得到发展，由生物质制取富氢原料气的研究也取得了较大的进展。这些均为富含 CO_2 的生物质合成气直接合成甲醇开辟了发展前景。生物质富 CO_2 体系中 CO 和 CO_2 的共加氢合成甲醇是一个新的课题，需要从催化剂及工业等方面进行研究。

4.2.2.1　生物质合成燃料甲醇过程

生物质合成燃料甲醇技术总体上可分为两大部分：第一部分为生物质热化学气化制生物质气及合成气；第二部分为合成气在一定压力和温度下催化合成燃料甲醇。

按照生物质热化学气化过程使用的气化剂不同，将气化装置分为四类。第一类为空气气化炉，气化剂为空气，产生 $4.2\sim7.56MJ/m^3$ 的低热值生物质气，主要用于供暖、做饭、锅炉、干燥及动力；第二类为氧气气化炉，气化剂为氧气，产生 $10.92\sim18.9MJ/m^3$ 的高热值生物质气，主要用于管网、工艺热源；第三类为水蒸气气化炉，水蒸气为气化剂，产生中热值原料气，用途同氧气气化炉；第四类为氢气气化炉，气体剂为氢气，产生 $22.26\sim26.04MJ/m^3$ 的高热值原料气，主要用于管网、工艺热源。目前仅有第一类气化炉已达到商业化阶段，其他类装置仍处于实验室或示范阶段。

按照气化装置内部结构划分，可用于合成燃料甲醇的气化炉可分为固定床和流化床两类。固定床气化炉又分为下吸式、上吸式、横吸式、开心式四种类型；流化床气化炉分为单床、双床、循环床三种类型。不管采用哪种类型的气化炉，均可生产生物质气，但生物质气质量和组成差别较大，其中下吸式和循环床气化炉生产的生物质气较适合于合成燃料甲醇。

4.2.2.2 生物质合成甲醇的技术路线

综合国内外生物质气化-甲醇合成工艺，技术路线主要有以下三种。

① 利用氧气/水蒸气为气化介质，采用加压流化床气化炉将生物质气化，气化后合成气经过净化、CO 变换、CO/H_2 的比例调整，以及 CO_2 和 H_2S 的脱除等过程，然后经甲醇合成反应器合成甲醇。

② 生物质在加氢气化炉中反应，产生富甲烷气，气化炉出来的气体在重整反应器中经水蒸气变换过程形成 CO 和 H_2，作为合成甲醇的原料气。

③ 气化后的气体不经过水蒸气变换过程而直接进入甲醇合成反应器，即所谓的"一步法"合成，未反应的气体进行联合循环发电。虽然甲醇产量较低，但燃气和热电同时产生，系统效率得到提高。

4.2.2.3 生物质合成甲醇的技术路线选择

甲醇分子式中 $C/H_2=0.5$，当反应物中 $C/H_2<0.5$ 时，会造成 H_2 过剩，需补充 CO_2；反应物中 $C/H_2>0.5$ 时，需将 CO_2 从系统中脱除；生物质中 $C/H_2\approx0.7$，远大于 0.5，所以存在碳过量和氢不足的问题。传统的甲醇合成过程对原料气的要求见表 4.5。

表 4.5 传统甲醇合成过程对原料气的要求

组 分	$(H_2\text{-}CO_2)/(CO+CO_2)$	$CO+H_2$	CO_2	CH_4+N_2	H_2S
含量（摩尔分数）/%	$21\sim21.5$	>70	$2\sim10$	<3	$<10^{-5}$

由表 4.5 可看出，生物质气化后的原料气很难达到这种要求。

一种可能的技术路线是调节气体比例，使原料气中的 H/C 满足传统合成甲醇的要求，可通过以下的方法加以实现。

① 向系统中供应水蒸气，通过变换反应 $CO+2H_2O \Longrightarrow CO_2+2H_2$，将 CO 转换为 H_2 和 CO_2，并脱除多余的 CO_2。根据反应 $CH_4+H_2O \Longrightarrow CO+3H_2$，将甲烷转化为 CO 和 H_2。但当水蒸气量增加的时候，反应温度下降，降低了反应速率。

② 从外部供应氢气，使原料气中的氢气含量为 CO 含量的至少 2 倍。氢气可通过水的电解获得，同时产生的氧气可作为气化介质。这种方法可实现生物质中碳的完全转换，并实现较高的甲醇合成产率。但氢气的加入需要附加投资电解水设备。

以上两种方法因为需要大量的水蒸气和额外的氢气而面临着经济性条件的限制，过程的成本效应便成为系统经济性的关键环节。也可通过去除 CO_2 的形式调节化学当量比。CO_2 的脱除投资少，但炭转化率相当低，甲醇成本很高。还有就是通过加入电解氢气部分补偿碳的过剩，这样可以节约部分碳，又能避免相对较高的投资和电价。

另一种技术路线就是降低甲醇转换率，而以整个系统的能量利用率作为指标，即以生物质气化为核心的多联产能源系统。该系统是指利用气化炉产生的原料气进行甲醇、燃气、热能及电能的联合生产。其特点为：①提高了系统的整体经济性；②多个工艺过程优化耦合，使单一产品的生产流程简化，总投资相对降低；③通过对合成气的集中净化，SO_x、NO_x 和粉尘等传统污染物接近零排放，温室气体 CO_2 的排放也因效率的提高而减少。

根据具体情况和实际需要，多联产系统可以有不同的配置方案。如何选择生物质合成甲醇的技术路线应结合实际情况从经济与技术两方面考虑。

4.2.3　生物质气化甲醇合成系统

如图 4.8 所示为生物质气化甲醇合成系统示意图。

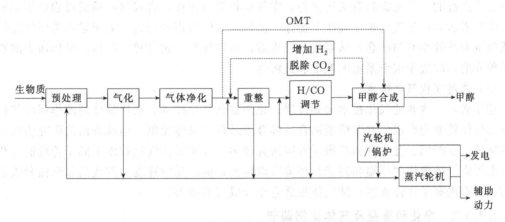

图 4.8　生物质气化甲醇合成系统示意图

4.2.3.1　气化过程

气化装置是整个系统中的重要环节。原料气的质量对整个系统的技术和经济指标都有影响，而且决定了后续设备的选用。以生产合成气为目的的气化过程不同于常规的以供热和发电为目的的气化方式。对合成气的要求主要包括了几个方面：H_2+CO 含量高，H/C 比合理，惰性气体、焦油及碳氢化合物含量低，这样可减轻后续净化和调节过程的复杂性和难度。为达到这些目的，下面对气化过程条件作简要的分析。

(1) 提高气化温度

温度是影响气体产量和质量的关键因素。高温下操作可以产生富 CO、CO_2 和 H_2 的气体，焦油和碳氢化合物含量低。采用空气或氧气为气化介质，流化床气化炉的操作温度可达 1200℃或以上，而且产生的气体中含有极少的焦油和可凝性气体，然而这种炉型还没有应用于生物质的成功经验。流化床气化炉的典型操作温度在 800～850℃，高于一般的固定床气化炉，而且流化床气化炉具有适于放大、原料适应性广和易于控制等多项优点。目前，大型化的示范和商业化运行生物质气化系统都采用了流化床和循环流化床技术。气化炉温度越高，甲烷等碳氢化合物越少，而且这些产物经二次反应转换成 CO 和 H_2 以及重整反应的速度也较快。

(2) 采用水蒸气/氧气作为气化介质

空气气化由于氮气的稀释作用，产生低热值气体，只适用于供热和发电。生产合成气最好采用氧气/水蒸气为介质，以便产生含惰性气体少的气体，供进一步的化学合成。使用氧气为介质，气化区温度可以提高，高温环境为水蒸气的加入创造了条件。根据反应 $H_2O + C \longrightarrow H_2 + CO$，即水蒸气和碳反应产生 H_2 和 CO，又根据反应 $C_nH_m + nH_2O \Longrightarrow nCO + (m/2+n)H_2$，并采用特定的催化剂，碳氢化合物可转变为 H_2 和 CO。气化过程产生的气体中富含 H_2 和 CO，可以降低后续重整和调节过程的负荷。

(3) 延长气相停留时间

气化过程包括热解、热解产物的进一步裂解以及固体产物和气体产物间的二次反应等，这些反应和气相停留时间有关。在合适的温度下，适当延长气相停留时间，可以产生更多的永久性气体。

(4) 反应压力选择

高压有利于碳氢化合物气体的产生，似乎对合成气生产不利。但后续的甲醇合成过程是在高压下进行的，这就面临着两种选择：①气化炉常压操作，合成气在后续过程中压缩至合成反应所需压力；②气化炉在高压下操作，满足合成气所需的压力。如果采用常压气化炉可将低投资和高效率有利结合，从系统运行来讲，可以具有一定优势。所以，操作压力的选择不是独立的，取决于整个系统的匹配和经济性。

(5) 选用现代气化技术

近年来，一些新的气化技术得到发展。比如催化气化技术，利用催化剂的作用可将碳氢化合物气体转变为合成气并调整至适合后续合成过程的气体比例，但这方面的研究仍限于实验室规模，在美国、意大利和西班牙等国研究较多。等离子体气化技术不同于传统的气化过程，由等离子体提供的高温和高能量环境可以极大地提高反应速度，彻底消除焦油和碳氢化合物，从而提高了气体质量，使气体更适合于合成气的需要。

4.2.3.2 净化和重整及气体比例调节

气化后的原料气中包含焦油、灰和碱性化合物及卤素等，这些杂质会污染催化剂，腐蚀气体透平。生物质合成甲醇的工业可能性主要决定于气体净化技术，以便分离这些杂质，使原料气满足后续设备的要求。原料气中含有大量的甲烷和其他轻碳氢化合物，通过重整过程可以优化 CO 和 H_2 产量，水蒸气重整和自热重整是可供选择的两种技术路线；另外，气化炉产生的原料气中 H_2/CO 低，可通过水汽变换反应调节。如果 H_2、CO 和 CO_2 的化学当量比仍不适合于甲醇生产，水汽变换可以结合 CO_2 脱除过程。

4.2.3.3 甲醇合成

原料气经净化调整后进入甲醇合成单元。传统的气相甲醇合成工艺采用固定床，甲醇由 $H_2/CO/CO_2$ 通过 Cu-Zn-Al 催化剂产生。20 世纪 60 年代中期以前，甲醇生产装置均采用锌铬催化剂的高压法（$1.96 \sim 29.4MPa$）。1966 年 ICI 公司研制成功铜基催化剂，并开发了低压工艺，随后由于低压法操作压力比较低，导致设备体积相当庞大，在低压法基础上进一步发展了中压工艺（$9.8 \sim 19.6MPa$）。目前高压法基本上被淘汰，主要为低压法和中压法，世界上约 75% 甲醇采用 ICI 低压法生产，使用铜基催化剂。

(1) 甲醇合成催化剂

世界上合成甲醇催化剂的研究较为广泛，目前国内外主要工业催化剂列于表 4.6。

为提高铜基催化剂合成甲醇的活性、稳定性等性质，各国研究者主要从两个方面努力：

一是添加各种助催化剂，另一途径是改进铜基催化剂的制备工艺。

表 4.6　甲醇合成工业催化剂

国别	公司	型号	组分(质量分数)/%				外形 /mm	操作条件		
			CuO	ZnO	Al$_2$O$_3$	其他		压力 /MPa	温度 /℃	空速 /h^{-1}
美国	UCI	C79-2	√	√	—	—	φ4.3×4.8	1.5～11.7	220～330	
		G106	√	√	√	—	φ5×5	4.9	220～330	
英国	ICI	51-7	56.4	24.4	16.2	MgO,3	φ5.4×3.6	7.8～11.8	190～270	10000
德国	Lurgi	LG104	51	32	12	V$_2$O$_5$,5	φ5×5	4.9	210～240	
	BASF	S3-85	55.4	41.9	2.7	—	φ5×5	5.0	220～280	
	BASF	S3-86	—	—	—	—	φ5×5	4.6～10	220～300	
丹麦	TopsΦe	KM101	√	√	√	—	φ4.3×3.5	2.0～14.7	200～310	10000
日本	三菱瓦斯	M-5	—	—	—	B$_2$O$_3$	φ6×5	5.0～15.9	230～285	
中国	南化集团	C301	45～60	25～40	3～6	—	φ5×5	5～30	210～290	
	南化集团	C306	√	√	√	—	φ5×5	3～15	210～260	
	南化集团	NC501-1	≥50	√	√	—	φ5×5	3～5	220～300	
	西南化工	CNJ202	>50	>20	4	V$_2$O$_5$,3	φ5×5	5.0	—	1000

注：√表示含该组分；—表示不含该组分。

目前工业上铜基甲醇合成催化剂主要采用的是沉淀法制备，许多研究者对沉淀剂的选择、沉淀方法、沉淀温度、pH 值、干燥和焙烧温度等均进行了深入的研究。工业上常用沉淀剂有：K$_2$CO$_3$、KOH、Na$_2$CO$_3$、NaOH、(NH$_4$)$_2$CO$_3$、NH$_3$·H$_2$O、KHCO$_3$、NH$_4$HCO$_3$ 等。K$^+$ 易洗脱，但钾盐价格比钠盐贵很多。用碳酸盐沉淀时，沉淀物易沉降，便于洗涤、压滤，但成型性能差；用氢氧化物沉淀时，生成无定形胶状物，过滤及洗涤不易，不适于压滤，可用真空吸滤，其成型性能较好，成型后催化剂强度高。另外有研究表明在乙醇溶液中应用草酸沉淀法制备甲醇合成催化剂，获得的催化剂颗粒小，甲醇合成活性高。

沉淀剂的加入方法主要有正加、反加和并流三种。并流法就是混合盐溶液和碱同时并流加入到沉淀容器中。采用并流沉淀法所得样品的比表面和大、孔容大、氧化铜微晶粒小、活性和热稳定性好。反加法就是混合盐溶液加入碱溶液中，制得催化剂初活性较好，比较稳定。正加法制备的催化剂活性较差。

除上述沉淀方式外，溶胶凝胶法、凝胶网格共沉淀法和两步沉淀法等被广泛研究，并取得一定的效果。

催化剂的性能在很大程度上取决于催化剂的组成，在铜基甲醇合成催化剂中，铜被认为是主要的活性组分，然而单独的铜的活性较差，添加其他组分可以大大提高催化剂活性。目前已有研究的助剂除 Zn、Al、Cr、Zr、Mn、Ni、V、Mg 等常见金属外，也包括 Pd、Pt、Ir、Rh 等贵金属和 La、Ce 等稀土金属。

(2) 甲醇合成机理与活性中心

① 铜基催化剂上 CO+H$_2$ 活性中心：Cu/Zn/Al$_2$O$_3$ 合成甲醇催化剂的研究取得了很大进步。在催化剂体相和表面物种、吸附、反应机理和动力学方面也做了大量的工作。然而对详细的反应机理和催化剂的活性中心还没有一致的看法。随着研究的深入及原位表征手段的发展，人们意识到活性中心与反应的控制和催化剂失活及反应机理等有密切关系。关于催化剂的活性中心主要有以下三种观点。

Ⅰ. Cu^0 活性中心：以 ICI 为代表的观点认为 CuO 是低压甲醇合成催化剂中唯一有效组分。Chinchen 等采用不同的铜基催化剂测定了反应活性和金属铜表面积（N_2O 迎头色谱法）的关系，发现二者成正比关系，转换频数为 $1.6 \times 10^{-2} mol_{CH_3OH}/(s \cdot Site_{Cu})$（以下提及的转换频数单位相同）。但仅就合成甲醇的活性和金属铜的表面积呈线性关系还不能肯定表面 CuO 是活性中心，因为在这样的实验中还不能排除其他物种是活性中心的可能性。在固定 CO_2/CO 的原料气中，有一定比例的铜表面被氧所覆盖。这就是说有 Cu^+ 或其他形式的部分氧化的铜存在，所以也可能是 Cu^+-Cu^0 构成活性中心。

合成甲醇的条件几乎都在含有 CO_2 类似工业上合成甲醇的原料气或 CO_2+H_2 气氛中进行，而对工业上合成甲醇，研究者普遍认为甲醇是由 CO_2 直接生成的。不含 CO_2 的原料气条件下合成甲醇的活性与金属铜表面积不成线性关系，这说明由 CO 生成甲醇或由 CO_2 生成甲醇经过不同的反应途径且具有不同的活性中心。对于 $CO+H_2$ 合成甲醇，Cu^0 可能不是关键的活性组分。

Ⅱ. Cu^+ 活性中心：早在 1955 年就有学者提出对于甲醇合成，真正起作用的是氧化态铜，而不是金属铜。在 Cu/ZnO 催化剂中，金属铜（211）面的正对下面是 ZnO(1010) 面，他们认为这个金属铜和氧化锌相互作用的结果导致一个电子从金属铜转移向 ZnO 而有效地将其氧化为 Cu^+。对 Cu/Zn 比为 2/98、30/70 的催化剂，STEM 分析显示有溶于 ZnO 中的铜存在。他们认为是 Cu^+，于是在 Cu/ZnO 催化剂中有两种形式的铜存在，其一是溶在 ZnO 中的 Cu^+，其二是高度分散的铜（是弱的给电子体）。Cu^+ 的溶解度与催化剂中铜含量、氧空穴以及 ZnO 晶格对它的容纳能力有关，三价金属离子如 Cr(Ⅲ) 的存在可增大 Cu^+ 在 ZnO 中的溶解度。

据体相技术（XRD、TEM、DRS、STEM、EDA），研究者发现，在煅烧、还原和反应后的催化剂中含有 2%～3% 的部分氧化的铜，得到了 Cu^+ 溶解在 ZnO 中的一些证据。

Ⅲ. Cu^0-Cu^+ 活性中心假说：TPR 和 XPS 研究结果表明，在低 CuO 含量催化剂（30%）中，溶解于 ZnO 晶格中的 Cu^{2+} 被还原成二维 Cu^0-Cu^+ 层或溶解在 ZnO 中的 Cu^0-Cu^+ 物种。Cu^0 则是 Cu^+ 前体，由 CO_2、H_2O 或其他氧化性物质氧化为 Cu^+，实验证明对含 CO_2 的原料气在金属铜表面覆盖有氧。

② 合成甲醇反应机理：

Ⅰ. $CO+H_2$ 合成甲醇反应机理：早期普遍认为 CO 按如下步骤反应生成甲醇，而 CO_2 的存在仅仅起到稳定晶格（Cu^+）的作用，或经由逆变换反应生成 CO，然后进一步转换为甲醇。

(a) $CO + * \rightleftharpoons CO^*$

(b) $H_2 + 2* \rightleftharpoons 2H^*$

(c) $CO^* + H^* \rightleftharpoons HCO^* + *$

(d) $HCO^* + H^* \rightleftharpoons H_2CO^* + *$

(e) $H_2CO^* + 2H^* \rightleftharpoons H_3COH^* + 2*$

(f) $H_3COH^* \rightleftharpoons H_3COH + *$

该机理假定反应活性中心只涉及 Cu/ZnO/Al_2O_3 催化剂中的铜，且认为催化剂表面不含有—OH 或表面氧。而有研究认为在铜基催化剂中，组分 Zn 在反应中起到了解离吸附氢并向活性中心铜提供氢原子的作用，参与了甲醇合成反应的催化循环过程。

Ⅱ. CO_2+H_2 反应机理：20 世纪 80 年代初，有研究者通过实验说明甲醇分子中的碳来

源于 CO_2，自此 CO_2 在合成甲醇的作用问题才受到重视。之后，人们就 CO 和 CO_2 竞争加氢问题展开了广泛的研究。然而，最近十几年来，部分学者提出了与前述完全相反的甲醇合成机理，认为只有 CO_2 才能合成甲醇，CO 则起到消除 CO_2 加氢中所产生的吸附氧或通过水煤气变换反应转化为 CO_2 后合成甲醇的作用。针对 CO_2 合成甲醇详细机理研究很多，如下机理（X 是表面活性中心）可以较好地解释实验动力学关系。

(a) $CO_2 + X \Longleftrightarrow X \cdot CO_2$

(b) $X \cdot CO_2 + H_2 \Longleftrightarrow XCH_2O_2$

(c) $X + XCH_2O_2 \Longleftrightarrow XCH_2O + XO$

(d) $XCH_2O + H_2 \Longleftrightarrow CH_3OH + X$

(e) $XO + H_2 \Longleftrightarrow X + H_2O$

(f) $XO + CO_2 \Longleftrightarrow XCO_3$

上述 $CO + H_2$ 合成甲醇反应机理和 $CO_2 + H_2$ 反应机理两种机理都肯定了在铜基催化剂上水煤气变换反应的作用。在 $Cu/ZnO/Al_2O_3$ 催化剂上 $CO + CO_2 + H_2$ 合成甲醇时，同时发生水煤气变换反应（WGS），且 WGS 反应在热力学上非常有利。WGS 的可能机理有两种：一种是再生机理，再生机理涉及表面铜的交替氧化和还原，可表示为：

$$2Cu(s) + H_2O \Longleftrightarrow Cu_2O(s) + H_2$$
$$CO + Cu_2O \Longleftrightarrow 2Cu(s) + CO_2$$

该机理的活性中心只与 Cu 物种有关，Cu^+ 的可能形式有 Cu_2O、CuOCu 或 CuOCuOH 等。

另一种是缔合机理，可表示为：

Ⅲ. $CO + CO_2 + H_2$ 合成甲醇机理：即四途径反应机理，可较好地解释 CO_2 的作用以及 CO_2 导致的速控转移等现象。

(a) $\text{M-CO} \xrightarrow{H} \text{M-CHO} \xrightarrow{H} \text{M-CH}_2\text{OH} \xrightarrow{H} \text{CH}_3\text{OH}$

(b) $\text{M-CO}_2 \xrightarrow{H} \text{M-CO}_2\text{H} \xrightarrow{H} \text{CH}_3\text{OH} + \text{M-OH}$

(c) $\text{M-CO} + \text{M-OH} \longrightarrow \text{M-CO}_2\text{H} \xrightarrow{H} \text{CH}_3\text{OH} + \text{M-OH}$

(d) $\text{M-CO}_2 + \text{M-OH} \xrightarrow{H} \text{M-CO}_3\text{H} \xrightarrow{H} \text{CH}_3\text{OH} + \text{M-OH} + \text{H}_2\text{O}$

该机理认为合成甲醇时，氢解离吸附是速控步骤。

4.2.4　生物质气化甲醇合成工艺

(1) Hynol Process 工艺

美国环保署和加州大学在 1995～2000 年间，合作进行了 Hynol Process 研究，即通过高温、高压方法将生物质和氢气转化为合成气，进而合成甲醇燃料。实验室规模 Hynol Process 的碳转化率可达 75%，焦油含量很低；模型预测停留时间从 1h 增加到 7h，碳转化率可以从 75% 上升到 88%。中试规模的加料量为 23kg/h，以生物质和天然气为原料。

Hynol Process 包括三个阶段：①生物质在加氢气化炉（HGR）中的反应；②气化炉出来的气体和外加天然气的水蒸气变换过程；③甲醇合成。Hynol Process 有三个特点：①由于富氢气体循环进入加氢气化炉，所以不需要氧气和外部热量来维持气化炉的温度，从而实现能量中性化；②加氢气化炉产生的富甲烷气和天然气中的甲烷易于进行水蒸气重整产生合成甲醇的 H_2 和 CO；③其是一个完整的循环过程。整个系统流程如图 4.9 所示。

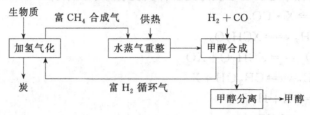

图 4.9　Hynol Process 系统示意图

(2) NREL 的生物质合成甲醇工艺

美国 NREL 目前集中研究用热化学法转化非粮食生物质，并对得到的产物进行分离和合成。现已成功完成了通过生物质气化及随后的燃料合成过程制备甲醇、甲烷、氢气、汽油及柴油等技术。

NREL 的目标是建立一套整体的生物质制备燃料的工业化装置，最终使之商业化。其中生物质-甲醇项目包括两个方面：一是开发一种一步催化剂，在除去焦油和碳氢化合物的同时调节氢气和一氧化碳的比例；二是示范一个生物质-甲醇工厂，目标是降低甲醇成本，以达到同商品汽油竞争的目的。从 1993 年 10 月开始，NREL 和其他单位合作在夏威夷建造了一座生物质气化示范工厂，流程如图 4.10 所示。

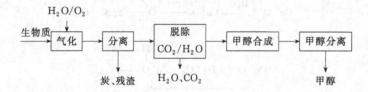

图 4.10　NREL 的生物质-甲醇示范工厂流程示意图

(3) BAL-Fuels 合成甲醇工艺

瑞典 BAL-Fuels 的生物质甲醇生产厂包括气化工厂和甲醇工厂。气化炉操作压力 2.7MPa，使用氧气/水蒸气作为气化介质。生物质加料系统利用空气设备产生的 N_2 和 CO_2/H_2O 脱除单元产生的二氧化碳，经过净化和调整后的气体进入甲醇合成厂，经压缩后合成甲醇。

在甲醇合成厂，使用了自热重整器（ATR），从而提高了甲醇产量。首先，生物质在流化床气化炉中气化产生粗原料气，主要包括 CO 35.6％、H_2 28.6％、CO_2 28.8％、CH_4 6.7％，其他 0.3％（干基）。产生的原料气进行冷却后回收热量，并经过水洗除去颗粒状杂质；然后气体通过一个 CO 变换单元，使 H_2 的含量提高。变换后的气体进一步脱硫后，进入甲醇合成单元合成甲醇。排气引入一个自热重整器，其中的甲烷与氧气和水蒸气反应提升合成气质量，之后循环回甲醇合成单元，产生的甲醇经蒸馏后提升至燃料级甲醇。在原料气冷却、甲醇合成和 ATR 单元都可产生水蒸气，这些水蒸气与氧气一起作为气化介质或作为其他单元的热源。额外的水蒸气通过生物质在锅炉中燃烧产生，过剩的高压过热水蒸气经过蒸汽透平产生电力，供工厂内部各单元使用。

　　整个系统的流程如图 4.11 所示。该项目采用了合成气的变换过程，使 H_2 和 CO 的比例达到最佳，所以甲醇产量较高，但消耗了大量水蒸气。

(4) MHI 生物质气化合成甲醇工艺

　　日本三菱重工的生物质气化合成甲醇系统如图 4.12 所示。生物质被粉碎到 1mm 左右加入一个常压气化炉，以氧气和水蒸气作为气化剂加入炉中。首先，部分生物质与氧燃烧，达到 $800 \sim 1000$℃，产生气化所需的热量，其余的生物质与水蒸气反应生成合成气，通过热交换器，合成气冷却，产生气化用的蒸汽，所以不需从外界供给热量。去除灰分和过量的水蒸气后，合成气在 $3 \sim 8MPa$、$180 \sim 300$℃下，用铜锌催化剂合成甲醇。

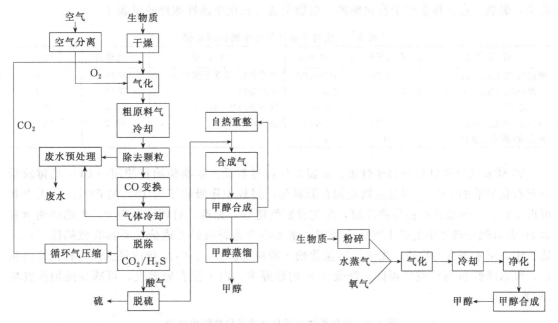

图 4.11　BAL-Fuels Project 系统示意图　　　　图 4.12　MHI 生物质气化合成甲醇系统

4.3　生物柴油的制备工艺

　　生物柴油，即长链脂肪酸烷基酯，1988 年由德国聂尔公司发明，起初是以菜籽油为原料经提炼而制成的。生物柴油这一概念最早是由德国工程师狄·塞尔（Rudolf Diesel）于 1896 年提出的，当时成功试制的柴油机以花生油为燃料。但是，直接将植物油用于发动机，由于植物油的黏度高（约为柴油的 $11 \sim 17$ 倍）、挥发性低、低温流动性差，可能引起发动机内较多沉积、导致喷油嘴结炭、活塞环卡死、润滑油变质和排放性能不理想等问题。

　　1983 年，美国科学家 Qulck 首先将亚麻籽油酸甲酯用于柴油机，燃烧了 1000h，并将经过酯交换得到的脂肪酸甲酯定义为生物柴油（biodiesel），这是狭义上的生物柴油。1984 年美国和德国的科学家采用脂肪酸甲酯或乙酯代替柴油作燃料，将生物柴油的定义广泛化，即指凡是以油料作物、野生油料植物和工程微藻等水生植物油脂，以及动物油脂、废餐饮油等为原料油，通过特定的生产工艺制成的甲酯或乙酯燃料都称为生物柴油。作为一种替代燃料，生物柴油既可以 100％ 单独使用（用于柴油机与加热炉），又可与石化柴油以任意比例互溶（一般加入生物柴油比例为 2％～30％），这种混合燃料可直接用于柴油机。

作为生物质能源最重要的可再生液体燃料之一和最具发展潜力的大宗生物基液体燃料，生物柴油的合理开发利用对于促进国民经济的可持续发展、保护环境都将产生深远意义。

4.3.1 生物柴油的优缺点

与石化柴油相比，生物柴油具有能量密度高、润滑性能好、储运安全、抗爆性好、燃烧充分等优良使用性能，还具有可再生性、环境友好性及良好的替代性等优点。

① 良好的燃烧性能。十六烷值高，含氧量高，有利于压燃机的正常燃烧，从而降低尾气有害物质排放，因而被称为低污染燃料。含氧量高，在燃烧过程中所需的氧气量比石化柴油少，燃烧、点火性能优于石化柴油。生物柴油与石化柴油性能比较见表 4.7。

表 4.7　生物柴油与石化柴油性能比较

性能指标	石化柴油	生物柴油	性能指标	石化柴油	生物柴油
密度(20℃)/kg·m^{-3}	820~860	875~900	芳烃含量(质量分数)/%	≤25	微量
黏度(40℃)/mm^2·s^{-1}	2.0~4.5	3.5~5.0	十六烷值	>45	>56
引火点/℃	>55	>1.0	发热量/MJ·dm^{-3}	35.6	32.9
硫含量(质量分数)/%	<0.20	<0.01	燃烧效率/%	38.2	40.7
氧含量(质量分数)/%	0	10.9			

② 优良的环保性能和再生性能。a. 温室气体排放低：生物柴油在使用中 CO_2 的排放量只有石化柴油的 15%，而且生物柴油在原料生产过程中还吸收了近 10% 的 CO_2。b. 无毒和可再生性：生物柴油可被生物降解，生化分解性能好，无毒，对环境污染少，生物柴油泄漏约 20 天后就能被水中的微生物完全降解；基本不含芳香族烃类成分，不具有致癌性，不含硫、铅、卤素等有害物质，黑烟、碳氢化物、微粒子、SO_2、CO_2 排放量少。与石化柴油相比，可以降低 90% 的空气毒性，降低 94% 的致癌率，由于没有硫散发，可减少酸雨的发生（见表 4.8）。

表 4.8　生物柴油与石化柴油污染物排放比较

排放物种类	B100 比石化柴油减少的比例	B20 比石化柴油减少的比例	排放物种类	B100 比石化柴油减少的比例	B20 比石化柴油减少的比例
碳氢化合物/%	36.73	7.35	SO_x/%	100	20
CO/%	46.23	9.25	多环芳烃/%	80	13
颗粒物/%	68.07	13.61	含氮杂环化合物/%	90	50

生物柴油以动植物的生物质为原料，因而又具有良好的可再生性能。

③ 较好的低温发动机启动性能和润滑性能。与石化柴油相比，生物柴油无添加剂时冷凝点达-20℃，具有较好的发动机低温启动性能；生物柴油具有较高的运动黏度，在不影响燃油雾化的情况下，更容易在汽缸内壁形成一层油膜，从而提高运动机件的润滑性能，降低喷油泵、发动机缸和连杆的磨损率，延长其使用寿命。

④ 较高的安全性能。生物柴油闪点高，有利于安全运输、储存，不属于危险品；含氧量高，十六烷值高，燃烧性能优于石化柴油。

⑤ 原料易得。生物柴油的原料大多采用木本和草本植物种实或其他器官所含的饱和或不饱和脂肪酸，以及废弃油料等作为原料，原料的获得比较容易。

此外，生物柴油也有一些自身的缺点：①燃烧排放物中 NO_x 含量较高；②含有微量甲醇与甘油等，会使接触的橡胶零件（如橡胶膜、密封圈、燃油管等）逐渐降解；③原料油脂的来源、种类分散，使生物柴油的品种复杂。

4.3.2　生物柴油的生产方法

植物和动物脂肪中含有较多的脂肪酸甘油酯，即甘油三酸酯，由于脂肪酸甘油酯分子间的引力大，黏度较高，挥发度低，且低温流动性差，所以加工处理的各种方法主要是围绕着如何降低脂肪酸甘油酯的含量来进行的。生物柴油的生产技术本身并不复杂，但由于植物油价格高于石化柴油，因此简化生产工艺，尽可能地回收具有较高价值的副产甘油，以降低生物柴油成本，成为生物柴油制备的关键。目前，生物柴油的制备方法主要分为物理法和化学法，此外，还有生物酶法等，具体分类如图 4.13 所示。

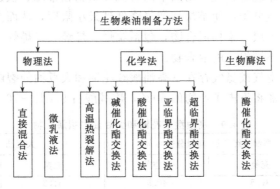

图 4.13　生物柴油制备方法

一般将图 4.13 中的制备方法归纳为直接混合法、微乳化法、高温裂解法和酯交换法等四种。使用物理法（直接混合法和微乳化法）生产生物柴油能够降低动植物油的黏度，但积炭及润滑油污染等问题难以解决；高温热裂解法的主要产品是生物汽油，生物柴油只是其副产品。相比之下，酯交换法是一种更好的制备方法，应用得也最为广泛。下面对常见的生产工艺进行介绍。

4.3.2.1　直接混合法

直接混合法是将天然油脂与石化柴油、降凝剂、抗磨添加剂、溶剂或醇类按不同的比例直接混合后作为发动机燃料。在生物柴油研究初期，研究人员设想将天然油脂与柴油、溶剂或醇类混合以降低其黏度，提高挥发度。Bartholomew 提出了利用植物油作为燃料的概念，指出可以用植物油和醇类混合来代替不可再生的资源。用 100% 的植物油作为燃料不可行，但是将 20% 的植物油和 80% 的柴油混合获得了成功，有些短期试验甚至采用了 1∶1 的比例。

4.3.2.2　微乳液法

微乳化是利用乳化剂将动植物油分散到黏度较低的溶剂中，从而将植物油稀释，降低黏度，满足作为燃料使用的要求。

将动植物油与溶剂混合制成微乳液也是解决动植物油高黏度的办法之一。微乳液是一种透明的、热力学稳定的胶体分散体系，是由两种互不相溶的液体与离子或非离子的两性分子混合而成的直径在 1～150nm 的胶质平衡体系，形成微乳化的机理各不相同，所形成的乳化液的稳定性主要取决于加入的能量和乳化剂的类型和数量。Neuma 等使用表面活性剂（主要成分为豆油皂质、十二烷基磺酸钠及脂肪酸乙醇胺）、助表面活性剂（成分为乙基、丙基和异戊基醇）、水、炼制柴油和大豆油为原料，开发了可替代柴油的新的微乳液体系，其中组成为柴油（3.160g）、大豆油（0.790g）、水（0.050g）、异戊醇（0.338g）、十二烷基磺酸钠（0.676g）的微乳液体系的性质与柴油最接近。

但是，微乳化方法易受到环境条件的限制，环境条件的变化会引起破乳现象的发生，使得燃料的性质不稳定，不能达到普遍使用的目的。

4.3.2.3 高温裂解法

高温裂解是指在空气或氮气存在的条件下，利用热能使动植物油的分子链断裂，从大分子的有机物转化为结构简单、分子较小的碳氢化合物的过程。最早对动植物油进行热裂解的目的是为了合成石油。

高温裂解法的基本原理是：使生物质中的有机高聚物在常压、快速加热、超短反应时间的条件下迅速断裂为短链分子，使结炭和产气降低到最小限度，从而获得最大限度的燃料柴油。脂肪酸甘油三酯可生成一系列混合物，包括烷烃、烯烃、二烯烃、芳烃和羧酸等。不同的植物油热裂解可得到不同组分的混合物。

表 4.9 中列出了在空气或氮气存在下高油酸红花油和大豆油的裂解产物中主要组分的分布，可以看出烷烃和烯烃将近占了产物的 60%，羧基酸占 9.6%～16.1%。

表 4.9 高油酸红花油和大豆油的裂解产物

裂解组分	高油酸红花油(质量分数)/%		大豆油(质量分数)/%	
	充氮	充空气	充氮	充空气
烷烃	37.5	40.9	31.3	29.9
烯烃	22.2	22.0	28.3	24.9
二烯烃	8.1	13.0	9.4	10.9
羧基酸	11.5	16.1	12.2	9.6
不饱和物	9.7	10.1	5.5	5.1
芳香烃	2.3	2.2	2.3	1.9
其他	8.7	12.7	10.9	12.6

使用裂解的方法可有效保证产品质量，并且适合长期使用。但是热解工艺复杂，设备庞大，造成产品成本过高，不能达到工业化生产及使用的目的。

4.3.2.4 酯交换法

目前工业生产生物柴油主要是应用酯交换法。在油类酯交换反应中，甘油三酸酯与醇在催化剂作用下进行酯交换得到脂肪酸甲酯和甘油。酯交换制得的长链脂肪酸甲酯，流动性较好，黏度较低，适合作为燃料使用。该反应可在常温、常压下进行，在催化剂存在的情况下可以达到很高的转化率，且条件易于控制。酯交换反应过程如图 4.14 所示。

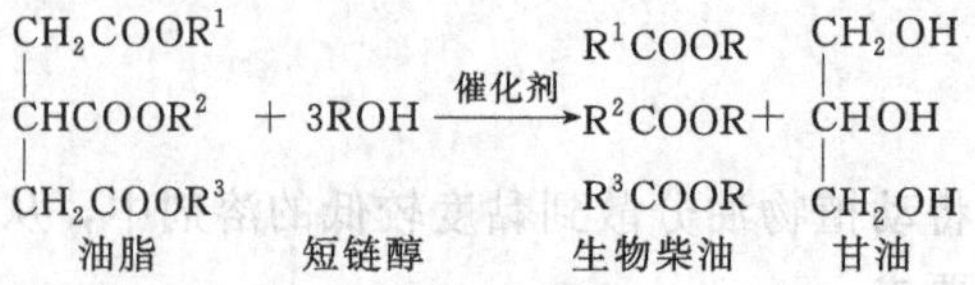

$$
\begin{array}{ccc}
CH_2COOR^1 & & R^1COOR \\
| & & \\
CHCOOR^2 & +\ 3ROH \xrightarrow{\text{催化剂}} & R^2COOR \\
| & & \\
CH_2COOR^3 & & R^3COOR
\end{array}
+
\begin{array}{c}
CH_2OH \\
| \\
CHOH \\
| \\
CH_2OH
\end{array}
$$

油脂　　　　短链醇　　　　生物柴油　　　甘油

图 4.14 生物柴油酯交换反应方程式

图 4.14 中反应方程式中 R^1、R^2、R^3 为 $C_{12} \sim C_{24}$ 的直链烃基（饱和或不饱和），ROH表示低级脂肪醇，工业生产中多采用甲醇和乙醇。按化学计量式计算，1mol 甘油三酸酯需要 3mol 的醇，但反应转化率不高。为了提高转化率，醇油摩尔比往往大于 3。

酯交换实际上分为三步进行（假设短链醇为甲醇）：甲醇中的甲氧基与甘油三酸酯中的一个脂肪酸结合形成长链脂肪酸甲酯从甘油三酸酯上脱落同时形成甘油二酸酯；甲醇中的甲氧基继续与甘油二酸酯中的一个脂肪酸结合形成长链脂肪酸甲酯从甘油三酸酯上

脱落同时形成甘油单酸酯；甲醇中的甲氧基继续与甘油单酸酯中的脂肪酸结合形成长链脂肪酸甲酯从甘油三酸酯上脱落同时形成甘油。从以上反应过程可以看出经转酯化反应后甘油三酸酯分裂形成三个单独的脂肪酸甲酯从而减短碳链的长度同时形成有用的副产物甘油。通过以上的酯交换反应可以使天然油脂（甘油三酸酯）的平均分子量降至原来的 1/3，黏度降低 8 倍，生产出来的生物柴油的黏度与石化柴油接近，十六烷值可达约 50，同时提高了挥发度。

　　由于空间效应影响，发生酯交换反应时，伯醇的反应活性最高，而且醇的碳链越短，受空间效应影响越小，所以甲氧基是最小最活泼的烷氧基，另外，酯交换过程为一个可逆过程，该过程没有很大的能量变化。典型的酯交换生产生物柴油的工艺流程如图 4.15 所示。

　　生产生物柴油的原料油脂种类各异，有草本植物油（菜籽油、大豆油、花生油、葵花籽油、烟籽油等）、木本植物油（胡麻油、桐子油、棕榈油、黄连木油、麻风树等）、餐饮废油脂、动物脂肪以及微生物油脂等，目前生产生物柴油的主要问题是成本过高，据报道，原料油脂的费用占到生物柴油总生产成本的 70%～75%，因此，使用廉价的原料油脂及提高转化率从而降低成本是生物柴油能否产业化的关键。

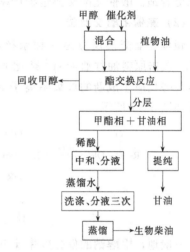

图 4.15　酯交换制取生物柴油工艺流程

　　可用于酯交换生产生物柴油的醇包括甲醇、乙醇、丙醇、丁醇和戊醇，也有报道醋酸甲酯具有不影响酶活力、反应过程中无甘油产生和脂肪酶可重复利用而无需其他任何处理等优点，是一种比较理想的酰基交换剂。但是，其中最为常用的是甲醇，这是由于甲醇的价格较低，同时其碳链短、极性强，能够很快与脂肪酸甘油酯发生反应，且碱性催化剂易溶于其中。酯交换反应的技术关键是反应中使用的催化剂，采用的催化剂有酸性催化剂（硫酸、磷酸、盐酸和苯磺酸等）、碱性催化剂（NaOH、KOH、各种碳酸盐以及钠和钾的醇盐）和生物催化剂（脂肪酶和微生物细胞）三大类。依据所用催化剂的种类不同，酯交换反应可以分为酸催化反应、碱催化反应和生物催化反应。三种酯交换方法制备生物柴油的优缺点对比见表 4.10，可以看出，每种生产生物柴油的酯交换方法各有优缺点，在选择酯交换方法时要依据原料的特性和生产成本综合考虑。

表 4.10　三种酯交换方法的优缺点对比

方法	优点	缺点
碱催化法	工艺简单，成本相对低廉，生产周期短	对原料要求高，高能耗，醇需要过量及反应液色泽深，杂质多，产物难提纯，净化工艺有废液排放
酸催化法	受原料中水分和酸值影响小	反应周期长，需较高的醇物质的量比和催化剂浓度，易受反应生成水的影响
酶催化法	对原料中水分和脂肪酸要求低，反应条件温和，醇用量少，甘油易回收，净化工艺简单，无废物产生，生产清洁环保	酶价格昂贵，且易受短链醇及产物甘油的毒害，生产周期长

（1）酸催化酯交换法

甘油三酸酯上的羰基质子化形成碳正离子，与醇发生亲核反应得到四面中间体，最后生成新的脂肪酸酯。其反应机理如图 4.16 所示。

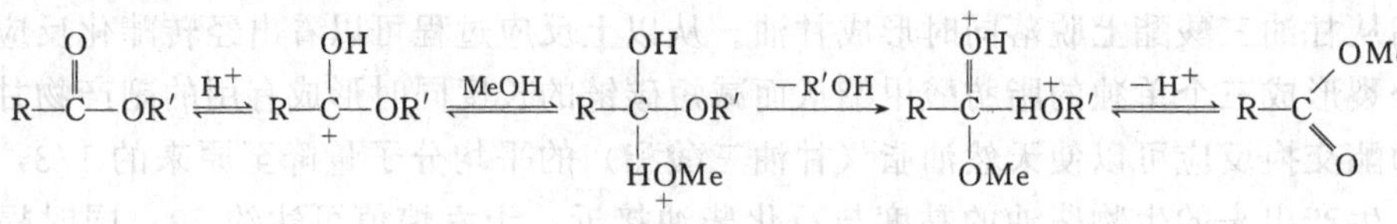

$$\underset{O}{\overset{\parallel}{R-C-OR'}} \xrightleftharpoons{H^+} R-\overset{+}{\underset{OH}{\overset{|}{C}}}-OR' \xrightarrow{MeOH} R-\underset{\underset{+}{HOMe}}{\overset{OH}{\overset{|}{C}}}-OR' \xrightarrow{-R'OH} R-\underset{OMe}{\overset{+}{\overset{OH}{\overset{|}{C}}}}HOR' \xrightleftharpoons{-H^+} R-\overset{OMe}{\underset{O}{C}}$$

图 4.16 酸催化酯交换反应机理

尽管酸催化酯交换反应比碱催化慢得多，但当甘油酯中游离脂肪酸和水含量较高时，酸催化更合适。酸催化酯交换过程产率高，但反应速率慢，分离难且易产生"三废"。

(2) 碱催化酯交换法

碱催化酯交换反应是一种亲核取代反应，催化剂首先形成烷氧阴离子 MeO^-，然后 MeO^- 攻击原料油甘油酯 sp^2 杂化的第一个羰基碳原子，形成四面体结构的中间体，接着中间体与醇反应生成新的烷氧阴离子 MeO^-，中间体重排生成脂肪酸酯和甘油二酯。其反应机理如图 4.17 所示。

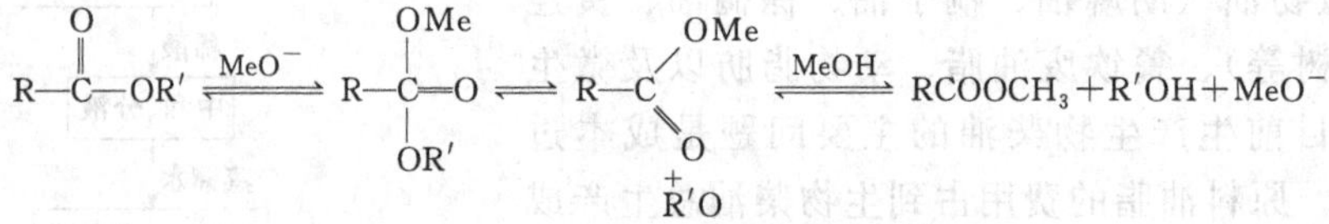

$$\underset{O}{\overset{\parallel}{R-C-OR'}} \xleftarrow{MeO^-} R-\overset{OMe}{\underset{OR'}{\overset{|}{C}-O^-}} \xrightleftharpoons{} R-\overset{OMe}{\underset{\underset{R'O}{+}}{\overset{|}{C}}}\overset{O}{\underset{}{}} \xrightleftharpoons{MeOH} RCOOCH_3 + R'OH + MeO^-$$

图 4.17 碱催化酯交换反应机理

一般地，甲醇钠的催化效率比 NaOH 高，这是因为 NaOH 和甲醇混合会生成少量的水而发生皂化反应。

(3) 酶催化酯交换法

酶催化酯交换法制备生物柴油具有条件温和、醇用量少、无污染物排放，副产物甘油易回收，操作方便，反应物中游离脂肪酸能完全转化成酯等优点，因此特别适合于高酸值废油脂酯交换法制备生物柴油。

在生物柴油的生产中，脂肪酶是一种适宜的生物催化剂，不仅能在油-水界面催化水解长链脂肪酸甘油酯，而且能有效催化酯化和酯交换反应。酶催化交换还能进一步合成其他一些高价值产品，包括可生物降解的润滑剂以及用于燃料和润滑剂的添加剂。用于催化合成生物柴油的脂肪酶主要是酵母脂肪酶、根霉脂肪酶、毛霉脂肪酶、猪胰脂肪酶等。

脂肪酶作用于反应体系的油-水界面层，其催化部位含有亲核催化三联体（Ser-His-Asp）或（Ser-His-Glu）。脂肪酶的催化部位位于分子内部，表面被相对疏水的氨基酸残基形成的 α-螺旋盖状结构所覆盖，对三联体催化部位起保护作用。通过界面活化可提高催化部位附近的疏水性，导致 α-螺旋的再定向，从而暴露出催化部位；油-水界面的存在还可以使酶形成不完全的水化层，这有利于疏水性底物的脂肪族侧链折叠到酶分子的表面，使酶促反应易于进行。

脂肪酶催化酯交换反应是个分步进行的过程，具体的反应机理如图 4.18 所示。

首先甘油三酸酯和脂肪酶形成甘油三酸酯-酶复合物，然后甘油三酸酯-酶复合物醇解生成脂肪酸酯和甘油。反应体系中的水分含量是影响酯交换反应的重要因素，它不仅影响有机相中酶的活性，同时又参与酯交换反应。因此，在酶催化酯交换反应中，水分含量是一个非常关键的控制参数。

目前开发出的脂肪酶固定化技术具有稳定性高、可重复使用等优点，但是廉价、易于活

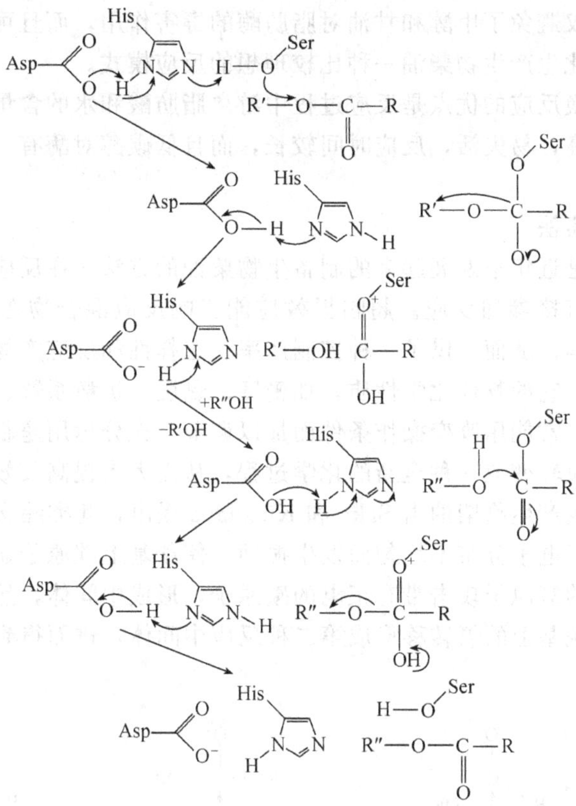

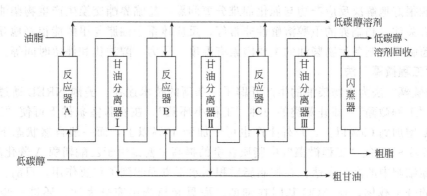

图 4.18 脂肪酶催化酯交换反应机理

化和制备的固定化酶的载体很难得到。脂肪酶具有区域选择性、立体选择性和较高稳定性，能抑制水参与的副反应，且酶本身不溶于有机溶剂易于回收和利用，反应完毕后产物的分离纯化也较容易，具有较高的催化效率和经济性，日益受到关注，如何提高酶的活性和防止酶中毒是该方法的关键。固定化脂肪酶连续酯交换工艺流程如图 4.19 所示。

图 4.19 固定化脂肪酶连续酯交换工艺流程

工艺过程如下：将固定化脂肪酶分别固定在反应器 A、B、C 中，油脂由第一个反应器的顶部加入，与从反应器底部加入的低碳醇（如甲醇）发生反应，甲醇从反应器顶部溢出被回收，在反应器 A 反应后的甲酯、甘油以及未反应的油脂混合物送入甘油分离器 I 中，甘油从分离器的底部被分出，甲酯和油脂被送至反应器 B 中重复前面的反应，同理，再经甘油分离器Ⅱ、Ⅲ离心，最后经闪蒸塔蒸馏，最终可得到粗脂肪酸酯和甘油两种产品。这种三级固定化酶床装置不仅避免了甲醇和甘油对脂肪酶的毒害作用，而且可以实现酶法连续法生产生物柴油，是工业化生产生物柴油一种比较理想的反应模式。

脂肪酶催化酯交换反应的优点是反应过程中游离脂肪酸和水的含量对反应无影响，相对清洁，但是酶价格偏高，易失活，反应时间较长，而且低碳醇对酶有一定的毒性，缩短酶的使用寿命。

(4) 超临界酯交换法

超临界酯交换法是近年来发展起来的制备生物柴油的方法。在反应中，超临界流体既可作为反应介质，也可直接参加反应。超临界效应能影响反应混合物在超临界流体中的溶解度、传质和反应动力学，从而提供了一种控制产率、选择性和反应产物回收的方法。超临界流体用作反应介质时，它的物理化学性质，如密度、黏度、扩散系数、介电常数以及化学平衡和反应速率常数等，常能用改变操作条件而加以调节。充分运用超临界流体的特点，常使传统的气相或液相反应转变成一种全新的化学过程，从而大大提高其效率。

超临界酯交换法生产生物柴油由 Saka 和 Kusdiana 提出，此类酯交换反应也属于亲核反应。首先三甘油酯由于电子分布不均匀而发生振动，使羰基上碳原子显示正价，而氧原子显示负价。同时甲醇上的氧原子攻击带有正电的碳原子，形成中间体，然后中间体醇类物质的氢原子向三甘油酯中烷基上的氧转移形成第二种反应中间体，进而得到酯交换产物，其反应机理如图 4.20 所示。

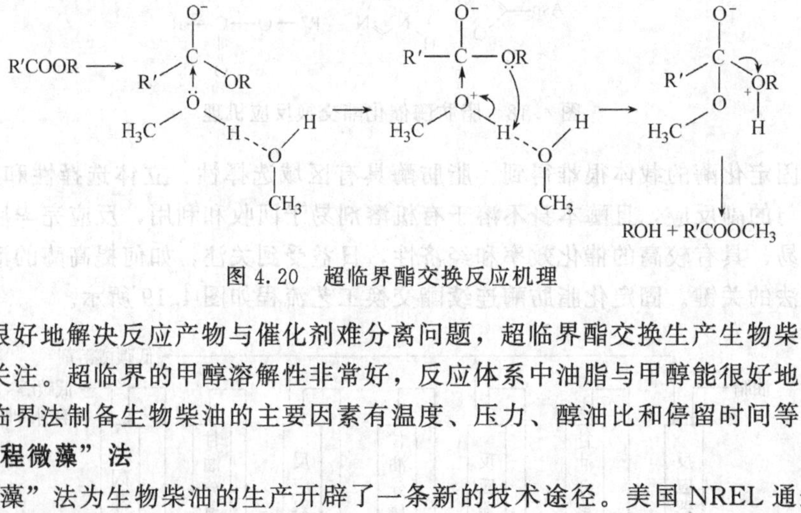

图 4.20 超临界酯交换反应机理

由于能很好地解决反应产物与催化剂难分离问题，超临界酯交换生产生物柴油技术日益受到研究者关注。超临界的甲醇溶解性非常好，反应体系中油脂与甲醇能很好地互溶。

影响超临界法制备生物柴油的主要因素有温度、压力、醇油比和停留时间等。

(5) "工程微藻"法

"工程微藻"法为生物柴油的生产开辟了一条新的技术途径。美国 NREL 通过现代生物技术建成"工程微藻"，即硅藻类的一种"工程小环藻"。在实验室条件下可使"工程微藻"中脂质含量增加到 60% 以上，户外生产也可增加到 40% 以上，而一般自然状态下微藻的脂质含量为 $5\% \sim 20\%$。"工程微藻"中脂质含量的提高主要是由于乙酰辅酶 A 羧化酶（ACC）基因在微藻细胞中的高效表达，在控制脂质积累水平方面起到了重要作用。目前，正在研究选择合适的分子载体，使 ACC 基因在细菌、酵母和植物中充分表达，还进一步将修饰的 ACC 基因引入微藻中以获得更高效表达。利用"工程微藻"生产柴油具有重要经济意义和生态意义，其优越性在于：微藻生产能力高、用海水作为天然培养基可节约农业资源；比陆生植物单产油脂高出几十倍；生产的生物柴油不含硫，燃烧时不排放有毒害气体，排入环境中也可被微生物降解，不污染环境。发展富含油质的微藻或者"工程微藻"是生产生物柴油的一大趋势。

（6）生产方法的比较

直接混合法能够降低动植物油的黏度，而且简单易行，但十六烷值不高，易变质，油的高黏度和不易挥发性势必会导致发动机喷嘴不同程度的结焦、活塞环卡死和积炭、润滑油污染等问题，因而不能够长时间应用。

高温裂解法过程简单，没有任何污染物产生，缺点是在高温下进行，需要催化剂，裂解设备昂贵，反应程度很难控制，且当裂解混合物中硫、水、沉淀物及铜片腐蚀值在规定范围内时，其灰分、炭渣和浊点就超出了规定值。另外高温裂解法的产品中生物柴油含量不高，大部分是生物汽油。

酸催化酯交换法适用于游离脂肪酸和水分含量高的油脂制备生物柴油，产率高，但反应温度和压力高，甲醇用量大，反应速率慢，反应设备需要不锈钢材料。碱催化酯交换反应条件温和，常温常压即可，在较短的反应时间内可得到较高的转化率，但原料油游离脂肪酸和水分的含量对反应有明显影响，副产物皂化物难以分离，甘油净化工艺复杂。传统酸碱催化制备生物柴油的共同缺点是工艺复杂，能耗高，醇用量大，反应液色泽深、杂质多，产物难提纯，有废液排放、环境污染大。

酶催化酯交换具有提取简单、反应条件温和、醇用量小、甘油易回收和无废物产生等优点。而且酶催化酯交换还能进一步合成其他一些高价值产品，包括可生物降解的润滑剂以及用于燃料和润滑剂的添加剂。酶催化酯交换的缺点是酶成本高，反应时间太长，反应产率低，而且低碳醇对酶有一定的毒性，缩短酶的使用寿命。目前开发的脂肪酶固定化技术具有稳定性高，可重复使用等优点，但是廉价、易于活化和制备的固定化酶的载体很难得到。以全细胞生物催化剂形式利用脂肪酶技术无需酶的提取纯化，截留在胞内的脂肪酶可看作被固定化，具有很高的成本效率。

超临界酯交换法工艺流程简单，解决了醇油两相的共溶问题，无需催化剂即可进行，反应速率快、转化率高，反应分离同时进行，且对油脂中的游离脂肪酸和水分的含量无任何要求。缺点是反应在高温高压下进行，能耗较大，且对设备要求相当高，使得工业化较困难。

4.3.3 生物柴油在国内外的发展状况

（1）国外发展现状

生物柴油研究从 20 世纪 70 年代开始以来，发展非常迅速。美国、加拿大、巴西、日本、澳大利亚、印度等国都在积极发展这项产业。美国、法国、意大利等国相继成立了专门的生物柴油研究机构。在美国和欧洲各国，生物柴油已被核准为可替代型燃油，并有了较大范围的应用实践。2002 年全球生物柴油的产量已达到 300 万吨，其中欧洲约 200 万吨，美国约 75 万吨，并计划到 2010 年生产柴油量分别达 1800 万吨和 1200 万吨。

目前，在发达国家生产生物柴油的原料主要有大豆（美国）、油菜籽（欧洲）、棕榈油（东南亚），由于多数企业使用纯净植物油为原料，以致生物柴油的成本价较高。从各国经验来看，发展生物柴油离不开国家的大力扶持以及为了降低成本而予以的减免税收等优惠措施。

日本、爱尔兰等国用植物油下脚料及实用回收油做原料生产生物柴油，相应地降低了生物柴油的生产成本，其中日本从 1993 年起就开始推行使用生物柴油的措施，包括启用以生物柴油为燃料的社区公车，一部分的食品配送车使用生物柴油为燃料等，并对利用废食用油作为原料的纯生物柴油实行免税政策。

(2) 国内发展现状

近年来我国开展了一些生物柴油研发工作。"八五"期间，我国开始利用纤维素、废弃物制取乙醇燃料技术的研究和探索，主要研究纤维素、废弃物的稀酸水解和发酵技术，并在"九五"期间进入中试阶段。中国科技大学、石油化工研究院、西北农林科技大学、辽宁能源所等机构分别进行了实验研发和小型工业试验。一系列关键技术已被克服。我国生物柴油产业已初具规模。2004 年国家科技部启动了"十五"国家科技攻关计划"生物燃料油技术开发"项目，包括生物柴油的内容。2005 年，国家规划到 2010 年生物柴油的产量为 200 万吨，2020 年的产量则达到 1200 万吨。

然而，与国外相比，我国在发展生物柴油方面还有相当大的差距。制约中国生物柴油工业化的主要原因有两个：原料价格昂贵；转化工艺水平低。因此开发新型、廉价的原料和高效的合成技术，提出一条经济可行的燃料油合成工艺路线，是生物柴油产业持续发展的关键。

利用废弃油以及野生油料作物生产生物柴油是有前途的，随着生产生物柴油所需的工业油籽需求量的不断增长，出于工业目的种植油籽的预留地面积也迅速增长。但在我国人多地少的情况下，不宜过多占用耕地种植油菜籽等生物柴油的原料，应因地制宜，利用山区种植的油料植物或者利用废油、动物脂肪等原料用于生物柴油的生产。

4.4 生物油

生物质经过热裂解析出的挥发组分被快速冷凝后可得到易储存、易运输、能量密度高且使用方便的液体燃料——生物油。生物油可以直接用于燃油锅炉和透平的燃烧，也可进一步加工改性为柴油或汽油而作为动力燃料，是石化燃料很好的替代品，此外还能从中提取具有商业价值的化工产品。

快速裂解生产生物油被认为是最经济的生物质生产液体燃料的路线之一。通过中等温度（500～600℃）、高加热速率（10^4～10^5℃/s）和极短的停留时间（<1s），将生物质直接热解，再经快速冷却得液体生物油。生物质快速裂解液体产率可达 70%～80%（质量分数）。

4.4.1 生物油的化学组成

生物油是一种液体含氧混合物，其中的有机物有数百种之多，包括酸、醇、醛、酮、酚、醚、酯、烃、含氮化合物以及各种多官能团有机化合物，主要组成为 20%～25%水、25%～30%水溶性裂解木质素、5%～12%有机酸、5%～10%非挥发性碳氢化合物和 10%～25%的其他含氧化合物。

生物油在元素组成上和生物质原料较为接近，主要包括 C、H、O 以及少量的 N、S 和金属元素，各元素的含量随生物油中水分含量的不同而变化。生物油在干基（无水）状态下典型的元素组成如下：C（48.0%～60.4%，质量分率，下同）、H（5.9%～7.2%）、O（33.6%～44.9%），源于木材的生物油的 N 含量一般在 0.1%以下，而源于其他农作物秸秆和林业废弃物的生物油中 N 含量则比较高，一般在 0.2%～0.4%，硫含量一般为 60～500mg/kg，金属元素的含量则随固体颗粒的含量而变。生物油和石油的最大区别在于生物油的高氧含量（45%～60%，湿基），这也是导致生物油和石油在化学组成和物理性质上有着巨大差异的根本原因。

在生物质快速热解的过程中，二次裂解被降低到最大限度，许多官能团被完整地保留到生物油中。因此源自于不同生物质原料的生物油在化学组成上表现出一定的共性，但生物油中具体的化学组分及其含量则会随着生物质原料种类、预处理、热解反应条件和产物收集方法等因素而变化。到目前为止，生物油中被检测出的物质已超过 300 种，但由于生物油组分的复杂性和部分组分的特殊性，即使综合现有的分析手段，都没有办法对生物油进行完全精确的分析。一般而言，干基状态下的生物油含有 50％可被 GC-MS（气质联用）分析的组分、25％可被 HPLC-MS（液质联用）分析的组分（主要是糖类组分）以及 25％很难被检测的组分（主要是木质素裂解物）。生物油中被 GC-MS 检测出的重要物质如表 4.11 所示。

表 4.11　生物油中被 GC-MS 检测出的一些重要组分

种类	组　　分
酸	甲酸、乙酸、丙酸、羟基乙酸、丁酸、戊酸、己酸
酯	甲酸甲酯、乙酸甲酯、戊酸甲酯
醇	甲醇、乙醇、丙烯醇、异丁醇、3-甲基-1-丁醇
糖	左旋葡聚糖、D-戊醛糖、葡萄糖、果糖
醛	甲醛、乙醛、2-丁醛、羟基乙醛、乙二醛、戊醛、2-甲基-2-丁醛
酮	丙酮、羟基丙酮、2-丁酮、环己酮、环戊酮、2-环戊酮
呋喃	呋喃、2-甲基呋喃、呋喃酮、糠醛、糠酸、二甲基呋喃
酚	苯酚、2-甲基苯酚、3-甲基苯酚、4-甲基苯酚、2,3-二甲基苯酚、2,6-二甲基苯酚、2-甲氧基苯酚、4-甲基愈创木酚、乙基愈创木酚、丁子香酚、异丁子香酚、2,6-二甲氧基苯酚
其他	二甲基乙缩醛、乙缩醛、麦芽糖醇、二甲基环戊烯

4.4.2　生物油的生产与精制

4.4.2.1　生物油的生产过程

生物油一般通过生物质的快速热解技术生产。具体工艺过程详见 2.2.5 节生物质快速热解技术及研究开发现状。

4.4.2.2　生物油的精制

由于水分、固体颗粒和氧含量高，热值低、黏度大、稳定性差、不能和石油燃料互溶等特点，生物油的燃料特性较差。控制生物油的水分含量一般通过原料的干燥来实现，而对生物油进行精制提炼则比较困难。近年来，一些研究者提出了生物质油精制的可能处理方法包括催化裂解和催化加氢。此外，采用生物油中添加助剂，催化酯化生物油，将生物油与柴油共乳化等方法进行精制的研究也有报道。

(1) 生物油催化裂解

催化裂解是在催化剂的作用下，将生物油进一步裂解成较小的分子，其中的氧元素以 H_2O、CO 和 CO_2 的形式除去。早期的研究一般都是采用沸石类催化剂（主要为 ZSM-5）对生物油进行催化裂解，这类催化剂具有较好的脱氧功效，反应一般在常压、350～600℃下进行，经过催化裂解后可以得到烃类产物。但是，催化裂解时也存在很多问题，如烃类产物产率低、催化剂易发生结焦而使催化剂失活等，这些问题不能简单地通过调整反应条件或对催化剂进行改性加以解决。

催化裂解可以在生物质快速热解气冷凝之前直接进行，这样能避免热解气冷凝和生物油升温过程中的能量消耗，也可减小生物油升温过程中热效应所导致的催化剂结炭问题，而且热解气的平均分子量较小，更适合进行催化裂解。对快速热解气直接催化裂解虽然具有一定的优势，但生物油催化裂解存在的问题也都依然存在。

近年来，介孔类催化剂（如介孔分子筛）逐渐被应用到生物油或热解气催化裂解的研究中，由于介孔材料具有比表面积大、孔径较大且均匀等独特的性能，在有大分子参加的催化反应中显示出优异的催化性能，在对生物油或热解气的催化裂解研究中，取得了一定的进展。

（2）生物油催化加氢

催化加氢是在一定氢压（7～20MPa）或存在供氢溶剂的条件下，对生物油进行加氢处理，其中的氧元素以水的形式脱除。和催化裂解相比，催化加氢过程的运行费用大大增加，主要是耐压设备和催化剂成本较高，而且加氢过程还会消耗大量的氢气，每千克生物油完全脱氧需要消耗 600～1000L 的氢气。但催化加氢也具有一定的优势，主要表现为产物产率较高、产物的 H/C 较高，且产物的品质较好。

要实现生物油的深度催化加氢，必须采用两段反应过程：首先在较低的温度（＜300℃）下对生物油进行稳定加氢处理，去除其中一些稳定性差的组分；然后再进行类似于石油化工的常规加氢处理对生物油进行深度脱氧。和催化裂解一样，催化加氢也可以直接对生物质快速热解气进行。

（3）生物油添加助剂

在生物油中添加与生物油互溶的助剂是目前改善生物油品质最为简单和有效的方法，一些小分子的有机溶剂如甲醇、乙醇等是最常用的助剂。在生物油中添加醇类，可以提高热值、降低黏度、改善着火和燃烧特性。另外，醇的添加不仅稀释了生物油，醇还可以和一些活性基团发生可逆反应，降低活性基团的浓度，从而减慢生物油老化反应的速率，因此提高了生物油的稳定性，有利于生物油的存储。对多种添加剂的研究表明，生物油中添加甲醇的效果最好，且甲醇价格低、产量大。为了维持较好的稳定效果，最好在生物油制取后立刻添加甲醇，在生物油需要长期保存的情况下甲醇的添加量不低于10%。

生物油中醇类的添加虽然改善了其品质，但甲醇等溶剂的自燃性都很差，有较高的抗爆性，低温蒸发性差，蒸发潜热高，不利于低温冷启动，而生物油本身的十六烷值很低，因此，添加醇类的生物油作为内燃机燃料应用仍存在较大困难。

（4）生物油催化酯化

催化酯化是在生物油中加入醇类物质，在催化剂的作用下发生酯化等反应，将生物油中含羧基等组分转化为酯类物质。由于羧酸的酯化，生物油的 pH 值提高，腐蚀性下降。酯化过程中会产生水，而且酯化产物对水的溶解性也较差，通过选择合适的反应条件和反应体系，水会从有机相中分离出来，这样获得的有机相的水含量和氧含量都较低，热值较高。

催化酯化技术的难点在于开发合适的催化剂，选择合适的反应条件加快酯化速率，并能实现多余的水和有机相的分离。

（5）生物油与柴油的乳化

为了能使生物油直接应用于普通内燃机，一些研究者提出了将生物油和柴油混合制备乳化液。生物油和柴油是不能互溶的，但通过添加表面活性剂降低液体的表面能可以使其中一种液体均匀地分散在另一种液体中，比例高的液体呈连续相，比例低的液体呈离散相。采用各种阳离子、阴离子、两性离子和非离子表面活性剂，不同研究者成功配制出了不同生物油含量的稳定的乳化液，生物油的比例可高达95%。

将生物油乳化替代部分柴油应用于内燃机是现阶段拓展生物油应用途径的一个有效手段，但该项技术目前也存在许多问题，如增加了表面活性剂的成本和乳化过程的能量消耗，使得乳化液成本过高；乳化液稳定性仍较差，不能长期放置；乳化液黏度较大，只能满足少部分内燃机的要求。

4.4.3 生物油的应用

生物质快速热裂解产生的生物油可以直接应用或通过中间转换途径转变成次级产物。图4.21 列出了生物油的主要用途。

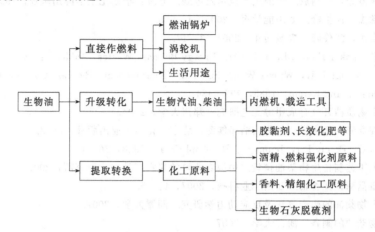

图 4.21　生物油的主要用途

① 生物油用于燃烧：生物油作为液体燃料，运输和储存较方便，只需对现有部分设备略加改造或根本不需要改造，便可直接利用生物油作燃料。虽然有关生物油燃烧方面的报道较少，但是在欧洲和北美进行了大量有关生物油用于燃烧方面的试验。结果表明生物油易于燃烧，但对燃烧雾化器应经常维护。而对燃烧排放物的成分还不清楚，目前正在进行这方面的实验。

② 涡轮机发电：生物油一个较专门化的应用是作为涡轮机代用燃料发电，涡轮机可以直接被热裂解生物油或改良后的生物油点燃。

③ 生物油作为柴油机代用燃料：芬兰国家测试中心及其处理研究室与加拿大 Ensyn 公司合作，对生物油做柴油机代用燃料进行了试验研究。比较了采用柴油机燃用生物油、柴油及乙醇等不同燃料时的运转特性。通过分析生物油的燃料特性可知，生物油的十六烷值低，着火性不好。为克服这一缺点，试验采用两种方案，其一是在生物油中加入十六烷值改善剂，以增加生物油的十六烷值；其二是采用双喷射系统，柴油作为引燃燃料，生物油作为熏燃燃料。试验用柴油机为单缸柴油机。试验结果表明，采用双喷射系柴油机运转良好。

④ 生物油制取化学品：生物油已经用于生产化学合成纤维、香料、有机肥料、燃料添加剂、去污剂等。

（李陵岚，夏涛，杨淼）

参 考 文 献

[1]　李东，袁振宏，王忠铭. 可再生能源，2006，**2**：57.

[2]　张晓阳. 玉米科学，2003，(专刊)：88.

[3]　庄新姝. 生物质超低酸水解制取燃料乙醇的研究. 浙江大学，2005.

[4]　刘治中. 液体燃料的性质及应用. 北京：中国石化出版社，2000.

[5]　Sun Y，Cheng J. Bioresource Technol，2002，**83**：1.

[6] Wright J D, Wymna C E, Gorhmnan K. Appl Biochem & Biotechnol, 1988, **18**: 75.

[7] Korbitz W. Renewable Enegry, 1999, **16**: 1078.

[8] Agu R C, Amadief A E, Udeetal C M. Waste Management, 1997, **17**: 91.

[9] Mitchell C P, Bridgwater A V, Stevensetal D J. Biomass & Bioenegry, 1995, **9**: 205.

[10] 张喜通. 生物质气合成甲醇工艺及催化剂研究. 北京化工大学, 2005.

[11] Tijm P J A, waller F J, Borwn D M. Appl Catal, 2001, **221**: 275.

[12] 房鼎业, 姚佩芳, 朱炳辰. 甲醇生产技术及进展. 上海: 华东化工学院出版社, 1990.

[13] 阴秀丽, 常杰, 汪俊峰. 太阳能学报, 2005, **4**: 518.

[14] 阴秀丽, 常杰, 汪俊峰. 煤炭转化, 2004, **3**: 17.

[15] Mudge L K, Baker E G, Mitchell D H. Energy Biomass Wastes, 1983, **7**: 365.

[16] Baker E G, Mudge L K, Wilcox W A. Fundam. Thermochem. Biomass Covers, 1982: 863.

[17] Chrysostome L. Ind Ceram, 1985, **795**: 434.

[18] 许庆利. 生物质秸秆气合成甲醇工艺研究. 郑州大学, 2004.

[19] 朱清时, 阎立峰, 郭庆祥. 生物质洁净能源. 北京: 化学工业出版社, 2002.

[20] Chinchen G C, Denny P J, Jennings J R. Appl Catal, 1988, **36**: 1.

[21] 钟耕. 绿色工艺制备生物柴油探索. 中国农业科学院农产品加工研究所, 2007.

[22] 何凤苗, 雷昌菊, 江香梅. 江西林业科技, 2007, **1**: 45.

[23] 王传申. 生物柴油的生产方法及反应动力学研究. 湘潭大学, 2007.

[24] 杨尧. 生物柴油的制备. 浙江大学, 2007.

[25] 高庆. 工业经纬, 2007, **1**: 28.

[26] 陆强, 朱锡锋, 李全新. 化学进展, 2007, **7-8**: 1064.

[27] 刘世锋, 王述洋, 白雪双. 林业劳动安全, 2006, **1**: 29.

第5章
生物质制备平台化合物

平台化合物（platform chemical）是指那些来源丰富、价格低廉、用途众多的一类基本有机化合物，如甲烷、乙烯、苯等。从它们出发，可以合成一系列具有巨大市场和高附加值的产品。

19世纪及20世纪初，有机化学工业的基础是煤化工，许多平台化合物都来源于煤，如苯、萘、乙炔、甲烷等。到了20世纪中叶以后，来自石油化工的平台化合物，如乙烯、丙烯、苯等，取代了煤化工，是化工领域中最主要的平台化合物，通过它们可以得到诸多的高附加值产品。但是，随着石化资源的大量消耗，原料价格快速上升，已经为依赖于石油化工的有机化工、精细化工、医药化工等工业部门敲起了警钟，这些工业部门原来使用的原料将不能再维持其低廉的价格，它们的生产成本将不可避免地大幅上升。因此，寻找新的有机化工原料、确立新的平台化合物、研究开发它们新的用途就成为摆在人们面前的迫切任务。

生物质资源作为一种新的可再生能源，具有贮存量丰富、可以再生、使用无公害等优点，已经被普遍认为是解决未来能源危机的根本出路之一，而且也是潜在的化工原料来源。从数量巨大的生物质资源获得传统平台化合物和新型、绿色平台化合物将成为本世纪化学家和化学工程师的重要任务。通过化学、物理或生物等方法，首先使生物质降解成为一系列中间平台化合物，如生物基合成气、糖类（如葡萄糖、木糖等），然后经过生物或化学方法加工，纤维素生物质最终可以转化成为诸多的绿色平台化合物，如乙醇、甘油、乳酸、1,3-丙二醇、山梨醇和乙酰丙酸等。这些产品具有非常好的反应特性，可以衍生数量众多的下游产品，为化工行业开辟出新的应用领域，也将有助于解决石化资源短缺及其应用带来的环境问题。

5.1　生物质甘油制备 1,3-丙二醇

1,3-丙二醇是一种无色黏稠状透明液体，其最主要的用途是作为合成性能优异的聚对苯二甲酸丙二酯（PTT）的单体，还可用于制备其他聚酯，如聚萘二甲酸丙二醇酯（PTN）和各种共聚酯。此外，1,3-丙二醇还可用于制备新型聚氨酯树脂、乳化剂和医药等。其中，PTT是纺织工业中一种新型聚酯化学纤维，与聚对苯二甲酸乙二酯（PET）、聚对苯二甲酸丁二酯（PBT）相比，兼具PET的高性能和PBT的易加工性，具有广阔的应用前景。作为一种新型聚酯纤维，PTT的研发生产引起了世界合成纤维行业的重视，同时我国PTT纤维的开发研究也广泛开展起来。PTT纤维的发展，预示着其基本合成原料1,3-丙二醇的需求量很大，因此，我国"十一五"科技攻关项目将1,3-丙二醇的生产技术开发列入

其中。

5.1.1　1,3-丙二醇的合成方法

目前工业上生产1,3-丙二醇的主要方法有化学法和微生物法两种，其中化学法包括环氧乙烷羰基化法和丙烯醛水合法等。

(1) 环氧乙烷羰基化法

环氧乙烷羰基化法是环氧乙烷、一氧化碳和氢气在催化剂存在下反应生成1,3-丙二醇。

美国 Shell 公司对环氧乙烷羰基化制备1,3-丙二醇进行了系统深入的研究，此方法的关键在于催化剂的制备和选择上。Shell 公司使用双膦配位改性羰基钴催化剂，并加入酸和金属作助催化剂，同时添加钌以提高催化活性，在合成气压力为 11～13MPa 和温度为 110～130℃下，一步反应直接生产1,3-丙二醇。此外，还可采用环氧乙烷两步反应法制备1,3-丙二醇，该方法首先合成 3-羟基丙醛，再经镍催化加氢还原制得1,3-丙二醇。相对一步合成方法，两步法在催化剂的寿命、成本、回收等方面有较大的经济优越性，但中间副产物较多。

(2) 丙烯醛水合法

德国 Degussa 公司开发了以丙烯为原料生产1,3-丙二醇的方法。反应分两步进行：一步是丙烯在 350℃、2MPa 条件下，在催化剂作用下生成丙烯醛，然后催化制得 3-羟基丙醛，再催化加氢制得1,3-丙二醇。

我国一些科研单位对丙烯醛水合法生产1,3-丙二醇技术也进行了系统研究。上海石化采用在固定床反应器中装入阳离子交换树脂催化剂来提高收率；黑龙江石油化学研究院也已取得阶段性研究成果；中石油兰州石油化工研究院采用的丙烯醛水合工艺是在装填离子交换树脂的 ϕ40mm×900mm 固定床反应器中进行的。

丙烯醛水合法生产1,3-丙二醇虽易于工业化生产，但是生产成本较高，且对环境有一定的污染，因此已逐步被淘汰。

(3) 微生物法

微生物法生产1,3-丙二醇尚未工业化，但它是以生物技术为特点的"绿色工业"，因而该方法的研究尤为活跃。目前，1,3-丙二醇的微生物生产法主要有以下几类：①肠道细菌将甘油歧化为1,3-丙二醇；②以葡萄糖作底物用基因工程菌生产1,3-丙二醇；③将生产甘油和生产1,3-丙二醇的两株菌混合培养。美国杜邦、道化学，德国拜尔、赫司特，英国 ICI 等都投入巨资和庞大科研团队进行生物技术的研究，已在许多方面取得了积极的成果。清华大学对以克雷伯菌和葡萄糖作为辅助底物发酵生产1,3-丙二醇的技术进行了研究。大连理工大学生物化工研究所与德国国家生物技术研究中心合作，研究开发甘油生产1,3-丙二醇的技术，也已取得一定进展。

1,3-丙二醇的三种生产方法的优缺点见表 5.1。

表 5.1　1,3-丙二醇三种生产方法的优缺点

生产方法	优　点	缺　点
环氧乙烷羰基化法	原料廉价	设备投资大，技术难度较高，催化剂体系复杂，制作工艺苛刻，需较高的综合技术水平
丙烯醛水合法	反应条件较为温和，工艺简单，加氢工艺成熟，催化剂体系简单，对设备要求不高	污染环境，已逐步被淘汰
生物法	可以利用副产甘油，是一种再生资源，可持续发展，且反应条件温和，操作简单	收率较低

除此之外，由甘油化学法转化为 1,3-丙二醇的合成路线将是一条具有环保和经济价值的路线，具有广阔的应用和开发前景。

5.1.2　甘油化学法转化为 1,3-丙二醇

在生物柴油的生产过程中，可产生 10% 左右的副产物甘油，反应过程如下[12]：

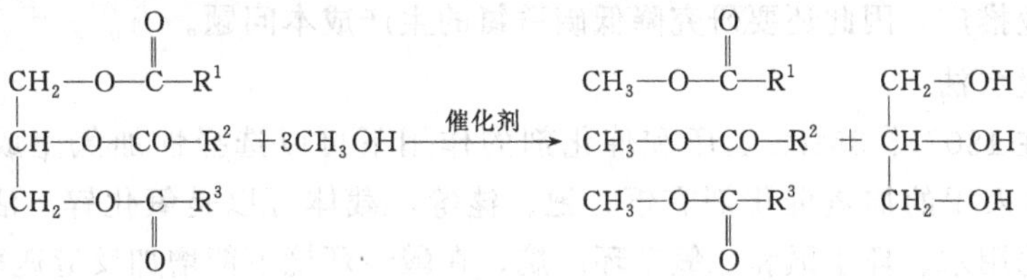

$$CH_2-O-CO-R^1 \quad CH-O-CO-R^2 + 3CH_3OH \xrightarrow{\text{催化剂}} CH_3-O-CO-R^1 + CH_3-O-CO-R^2 + CH_2-OH \quad CH-OH \quad CH_2-O-CO-R^3 \quad CH_3-O-CO-R^3 \quad CH_2-OH$$

对于生物柴油副产的甘油，目前还没有得到很好的综合利用，主要是将其精制后作为医用甘油使用。随着生物柴油的开发，甘油的有效应用将成为一个重要课题。如果将生物柴油副产物甘油转化为 1,3-丙二醇，可降低生物柴油的成本，还能大大降低 PTT 的生产成本。

利用生物柴油副产的甘油，通过化学法制备 1,3-丙二醇可分为脱羟基法、加氢脱水法和脱水成丙烯醛法。

(1) 脱羟基法

脱羟基化反应主要由三步反应组成，如下所述。

① 与苯甲醛加成：即将甘油与苯甲醛发生反应，生成 5-羟基-2-苯基-1,3-二氧六环（HPD）和 4-羟甲基-2-苯基-1,3-二氧五环（HMPD），本过程应尽量保证甘油分子上第二位的羟基发生反应，同时第一、三位的羟基被保护。这是一个平衡反应，可以通过减少生成水的含量来促进反应向正方向进行。但是，该反应中还存在副产物 HMPD，需要提纯后才能进行下一步反应。

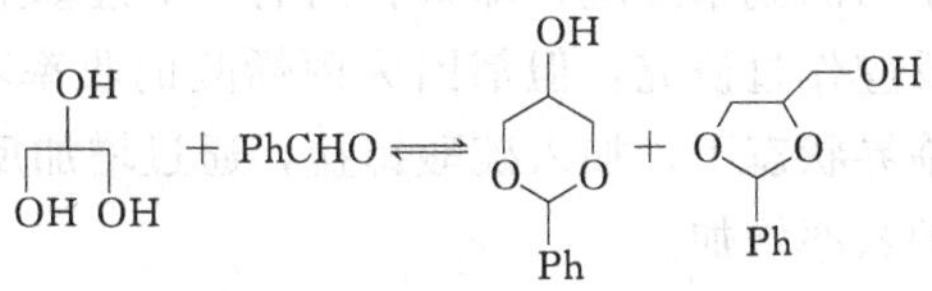

② 甲苯磺酸化反应：即与磺化物发生置换反应。

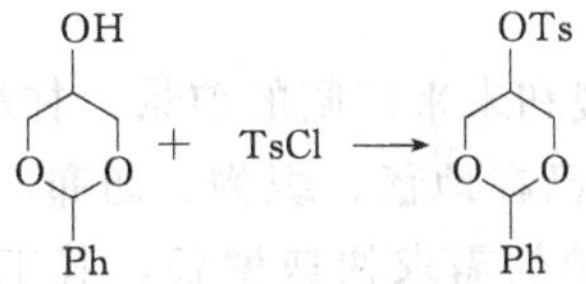

③ 加氢脱除磺酸基：加氢反应催化剂的研究是本步反应的重点。反应过程有如下两种表达方式。

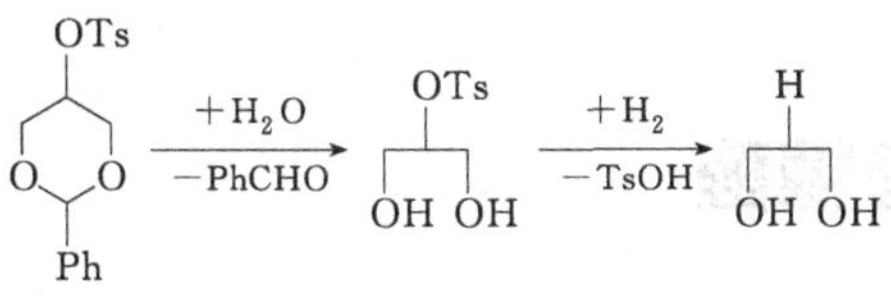

或

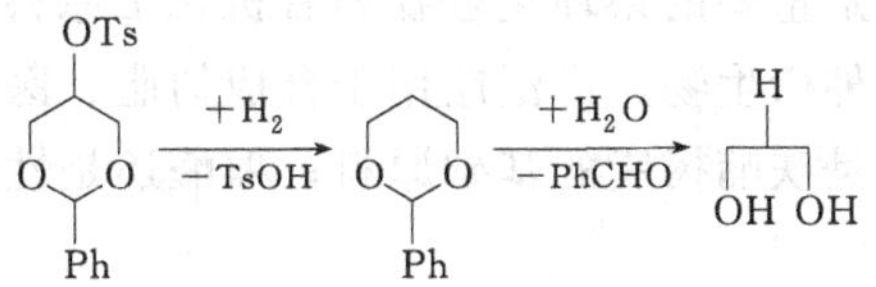

该方法通过醇醛缩合反应选择性地将甘油中的第二个羟基转化为磺酸基。由于与羟基相比，磺酸基更易于被氢原子取代而脱除，因此可采用适当的催化剂脱除磺酸基，得到1,3-丙二醇。

脱羟基法中各反应步骤技术成熟，反应速率较快，副产物少，且易分离，有利于甘油转化为1,3-丙二醇。但反应物原料磺酰氯是一种精细化学品，生产量较小，价格高，可能会影响该方法的工业推广，因此还要研究降低磺酰氯的生产成本问题。

(2) 加氢脱水法

甘油溶液在180℃、8MPa氢压和催化剂的作用下可以选择性加氢生成1,3-丙二醇和1,2-丙二醇。可采用的加氢催化剂有铜、钯、铑等，载体可以是氧化锌、活性炭和氧化铝等，溶液可以选用水、环丁砜和二氧杂环乙烷，在酸性环境下能增加反应速率和提高1,3-丙二醇的选择性。反应过程如下：

$$\text{HO} \diagdown \underset{\text{OH}}{\diagup} \text{OH} + \text{H}_2 \xrightarrow{\text{催化剂}} \text{HO} \diagdown \diagup \text{OH} + \text{HO} \diagdown \underset{\text{OH}}{\diagup}$$

该工艺路线的核心在于选择性加氢，因此对加氢催化剂有较高的要求。既要促进加氢反应的进行，也要使选择性的加氢位置发生在甘油的第二位羟基上。此外，还要考虑1,3-丙二醇与1,2-丙二醇的分离过程。

(3) 脱水成丙烯醛法

Ott等在亚临界或超临界水蒸气中，于酸性条件下通过催化脱水使甘油转化为丙烯醛。反应过程如下：

$$\text{HO} \diagdown \underset{\text{OH}}{\diagup} \text{OH} \xrightarrow[\text{H}_2\text{O}]{\text{H}^+} \diagup \diagdown \diagup^{\text{O}}$$

本过程是一个甘油分子内的脱水反应，即从甘油的三个羟基上脱除两个水分子，形成丙烯醛。许多研究者曾对此反应作过研究，但都因为丙烯醛的收率不高而无法实现工业生产。直到Ott等在亚临界或超临界状态下，加入硫酸锌盐，通过增加反应体系的酸性，明显促进了反应的进行，使丙烯醛的收率增加。

由甘油转化为丙烯醛后，可采用工业上应用丙烯醛水合加氢的方法生产1,3-丙二醇，该工艺过程已较为成熟。

由于生物柴油产业的迅速发展和未来广阔的前景，甘油的产量也会逐年递增。同时，合成纤维工业的发展，尤其是PTT已在地毯、织物、纺布、薄膜和热塑性工程材料方面展示出的良好应用前景，使1,3-丙二醇的需求快速增长，其工业化技术的研究也在各国广泛进行。因此，利用生物柴油副产甘油，开发出高效的1,3-丙二醇合成技术对于生物柴油和PTT的发展都有重要的意义。

5.2 生物质制备糠醛

糠醛（也称呋喃甲醛）是重要的杂环化合物和有机化工原料。糠醛化学性质活泼，可通过氧化、缩合等反应制取多种衍生物，广泛应用于合成树脂、医药、染料、农药等工业，其中糠醇具有很高的附加值，是呋喃树脂的基础原料；糠醛还是性能优良的有机溶剂，可用于提炼高级润滑油和柴油。

5.2.1　糠醛的生产技术

糠醛是由富含多缩戊聚糖的植物纤维原料在一定温度和催化剂的作用下，水解成戊糖，再通过脱水环化而生成糠醛。可用于生产糠醛的原料主要有玉米芯、向日葵壳、棉籽壳、稻壳、甘蔗渣、棉麻秆、阔叶林等，其中玉米芯中多缩戊聚糖的含量为最高，可达约 38%，糠醛潜含量为 25%。糠醛的生产工艺主要有两种，即一步法和两步法。

(1) 一步法

一步法生产糠醛过程如下：

$$[C_5H_8O_4]_n \xrightarrow{\text{水解}} nC_5H_{10}O_5 \xrightarrow{\text{脱水}} nC_5H_4O_2$$

一步法因其设备投资少，操作简单，在糠醛工业中得到了广泛应用。经过几十年的发展，糠醛的生产工艺和技术有了很大的提高，从最初的单锅蒸煮，发展到多锅串联以及连续生产工艺。应用较广的有 Quader Oats 工艺、Agrifuran 工艺、Petrole-chimie 工艺、Escher Wyss Posenlew 工艺、RRL-J 工艺等。这些工艺全部采用水蒸气汽提法抽提反应中生成的糠醛。

一步法蒸汽消耗量大，糠醛收率低，最高可达到 60%，并产生大量的废渣。这些废渣主要由纤维素、木质素、未反应的半纤维素和残留催化剂组成，目前糠醛生产厂处理主要是采用煤渣混烧技术将糠醛废渣用作产物蒸汽的燃料。

一步法主要包括硫酸法、盐酸法、醋酸法和无机盐法等。

① 硫酸法是经典的生产糠醛的方法，目前约 95% 的糠醛生产厂家采用硫酸催化水解。采用 3%~6% 的稀硫酸作催化剂，将原料与催化剂在加压下蒸煮，用高压或过热蒸汽带出反应物，经分馏后得到糠醛产品。糠醛生产工艺流程如图 5.1 所示。但是，硫酸法采用间歇操作，能耗高，副产品回收率低，成本较高。

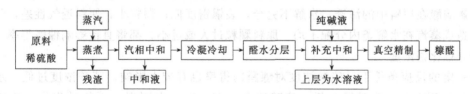

图 5.1　糠醛生产工艺流程示意

② 盐酸法是在常压下用盐酸作催化剂连续水解生产糠醛的过程。该方法原料利用率高，设备生产能力大，易实现自动化，出醛率较高（17%~18%）。缺点是工艺流程较长，设备腐蚀严重，维修更换率高，废渣难于处理。

③ 醋酸法也称直接无酸法或自催化法，用糠醛生产过程中的副产物醋酸作为催化剂，在高温高压下生产糠醛。根据原料的不同可分为罗森柳-塞弗法、斯基格-舍沃法和埃斯切维斯-巴考克法。罗森柳-塞弗法是连续自动水解过程，采用蔗渣为原料，设备生产能力大，蒸汽废热利用充分，但设备加工技术要求较高。斯基格-舍沃法也是连续自动水解过程，原料为木材下脚料，分离过程为三塔流程，基本实现了自动化操作。埃斯切维斯-巴考克法主要特点是水解前二次蒸汽脱氧，连续水解操作，分离为三级萃取流程，采用转盘式萃取塔。醋酸法生产过程对设备腐蚀性小，生产的糠醛纯度高。

④ 无机盐法主要以过磷酸盐为催化剂，一般采用重过磷酸钙，经过水解制取糠醛。该方法出醛率高（比硫酸高），对设备腐蚀性小，水解装置为固定床，水解残渣本身是一种良好的复合肥。由于间歇操作，设备利用率较低，且无机盐催化活性低，生产周期长。

（2）两步法

两步法工艺较为复杂，设备投资高，第二步脱水工艺条件不成熟，在工业生产中未得到实际应用。随着糠醛工业的发展以及原料综合利用要求的提高，发展两步法糠醛的生产工艺，分离原料中的纤维素和半纤维素并分别加以利用，是糠醛工业的必然发展趋势。

早在 20 世纪 40 年代，Dunning 等较早对两步法制备工艺做了研究。他们采用一套连续生产设备，以硫酸为催化剂，玉米芯为原料。第一步水解反应在 98℃下进行，硫酸浓度为 5.8%，反应 129min 后，戊糖收率可达 95% 以上。水解后经过滤、脱水处理得到残渣用 8% 的硫酸 120℃左右水解 8min，葡萄糖的收率为 90%，得到的葡萄糖发酵可制得工业酒精。戊糖溶液经硫酸催化脱水制得糠醛，糠醛收率为 69%。

5.2.2 糠醛制备的影响因素

糠醛生产过程中，水解工段是影响糠醛得率高低的关键因素。影响水解得率的因素很多，如水解压力（温度）、催化剂种类、固液比、混酸均匀程度、原料颗粒度、装锅密度、排氧情况以及操作熟练程度等。

(1) 原料的影响

① 原料的质量：糠醛的得率直接与原料中戊聚糖的含量有关，戊聚糖含量除与原料的种类和品种有关外，还与原料的储存和保管有关，如果生物质原料中含水量比较高，就易发霉变质；当原料含水达到饱和或几乎饱和状态时，稀酸渗透到原料内部的速率就很慢，结果在原料内部又被稀释，酸浓度不能保证，从而降低了酸的催化作用。作为生产糠醛的原料水分宜在 15% 以下，最多不超过 25%。此外，含水太多，原料变韧，难于粉碎，易使粉碎机堵塞影响供料。

② 原料的粒度：根据工业生产经验，原料的粒度一般在 1～3cm 为宜，颗粒大，混酸不均匀，影响酸在原料中的渗透，水解不完全，装锅密度低；颗粒小，原料透气性差，气流阻力大，造成蒸汽在水解釜内分配不均。原料颗粒过大或过小，都将直接影响糠醛得率。

(2) 催化剂浓度

在一定的反应条件下，硫酸浓度对糠醛的得率也有较大影响。硫酸浓度过低，水解速度慢，反应不完全，糠醛得率低；硫酸浓度过高，反应太剧烈，原料易焦化，糠醛会被破坏，糠醛得率同样会降低。根据戊糖脱水反应情况看，稀酸浓度一般应配制在 4%～8% 之间。

(3) 反应温度

反应温度是最主要的因素，它不仅影响糠醛得率，也影响反应速度。木糖分解速度随温度升高而增大，因此提高反应温度，既可以缩短反应时间，又可提高糠醛得率。由于受设备操作条件限制，玉米芯反应过程中水解温度多控制在 170～175℃，水解周期为 6h。在设备耐压范围内，宜采用高压水解，这样可大大缩短反应周期，相应提高糠醛产量。

(4) 醛汽抽出速度

糠醛在水解反应器内生成以后，应使它尽快脱离反应区，否则易造成部分糠醛树脂化和分解。如加快通汽量而加快糠醛的引出速度，减少糠醛损失，提高糠醛得率；如果通汽量过多，醛汽浓度会降低，从而增加蒸汽用量，浪费能源。此外，减少水解反应器的积水量，也会降低糠醛溶解残留量。因此，操作时应保持水解反应器温度，避免低温装料，控制原料水分，减少反应器内的积水量。

（5）固液比

生产上常采用固液比 1∶（0.3～0.5）（即 100kg 干原料用稀酸 30～50kg）。为了提高糠醛得率，要求催化剂必须在原料中均匀分布，否则会造成糠醛损失和原料部分水解，降低糠醛得率。

（6）氧化反应

糠醛与氧气接触，在常温下发生自动氧化反应。在有机酸等杂质存在下，温度升高，自氧化加剧，同时水解生成的戊糖也会氧化，速度是糠醛的 1.5 倍。为防止氧化反应的发生，通常采用带汽装料，水解升温前，当压力达到 0.294MPa 时排一次汽，置换掉原料间空隙内的空气，避免造成假压，减少糠醛被氧化的机会。

糠醛的应用十分广泛，糠醛工业具有很好的发展前景。目前工业上制取糠醛的方法基本采用一步法，是由戊糖和木糖或半纤维素在 200～250℃ 的高温和矿物酸的情况下制备糠醛，矿物酸催化剂主要是硫酸。

在糠醛生产过程中，寻找对环境友好且经济效益较好的催化剂十分有意义。两步法生产糠醛具有很大的优势，该法糠醛的收率高，原料中的纤维素经分离后可以用来生产葡萄糖或乙醇等产品，使原料得到了综合利用。并且第二步的脱水反应可以选择固体催化剂，给产品的分离和催化剂的再生循环利用带来很大的方便；固体催化剂对环境友好，产生的污染较小。因此，随着糠醛工业的发展，以及原料综合利用的提高，发展两步法糠醛生产工艺，分离原料中的纤维素和半纤维素并加以利用，是糠醛工业的必然发展趋势。

5.3　生物质制备新型平台化合物乙酰丙酸

乙酰丙酸（levulinic acid，LA），又名 4-氧戊酸、左旋糖酸或 4-酮正戊酸，是一种重要的化工原料，其主要物性数据参见表 5.2。

表 5.2　乙酰丙酸物性数据

物　性	数　值	物　性	数　值
分子量	116.12	酸强度 pK_a	4.5
熔点/℃	33.5	闪点/℃	138
沸点/℃	245～246	表面张力/dyn·cm^{-1}	39.7
相对密度 d_t^4	1.14	汽化热/kcal·g^{-1}	0.14
折射率 n_t^D	1.4796	溶解热/cal·g^{-1}	19

注：1dyn=10^{-5}N；1cal=4.1840J。

乙酰丙酸可以广泛用于手性试剂、生物活性材料、聚合物、润滑剂、吸附剂、涂料、电池、油墨、医药、农药、电子品等领域中。

此外，乙酰丙酸及其乙二醇酯，可作分离烃的溶剂。乙酰丙酸烷基酯常用于萃取芳香化合物。高沸点的乙酰丙酸酯可用作高聚物的增塑剂。乙酰丙酸乙烯酯是一种内增塑剂。烷基乙二醇二乙酰丙酸酯与乙酰丙酸环己酯分别用作聚氯乙烯和氨基甲酸乙酯的增塑剂。这些优良的性质和广泛的用途使乙酰丙酸具备了成为一种新型平台化合物的潜力，越来越受到重视。

5.3.1 乙酰丙酸的制备方法

乙酰丙酸在 1870 年首次被发现，但之后几十年中并没有实现商业化生产，相关的研究仅停留在有限的实验室范围内。直到 20 世纪 40 年代，美国才开始了真正意义上的工业生产。人们采用不同的碳水化合物，如葡萄糖、蔗糖、果糖和生物质材料如淀粉、植物废渣和农作物废弃物等作为原料，通过与无机酸高温共热，再经分离提纯来获得乙酰丙酸。但是由于存在原料价格高、产率低和缺乏有效的分离提纯方法等因素，乙酰丙酸的生产和应用基本上没有太大的进展。到 20 世纪 50 年代，人们已经清楚地认识到乙酸丙酸可以作为一种基本的化合物原料来合成高附加值的产品。但由于技术水平的限制，人们对乙酰丙酸的研究一直处于探索阶段。

20 世纪 70 年代后，除了传统的以天然有机物与无机酸高温共热法制取乙酰丙酸外，一些国外公司还相继开发了利用糠醇催化水解法来制取乙酰丙酸。到 90 年代，美国对利用生物质资源转化乙酰丙酸进行了许多卓有成效的研究。其中，美国 Biofine 公司开发的利用造纸厂废纤维一步法生产乙酰丙酸，进而生产甲基四氢呋喃的技术最具代表性，该方法可以实现经济、高效、连续的生产。为表彰 Biofine 公司所做的贡献，美国环境保护局于 1999 年将该年度的"总统绿色化学挑战奖"中的小企业奖颁予该公司。

根据原料的差异，乙酰丙酸的生产方法可分为两大类，即糠醇催化水解法和生物质水解法。

5.3.1.1 糠醇催化水解法

糠醇催化水解法是在酸催化下，糠醇发生水解，进行开环和重排反应，生成乙酰丙酸的过程。主要反应方程式如下：

$$\text{（呋喃环）}-\text{CH}_2\text{OH} + \text{H}_2\text{O} \xrightarrow{\text{H}^+} \text{H}_3\text{C}-\underset{\underset{\text{O}}{\|}}{\text{C}}-\text{CH}_2\text{CH}_2\text{COOH}$$

生成乙酰丙酸的关键在于开环和重排反应，其中反应介质对整个反应影响极大。为减少副反应，提高乙酰丙酸产率，研究人员采用不同的反应介质和反应条件，形成了各种工艺。下面简要介绍几种代表性的工艺。

(1) 大塚化学药品公司糠醇催化水解法

采用盐酸或草酸为催化剂，其中盐酸的效果较佳，投料比为糠醛与催化剂为 1∶（1～1.5）（物质的量之比）。为了抑制聚合物生成，选用丙酮、甲乙酮、二乙酮、甲基异丁基酮和环己酮等作为阻聚剂，其中甲乙酮和二乙酮的阻聚效果较好。在反应体系中，可选用苯、二甲苯和甲基异丙基苯为溶剂，以促进水解反应。反应温度为 70～100℃时，乙酰丙酸收率可以达到 85%～90%（摩尔产率）。

(2) 宇部兴产糠醇催化水解法

采用离解常数为 10^{-6}～10^{-4} 的有机酸（乙酸、丙酸、丁酸和戊酸）作为溶剂，在非氧化无机酸（盐酸）的作用下，以糠醇为原料生产乙酰丙酸。反应体系中，每 100g 糠醛需加入 300g 有机酸、30～100g 水、0.3～0.8mol 无机酸。在 70℃下以浓盐酸为催化剂，乙酸为有机溶剂时，乙酰丙酸收率为 89.5%（摩尔产率）。

(3) 法国有机合成公司糠醇催化水解法

为了避免在反应过程中引入其他溶剂而产生杂质，直接采用乙酰丙酸为反应溶剂。乙酰丙酸溶剂用量为 30％～100％（质量分数），采用强质子酸为催化剂（盐酸、氢卤酸、硫酸等），其中盐酸效果较佳。常压下，反应温度 60～100℃下，每摩尔糠醇中加水 1.5～10mol，催化剂用量为水的 2％～20％（质量分数）时，乙酰丙酸收率为 83.0％（摩尔产率），纯度 98.8％。

（4）美国固特里奇糠醇催化水解法

美国固特里奇公司以糠醇为原料，采用两步法制备乙酰丙酸。首先，在高沸点溶剂邻苯二甲酸二甲酯中，以 37％盐酸和丁醇处理糠醇，得到乙酰丙酸丁酯，然后，乙酰丙酸丁酯与盐酸共热，得到乙酰丙酸。

5.3.1.2　生物质直接水解法

生物质水解法中多以含纤维素和淀粉等生物质为原料，在无机酸的催化下高温共热，生物质原料可分解成单糖，再脱水形成 5-羟甲基糠醛，然后进一步脱羧生成乙酰丙酸。该方法是最早开展研究、也是目前研究最多的一种方法。生物质水解法成乙酰丙酸的主要反应如下。

$$(C_6H_{10}O_5)_n + nH_2O \xrightarrow{H^+} nC_6H_{12}O_6$$

$$C_6H_{12}O_6 \xrightarrow{H^+} \underset{HOCH_2}{} \!\!\!\!\!\!\! \text{O} \!\!\!\!\!\! \underset{}{CHO} + 3H_2O$$

$$\underset{HOCH_2}{} \!\!\!\!\!\!\! \text{O} \!\!\!\!\!\! \underset{}{CHO} \xrightarrow{H^+} H_3C\underset{\parallel}{\overset{O}{C}}CH_2CH_2COOH + HCOOH$$

根据生物质生产乙酰丙酸的工艺，可将生物质直接水解法分为间歇催化水解法和连续催化水解法。

（1）生物质间歇催化水解法

生物质间歇催化水解法，即生物质原料一次性投入反应，一次性加入催化剂进行催化水解，直至反应结束，然后分离提纯得到乙酰丙酸。

该方法的研究和应用报道最为广泛。常用的原料有单糖（葡萄糖、果糖等）、多糖（蔗糖、淀粉等）、植物纤维和植物废渣（糠醛原料废渣）等。若以糖或淀粉等物质作为原料，生产过程相对较为简单，只需让原料与无机酸（盐酸、硫酸、磷酸、硝酸等）高温共热，然后分离提纯，即得乙酰丙酸。如果以植物纤维为原料，则由于原料成分复杂和副反应增多，使得产品的产率和纯度都受到影响。

表 5.3 列出了国内外采用生物质间歇催化水解制乙酰丙酸的有关代表性报道。一般采用盐酸或硫酸为催化剂，反应温度 100～200℃，乙酰丙酸的产率在 16％～60％范围内。

表 5.3　生物质间歇水解制备乙酰丙酸

研究者	生物质原料	反应条件	产物收率
Arkenol 公司	含纤维素和半纤维素的生物质	浓硫酸催化，二次水解	59.8％
Thomas	蔗糖	稀盐酸催化，162℃水解 1h	42％
Cha	淀粉	稀硫酸催化，停留时间 80～100s	47.5％
张来新	玉米芯制木糖后的废渣	浓盐酸催化，100℃水解 10h	收率 16.4％
张来新	棉籽壳	浓盐酸催化，100℃水解 16h	收率 16.2％
陈战国	葡萄糖母液	浓盐酸催化，135℃水解 4h	—
郭学阳	木糖渣和糠醛渣	稀硫酸催化，1.3MPa，水解 80～90min	—
何祝生	造纸黑液	30％硫酸催化	约 20％
Fang Qi	高粱	8％硫酸催化，200℃水解 40min	32.6％

（2）生物质连续催化水解法

生物质连续催化水解法，即生物质原料进行连续的催化水解，然后不断地得到反应产物，再经分离提纯后得到乙酰丙酸。该方法具有生产效率高、处理能力大等特点，是一种非常有前途的生产方法。下面介绍几种代表性的工艺。

① Nebraska 大学开发的双螺杆挤压机法：Nebraska 大学开发了双螺杆挤压机法来连续生产乙酰丙酸，该工艺流程如图 5.2 所示。

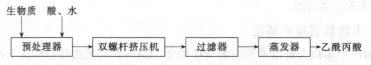

图 5.2 Nebraska 大学开发的双螺杆挤压机法连续生产乙酰丙酸工艺

该工艺的特点是采用了双螺杆挤压机作为反应器，其内部有多个温度段。原料和稀酸混合后经过挤压机时，在挤压机内经过 100℃—150℃—150℃的加热段，历经 80～100s，能够不断连续地被加热完成催化过程。该工艺具有连续性强、反应步骤少、反应时间短等优点，非常适合商业化生产。收率可达 48％以上。

② Biofine 公司开发的连续催化法：Biofine 公司开发的连续催化法生产乙酰丙酸，其工艺流程示意如图 5.3 所示。

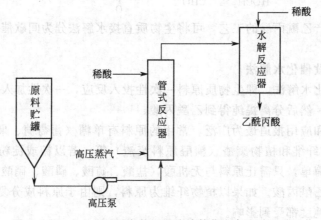

图 5.3 Biofine 公司开发的两段连续催化生产乙酰丙酸工艺

美国 Biofine 公司以废弃的纤维素为原料，稀硫酸为催化剂，采用两个连续的反应器进行催化水解。纤维素原料由贮罐经高压泵进入管式反应器中，高压蒸汽由底部直接通入，于 215～230℃、1.5％～3.5％稀硫酸条件下，连续水解 13.5～16s。纤维素分解为己糖单体和低聚物，半纤维素水解为戊糖和低聚物，两部分又继续水解为糠醛和 5-羟甲基糠醛。水解物料经管式反应器进入水解反应器，继续在 200～210℃的条件下水解 20～30min，使 5-羟甲基糠醛水解为乙酰丙酸。乙酰丙酸可由水解反应器底部连续流出，收率可以达到 70％。该方法具有收率高、副产物少、分离简单等优点，是目前文献报道收率最高的一种工艺。

综上所述，制备乙酰丙酸的糠醇催化水解法和生物质直接水解法，二者最大的区别在于原料的不同，但糠醇也是由生物质催化水解并转化获得。比较二者的工艺，同样以生物质资源为起始原料，糠醇催化水解需要水解、脱水、加氢和水解四步获得，而生物质直接水解法仅需两步水解就可以得到乙酰丙酸。因此，采用生物质直接催化水解法工艺具有工艺简单、生产成本低、原料来源广泛等优点，该工艺今后将成为乙酰丙酸生产的主要方法。

5.3.2　生物质水解生成乙酰丙酸的机理

　　纤维素生物质在水解生成乙酰丙酸的过程中，纤维素和半纤维素成分首先降解生成单糖。在纤维素水解过程中，水中的氢离子可和纤维素上的氧原子相结合，使其变得不稳定，纤维素长链的糖苷键断裂，聚合度下降，进而水解生成单糖——葡萄糖。水解过程如图 5.4所示。

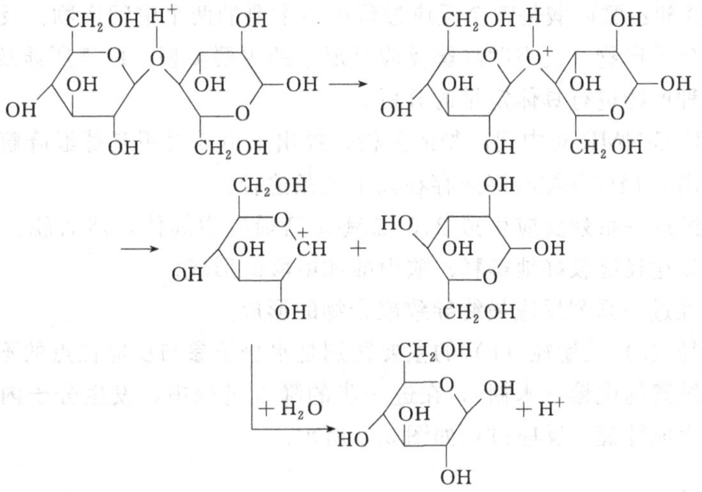

图 5.4　纤维素酸水解反应过程

纤维素酸水解反应过程的机理已基本形成共识，反应大致经过以下几个步骤：

　　① 酸解离出的 H^+ 在湿纤维素晶体中扩散；

　　② H^+ 作用于单糖间的糖苷键上的 O 原子，并使键断裂；

　　③ 糖苷键上的正电荷转移到 C1 原子上，由于 C—O 键的断裂，形成一个碳正离子，并在 C4 原子上生成羟基；

　　④ 随着水的快速加入，单糖和一个 H^+ 被释放出来，使得作为催化剂的 H^+ 完成再生；

　　⑤ 单糖等产物在液相中扩散。

　　因 H^+ 在纤维素晶体中扩散的不均匀性，中间产物碳正离子的生成在多糖链两端要比中间快，所以水解过程会有纤维四糖、纤维三糖及纤维二糖等低聚糖生成，由于低聚糖的水解速度远远高于纤维素的水解速度，在反应介质中低聚糖的含量很低，低聚糖水解的最终产物是葡萄糖。在水解液中，D-葡萄糖以变异的形式存在于平衡系统中，同时存在 D-葡萄糖的开链结构和 α、β 环状结构，后继单糖的降解反应既可按环状，又可按开链结构进行。

　　半纤维素水解过程中，由于半纤维素分子中含有不同的糖基，既有呋喃型的，又有吡喃型的，彼此之间既有 α-连接，又有 β-连接，所以它的水解比纤维素要容易。由于糖组分的差异，往往会有其他的六糖或戊糖生成，其中戊糖（木糖）含量较多，六糖的含量相对较低。

　　生成的糖在无机酸的高温催化水解下继续发生降解，其中主要来自于纤维素水解的六碳糖会脱水形成 5-羟甲基糠醛，然后进一步脱羧生成乙酰丙酸，该反应过程形成大量的中间产物，涉及众多的副反应。Antal 等通过研究六碳糖在高温稀酸溶液的降解中发现，反应过程中发生了异构、脱水、分解和聚合四大类反应，各类反应的主要产物见表 5.4。

表 5.4　六碳糖高温稀酸溶液中反应及主要产物

反应类型	主要产物
异构化反应	D-果糖、D-葡萄糖
脱水反应	5-羟甲基糠醛、5-甲基-2-糠醛、异麦芽糖醇
分解反应	甲酸、乙酰丙酸、二羟基丙酮、2-糠醛、乙酸、糠醛、1-羟基-2-丙酮
聚合反应	腐殖酸

5-羟甲基糠醛和乙酰丙酸是整个反应过程中最主要的两个中间产物。反应过程中还生成了很多的微量小分子产物，这表明降解反应是反应的主要类型。由于所涉及的反应过程非常复杂，难以对每种产物进行具体定量的分析。

Horvat 利用[13]C-NMR 对中间产物的分析，提出了由 5-羟甲基糠醛降解形成乙酰丙酸的机理。该机理提出 5-羟甲基糠醛降解存在以下两条途径。

途径（a）：经过一系列反应生成 2,5-二氧-3-己烯醛中间体，然后脱去甲酸经分子重排得到乙酰丙酸。该途径能较好地解释乙酸丙酸和甲酸的形成。

途径（b）：经过一系列反应最终导致聚合物的形成。

反应经历途径（a）或途径（b）的主要区别是水分子参与反应位点的不同所引起的。

来自于半纤维素的戊糖（木糖），在进一步的降解过程中，发生分子内脱水环化，同时脱去三分子水，生成糠醛，反应过程如图 5.5 所示。

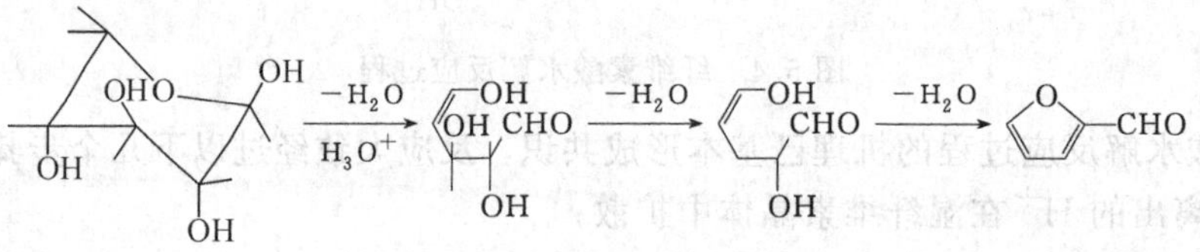

图 5.5　糠醛的生成途径

木糖在高温稀酸的条件下同样存在四类反应，其中降解反应是主要的反应类型。除了生成糠醛外，部分木糖还生成其他小分子有机物。部分糠醛有可能会氧化成糠醇，进而生成少量的乙酰丙酸。

综上所述，乙酰丙酸的生成机理非常复杂，由于存在着大量的副反应，很难对其过程进行完整的描述。通过大量的研究表明，乙酰丙酸的生成可以来自于纤维素和半纤维素的降解，其中纤维素的降解是生成乙酰丙酸的主要过程。

5.3.3　生物质水解生成乙酰丙酸的反应动力学

2002 年 Tarabanko 等研究了不同原料（木材、纤维素、果糖、葡萄糖、木糖）的水解过程，发现在高温稀酸条件下水解时乙酰丙酸的产率比低温（80～98℃）条件下的产率低，并通过研究各种原料在不同无机酸（盐酸、硫酸、磷酸）中催化水解，提出了生物质水解生成乙酰丙酸的动力学模型，反应途径如图 5.6 所示。

通过动力学数据比较分析，发现呋喃果糖比葡萄糖能更快地生成乙酰丙酸，说明葡萄糖在酸溶液中构型的变化可能是一个限速步骤。二者通过烯二醇中间体进一步生成 5-羟甲基糠醛和乙酰丙酸。

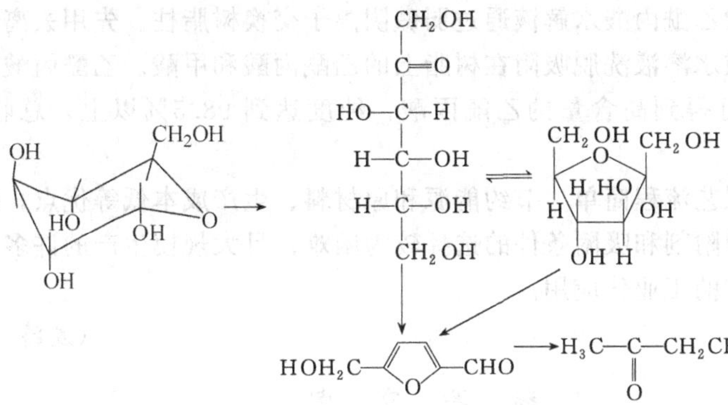

图 5.6　生物质水解生成乙酰丙酸的反应途径

5.3.4　乙酰丙酸的提取方法

虽然在 20 世纪 40 年代之前，就已经认识到了乙酰丙酸的实用价值，但乙酰丙酸工业化和商业化的进展却十分缓慢。除了原料价格高、产率低等因素外，缺乏有效的分离提纯手段也是一个制约乙酰丙酸商业化的主要因素。

(1) 溶剂萃取法

溶剂萃取是选用合适的有机溶剂将乙酰丙酸从混合液中分离出来，然后利用乙酰丙酸与萃取剂的沸点不同，蒸馏回收萃取剂，从而得到纯度较高的乙酰丙酸。

从水解体系中通过萃取方法提取乙酰丙酸的有机溶剂较多。1931 年，有研究者以乙醚作为萃取剂来分离乙酰丙酸；1945 年，又采用丁醇来代替乙醚作为萃取剂。后来不断有新的萃取剂提出来，先后将二氯甲烷、糠醛、甲基异丙酮、仲辛醇等作为萃取剂来萃取分离乙酰丙酸。

工业上一般使用仲辛醇作萃取剂，萃取剂与水解液的比例为（1.5~2.0）∶1，萃取温度 30~40℃。反萃剂为水，反萃取温度 30~40℃，萃取液与水的比例为（0.6~1.0）∶1。通过反萃取从仲辛醇溶剂中使乙酰丙酸重新转移至溶液中，再通过浓缩和真空精制进一步提纯。何柱生等研究了在 30℃下采用逆流萃取和逆流反萃取工艺，得到含乙酰丙酸 30g/L 的水溶液。常压浓缩至含乙酰丙酸 200g/L，再减压精馏，在绝对压力 133kPa 下收集 140~143℃的馏分，得到含乙酰丙酸 98％以上的浅黄色液体，再经两次冷冻结晶，得到无色晶体（纯度达 99.8％）。

溶剂萃取法具有萃取剂可反复使用，不消耗大量化工原料，节约能量，劳动强度低等优点。但迄今为止，它的工业化应用还难以得到推广，原因是有机酸溶液的组成复杂，要求萃取剂有高度的选择性（能有效萃取有机酸而不萃取糖、色素、蛋白质等杂质）、无毒、化学性质稳定、价廉、易回收。寻求低价、高效无毒的萃取剂仍然是萃取法研究的重要方向。另外萃取设备比较庞大，反萃时仍有废弃物产生，如何对它进行处理也是一大难题，这些都限制了该方法的推广应用。

(2) 真空减压蒸馏法

真空减压蒸馏法是目前常用的提取乙酰丙酸的方法。纤维素水解得到乙酰丙酸后，加入石灰乳进行中和，除去硫酸钙后过滤，然后经两次真空蒸馏，可以得到含量达 90％以上的乙酰丙酸。这种方法的缺点是生成硫酸钙副产品，且真空蒸馏能耗较大。

(3) 树脂吸附法

树脂吸附法可以从单糖水解液中分离乙酰丙酸，主要过程如下：将含有残余糖及其他中性物质、甲酸等杂质的乙酰丙酸水解液通过弱碱阴离子交换树脂柱。先用去离子水洗去糖等不吸附的杂质，再用酸水溶液洗脱吸附在树脂上的乙酰丙酸和甲酸。乙酰丙酸洗脱液经过常压浓缩和减压精馏即可得到高含量的乙酰丙酸，纯度达到98.5％以上，总收率可达85％以上。

树脂吸附法具有工艺流程简单、节约能源和原材料、生产成本低等优点，但是由于水解液中组分复杂多样，吸附剂和吸附条件的选择较为困难，且大规模生产的许多工程化问题较难解决，从而限制了它的工业化应用。

（夏涛，杨泽慧）

参 考 文 献

[1] 常春. 生物质制备新型平台化合物乙酰丙酸的研究. 浙江大学，2006.

[2] 岑沛霖，穆江华，赵春晖. 生物加工过程，2003，**1**：17.

[3] 谭天伟，王芳. 现代化工，2006，**4**：6.

[4] 赵洵，许张乔，曹发海. 合成技术及应用，2007，**1**：29.

[5] Cho M H，Joen S I，Pyo S H. Process Biochem，2006，**41**：739.

[6] Allen K D，US 5777182. 1998.

[7] Amtz. US 5171898. 1992.

[8] 徐泽辉. 石油炼制与化工，2001，**32**：21.

[9] 白雪峰. 石油化工，2003，**32**：458.

[10] 李吉春，赵旭涛. 石化技术与应用，2004，**1**：4.

[11] 向晓丽. 化工时刊，2003，**7**：22.

[12] Gerpen J V. Fuel Process Technol，2005，**86**：1097.

[13] Wang K，Martin C，Hawley. Ind Eng Chem Res，2003，**42**：2913.

[14] Chaminand J，Djakovitch L，Gallezot P. Communication，2004，**6**：359.

[15] Ott L，Bicker M，Vogel H. Green Chem，2006，**8**：214.

[16] 陈文明，王君，陈明功. 化学与生物工程，2007，**1**：29.

[17] 孙金德，何崇喜. 现代化农业，1998，**5**：34.

[18] 王瑞芳，石蔚云. 河南化工，2008，**5**：14.

[19] 陈军. 贵州化工，2005，**2**：6.

[20] Dunning J W，Lathro P E C. Ind & Eng Chem，1945，**1**：24.

[21] 程相春，朱志彪，刘晓冬. 化学工程师，2002，**4**：58.

[22] 邱建华. 生物质稀酸水解制备乙酰丙酸的实验研究. 郑州大学，2006.

[23] 李锦春. 四川化工，1997，**4**：37.

[24] 宇部兴产株式会社. JP 62252742. 1987.

[25] Societe Francaise. EP 373082. 1980.

[26] The BF Goodrich ComPany. US 4236021. 1980.

[27] Board of Regants. University of Nebtaska Lincoln. US 5859263. 1999.

[28] Biofine Incorporated. US 5608105. 1997.

[29] 庄新妹. 生物质超低酸制取燃料乙醇的研究. 浙江大学，2005.

[30] Antal M J，Mok W S L，Richards G N. Carbohydr Res，1990，**199**：90.

[31] Tarabanko，Chernyak M Y，Aialova S V. Catal Lett，2002，**1**：118.

[32] 任其龙，刘宝鉴，杨亦文. CN1775731. 2006.

第6章

木质纤维素生物质预处理技术

6.1 木质纤维素的组成与结构特征

据统计，全球通过光合作用积累的木质生物质资源每年大概有 1.0×10^{12} 吨，我国可开发利用的木质纤维素资源每年约 6 亿吨。木质纤维素生物质作为地球上最丰富的生物质资源，是生产生物能源、生物基化学品、生物基高分子材料的理想原材料。木质纤维素生物质的化学组分主要含纤维素、木质素和半纤维素等，视木质纤维素的产地和来源不同，其可能含有少量品种繁多的其他有机物和微量无机物质。生物质的种类差异、产地变化以及植物细胞发育阶段的不同都会影响其组成（见表 6.1）。常见的木质纤维素生物质资源主要来源包括木材、稻草秸秆、玉米秸秆及麦秸秆等农林废弃物。普遍认为，木质纤维素生物质中，半纤维素和木质素通过共价键联结成网络结构，紧紧地围绕在高度结晶的纤维素束的周围，形成致密的三维网状复合体（见图 6.1）。

表 6.1 重要的木质纤维素原料的组成/%

木质纤维素原料	纤维素	半纤维素	木质素	木质纤维素原料	纤维素	半纤维素	木质素
硬木	40～55	24～40	18～25	稻秸秆	35	25	12
软木	45～50	25～35	25～35	甘蔗渣	40	24	25
玉米秸秆	40	25	17	草	25～40	35～50	10～30
玉米芯	45	35	15	叶子	15～20	80～85	0
麦秸秆	30	50	20				

6.1.1 纤维素

纤维素（cellulose）是一种天然有机高分子化合物，由多个葡萄糖残基通过 β-1,4-糖苷键连接而成，其化学通式为 $(C_{12}H_{22}O_{11})_n$。基于其来源的不同，纤维素分子中的聚合度（葡萄糖残基的数目）具有很宽的范围。纤维素可以在水的作用下发生润胀，但不溶于水，也不溶于稀酸、稀碱和一般有机溶剂；其在强氧化剂的作用下可以生成氧化纤维素，在浓度较高的无机酸催化下发生水解生成葡萄糖等单糖或低聚糖，浓度较高的强碱如氢氧化钠溶液能让纤维素丝光化（mercerization），生成碱性纤维素。纤维素在植物中的主要生物学功能是构成其支撑组织，是地球上丰度最大、最环保和与人类最兼容的绿色

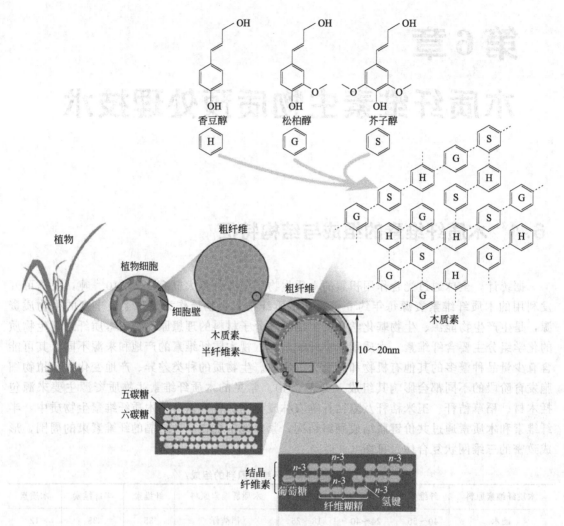

图 6.1　纤维素、半纤维素和木质素在植物中相互依存的简单结构

再生资源。

纤维素中单个分子链内和分子链间均存在大量氢键。分子间氢键使分子排列有序，形成了纤维素的结晶区，若无序排列则为非结晶区。纤维素的聚集状态是由结晶区和无定形区交错结合的体系。从结晶区到无定形区是逐步过渡的，无明显界线。一个纤维素分子链可以经过若干个结晶区和无定形区，如图 6.2 所示。因此高效利用纤维素的关键在于降低纤维素的结晶度，使纤维素结构松散，从而有利于酶水解或化学水解的进行。

6.1.2　半纤维素

半纤维素是由不同类型的单糖（五碳糖和六碳糖）构成的异质多聚体（见图 6.3），这些单糖主要有甘露糖、木糖、半乳糖和阿拉伯糖等。最主要的半纤维素是木聚糖，在木质组织中占半纤维素总量的 50%。半纤维素木聚糖围绕纤维素微纤维的表面并相互连接，构成坚硬的细胞连接网络。半纤维素很容易水解，能溶于碱，且在 120℃ 以下可溶于稀酸。

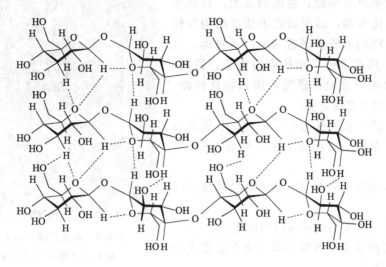

图 6.2 纤维素结构

虚线表示氢、氧原子间形成的氢键

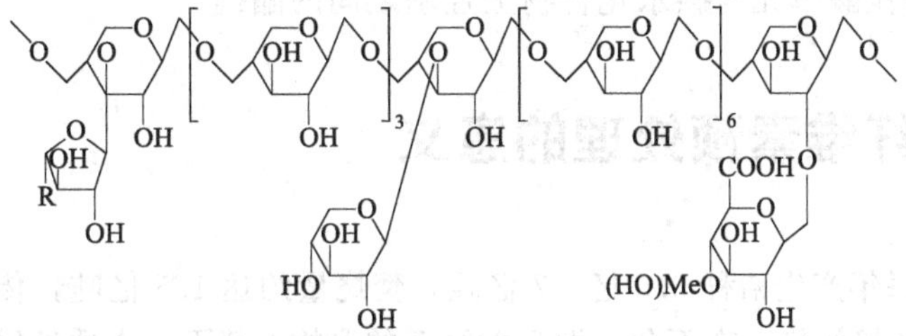

图 6.3 小麦秸秆中半纤维素的化学结构

6.1.3 木质素

木质素是一种多聚芳香族高聚物，其含量及重要性仅次于纤维素，是植物骨架的三种主要成分之一。木质素在蔬菜中很少见，但却大量存在于木材等硬组织中。构成木质素的基本化学结构单元有愈创木基、紫丁香基和对羟苯基 3 种（见图 6.4），结构单元之间主要以 C—C、C—O—C 这两种共价键形式连接。在实际生物质中，木质素结构单元还与细胞壁中的多聚糖组，即纤维素和半纤维素分子之间以酯键结合。木质素所具有的优良的机械强度，是由多样的结构单元及复杂的结合形式所决定的。另外，木质素的开发和利用长期被忽视，导致其成本相对低廉；同时其衍生物的功能具有多样性，可作为解吸剂、分散剂、乳化剂和吸附

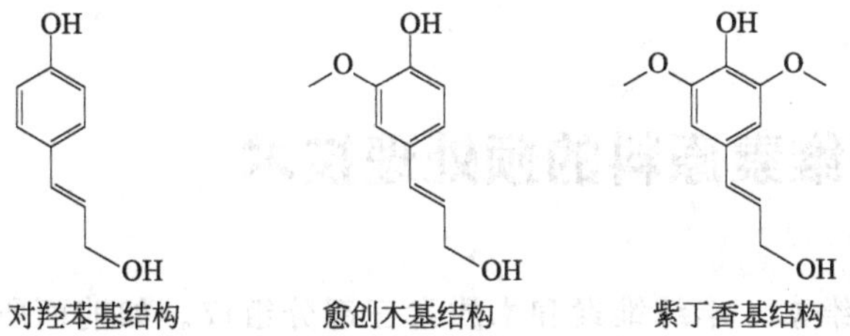

对羟苯基结构　　　　　愈创木基结构　　　　　紫丁香基结构

图 6.4 木质素单体基本结构

剂。鉴于木质素具有持续、稳定的来源，且属于天然绿色有机化合物，因而研究木质素结构与性能间的关系，利用木质素制造和生产可降解、可再生的聚合物具有十分广阔的应用前景。目前，主要需克服的障碍集中在研究木质素物化性能、加工性能及有效工艺等方面。

木质纤维素中木质素与半纤维素，木质素与纤维素之间存在的主要连接方式（见图 6.5）可以分以六类：

① 木质素侧链 α-位羟基与糖上醇羟基形成的醚键；

② 木质素上羟基与糖羧酸形成的酯键；

③ 木质素侧链 β-位羰基与碳水化合物形成的半缩醛或缩醛结构；

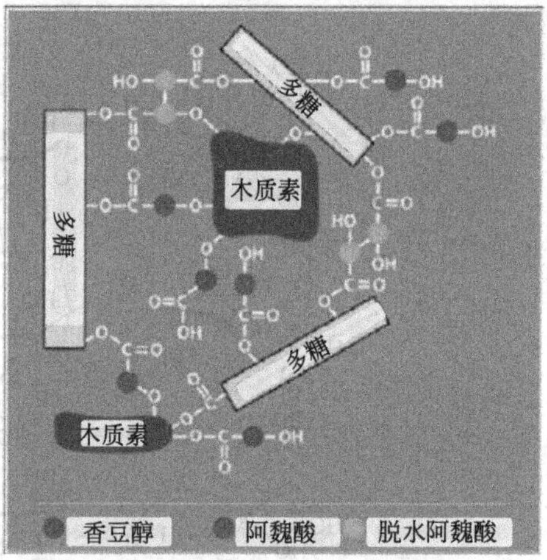

④ 苯基丙烷单元 γ-位一级醇羟基与碳水化合物之间的糖苷键；

⑤ 木质素中酚羟基与碳水化合物之间的糖苷键；

⑥ 木质素中肉桂酸单元与碳水化合物上羟基之间的酯键。

图 6.5　木质纤维素中木质素与碳水化合物共价键连接模型

6.2　木质纤维素预处理的意义

据统计，我国每年产生秸秆 6.5 亿～7 亿吨，焚烧量约达 1.5 亿吨，传统的处理方式造成很大的资源浪费与环境污染。在石化资源日益匮乏的严峻形势下，木质纤维素将成为未来新一代生物及化工产业的最理想的替代原料。我国为促进林业生物质能的发展，替代部分化石能源，依据《可再生能源法》和《可再生能源发展"十二五"规划》，制定了《林业生物质能发展规划（2011～2020 年）》。其中，把林业生物质能领域的科技自主创新作为国家自主创新体系的重点领域，特别是能源植物的选育栽培和加工利用技术。木质纤维素细胞壁结构的复杂性决定了其组分难以有效分离和直接通过化学与生物方法转化。而预处理技术的发展是实现木质纤维素生物质资源成为生物能源、生物基化学品和生物基材料的通用原料的关键步骤。

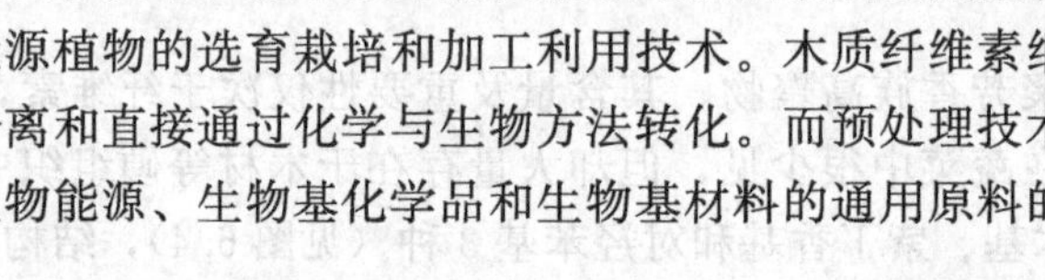

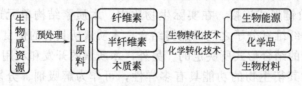

图 6.6　现代生物炼制

6.3　木质纤维素原料的预处理技术

生物质主要由纤维素、半纤维素和木质素三部分组成。如前面所述，其结构和成分十分复杂。木质素具有网状结构，起着类似黏合剂的作用，支撑着纤维素骨架和半纤维素。

预处理的目的是尽最大限度地分离或尽可能多地去除木质素和分离半纤维素，打破生物质中纤维素的结晶区，降低结晶度，增加生物质表面积，进而提高酶的可及度，图 6.7 示意预处理需要达到的基本效果。预处理的主要目的是利用合理的成本达到有效分离碳水化合物和木质素，以保证在纤维素和/或半纤维素酶解或水解后能有最优的糖的产率，并尽量避免产生可能影响后续的生物化学转化过程中应用的生物酶的抑制物和防止碳水化合物降解。

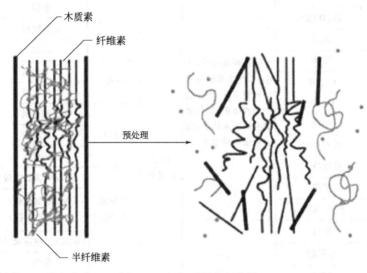

图 6.7　生物质预处理效果

木质纤维素的预处理技术归结起来可以分为物理法、化学法、物理化学法和生物法等（见表 6.2）。物理方法主要利用削片和粉碎等机械手段将物料处理成细小颗粒，提高物料的比表面积，减少纤维素的结晶区。木质纤维素在进行其他预处理前一般都需要先进行机械破碎。化学方法主要以酸、碱、臭氧或离子液体等作为物料的预处理剂，破坏纤维素的结晶区，打破木质素与纤维素的连接，同时使半纤维素和/或木质素溶解。化学方法预处理效果好，一般能够显著提高木质纤维素的酶水解效果，然而传统的化学处理方法存在试剂回收困难、腐蚀性、毒性或环境污染等问题。为了克服传统工艺的缺陷，一些物理化学方法如蒸汽爆破、氨纤维爆破、高温液态水处理、湿式氧化法等得到了相应的发展，表现出较好的应用前景。利用白腐真菌或褐腐真菌等木质素降解菌株来处理木质纤维素，具有条件温和、设备成本低等特点，然而生物法预处理时间过长、效率不高，限制其工业化应用。预处理的方法众多，可以根据实际情况选用一种方法，或以几种方法结合起来。目前木质纤维素生物质预处理方法主要有物理法、化学法以及生物法。

6.3.1　物理法

物理法预处理是指使用机械能和电磁辐射能以及不使用除水以外的化学试剂处理生物质的一类预处理方式的总称。事实上，不论是传统意义上的生物质利用，还是现代意义上的生物质开发利用，以获取高附加值的能源和材料，采用机械能的预处理法一直存在，所有生物质从收割到入库到改变其尺寸大小，都可以归结为采用机械能的物理法预处理或与之相关联。物理法预处理是通过破坏原料的物理结构来降低纤维素的结晶度和增加纤维素酶或其他生物或化学试剂的接触面积。

表 6.2 一些生物质酶水解前常用的预处理方式

预处理类别	预处理能耗基本特征		预处理基本效果	预处理类别	预处理能耗基本特征		预处理基本效果
	能量来源	采取方式			能量来源	采取方式	
生物预处理	微生物	真菌	降低纤维素和半纤维素聚合度,以及去除木质素	化学预处理	碱	石灰	降低纤维素的结晶度和聚合度;部分或完全移除半纤维素;脱木质素
		放线菌				氢氧化钠	
物理预处理	研磨	球磨	降低颗粒尺寸(大小)和纤维素的结晶度和聚合度;增加孔径和表面积;软化并部分解聚木质素;部分水解半纤维素			碳酸钠	
		与胶体混磨				液氨	
		锤磨				亚硫酸铵	
		压磨				联氨	
	电磁辐射	电子束			气体	二氧化氯	
		γ射线				二氧化氮	
		微波			氧化剂	过氧化氢	
	水热裂解	液态热水				臭氧	
	气爆	高压蒸汽				湿法氧化	
	其他机械能	扩张			纤维素溶剂	Cadoxen(镉乙二胺)	
		挤出,喷出				CMCS(氯化锂/二甲基乙酰胺)	
化学预处理	酸	碳酸	降低纤维素的结晶度和聚合度;部分或完全移除半纤维素;脱木质素			DMSO(二甲亚砜)	
		氢氯酸			木质素提取	联氨	
		氢氟酸				乙醇-水二元溶剂	
		硝酸				苯-水二元溶剂	
		过乙酸				乙二醇	
		磷酸				丁醇-水二元溶剂	
		硫酸				膨胀剂	
		二氧化硫				离子液体	

(1) 机械粉碎

原料用振动磨、辊筒和球磨等粉碎,可以破坏木质素和纤维素、半纤维素的结合层,降低三者的聚合度,改变纤维素的结晶构造,木质素被保留,最终颗粒的尺寸取决于粉碎的方式,经过切碎和球磨,颗粒尺寸分别降低至 $10\sim30mm$ 和 $0.2\sim2mm$。粉碎处理一般认为是预处理的第一步,不仅可提高水解糖化率和反应性能,而且有利于纤维素酶在酶解过程中发挥更大作用。粉碎处理提高糖化率的程度有限,且耗能较高,占工艺过程总耗能的 $50\%\sim60\%$,为克服能耗高的问题,通常采用湿法碾磨。Silva 等研究比较了甘蔗渣湿法碾磨和球磨预处理的效果,在优化条件下,球磨预处理后的甘蔗渣水解产生葡萄糖和木糖的产率分别为 78.7% 和 76.1%;湿法碾磨预处理后的甘蔗渣水解产生葡萄糖和木糖的产率分别为 49.3% 和 36.7%。

简易的机械处理的优点是使用方便、成本低廉、可提高秸秆原料的利用率,但这种方法具有一定的局限性,因而并不适合所有材料的处理。

(2) 挤压

挤压处理是一种热物理处理方式,挤压过程中先将材料送入挤压机,之后在驱动螺杆作用下沿滚筒输送。在挤压过程中物料经历混合、加热、剪切，使纤维素、半纤维素和木质素的物理化学性质发生变化，从而增加酶对纤维素的可及度，最终提高糖的回收率。各种木质纤维素，包括稻壳、柳枝、玉米秸秆、小麦秸秆都可以采用挤压的方式预处理。影响挤压预处理效果的参数包括：预处理时间、压力、生物质颗粒尺寸、滚筒温度、螺杆构型及速度。Karunanithy 和 Muthukumarappan 的研究表明通过调整玉米秸秆挤压预处理的条件，可以提高糖的回收率，通过优化挤压预处理条件，葡萄糖及木糖的回收率比未预处理时提高 2 倍。挤压预处理过程中由于热效应，会导致单糖的热分解，但可以通过与其他预处理过程联用来克服。Zhang 等研究比较了玉米秸秆的挤压预处理及碱辅助挤压预处理的效果，研究表明，在最优条件下，挤压预处理后，葡萄糖、木糖的回收率达到 48.8% 和 24.9%；碱辅助的挤压预处理，葡萄糖、木糖的回收率则能达到 86.8% 和 50.5%。

挤压处理的优点包括：高速剪切、快速混合、短暂的停留时间、温和的滚筒温度、不产生糠醛及 5-羟甲基糠醛、无需清洗、过程易于调整、容易放大，最重要的是可以连续处理。挤压过程采用温和的温度可以防止发酵抑制剂的产生，降低单糖降解。Yoo 等对黄豆皮进行挤压预处理，酶解葡萄糖的产率达到 94.8%。

(3) 高温分解

纤维素在较低的温度下分解缓慢且可以产生挥发性较弱的物质，如果高于 300℃ 时处理原料，纤维素会迅速分解并产生焦状残渣和气体，当有氧气存在时其分解效率提高。在较低温度下，如果体系中有氯化锌或者碳酸钠催化时，纤维素也可分解。

(4) 微波处理

微波加热是利用电磁场加热材料的方法。微波是频率在 300MHz～300GHz 的电磁波，被加热介质物料中的水分子为极性分子。它在快速变化的高频电磁场作用下，其极性取向会随着外电场的改变而变化。高速运动的分子之间会出现摩擦效应，将微波场能转变为介质内能，提高原材料温度，产生膨化、热化等多种物理化学反应，通过微波加热实现对木质纤维素的预处理目的。与传统加热方式相比，微波具有易操作、无污染和热效率高等特点。在 20 世纪 80 年代，微波辐射加热方式就被应用到了木质生物质预处理过程中。通过微波加热方式，可以实现间歇式生物质预处理和连续式预处理。经微波预处理后，纤维素的可及度、反应能力和基质浓度得到提高，获得较高浓度的糖化液，缩短处理时间。Saha 等人研究发现，经过微波在 200℃ 预处理小麦秸秆的酶水解单糖产量有较大幅度的提高，为后续的发酵工艺奠定了基础。连续式微波预处理具有操作简单、预处理效率高、可连续生产等特点，具有较好的商业化应用前景。图 6.8 是连续式微波预处理系统的示意图，含有木质纤维素、催化剂和溶剂的浆料流经一个金属管，该混合物在金属管部分的 T 形连接点被处以 6.45GHz 的微波辐射。根据生物质预处理浆料的体积、混合物的流动速率、微波输出和预处理时间的

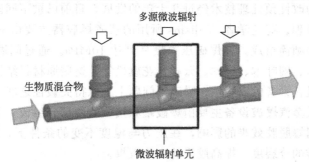

图 6.8　连续式微波木质纤维素预处理系统示意图

需要，其中黑色方块中所示，微波辐射部分的单元可以拆卸，单元的数量可调节。图 6.9 是一个连续式微波预处理系统的原型图片。微波辐射部分有 3 个单元。每个单元连有一个 5kW 的微波发生器，可以在每一个辐射部分独立控制微波的功率。该系统同时能实现在线监控预处理过程中的温度，通过系统的微波功率自动调节，实现对整个预处理过程反应条件的控制。实验结果显示，通过微波加热方式对木质纤维素生物质原料进行预处理时可部分降解半纤维素和木质素，从而提高植物纤维的酶水解效率和增加酶可及度。

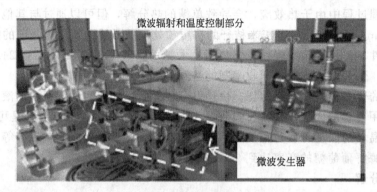

图 6.9　连续式微波预处理系统

(5) 高能辐射（γ射线、X 射线等）

利用高能离子辐射（如离子束、γ射线）对木质纤维素原料进行预处理，可增加原料的吸湿性和降低原料的聚合度和结晶度，这些都有利于纤维素的酶水解，可以降低因大量使用化工药品造成的废水、环境等污染现象。Yang C P 等人通过钴 60 预处理小麦秸秆，以不同的剂量进行辐射，辐射之后发现小麦秸秆质量减轻，结构被破坏，酶水解的糖产量明显增加。但由于辐射处理的成本高，目前还很难用于大规模生产。

6.3.2　物理化学法

(1) 蒸汽爆破法

蒸汽爆破预处理的原理：在高温、高压、水蒸气条件下，木质纤维素结构中会形成爆破腔，达到软化润胀的目的，之后的骤然泄压产生爆破，破坏其结构，实现组分分离。在蒸汽爆破预处理过程中主要是通过以下几方面起作用：热降解、类酸水解、氢键破坏、结构重排等。大量研究表明，蒸汽爆破预处理技术对于木质纤维素改性预处理有着明显效果，在各个领域中得到广泛应用。

蒸汽爆破技术经历了间歇式和连续式两个阶段。间歇式蒸汽爆破设备由于构造简单使用较多，对植物纤维的改性预处理技术经过几十年的发展，目前已被不同国家的学者用于不同植物纤维原料的预处理。荷兰学者 Williams 所用的蒸煮爆破器主要由一个容积为 3L 左右、两端装有球阀的钢制圆筒组成，其爆破压力最高可达 10MPa。通过间歇式蒸汽爆破预处理的原材料包括：杨木、阔叶木、桦木、云杉、花旗松等，这些原材料结构致密，需高压力才能使纤维解离，并且在设备的安全性、噪声等问题上未取得突破性进展。国内一些研究机构设计制造出的间歇式蒸汽爆破设备主要由爆破罐和接收器两部分组成。季英超等研究稳压时间对大麻韧皮纤维闪爆脱胶效果的影响，在压力与温度不变的条件下，适当延长稳压时间，有利于提高大麻纤维的分裂度，提高胶质的去除效果。

间歇式蒸汽爆破预处理设备不能实现持续工作，效率不高，不利于工业化生产。因此，国内外先后开发出连续式蒸汽爆破处理设备，其特点是物料连续不断地投入爆破设备中，经过爆破设备处理后，从出口处排出物料，爆破设备中的物料一直保持恒定，整个过程是连续不断的。目前一些连续式蒸汽爆破技术及其设备陆续出现，比如加拿大 Stake Technology 公司开发了连续式蒸汽爆破工艺及设备，并获得许多专利，产品在技术上较成熟，但设备价格较为昂贵。

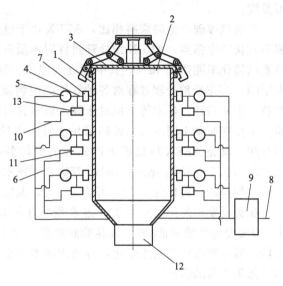

图 6.10　多通道蒸汽闪爆装置示意图

1—压力罐；2—进料口；3—密封盖；4—汽水排气管；
5—阀门；6—进蒸汽管路；7—过滤装置；8—聚汽管；
9—余热回收装置；10—压力空气管路；11—调
压阀；12—排料阀门；13—截门

　　蒸汽爆破法已用于不同领域且可预处理不同原料，但此方法的主要缺点是成本较高，整个实验过程对蒸汽的消耗量较大。传统上，蒸汽爆破装置都是单通道释放蒸汽，最近，北京天地禾源生物科技开发有限公司联合清华大学等单位开发了多通道蒸汽爆破法与装置（见图 6.10），多通道设计，可以使预处理后蒸汽能更快、更均衡地以闪爆的形式迅速释放，完成木质素、纤维素、半纤维素等组织及糖链的分段分离，取得了很好的组分预处理分离效果。

　　木质纤维素生物质汽爆后被有效地分离为纤维素、半纤维素、木质素，纤维素可以作为造纸、功能纤维、燃料酒精、饲料酵母的原材料。半纤维素可通过水解、氢化而成糠醛、木糖醇。木质素易于与传统高分子单体形成复合材料，如木质素酚醛树脂、环氧树脂等，提高木质素的附加值（见图 6.11）。

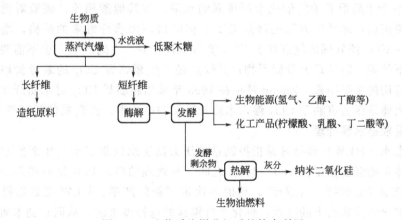

图 6.11　生物质汽爆分级后的综合利用

(2) 氨纤维爆破法

　　氨纤维爆破法（ammonia fiber explosion，AFEX）是蒸汽爆破与碱处理法的结合，在高温高压下的液态氨中处理木质纤维素原料，保压一段时间后突然释放压力，氨因压力的突然降低而蒸发。由于氨的迅速蒸发，打断木质素-多糖间的连接，半纤维素降解为寡聚糖并脱乙酰化，纤维素的结晶度降低，木质素的结构保持不变，从而增加纤维素表面积和酶解的可及度。

与蒸汽爆破产生的浆料相比，AFEX 由于氨的沸点低，只能得到固体产物，并且这个过程不直接产生糖类。AFEX 预处理过程对木质素的去除效果不大，但预处理后纤维素及半纤维素的转化率能达到 90%，其中预处理温度、湿度、氨的用量及停留时间对单糖产率有很大影响。AFEX 预处理过程对各种纤维类生物质具有很好的效果，包括：小麦秸秆、稻壳、柳枝、玉米秸秆、杨木等，但对于高木质素含量的生物质的预处理效果不佳。目前有大量的研究工作在探索不同木质素原料采用氨纤维爆破法预处理的最佳条件，Li 等研究发现，饲料及甜高粱经 AFEX 预处理生产乙醇的最佳条件为：氨和生物质的投料比为 2∶1，湿度 120%，140℃下处理 5min。Balan 等确立了杨木和玉米秸秆经 AFEX 预处理的最佳条件为：氨和生物质的投料比为 2∶1，湿度 233%，温度 180℃。

最近开发出的用氨对木质纤维素预处理的方法是精氨预处理，将天然的结晶纤维素由 I_β 型转变为纤维素 III_1 型，提高酶解速率。这个预处理过程可提取 45% 的木质素，并且能保持木质素的结构不发生变化，分离出的木质素可以作为生物炼制中的可再生原材料，用于高附加值产品的生产。

木质纤维经氨纤维爆破法预处理后其结构被破坏，纤维素的结晶性降低，提高纤维素酶的可及度。氨纤维爆破预处理的主要优点是还原糖产率高、单糖不发生降解、不产生抑制物。但预处理过程中使用了大量的氨，提高了整个过程的成本，氨的回收循环利用和环境污染是目前该法面临的主要问题。

(3) 超临界 CO_2 爆破

超临界 CO_2 爆破预处理的原理与 AFXE 及水蒸气爆破类似，CO_2 分子与水分子、氨分子都可以渗入木质纤维素材料的孔隙中。超临界 CO_2 预处理的温度比水蒸气爆破的低，其成本比 AFXE 低，另外 CO_2 还是一种无毒、不能燃烧的气体，因此超临界 CO_2 预处理是一种较为理想的预处理方法。超临界流体是指超过临界温度和临界压力状态的流体，既具有气体的黏度小、扩散系数大，又具有液体的密度大的特点。超临界 CO_2 预处理具有酸处理的优点，CO_2 溶于水后形成碳酸催化半纤维素的水解，与其他酸相比，碳酸对设备的腐蚀性小。预处理结束后，降低压力就能释放 CO_2，同时破坏木质纤维素的结构，增加酶的接触面积。超临界 CO_2 预处理的优点在于 CO_2 价格便宜，不产生副产物，也不需要回收，可以在较低温度下处理，能处理大量固形物；其缺点是产生超临界 CO_2 的装置价格昂贵，是限制其大规模应用的主要因素。Zheng 最早在 1995 年采用超临界 CO_2 对木质纤维素材料进行预处理，增大体系压力有利于 CO_2 渗入木质纤维素的小孔中，提高葡萄糖产率。

(4) 高温液态水预处理

高温液态水（HLW）预处理是指控制系统压力高于水的饱和蒸气压而使水在高温下维持在液态，体系的温度控制在 150～240℃ 之间，预处理的时间从几分钟到几小时，其中温度决定糖的类型（五碳糖、六碳糖），而时间决定了糖的产率。HLW 预处理机理是在高温下水在达到其亚临界状态下的酸性，催化半纤维素的选择性水解，从而达到木质纤维素三维凝聚态结构解离，HLW 对各种木质纤维素材料的预处理效果很好，包括甘蔗渣、玉米秸秆、小麦秸秆、向日葵秆，可以去除 80% 的半纤维素。HLW 预处理后获得的浆料中包括液相和固相两部分，其中液相是半纤维素的水溶液，固相是不溶于水的纤维素和木质素两部分，固体部分更容易发生酶解反应。在 LHW 预处理过程中，酰氧键断裂产生有机酸，促进多糖水解为可溶性单糖，并进一步生成少量抑制剂（糠醛、5-羟甲基糠醛）。此外，在高温条件下，水表现出酸的性质，因此为了防止抑制剂的产生，反应体系的 pH 值控制为

4～7。Laser 等采用 LHW 对玉米秸秆进行预处理，保持体系的 pH 值不变，改变操作条件，在 190℃下处理 15min，纤维素的转化率高达 90％，同时只产生少量抑制剂。

HLW 预处理不需要添加任何化学试剂，反应周期短，反应可控性强，环境友好。与其他预处理相比，LHW 所需的装置费用低，仅产生少量的抑制剂，同时保持高糖产率。LHW 预处理的主要缺点是需要较高的温度才能达到理想的半纤维素去除效果（＞180℃），过程能耗大，同时需要消耗大量的水。

6.3.3　化学法

与生物法和物理法不同，化学法预处理的明显特征是使用工业化学品作为预处理的主要作用剂来达到需要完成的预处理效果。一般来讲，这些预处理的方式按照其使用化学品的类别，可以分为酸、碱、氧化气体、氧化剂、纤维素溶剂和木质素提取等几大类。其中使用纤维素溶剂或者木质素提取的预处理方式，在近年来因为对离子液体的研究而受到广泛的关注，在后面会详述。化学预处理可破坏纤维素的结晶结构和细胞壁中半纤维素与木质素两者间的共价键，以及木质素与纤维素的连接，从而增加木质纤维素的消化率。

(1) 酸法

酸法预处理可用硫酸、硝酸、盐酸和磷酸，其中硫酸应用最广泛且效果最好，可以将木质纤维素中的半纤维素水解到单糖，从而提高酶对底物的可及度。酸法预处理既可以采用稀酸高温处理，也可以采用浓酸低温处理。使用浓酸预处理可以在较低的温度下进行，更加节约成本，但使用浓酸存在毒性、对仪器的腐蚀性、酸的回收、单糖会发生降解产生发酵抑制物等缺点，限制其广泛应用。使用稀酸进行预处理，产生发酵抑制物的含量更少，在工业上具有更广泛的应用前景，引起研究者的关注。当硫酸浓度为 0.05％～5％，稳定 160～220℃处理原料时可有效溶解半纤维素和木质素，并破坏纤维素的结晶结构，从而提高纤维素的可发酵性。在酶解过程中，稀酸预处理的原料即使不加入半纤维素酶也可使糖转化率保持在 75％～90％，这样降低了成本。

用过酸对木质纤维素进行预处理，可以将木质素转化为可溶产物，但是使用过酸存在易爆及成本高的问题。除了无机酸，有机酸如马来酸及富马酸，同样具有很好的预处理效果。研究发现，用马来酸或富马酸对小麦秸秆预处理后，其水解效果类似于硫酸的预处理效果。

(2) 碱法

常用的碱处理试剂主要有 $NaOH$、KOH、$NaHCO_3$、NH_4OH 和 $Ca(OH)_2$。碱处理过程中 OH^- 不仅可削弱纤维素和半纤维素间的氢键以及半纤维素和皂化木质素间的酯键，而且还可分离半纤维素和木质素间的醚键，从而打破秸秆中纤维素、木质素和半纤维素间的连接，从而降低结晶度和聚合度，增加纤维素表面积和提高剩余的半纤维素和纤维素的反应活性。不仅如此，碱法预处理还可以除去木质素、乙酰基团、各种含氧酸等抑制物，从而提高纤维素和半纤维素的酶解率。与其他预处理方法相比，碱法预处理具有条件温和、成本低等特点。碱法预处理主要的缺点是耗时长，通常需要几个小时甚至几天，并且要对预处理后的浆料进行中和处理。

Wan 等用 NaOH 对大豆秸秆进行预处理，葡萄糖的产率达到 64.55％，木糖的去除率达到 46.37％；另外，用 0.75％的 NaOH 对百慕大草预处理 15min，总还原糖的产率达到 71％，葡聚糖和木聚糖的转化率分别达到 90.43％和 65.11％。最近，王海松等巧妙地结合碱法预处理技术和双螺杆挤出机的特点，开发了连续式双螺杆挤出碱预处理技术及装置。

（3）氨处理

氨化法通常使用的试剂是氨水、液氨、尿素和碳酸氢钠等，是一种将纤维素在质量分数为 10%左右的氨水中浸泡 1～2 天以脱除原料中大部分木质素的方法。其基本原理为：含氮较低（≤1%）的植物秸秆中有机物与氨气发生氨解反应，秸秆中木质素与多糖间的结合键遭到破坏，形成铵盐，从而打破秸秆紧密结合的状态，利于秸秆的后续利用。氨处理所需设备简单，条件温和，能有效地除去对发酵不利的乙酰基，但氨浓度较高时半纤维素会有部分的损失。

（4）有机溶剂预处理

用有机溶剂进行预处理的历史已超过 100 年。早在 1893 年，Klason 就用乙醇和盐酸对木材进行处理，分离木质素和碳水化合物，1918 年，Pauly 用甲酸和乙酸对木材进行脱木质素处理。自 20 世纪 70 年代起，在有机溶剂制浆过程中就使用到各种有机溶剂，包括醇类、苯酚、丙酮、丙酸、二氧六环、胺、酯、甲醛及氯乙醇，与传统亚硫酸制浆过程相比，该过程对原材料的利用率更高，并且不存在空气和水污染问题。对有机溶剂制浆过程进行调整，用于木质纤维素的预处理，可以获得可水解的纤维素和高纯木质素，有机溶剂预处理过程引起广泛兴趣。

木质素和半纤维素的内部连接键在有机溶剂预处理过程中被切断，形成纤维素、半纤维素和木质素三部分，这个预处理过程中有两个重要的分离过程，如图 6.12 所示。首先，在高温高压下用有机溶剂对木质纤维素处理一段时间，大部分木质素和半纤维素降解成小分子量的片段，溶解在有机溶剂中，分离出的纤维素经水解、发酵，能高效地转化为乙醇；第二个分离过程将富含木质素的液体经过稀释、干燥、沉淀，回收有机溶剂，分离得到木糖和高纯度的木质素。在有机溶剂预处理过程中，通过加入酸催化剂以提高木质素脱除率，降低预处理温度，可用的酸催化剂包括无机酸（盐酸、硫酸、磷酸）和有机酸（草酸、乙酰水杨酸、水杨酸）。

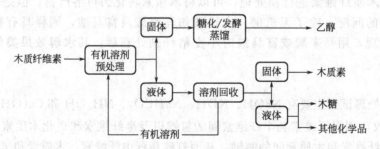

图 6.12　有机溶剂预处理流程

由于乙醇价格便宜、无毒、能与水任意比例互溶、沸点低易回收，因此被广泛用于木质纤维素的有机溶剂预处理过程中。表 6.3 总结了用乙醇对各种木质纤维素材料进行预处理的结果，通常情况下乙醇溶剂预处理在高温下（>190℃）进行较长时间（>60min）。Park 等研究不同温度下酸性催化剂（H_2SO_4）、碱性催化剂（NaOH）、中性催化剂（$MgCl_2$）对乙醇预处理油松的影响，其中 H_2SO_4 即使在低温下催化效果也是最好的，但预处理后残留样品少，糖的降解程度高；$MgCl_2$ 需要消耗较多能量，但酶的消化率最大能达到 60%；用 1%的 NaOH 进行预处理对酶的消化率没有影响，当用 2%NaOH 预处理后，酶的消化率能提高 80%。

表 6.3　乙醇对木质纤维素预处理效果

原材料	醇溶剂	预处理条件	结果
小麦秸秆	60％乙醇	固含量 10％,200℃,60min	木质素产率 56％
桉树	50％乙醇	固含量 10％,200℃,60min	木质素含量从 32％下降到 11％
芦苇	70％乙醇	1％NaOH,60℃,360min	水解产葡萄糖 40g/L,木糖 3.6g/L
小麦秸秆	50％乙醇,0.02～2mol/L H₂SO₄	固含量 5％,83～196℃,10～180min	溶解 96％木质素
混合软木	40％～60％乙醇,H₂SO₄,pH2～3.4	固含量 10％～15％,185～198℃,30～60min	木质素残余 6.4％,酶解葡萄糖产率 >90％
杨树	25％～75％乙醇,0.83％～1.67％ H₂SO₄	固含量 10％,155～205℃,26～94min	纤维素收率 88％,水解效率 82％
油松	48％～82％乙醇,0.76％～1.44％ H₂SO₄	固含量 10％,153～187℃,43～77min	纤维素收率 83％,水解效率 97％

有机溶剂预处理具有以下优点。

① 有机溶剂预处理可以分离出仅发生少量降解的高纯纤维素,纤维素在有机溶剂中不溶解,半纤维素和木质素则溶解在有机溶剂中,去除木质素及半纤维素后,增大纤维素的表面积,提高水解时酶的可及度并增加发酵产物乙醇的产率。经有机溶剂预处理后的纤维素的糖化效率高于酸预处理,其温和的温度、压力及中性条件,减少碳水化合物的降解生成的不必要的糠醛和 5-羟甲基糠醛。

② 经有机溶剂预处理后可以获得高质量的木质素,用于高附加值产品的生产。高质量的木质素不含磺酸、分子量分布窄、具有良好的防水性能,其应用领域是作为特殊的黏合剂及树脂用于涂料、建筑、胶合板,混凝土中的增塑剂等。

③ 与传统预处理技术相比,有机溶剂预处理可以高效地分离出半纤维素,在含高浓度酸有机溶剂预处理过程中,溶剂化的半纤维素可以转化为生物乙醇及其他高附加值化学品,包括糠醛和木糖醇。

有机溶剂预处理的主要优点是可以获得高纯度的木质素,用于高附加值产品的生产,另外,在酶解之前分离出木质素可以提高酶解效率,降低酶的用量,从而降低成本。但是使用的有机溶剂具有一定的可燃性,沸点低,操作不慎容易爆炸燃烧,在工业生产上非常难以管理。

(5) 氧化预处理

氧化法有湿氧化、臭氧和双氧水法。湿氧化预处理是以水为溶剂,氧气或空气作为催化剂,在 0.5～2MPa 及 120℃以上处理一段时间,一般在 30min 以内,其中温度、预处理时间及氧气压力是影响预处理效果的重要参数。湿氧化预处理过程中的反应主要是水解产生酸及氧化反应,是放热过程,反应一旦引发就能自发地进行,反应速率很快并能产生大量热量,因此对预处理温度的控制尤为重要。湿氧化过程产生的有机酸对半纤维素进行溶解、水解产生单体,木质素发生断裂、氧化而脱除,纤维素发生部分降解,实现对木质纤维素三大组分的高效分离,分离出的纤维素容易发生酶解。联合碱处理和湿氧化处理,可以降低体系的酸度,从而减少抑制物的产生,提高单糖产率。

Banerjee 等研究了稻壳的湿氧化预处理,在反应温度为 185℃,空气压力为 0.5MPa 下处理 15min,得到的固体产物中纤维素含量为 67％,去除了 89％的木质素,溶解了 70％的半纤维素。Martin 等对甘蔗渣进行湿氧化预处理，比较了 6 种不同条件下的预处理效果。其中碱性条件下的湿氧化预处理能得到最高产率的固体产物，其中纤维素的含量达到 70%，溶解了 93% 的半纤维素，去除了 50% 的木质素。

臭氧作为氧化剂可用来分解木质纤维原料中的半纤维素和木质素，提高纤维素的生物降解性。臭氧氧化能力强，并且能溶解在水中，是臭氧预处理的两大优势。该方法中纤维素几乎不受影响，半纤维素轻微降解，而木质素降解程度最大。多种农作物的废弃物，如小麦秸秆、甘蔗渣、花生壳、杨木屑等可以用臭氧进行预处理，然而单独使用臭氧进行预处理，木质素的去除效率及还原糖的产率并不高，与其他预处理联合使用，可以提高效率。Barros 等采用臭氧预处理与湿法碾磨结合的方式对甘蔗渣和秸秆进行预处理，以提高酶解糖化产率，通过优化条件，甘蔗渣经预处理后酶解产生的葡萄糖和木糖的产率分别为 89.7% 和 48.8%。

臭氧处理可在常温常压下进行，方法简单有效，不产生抑制物。但缺点是需要臭氧量较大，生产成本昂贵。

(6) 离子液体溶解预处理技术

离子液体通常指由有机阳离子与有机或无机阴离子组成的离子化合物，在室温（或稍高于室温的温度）下呈液态的离子液体，因此也称为室温离子液体。离子液体是一种独特的化学介质，也是一种环境友好的绿色溶剂，因此备受关注。

离子液体溶解机理是离子液体中的 Cl^- 与纤维素分子链上的羟基形成氢键，使纤维素分子间或分子内的氢键作用减弱，从而使纤维素溶解。纤维素能很好地溶解在离子液体中，为木质纤维素的各组分的分离提供可能。2007 年，谢海波等把离子液体成功地拓展到了木质纤维素的溶解，发现天然木质纤维素的溶解和离子液体结构及木质纤维素生物质的种类、物理尺寸等存在很大的关系。常用的可以溶解纤维素及木质纤维素生物质的离子液体结构见图 6.13。

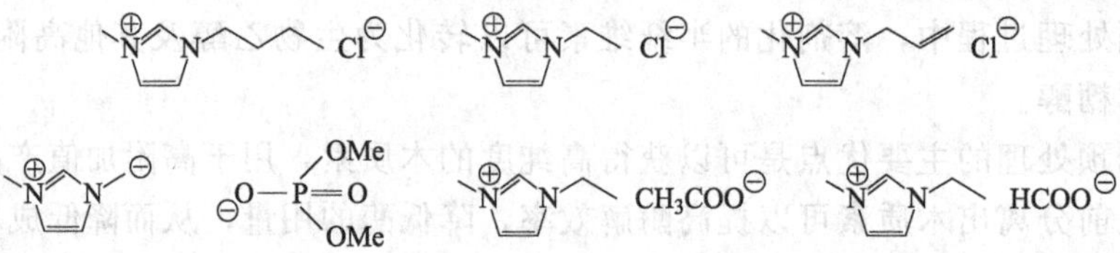

图 6.13　能溶解纤维素与木质纤维素的代表性离子液体结构

一直以来，基于木质纤维素复杂的三维凝聚态结构，其溶解一直被认为是不可能的。研究证明，木质纤维素在离子液体中的溶解，伴随着木质素的部分降解以及各组分之间及组分内部氢键网络的破坏与重构，各组分上的官能团及化学键完全暴露于溶液中。和非均相预处理技术相比，溶解后的木质纤维素更容易接受外部试剂的进攻，离子液体预处理为研究均相体系中木质纤维素材料的组分分离、结构调控提供了新的高效研发平台。基于离子液体的均相预处理平台，通过包括化学工程、催化化学、有机化学、高分子化学等多学科交叉融合，成为近十年生物质化工与生物材料研究领域的热点。其具体研究思路总结如图 6.14 所示。

传统上，由于天然木质纤维素不能被全溶解，因此其改性都是表面改性。谢海波等基于天然木质纤维素生物质在离子液体中的全溶解，首次实现了木质纤维素生物质中羟基的全乙酰化化学改性。研究结果显示，其改性取代度高于 95%，改性材料具有与传统改性淀粉类

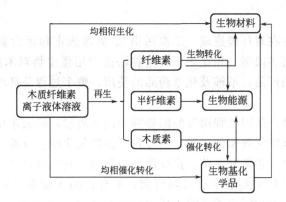

图 6.14　离子液体预处理技术生物质利用流程

似的多孔结构，在后续与聚苯乙烯、聚丙烯复合材料的制备中，表现出了很好的界面相容性。

Zhao 等将木材溶解在 1-烯丙基-3-甲基咪唑氯盐（AmimCl）中，经反复冻融（−20～20℃）后用水再生得到水凝胶，之后用丙酮及液态 CO_2 进行交换，最后用超临界 CO_2 干燥，获得木质纤维素气凝胶材料，其制备过程如图 6.15 所示。这种木质纤维素气凝胶材料具有开放的三维纤维结构，并且通过调整冻融的次数，可以转变为片状纤维骨架，冻融循环的频率影响气凝胶的强度、比表面积、结晶度及热稳定性。

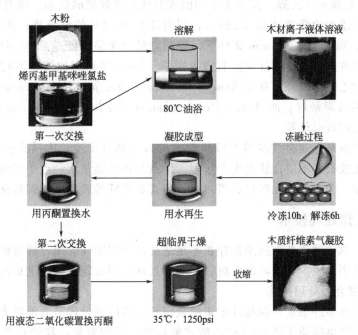

图 6.15　木质纤维素气凝胶制备过程

离子液体用于木质纤维素资源的溶解预处理与加工，从最初的咪唑盐离子液体，逐渐发展到了离子液体与传统有机溶剂混合的电解质体系，以及可逆离子液体体系。随着技术的发展，溶解预处理效率显著提高，总体预处理成本逐渐下降；但是有效回收离子液体，着力解决成本较高等难题仍需大力研发。

6.3.4 生物法

物理法和化学法存在对环境造成"二次污染"、处理成本和运行费用较高等问题，有些还存在材料的选择等诸多限制。相比之下，生物法是利用微生物对木质纤维素进行预处理，将其转化为易于水解的产品，不涉及化学药品的使用，整个过程是环境友好的，所以生物预处理方法很受青睐。

生物法是利用真菌、基因工程菌等酶解物料中的木质素，除去木质素以解除其对纤维素的包裹作用，从而提高糖化效率的过程。酶类包括多酚氧化酶、漆酶、过氧化氢生成酶、丙酮还原酶等。常用的真菌包括软腐菌、褐腐菌和白腐菌，其中只有白腐菌能高效地分解木质素。白腐菌是自然界中最主要的木质素降解菌，其分泌的木质素过氧化物酶、锰过氧化物酶、漆酶等胞外氧化酶可彻底有效地将木质素降解为水和二氧化碳。目前已知的白腐菌中，*Phanerochaete chrysosporium* 的生长速率快，并且对木质素的降解能力强，因此对木质纤维素的预处理效果最好。然而白腐菌在分解木质素的同时也消耗部分半纤维素和纤维素，因此需要采用基因工程技术对白腐菌进行改造，选育出能高产木质素氧化酶而不产纤维素酶和半纤维素酶的菌种。Shi 等研究了不同培养条件下，白腐菌 *P. chrysosporium* 对棉花秆（cotton stalk）中的纤维预处理效果，在液体培养和固态培养条件下，木质素的降解效率分别达到 19.38% 和 35.53%。

生物法预处理过程中，原料的颗粒尺寸和含水量、预处理时间及温度对木质素的降解剂酶解的效率有很大的影响。Wan 和 Li 选取 *Ceriporiopsis subvermispora* 对玉米秸（corn stover）进行预处理生产乙醇，探讨了不同因素对预处理效果的影响。研究结果表明，经 18 天的预处理，木质素的降解达到 31.59%，同时能保留 94% 的纤维素；在温度为 28℃、水汽含量为 75%、颗粒尺寸为 5mm 条件下，葡萄糖的产率最高能达到 66.61%。另外，微生物种类同样对各种生物质的预处理具有重大影响。Patel 等研究比较了不同真菌种类对不同生物质生产生物乙醇的效果，其中 *Aspergillus niger* 和 *Aspergillus awamori* 对稻壳、小麦秸秆生产乙醇的效果最好；而 *Aspergillus awamori* 和 *Pleurotus sajor-caju* 分别对稻壳和甘蔗渣生产乙醇的效果最好。

生物法的缺点是目前存在的具有降解能力的微生物种类少，木质素分解酶类的酶活力低，处理时间比较长，不适合快速生产过程。优点是在常温常压和近于中性 pH 值的条件下进行，条件温和、能耗低、无污染、可再生，适宜农业纤维素原料的饲料化处理。

6.3.5 联合预处理技术

如前所述，单一的预处理技术都存在不足之处，会限制其应用，通过联合不同预处理技术，提高产糖效率、减少抑制物的生成、缩短预处理时间有望克服以上难题。

(1) 碱-酸联合预处理技术

酸预处理水解半纤维素并提高纤维素的表面积，但酸预处理需要消耗大量的酸，如用乙酸进行预处理需要生物质干重 50% 的乙酸才能达到较好的效果，在进行酸预处理之前先去除部分木质素，可以降低酸的用量。碱法预处理可以去除木质纤维素中的木质素，因此碱-酸联合预处理有望提高效率。采用碱-酸联合预处理甘蔗渣可以在温和条件下进行，先用 10% 的 NaOH 按固液比 1∶3 在 90℃处理 1.5h，之后用 10% 的过氧乙酸在 75℃处理 6.5h。预处理后的甘蔗渣经酶解还原糖的产率达到 92%，与单独的碱预处理及酸预处理比较，碱-酸联合预处理可以在温和条件下进行，并且提供脱除木质素的效率，降低碳水化合物的降解。

(2) 碱-离子液体联合预处理

结合碱去除木质素的能力及离子液体溶解木质纤维素的能力，Nguyen 等采用氨-乙基甲基咪唑醋酸盐离子液体联合预处理稻壳，纤维素的回收率和葡萄糖的产率高于单独用氨处理或离子液体处理的结果，这个过程可以减少溶解时间，降低水解过程中酶的用量，提高离子液体的回收率。

(3) 稀酸-蒸汽爆破联合预处理

耦合稀酸预处理与蒸汽爆破预处理可以提高糖化效率，第一步稀酸水解可以提高木糖的转化率，第二步的蒸汽爆破进一步破坏木质纤维素的结构。Cheng 等研究了稀酸-蒸汽爆破联合预处理方法对稻壳预处理的效果，首先用 2% 的 H_2SO_4 在 165℃ 处理 2min，之后在 180℃ 进行蒸汽爆破处理 20min。经这两步预处理，提高了木糖产率，降低了抑制物的生成，其中有 75.9% 的木聚糖及 77.1% 的葡聚糖分别转化为木糖和葡萄糖。

(4) 超临界 CO_2-蒸汽爆破联合预处理

Alinia 等联合超临界 CO_2 和蒸汽爆破的方式对小麦秸秆进行了预处理，先注入蒸汽（200℃，15min）之后再进行超临界 CO_2 爆破，其效果明显优于单独使用超临界 CO_2 预处理，可以将还原糖的产率从 149.1g/kg 小麦秸秆提高到 234.6g/kg；研究结果还表明在进行超临界 CO_2 预处理前将样品润湿，可以将还原糖产率提升至 208.4g/kg，证明润湿过程对预处理有很大作用。

(5) 生物-有机溶剂联合预处理

Monrroy 等研究了生物-有机溶剂对木屑的预处理的综合效果，先用褐腐真菌对木屑预处理 3 周，之后用乙醇/水混合溶剂去除木质素。结果表明用生物-有机溶剂预处理后得到的生物乙醇的产率与单独使用有机溶剂预处理的产率一致，但先经过生物预处理后，后续的有机溶剂预处理发生在更加温和的条件下。对榉木的联合预处理也得到同样结论，与单独乙醇溶剂预处理相比，白腐真菌-乙醇联合预处理可以增加 1.6 倍的预处理效率，并降低 15% 的电能消耗。

(6) 生物-稀酸联合预处理

通常情况下，稀酸预处理可以溶解半纤维素，用真菌进行的生物预处理可以在温和条件下破坏木质素-半纤维素之间的连接，但两种方法都存在各自的缺陷，酸预处理需要高的能量投入、环境不友好、高压条件；生物预处理耗时长，经济效率低。针对以上问题，Fuying 等采用生物-稀酸预处理方法以提高水葫芦的酶水解效率。

(7) 生物-蒸汽爆破联合预处理

Taniguchi 等研究比较了四种白腐真菌对稻壳的预处理效果，其中 *P. ostreatus* 对木质素的去除效果最好，但对纤维素、半纤维素的降解效果不理想。为了降低在长时间预处理过程中（60 天）纤维素的损失并提高预处理效果，将生物预处理和蒸汽爆破进行联用。联合预处理技术可以显著地减少预处理的时间，从 60 天减少到 36 天，同时总葡萄糖产率保持不变。

(8) 微波-碱联合预处理

微波辐射加热方式可以加快化学反应速率，并在生物质颗粒中产生爆破效果。用微波辐射加热代替传统加热方式对柳枝进行碱预处理，在最佳温度 190℃，固含量为 50g/L 条件下处理 30min 后糖的产率达到 58.7g/100g 生物质。Zhu 等研究比较了微波-碱联合预处理与传统碱预处理对小麦秸秆的预处理效果，经两种方法预处理后，纤维素含量分别为 79.6% 和

73.5%，木质素含量分别为 5.7% 和 7.2%，半纤维素含量分别为 7.8% 和 11.2%，反应时间分别为 25min 和 60min，联合预处理缩短时间，提高半纤维素和木质素的去除率。

（9）稀酸-微波联合预处理

采用稀酸-微波联合预处理对甘蔗渣进行预处理，将 10g 甘蔗渣浸泡在 200mL 稀硫酸中，用微波加热至不同温度处理一段时间，在 190℃ 时，甘蔗渣组分发生最大程度的分离和膨胀，半纤维素完全分解，延长预处理时间对结果影响不大。

（10）离子液体-超声联合预处理

用超声预处理代替传统加热预处理可以提高糖化效率。Ninomiya 等联合超声和四种离子液体进行预处理。用离子液体在传统加热法 110℃ 下处理 20min，纤维素糖化产率达到 20%，采用离子液体-超声预处理，25℃ 下处理 120min，还原糖产率达到 60%～95%。后者相对于前者处理效率明显改善。

（谢海波，陈沁，徐芹芹）

参 考 文 献

[1] Rubin E M. Nature, 2008, **454**: 841.

[2] Iiyama K, Lam T, Stone B A. Plant Physiology, 1994, **104**: 315.

[3] Hsu T A, Ladisch M R, Tsao G T. Chem. Technol. (United States), 1980, **10**: 315.

[4] da Silva A S A, Inoue H, Endo T. Bioresource Technology, 2010, **101**: 7406.

[5] Karunanithy C, Muthukumarappan K, Appl. Biochem. Biotech., 2010, **162**: 264.

[6] Zhang S, Keshwani D R, Xu Y. Ind. Crop. Prod., 2012, **37**: 356.

[7] Yoo J, Alavi S, Vadlani P. Bioresource Technology, 2011, **102**: 7583.

[8] Saha B C, Biswas A, Cotta M A. J Biobased. Mater. Bio., 2008, **2**: 210.

[9] Yang C, Shen Z, Yu G. Bioresource Technology, 2008, **99**: 6240.

[10] Williams B A, Afvander P, Boer H. J Sci. Food Agr., 1995, **69**: 33.

[11] 季英超，张超波，姜凤琴. 纺织学报，2008，**29**：66.

[12] 北京天地禾源生物科技开发有限公司，多口释放汽爆装置，2014，CN 102294200 B

[13] Li B-Z, Balan V, Yuan Y-J. Bioresource Technology, 2010, **101**: 1285.

[14] Balan V, Sousa L d C, Chundawat S P S. Biotechnol. Progr., 2009, **25**: 365.

[15] da Costa Sousa L, Jin M, Chundawat S P S. Energ. Environ. Sci., 2016, **9**: 1215.

[16] Zheng Y, Lin H-M, Wen J. Biotechnol. Lett., 1995, **17**: 845.

[17] Zeng M, Mosier N S, Huang C-P. Biotechnol. Bioeng., 2007, **97**: 265.

[18] Laser M, Schulman D, Allen S G. Bioresource Technology, 2002, **81**: 33.

[19] Taherzadeh, M J, Karimi K. Int. J. Mol. Sci., 2008, **9**: 1621.

[20] Alvira P, Tomas-Pejo E, Ballesteros M. Bioresource Technology, 2010, **101**: 4851.

[21] Kootstra A M J, Beeftink H H, Scott E L. Biochem. Eng. J., 2009, **46**: 126.

[22] Wan C, Zhou Y, Li Y. Bioresource Technology, 2011, **102**: 6254.

[23] Wang Z, Keshwani D R, Redding A P. Bioresource Technology, 2010, **101**: 3583.

[24] Zhang K, Pei Z J, Wang D H. Bioresource Technology, 2016, **199**: 21.

[25] Park N, Kim H Y, Koo B W. Bioresource Technology, 2010, **101**: 7057.

[26] Banerjee S, Sen R, Pandey R A. Biomass Bioenergy, 2009, **33**: 1680.

[27] Martin C, Klinke H B, Thomsen A B. Enzyme Microb. Tech., 2007, **40**: 426.

[28] Barros R d R O d, Paredes R d S. Endo T. Bioresource Technology, 2013, **136**: 288.

[29] Kilpeläinen I, Xie H B, King A, J Agr. Food. Chem., 2007, **55**: 9146.

[30] Xie H, King A, Kilpelainen I. Biomacromolecules, 2007, **8**: 3740.

[31]　Xie H，Jarvi P，Karesoja M. J App. Polym. Sci.，2009，**111**：2468.

[32]　Li J，Lu Y，Yang D. Biomacromolecules，2011，**12**：

[33]　Singh P，Suman A，Tiwari P. World J Microb. Biot.，2008，**24**：667.

[34]　Chen J，Fales S L，Varga G A.，J Sci. Food Agr.，1995，**68**：91.

[35]　Shi J，Sharma-Shivappa R R，Chinn M. Biomass Bioenergy，2009，**33**：88.

[36]　Wan C，Li Y. Bioresource Technology，2010，**101**：6398.

[37]　Patel S J，Onkarappa R，Shobha′ K S. *J App*. Sci. Environ. Manage.，2007，**11**：137.

[38]　Wyman C E，Dale B E，Elander R T. Bioresource Technology，2005，**96**：1959.

[39]　Nguyen T-A D，Kim K-R，Han S. J. Bioresource Technology，2010，**101**：7436.

[40]　Sun Y，Cheng J. Bioresource Technology，2002，**83**：1.

[41]　Alinia R，Zabihi S，Esmaeilzadeh F. Biosyst. Eng.，2010，**107**：61.

[42]　Monrroy M，Ibanez J，Melin V. Enzyme Microb. Tech.，2010，**47**：11.

[43]　Ma F，Yang N，Xu C. Bioresource Technology，2010，**101**：9600.

[44]　Taniguchi M，Takahashi D，Watanabe D. J Biosci. Bioeng.，2010，**110**：449.

[45]　Gabhane J，William S P M P，Vaidya A N. Biomass Bioenergy，2011，**35**：96.

[46]　Zhu S，Wu Y，Yu Z. Biosyst. Eng.，2006，**94**：437.

[47]　Ninomiya K，Kamide K，Takahashi K. Bioresource Technology，2012，**103**：256.

[1] Xia H, Jin W F, Kuroda Y, et al. App Polym Sci, 2009, 111: 2416.

[2] Lee J, Oh S, Yuan D. Pharmaceuticals, 2017, 125.

[3] Saudi P, Sudesh A. Review P, World J Microb Bio, 2008, 24: 607.

[4] Guo L, Falco S, Liu Y, et al. Exp Rna Appl Anal, 1995, net: 91.

[5] Steinbüchel A. Biomacromolecules, ...

...

[9] Nagasawa F A, Li Y, Wu R, Bae S. Innovative Technol Spp, 2002, 101: 1526.

... in Y, Chen X. Biomaterial Technology, ... 02: 43.

[11] Alves R, Pei D S. Yamada M L. Nacori Chem, ... 187: 21.

[12] Menga M, Bahar I, M in V. Biotechnol Biomol Tec, ... 1010: 17.

第 7 章

生物合成聚合物及应用

　　随着石油化工的发展，合成塑料逐渐替代植物纤维、蛋白质等天然材料，人们的衣食住行已直接或间接地和合成塑料联系在一起。然而，非降解材料的大量使用使得环境问题日益突出。因此，发展环境友好的化工产品和材料是应对环境问题的重要战略措施。生物质是地球上取之不尽、用之不竭的可再生能源，具有生物可降解、生物相容性等优点，因而生物质来源的高分子材料成为目前各研究所和高校的研究热点。生物可降解聚合物可分为化学合成和生物合成两大类。目前，生物合成聚合物已成为新材料生产、开发和应用的方向，该领域的研究充分体现了多领域、跨行业的特点。生物合成聚合物同时也在环境保护、医药保健等方面发挥着重要作用。生物合成聚合物除了具有与化学合成聚合物相似的性质外，还具有生物学特性，包括生物相容性、生物可降解性等。

　　聚羟基脂肪酸酯（PHA）和聚氨基酸是目前研究较多的两类生物合成聚合物。PHA 可通过微生物发酵大规模制备，它具有类似于聚丙烯、聚苯乙烯等通用塑料的理化特性，同时又具有其自身的特点，比如生物可降解，原料来源十分丰富等。许多植物的残骸经发酵、分离均可以制备 PHA，这使 PHA 能够大规模地用于工业化生产。作为一种聚合物材料，目前 PHA 已成功用于手术缝合线、无纺布、包装材料等领域，同时也可用于医疗、制药和电子材料等高附加值领域。另外，合成 PHA 的单体具有手性，因此，PHA 可以用作手性药物的起始原料，例如抗生素、维生素等，已有部分单体用做了临床药物。随着菌株筛选技术的不断发展，越来越多新型的 PHA 菌株已被发现，从而可合成新的 PHA 材料，因此 PHA 的应用领域将逐步扩大。

　　聚酰胺类化合物是另一类重要的生物合成聚合物，主要包括聚氨基酸和蛋白质。由生物合成的聚氨基酸主要有聚 γ-谷氨酸、聚 ε-赖氨酸、蓝细菌肽三种。聚 γ-谷氨酸和聚 ε-赖氨酸均由一种单体构成，而蓝细菌肽由精氨酸、天冬氨酸两种氨基酸单体构成。在这三种聚氨基酸中，聚 γ-谷氨酸和聚 ε-赖氨酸具有水溶性，蓝细菌肽以贮存颗粒态存在于蓝细菌胞内。聚 ε-赖氨酸具有抗菌性和热稳定性。聚 γ-谷氨酸是一种天然存在的水溶性聚合物，在菌体外具有保护菌体不受环境影响的作用。不同菌株合成的聚 γ-谷氨酸中 D-谷氨酸的比例不同，但无论聚 γ-谷氨酸中所含 D-谷氨酸的比例如何，一般认为它对环境无毒害，甚至是可食用的。聚酰胺类化合物及其衍生物的潜在应用价值很大，除了用作生物可降解材料和修复材料外，还可用作生物絮凝剂、增稠剂、保湿剂、药物载体、医用生物螯合剂和重金属吸附剂等，广泛应用于食品、医药、化妆品及污水处理中等，是一种具有极大开发价值和应用前景的多功能新型生物材料。

7.1　聚羟基烷酸酯

聚羟基烷酸酯（polyhydroxyalkanoate，PHA），结构通式如图 7.1 所示，其由含羟基的脂肪酸单体组成，单体的羧基与相邻单体的羟基之间形成酯键。其主链一般具有 3～6 个碳原子，侧链 R 基团可变，可为饱和、不饱和、直链或含侧链及取代基的烷基等。目前，作为一种新型的生物可降解高分子材料，PHA 具有优异的理化性质和生物学特性，因此具有广阔的应用前景。

7.1.1　聚羟基烷酸酯的种类

自 1926 年 Lemoigne 首次发现聚羟基丁酸酯（polyhydroxybutyrate，PHB）以来，研究者在约 300 种细菌中发现了近 80 种不同的脂肪酸可作为 PHA 的单体。常见的羟基脂肪酸单体有 3-羟基丁酸（3HB）和 4-羟基丁酸（4HB）。因 R 基团的不同而构成不同的聚合物，常见的聚合物及组成的 R 基团单体如图 7.2 所示。

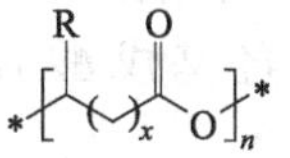

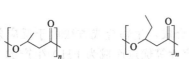

图 7.1　PHA 的结构通式

x 通常为 1、2、3 或 4；当 $x=1$ 时为聚 3-羟基脂肪酸酯；

R 为侧链基团；n 表示聚合度

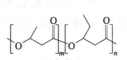

聚3-羟基丁酸酯(P3HB)　聚3-羟基戊酸酯(P3HV)　聚3-羟基己酸酯(P3HH)

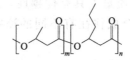

聚(3-羟基丁酸-*co*-3-羟基戊酸酯)　　聚(3-羟基丁酸-*co*-3-羟基己酸酯)

P(3HB-*co*-3HV)　　　　　　　P(3HB-*co*-3HH)

图 7.2　常见的 PHA 及组成的 R 基团单体

根据组成 PHA 单体碳原子数的不同，通常将微生物合成的 PHA 分成两大类。

(1) 短链 PHA（scl-PHA）

scl-PHA 是单体碳原子数为 3～5 的 PHA（$C_3 \sim C_5$）。如 P3HB 和 P3HV，其主要来源为罗氏真氧菌（*Ralstonia eutropha*）。这类 PHA 的结构从通式上看 $x=1$，R 基团分别为—CH_3 和—CH_2CH_3，这类聚合物具有强度高、模量高、韧性差的特点。

(2) 中长链 PHA（mcl-PHA）

mcl-PHA 是单体碳原子数为 6～16 的 PHA（$C_6 \sim C_{16}$），如 P3HH、聚羟基辛酸酯（PHO）等，其合成菌以 *Pseudomonas oleovorans* 为代表。这类 PHA 具有多种化学结构，

不仅以 3-羟基脂肪酸酯为单体，也可以 4、5 或 6-羟基脂肪酸酯为单体（$x=2$，3 或 4）。侧链基团 R 既可为直链，也可为支链、饱和或不饱和链，还可以是芳香族基团等。这类聚合物具有韧性高、延展性好、强度低、模量低的特点。

有些菌株可同时合成两种单体，可得到短链与中长链 PHA 的共聚物，代表产物有聚（3-羟基丁酸-*co*-3-羟基戊酸酯）[P(3HB-*co*-3HV)]、聚（3-羟基丁酸-*co*-3-羟基己酸酯）[P(3HB-*co*-3HH)]、聚（3-羟基丁酸-*co*-4-羟基丁酸酯）[P(3HB-*co*-4HB)]、聚（3-羟基辛酸-*co*-3-羟基己酸酯）[P(3HO-*co*-3HH)] 等。这些共聚物既具有 scl-PHA 的高结晶性，又具有 mcl-PHA 的韧性和弹性，具有较高的强度、模量和断裂伸长率，物理性质与低密度聚乙烯相似，适用于很多工业领域。

根据单体单元的连接方式不同，PHA 大致可分为三类。

① 均聚 PHA　PHA 分子中只有一种单体，例如 P3HB、P3HV、P3HH、聚 4-羟基丁酸酯（P4HB）等，其中最常见的均聚物为 P3HB，其他均聚物较少见。

② 无规共聚 PHA　指 PHA 分子链由两种或两种以上单体单元随机聚合而成，例如以 3HB 和 3-羟基戊酸（3HV）为单体的无规共聚物 P(3HB-*co*-3HV)，3HB 和 3-羟基己酸（3HH）为单体的无规共聚物 P(3HB-*co*-3HH)，3HB 和 3-羟基丙酸（3HP）为单体的无规共聚物聚（3-羟基丁酸-*co*-3-羟基丙酸酯）P(3HB-*co*-3HP)，3HB、3HV 和 3HH 的三元无规共聚酯聚（3-羟基丁酸-*co*-3-羟基戊酸-*co*-3-羟基己酸酯）[P(3HB-*co*-3HV-*co*-3HH)] 等。

③ 嵌段共聚 PHA　PHA 主链由两种或两种以上的不同链段构成，每一链段只含有一种单体单元。大多数嵌段共聚的 PHA 可由化学合成的方法得到，也可通过控制碳源，由微生物合成，例如 P(3HB-*co*-3HV) 嵌段共聚物。

7.1.2　PHA 的生物合成

PHA 的合成主要有生物合成和化学合成，生物合成方法由于反应条件温和，生产过程环境友好，材料具有可降解性和生物相容性等优点而成为 PHA 生产的主要方法。本章主要介绍 PHA 的生物合成方法。生物合成法分为细菌合成法和基因合成法，后者在降低 PHA 生产成本，提高产品质量上具有优越性，是一种具有良好发展前景的合成方法。不同类型 PHA 在细菌体内的合成往往有不同的途径，目前已知的 PHA 生物合成途径主要有以下四种。

(1) 罗氏真氧菌（*Ralstonia eutropha*）的 P3HB 合成途径

碳源通过糖酵解途径产生乙酰辅酶 A（CoA），而后由两分子乙酰辅酶 A 经 β-酮基硫解酶（PhaA）催化合成乙酰乙酰辅酶 A，再经还原型烟酰胺腺嘌呤二核苷酸（NADPH）依赖的乙酰乙酰辅酶 A 还原酶（PhaB）的作用还原为 3-羟基丁酰辅酶 A。最后，3-羟基丁酰辅酶 A 经 P3HB 合成酶（PhaC）催化合成 P3HB。*R. eutropha* 中 PhaA 对碳原子数为 4~10（$C_4 \sim C_{10}$）的底物均有催化活性，PhaB 对碳原子数为 4~6（$C_4 \sim C_6$）的底物有催化活性，*R. eutropha* 的 PhaC 只对碳原子数为 3~5（$C_3 \sim C_5$）的底物有较强的催化活性（图 7.3）。

(2) 深红红螺菌（*Rhodospirillum rubrum*）的 P3HB 合成途径

与 *R. eutropha* 的 P3HB 合成途径类似，但不同的是 PhaB 在 *R. rubrum* 中被 NADH 依赖型的还原酶还原为 L 构型的 3-羟基丁酰辅酶 A，因而需要在烯酯酰辅酶 A 水合酶（PhaJ）的作用下转化为 D 构型的 3-羟基丁酰辅酶 A，才能被 PhaC 合成为具有 D 型构型的 P3HB

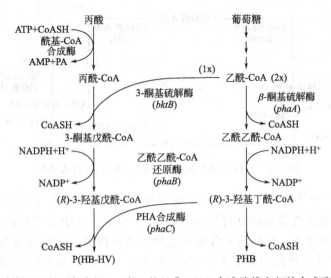

图 7.3　途径 1（左）和途径 2（右）的经典 PHA 合成路线和相关合成酶的作用点

（图 7.3）。

(3) 食油假单胞菌（*Pseudomonas oleovorans*）途径

以 *P. oleovorans* 为代表多数属于 rRNA 同源型 I 的假单胞菌，以 β-氧化途径的中间产物通过 PHA 膜结合酶（PhaP）、PhaC、PhaJ 催化合成短链、中长链 PHA（图 7.4）。

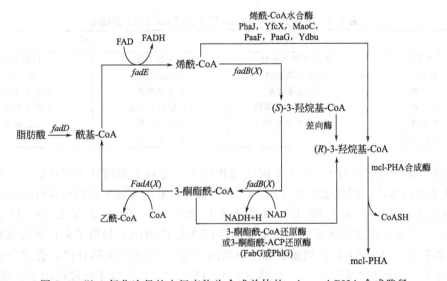

图 7.4　以 β-氧化途径的中间产物为合成单体的 scl、mcl-PHA 合成路径

(4) 铜绿假单胞菌（*Pseudomonas aeruginasa*）途径

即与脂肪酸合成途径相偶联的途径。碳源通过糖酵解产生乙酰辅酶 A 进入脂肪酸从头合成途径，中间产物通过 3-羟基脂酰-酰基载体蛋白质（ACP）、辅酶 A 酰基转移酶（PhaG）形成 PHA 前体后，再聚合形成 mcl-PHA（图 7.5）。

研究发现 3 和 4 两种途径与 PHA 合成途径是相互联系的，PhaJ 和 3-酮脂酰辅酶 A 还原酶（FabG）将脂肪酸 β-氧化的中间产物转移到 PHA 合成，而 PhaG 和丙二酰辅酶 A 酰基转移蛋白转移酶（FabD）将脂肪酸从头合成途径的中间产物转移到 PHA 合成。实验表

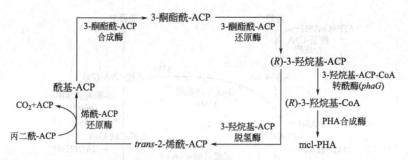

图 7.5 与脂肪酸合成途径相偶联的 PHA 合成途径

明，在 PHA 合成中单体的来源途径多样，这为通过代谢工程调控 PHA 合成提供了更多的选择。为菌株提供合适的碳源将有利于 mcl-PHA 的合成。在中心代谢途径与 PHA 合成之间也发现了一些新的联系，包括利用合成或者降解代谢途径合成羟基脂肪酸的辅酶 A 硫酯（HA-CoA）或者将代谢流向相应的 HA-CoA 的合成。对某些 mcl-PHA 的研究发现，在一种细菌中可能同时存在两种不同的途径来合成 mcl-PHA，虽然这两种途径并不是均等地起作用。提供混合碳源将有利于共聚物的合成，然而菌株对碳源的利用能力存在着很大的差异。例如，在 *P. oleovorans* 合成 mcl-PHA 碳源的利用研究中，存在一种共代谢效应的生物合成现象。共生物合成 PHA 的碳源底物被分为不同的组别（表 7.1）。其中部分的碳源底物既可用于 PHA 的合成，也可用于细胞的生长（A 组），但其中一部分碳源仅可用来合成 PHA（B 组）。

表 7.1 可被 *P. oleovorans* 用于合成 mcl-PHA 的碳源

A 组		B 组	
7-甲基辛酸	9-对甲苯基壬酸	4-苯基丁酸	巯基辛烷
5-苯戊酸	4-环己基丁酸	6-氨基己酸	辛二酸
6-苯己酸	5-环己基戊酸	8-氨基辛酸	4-辛基苯磺酸
7-苯庚酸	6-辛烯酸、7-辛烯酸	11-氨基十一酸	4-庚基苯甲酸
9-苯壬酸	油酸、γ-亚麻酸	1,6-己二醇	6-庚炔酸
11-苯十一酸		1,8-辛二醇	

利用重组菌株生产 PHA，由于基因法操作简单，避免了细菌法中 PHA 的分离提纯步骤，降低了合成成本，因此被广泛应用。陈国强课题组采用基因工程菌埃希杆菌和廉价的淀粉水解糖作为碳源，合成了 P3HB，细胞干重达 200g/L，P3HB 含量在 80% 以上。美国 Metabolix 公司和江苏蓝天集团利用重组大肠杆菌合成了 PHA，转染了来自罗氏真氧杆菌的 PHA 合成基因（*phbCAB*）及细菌血红蛋白基因（*vgb*）的重组大肠杆菌，合成中细胞干重可达 206g/L，P3HB 含量达 73%，产率为 3.4g/(L·h)，该项技术已经应用于工业化生产。

7.1.3 PHA 的物理性质

PHA 是由具有光学活性的 HA 单体构成的线型高分子，其性能主要由单体结构和组成决定。P3HB 是典型的 scl-PHA，作为典型的热塑性材料，P3HB 的力学性能与聚丙烯接近。P3HB 化学结构简单，规整，易结晶，结晶度可达 60%～80%，因此 P3HB 强度、模量较高，但其质脆，韧性较差，断裂伸长率较低。

相对于 scl-PHA，mcl-PHA 由于含有较长侧链，其结晶性较差，所以材料的强度、模量较低，但柔韧性较高。部分 mcl-PHA 熔融温度在 40～60℃之间，40℃左右聚合物将软化。mcl-PHA 的结晶速率慢，结晶时间可长达几天或几十天，这些特点限制了 mcl-PHA 作为热塑性弹性体材料的应用。

7.1.3.1　热性能

PHA 的热性能受单体种类、单体组成、聚合物分子量等因素影响。表 7.2 比较了不同化学结构的 PHA 的热性能，包括玻璃化转变温度（T_g）、熔点（T_m）、熔融焓（ΔH_m）和热分解温度（T_d）。P3HH 和聚 3-羟基庚酸酯（P3HHp）支链长，结晶速度慢，无明显的 T_m 和 ΔH_m。P3HV 的分解温度与 P3HB 类似，但是 P3HV 具有较低的 T_g 和 T_m。与 P3HB 相比，P4HB 的 T_g 和 T_m 均较低，T_m 为 50℃，呈现良好的柔韧性，且具有较高的热稳定性，T_d 为 308℃。总之，随着侧链长度的增长，PHA 的 T_g 降低。除 P3HH 之外，随着侧链碳原子数的增加，PHA 的 T_d 升高。

表 7.2　不同 PHA 材料热性能的比较

PHA	T_g/℃	T_m/℃	ΔH_m/(J/g)	T_d/℃
P3HB	−3.1	163.3	70.6	227.8
P4HB	−45.7	50.1	29.1	308.5
P3HV	−15.9	112.3	73.3	231.4
P3HH	−28.9	—	—	211.7
P3HHp	−32.3	—	—	240.3
P3HO	−38.4	66.1	30.2	256.2
P(3HB-co-3HH)	−1.6	98.6	18.8	237.6

注：P3HHp——聚 3-羟基庚酸酯；P3HO——聚 3-羟基辛酸酯，其中含 98%（摩尔分数）的 3-羟基辛酸单元和 2%（摩尔分数）的 3-羟基己酸单元；P(3HB-co-3HH) 中含 89%（摩尔分数）3HB 单元和 11%（摩尔分数）3HH 单元。

共聚单体的类别和第二种共聚单体的含量对 P3HB 共聚物的热性能同样有显著影响。随着第二种共聚单元含量的升高，共聚物的 T_g 降低，这表明共聚物链段的运动性和共聚物的组成直接相关。当第二种共聚单体的含量相同时，共聚物主链和侧链结构的不同也会影响聚合物的热性能。

7.1.3.2　结晶行为

PHA 的结晶行为与单体或共聚单体的类型、含量、结晶条件等因素有很大关联。图 7.6 为不同化学结构和共聚组成的 P3HB 共聚物在降温、升温过程中的差示扫描量热（DSC）曲线。由图 7.6 可知：P3HB 均聚物具有较快的结晶速度，在降温过程中可完全结晶，呈现明显的结晶峰，结晶温度在 110℃附近，在之后的升温过程中呈现较高的熔点。当向 P3HB 中引入 3HH 共聚单元后，其结晶速度变慢，结晶度（X_c）降低。3HH 单元含量为 5%～18%（摩尔分数）的 P(3HB-co-3HH) 共聚物在降温过程中均不结晶，在之后的升温过程中出现冷结晶峰。当 3HH 的含量增大到 18%（摩尔分数）时，P(3HB-co-3HH) 共聚物结晶速度极慢，在升温过程几乎不结晶。另外，随着 3HH 含量的增大，P(3HB-co-3HH) 共聚物的熔点降低，熔融峰面积减小。另外，与相似共聚组成的 P(3HB-co-3HH) 相比，P(3HB-co-3HV) 具有较低的冷结晶温度、较高的熔点和熔融焓，这表明相比于 3HH 单元，3HV 单元的引入对 P3HB 结晶行为的影响较小，这是因为 3HV 单元较小的体积所致。另外，P(3HB-co-3HV) 中 3HB 和 3HV 单元的共结晶也降低了 3HV 单元对 P3HB 链段结晶行为的影响程度。

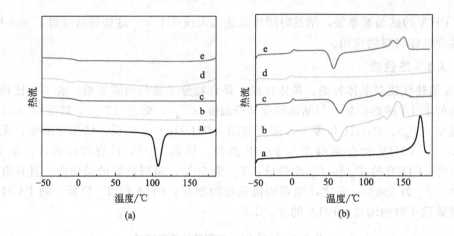

图 7.6　不同 P3HB 共聚物在（a）降温和（b）升温过程中的
DSC 曲线，升降温速率均为 10℃/min

a. P3HB；b. P(3HB-*co*-5mol% 3HH)；c. P(3HB-*co*-10mol% 3HH)；

d. P(3HB-*co*-18mol% 3HH)；e. P(3HB-*co*-12mol% 3HV)

图 7.7 表示不同 P3HB 共聚物中第二单体含量对共聚物熔点和熔融焓的影响。在 P3HB 中引入 3HV、3HH、3HP 和 4HB 第二种共聚单元后，随着第二种共聚单元含量的升高，共聚物的熔点、熔融焓先减小后增大。当第二种共聚单元的摩尔含量为 40%～60% 时，熔点和熔融焓最小。例如，对于 P(3HB-*co*-3HH) 共聚物，当 3HH 的摩尔含量由 0 增加至 25% 时，其熔点由 179℃ 下降到 52℃，结晶度从 60% 下降至 18%，这表明在 P3HB 中引入第二种共聚单元可降低材料的结晶度，从而可提高材料的韧性。

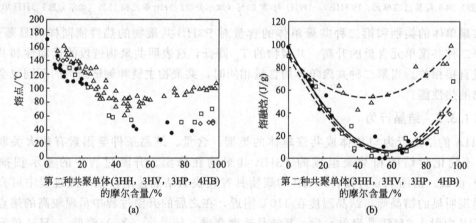

图 7.7　P3HB 共聚物的（a）熔点和（b）熔融焓与第二共聚单体含量的关系

△ P(3HB-*co*-3HV)；● P(3HB-*co*-3HH)；□ P(3HB-*co*-3HP)；◇ P(3HB-*co*-4HB)

7.1.3.3　力学性能

PHA 的力学性能受其单体化学结构、共聚组成和加工条件影响。表 7.3 比较了几种 PHA、PHA 共聚物和传统塑料的力学性能。在 P3HB 中引入第二种共聚单体后，聚合物的强度和模量降低，断裂伸长率和冲击强度提高。对于 P(3HB-*co*-4HB) 无规共聚物，当 4HB 单元的含量由 0 增加至 90% 时，其断裂伸长率从 5% 增加到 1000% 以上，材料从高强度、高模量状态转变为弹性体。

表 7.3 PHA 与传统塑料性能的比较

聚合物	拉伸强度/MPa	拉伸模量/GPa	断裂伸长率/%	冲击强度/(J/m)
P3HB	40	3.5	5	50
P(3HB-*co*-3HV)				
3%(摩尔分数)3HV	38	2.9	—	60
10%(摩尔分数)3HV	25	1.2	20	100
20%(摩尔分数)3HV	20	0.8	100	300
P4HB	104	—	1000	—
P(3HB-*co*-3HH)				
5%(摩尔分数)3HH	—		—	—
10%(摩尔分数)3HH	21		400	—
17%(摩尔分数)3HH	20		850	—
25%(摩尔分数)3HH	—		—	—
聚丙烯	34	1.7	400	45
聚对苯二甲酸乙二醇酯(PET)	57	2.2	300	59
高密度聚乙烯(HDPE)	29	0.94	650	—
聚苯乙烯(PS)	50	3.1	3	21

7.1.3.4 PHA 的降解性

PHA 的降解包括细胞内降解、酶降解、水降解和热降解等，影响 PHA 降解速率的因素较多，包括温度、环境条件、降解酶的类型和浓度、分子量、共聚单体和含量、聚合物的凝聚态结构等。

PHA 材料的热稳定性较差，在熔融加工过程中容易热降解，从而影响材料的可加工性和物理性能。

此外，由于微生物分泌的胞外酶作用，PHA 在自然条件下可降解为微生物生存所需的碳源和能源，增强其环境适应能力。

从材料自身性质来看，影响 PHA 降解速率的因素主要有分子结构、凝聚态结构、共聚单体及含量、填料和助剂等。Iwata 等比较了共聚单体种类和含量对 P3HB 共聚物酶降解行为的影响，如图 7.8 所示。当第二种共聚单体的摩尔含量在 0~20% 时，降解速率随共聚单体含量的增加而增加，这主要是因为共聚单体的引入降低了聚合物的结晶度，使其降解速度增加。随着共聚单体含量的进一步增大，共聚物的降解速率减

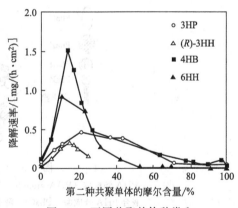

图 7.8 不同共聚单体种类和含量对 PHA 降解速率的影响

小，这是因为降解酶对 3HB 结构单元的选择性所导致。此外，分子量和熔点也会影响聚酯的降解行为，低分子量有利于聚合物的降解，熔点越高，降解性越差。

7.1.4 PHA 的生物学特征

很多种属的细菌在处于营养胁迫(即在环境中缺乏生长必需的某种营养因子，如氮、磷或镁)，但又有过量的碳源时，体内氧化还原反应失去平衡，能量和还原当量过剩，细菌会启动 PHA 的合成途径，把多余的物质储存起来。在细菌的细胞质中，PHA 以不溶于水的

包含体颗粒形式存在，其含量最高可达细胞干重的 80%。由于具有低的溶解性和高的分子量，PHA 在细胞内大量积累时不会影响细胞的渗透压，是一种理想的能量储存材料。当环境中缺乏碳源，而同时其他营养元素充足时，PHA 可作为碳源被降解，被重新加以利用。合成 PHA 的原料是可再生的生物质资源（如植物光合作用合成的糖类、脂肪酸等），所以 PHA 经生物降解后，降解产物可完全进入生态循环系统。

作为细菌体内的一种碳源储备物，PHA 的合成与降解使细菌能够很好地适应外界环境的变化，增强细菌的生存能力。有些细菌内 PHA 可缓解细胞内重要成分——RNA 和蛋白质在饥饿条件下的降解，从而增强细菌对恶劣环境的抵抗能力。对 *Rhizobium* sp. ORS571 菌株的固氮和 PHA 的形成、降解的研究表明，当固氮孢子中氧浓度增加时，*Rhizobium* sp. ORS571 菌株可以通过 PHA 的降解，保护固氮酶不受损伤。另外，研究表明 PHA 还可以为某些固氮菌属菌株的包囊形成提供必要的碳源。

细菌积累 PHA 的这种特性使之可以作为环境状况的标记。许多 PHA 合成菌是从富碳的环境中筛选出来，对一些原油污染严重的地方分离得到的嗜冷海洋微生物的研究表明，其中大多数细菌都可以在限氮的条件下在胞内积累 PHA。这说明当碳源较丰富时，许多细菌都具有将过量碳源转化为 PHA 的能力。

胞浆中的 PHA 颗粒在结构上有一单层磷脂和蛋白质组成的膜，膜上的蛋白质在 PHA 颗粒的形成中起至关重要的作用。PHA 颗粒结构示意如图 7.9 所示。PHA 颗粒以 PHA 分子为疏水核心，表面是磷脂单分子层和一些蛋白，这些蛋白包括 PHA 合成酶、降解酶和 PHA 合成调节蛋白（PhaP 和 PhaR）。在原核和真核生物的膜中也存在 PHA。在原核生物中，PHA 存在于原生质膜中，而在真核生物中，PHA 在线粒体和微体的膜中所占的比例最多。与胞内的其他高分子量聚合物相比，存在于膜上的 PHA 分子量较小。

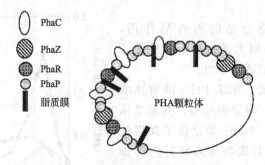

图 7.9　PHA 颗粒结构示意图

PHA 颗粒体（PHA granule）外有一单层脂质膜（phosopholipid），上面
嵌合 PHA 合成酶（PhaC）、降解酶（PhaZ）和调节酶类（PhaR 和 PhaP）

7.1.5　PHA 的改性

PHA 具有良好的生物降解性和生物相容性，而且还具有良好的力学性能、可加工性、光学活性、压电性、气密性等，因此在生物医药、食品包装、感光材料等领域具有广阔的应用前景。但是，PHA 也具有显著的缺点，例如：①scl-PHA 韧性差，断裂伸长率低；②mcl-PHA 和 PHA 共聚物结晶速度慢，结晶度低，可加工性差，强度和模量低；③PHA 热稳定性差，在熔融加工中不稳定，易分解，加工温度窗口窄；④PHA 生产成本高。这些缺点制约了 PHA 的大规模应用，因此在实际应用中，通常需对 PHA 进行改性处理。PHA 改性的主要目的如下。

① 降低 scl-PHA 的脆性，提高其韧性　PHA 具有良好的生物降解性，但作为通用塑料可能的替代物，scl-PHA 的脆性限制了其应用，如常见的高密度聚乙烯（HDPE），断裂伸长率高于 400%，而 P3HB 的断裂伸长率仅为 5%（表 7.3），柔韧性较好的 P（HB-*co*-20mol% 3HV）断裂伸长率也只有 100%。因此，要扩大 PHA 的应用范围，增韧改性是必须解决的问题之一。

② 拓宽加工温度窗口，提高其热稳定性　P3HB 的熔点一般在 160～180℃之间，然而在熔点以上 20～40℃的温度范围内，P3HB 将发生热降解，这限制了 PHA 的加工窗口，因此在熔融成型过程中需严格控制加工温度，否则将不利于材料的加工应用。在进行 PHA 改性时，可以通过添加其他组分，降低材料的熔点或者提高材料的热稳定性，从而达到拓宽加工温度窗口的目的。例如，可以通过与其他单体共聚或与其他低熔点组分共混，降低 PHA 的熔点，也可通过加入热稳定剂的方法提高 PHA 的热稳定性。

③ 降低材料成本　除上述 PHA 改性研究外，与一些价格低廉的组分共混可以有效降低 PHA 的成本，如淀粉、有机蒙脱土等，这更加有利于 PHA 的工业化应用。

目前，PHA 改性的方法主要有共聚、共混、添加填料和加工助剂等。

(1) 共聚

在生物合成的过程中，引入其他羟基脂肪酸单元生成不同链段组成的聚合物，从而对材料进行改性。共聚单元起到内增塑效果，能提高材料的柔韧性，降低材料的熔点和熔体黏度，从而拓宽其加工温度窗口。目前，在 P3HB 中加入 3HV 生成 P（3HB-*co*-3HV）共聚物，是已获得工业化应用的共聚改性方法。随着 3HV 含量提高，共聚物的熔点降低，当 3HV 的摩尔含量为 40%～60%时，其熔点最低。随着 3HV 含量的升高，P（3HB-*co*-3HV）的 T_g 降低。此外，与 P3HB 均聚物相比，P（3HB-*co*-3HV）共聚物具有较高的韧性、冲击强度和热稳定性，但其强度和模量降低。

(2) 共混

文献上对 PHA 共混改性的研究较多，PHA 可与热塑性高分子、橡胶和天然高分子共混。例如，P3HB 与聚己内酯、聚乙二醇、聚丙烯酸甲酯等属于 PHA 与热塑性高分子的共混体系；P3HB 与乙丙橡胶共混属于 PHA 与橡胶共混的体系；P3HB 和淀粉、木质纤维素等共混属于 PHA 和天然高分子共混的体系。通过选择不同的共混组分，调整组分之间的配比，利用溶液或熔融法制成的共混物，能有效提高 PHA 的力学性能，拓宽其加工窗口，降低其成本，从而拓宽 PHA 的应用范围。

(3) 添加填料

John 等将有机蒙脱土与 P（3HB-*co*-3HV）进行插层复合后，材料在力学性能上得到一定改善，在熔融状态和固态条件下，材料的拉伸弹性模量、拉伸强度、冲击强度均得到提升。添加其他填料粒子，如羟基磷灰石、生物活性的玻璃微球、陶瓷填料等，均能在一定程度上改善 PHA 材料的力学性能。

(4) 添加助剂

PHA 在加工中通常需添加的助剂包括塑化剂、稳定剂、成核剂、增塑剂等。其中一定量成核剂的加入能显著提高 PHA 的结晶速率，降低其球晶尺寸，从而调控其结晶结构和物理性能。Luo 等将 L 型苯基丙氨酸加入到 P（3HB-*co*-3HH）共聚物中，P（3HB-*co*-3HH）的结晶速率、熔融温度、结晶度显著提高，其熔融峰变得更加尖锐。Pan 等发现尿嘧啶、三聚氰酸、乳清酸、苯基磷酸盐等均可用作 PHA 及其共聚物的结晶成核剂，当在 PHA 中加入少量这些成核剂后，材料的结晶速率提高，半结晶时间缩短，球晶密度增加，球晶尺寸减小，从而提高了材料的成型加工效率。

7.1.6 PHA 的应用

(1) 生物可降解塑料

作为一种由微生物合成的、性能类似于聚丙烯的可降解塑料，PHA 引起了人们的广泛关注。最初，德国的 Wella AG 公司使用 PHA 生产日常用品和包装材料。后来，PHA 也被 P&G、Biomers、Metabolix 及其他公司开发利用，例如包装膜、手袋、容器材料；注射剂、药物、杀虫剂、除草剂、肥料等的长效使用生物可降解载体；香水瓶、剃刀、厨房用具、尿布、妇女卫生用品以及手术针、线、钉及药签和创口包扎材料等。

(2) 组织工程用材料

PHA 由于具有良好的生物相容性和生物可降解性，生物机体对其无强烈的排斥作用，因此其可用于组织工程等领域。P3HB 是最早被应用于骨折固定材料的 PHA。但由于 P3HB 均聚物易碎、热稳定性差、降解时间长、可塑性和力学性能差，其应用受到了限制。将 3HV 共聚单元引入 P3HB 主链，形成 P(3HB-co-3HV) 共聚物，可大大改善 P3HB 的上述缺点。由于 PHA 结构多样，其性能可在很宽范围内调控，所以原则上 PHA 能够满足多种人体组织器官的需求，如心血管系统、角膜、胰腺、胃肠系统、肾脏、泌尿生殖系统、肌肉骨骼系统、神经系统、牙齿与口腔、皮肤等。

作为替代心血管系统管状、膜状组织的材料骨架，材料必须具有良好的弹性，从而可抵制来自周围组织和内部液体的机械压力，此外还需具备良好的液体屏障作用，PHA 正好能满足这一需求。基于 PHA 材料制备的活体组织心脏泵，在短期内能够替代天然心脏泵的功能，它具有足够的机械强度，可承受不断重复的双向搏动，同时其表面可促进人体组织的生长，孔隙可供渗透和交换之用。当新的组织再生后，PHA 将逐渐降解，降解后的产物可被人体吸收，不会引起不良反应。

(3) 手性单体化合物的前体

由于单一手性的药物具有安全性高、使用剂量小等优势，因此对手性单体的研究越来越多。PHA 作为微生物合成的细胞内聚合物，其组成的单体均具有手性。3HB 是最常见的 PHA 单体，含有一个手性碳原子，存在两种光学异构体，即 R- 和 S- 构型，绝大多数已知的 PHA 都是由 R- 构型的 HA 单体聚合而成的。

PHA 来源的 R- 构型单体含有手性中心和两个易于修饰的官能团（—OH、—COOH）。因此，可以先合成一些带有复杂官能团的聚酯，再通过降解得到手性单体，然后再利用这些手性单体合成一些具有生物活性的复杂衍生物，在制药和化妆品等行业得以应用，包括用于合成抗生素、维生素、信息素等手性药物。

(4) 其他应用领域

作为一种生物合成的高分子聚合物，PHA 在很多领域都具有潜在的应用。由于在许多高等生物体内都存在 PHA，因而可以利用 PHA 的生物相容性，将其用于制备医药材料，如包裹药物，进行药物的定量定向释放等。对小分子量 PHA 的研究表明，它可能起膜上的离子通道的作用，而在人体血细胞中也发现较多量的小分子 PHA，这为利用 PHA 进行药物包裹研究提供了理论依据。

研究者发现在鼠、鸽子、人脑的正常代谢物中存在 P4HB，在欧洲和日本 4HB 已用作静脉注射用麻醉剂，因为它可以穿过脑血屏障，使人快速进入一种心血管稳定的类睡眠状态。现在 4HB 还被试用于催眠疗法，它可以增强慢波睡眠和快波睡眠，从而使人进入睡眠状态。此外，因 4HB 可提高脑多巴胺水平，可用于治疗嗜酒症、戒酒综合征等。很多研究表明，4HB 可降低脑和脑周围组织的能量和物质代谢速率，这有利于保护这些组织因受到缺氧或过强代谢时所带来的损伤。

另外，由于 mcl-PHA 合成菌可以把不同的官能团掺入 PHA 分子中，所以可利用这些 PHA 合成菌，设计培养基的底物来进行分子设计，以合成一些无法用人工方法合成的具有生物活性的高分子材料，预计可在非线性光学材料领域得以应用。此外，有研究表明，P3HB 具有压电性，因此也可能在电子材料领域得以应用。虽然 PHA 具有大多数生物材料所不具有的非线性光学性能和压电性等，可被用于高附加值产品，但对于这方面的研究与开发技术还比较欠缺，所以仍需加强该方面的研究。

7.1.7　PHA 的应用前景与展望

PHA 具有与某些传统石油基高分子材料如聚乙烯、聚丙烯等类似的性能，同时 PHA 可由碳水化合物、脂肪酸等可再生资源合成，可在环境中完全降解进入自然界的生态循环，因此被认为是一种环境友好的 "绿色塑料"，具有替代传统不可降解塑料的潜在应用。PHA 单体结构多样，导致聚合物结构和性能多样，随着结构的变化，PHA 可从高强度、高模量的塑料演变为柔韧的弹性体，因此与其他生物可降解塑料相比，PHA 具有更广阔的应用前景。由于 PHA 良好的生物相容性和生物可降解性，可被应用于生物可降解塑料、生物植入材料、药物载体等方面。由于 PHA 单体的立体选择性，其可应用于精细化工产品的起始原料。此外，PHA 在导电、油墨、香料传输、农业等领域都有广泛的应用前景，是一种很具发展潜力的材料。

目前，PHA 的工业生产及应用还主要是 P3HB、P(3HB-co-3HV) 和 P(3HB-co-3HH)，其部分性能的缺点和较高的生产成本限制了材料的广泛应用。因此，今后对于 PHA 的研发重点可从以下两方面进行：①降低 PHA 产业化成本，开发 PHA 的加工、改性技术，如采用高效基因工程菌、非粮生物质生产 PHA 等；②对含有特殊官能团如乙烯基、氰基、苯基、卤素的 mcl-PHA 合成菌株和工艺的研究，改进生产技术，提高 PHA 的生产效率和质量。因此，研发更多、更高附加值的 PHA 产品，实现向实际生产的转化仍然是今后需要关注的方向。

7.2　聚氨基酸

聚氨基酸是指由一种氨基酸通过酰胺键连接而成的高分子材料，具有水溶性、生物相容性、生物可降解性、结构易修饰性等优点，在医药、化工、农业和环保等领域具有广阔的应用。自然界由生物合成的聚氨基酸并不多，其中三种最为常见：聚 γ-谷氨酸（γ-PGA）、聚 ε-赖氨酸（ε-PL）、蓝细菌肽，其结构示意如图 7.10 所示。和 PHA 相比，γ-PGA 和 ε-PL 具有水溶性，蓝细菌肽可用化学方法除去精氨酸，从而转化为聚天冬氨酸，这使聚氨基酸具有不同于 PHA 的理化性质和生物学特性。

7.2.1　聚 γ-谷氨酸

7.2.1.1　聚 γ-谷氨酸的生物合成

γ-PGA 的合成方法有化学合成法、提取法和微生物合成法。其中化学合成法包括肽合

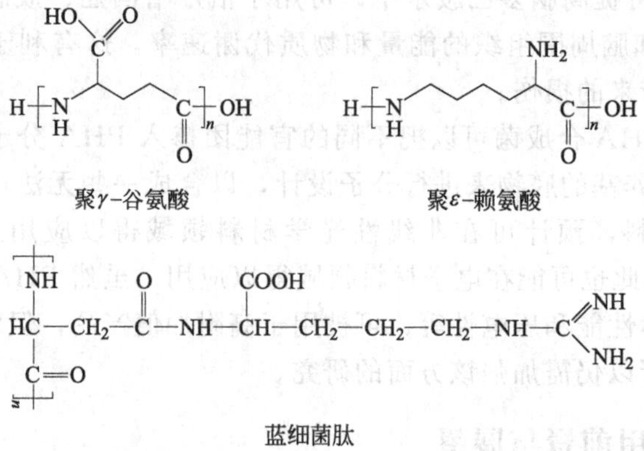

聚γ-谷氨酸　　聚ε-赖氨酸

蓝细菌肽

图 7.10　常见的生物合成聚氨基酸的化学结构

成法和二聚体缩聚法，由于合成路线长、副产物多、收率低、产物的分子量较小等缺点，因而受到了限制。早期，日本生产 γ-PGA 大多采用提取法，用乙醇将日本传统食品纳豆中的 γ-PGA 分离提取出来。由于纳豆成分复杂，γ-PGA 的含量不稳定，提取工艺十分复杂，生产成本较高，同样难以大规模生产。目前生产 γ-PGA 的主要方法是微生物合成法，该法工艺相对简单，培养条件温和，产物分离纯化容易，周期较短，适合于大规模生产。通过微生物合成得到的 γ-PGA 是一种水溶性的、生物可降解的新型绿色生物材料，具有可食用、无毒、可成膜、保湿性好等特性，在医药、食品、化妆品等领域具有广泛的应用。

表 7.4 列举了目前所发现的生产 γ-PGA 的几种主要菌种。炭疽芽孢杆菌（*Bacillus anthracis*）是第一个被发现的荚膜主要由 γ-D-PGA 组成的菌种。枯草芽孢杆菌（*Bacillus subtilis*）的细胞表面的黏性物质的主要成分也是 γ-D-PGA。地衣芽孢杆菌（*Bacillus licheniformis*）能够合成立体化学结构不同的 γ-PGA（D-异构体占 10%～100%）。巨大芽孢杆菌（*Bacillus megaterium*）也能合成混合的 γ-PGA（D-异构体占 50%）。而嗜碱的耐盐芽孢杆菌（*Bacillus halodurans*）细胞壁的主要成分是低分子量（约 10kDa）的 γ-PGA。另外，可从一种古细菌隐藏嗜盐碱球菌（*Natronococcus occultus*）和另一种极端嗜盐古细菌（*Natrialba aeyptiaca*）的培养液中，分离得到高度延伸的 γ-L-PGA（分子量>1000kDa）。

除芽孢杆菌外，在真核生物的水螅刺丝囊的荚膜中发现存在 γ-PGA，这种生物体在合成 γ-PGA 的同时，也分泌一定量的 γ-PGA 解聚酶，因此从培养液中分离出的 γ-PGA 一般存在不同的分子量（1～1000kDa）。

按照营养要求，γ-PGA 合成菌通常可分为两大类：谷氨酸依赖型和非谷氨酸依赖型。谷氨酸依赖型菌种包括许多微生物，如 *B. subtilis* ATCC9945、*B. subtilis* IFO3335、*B. subtilis* F-2-01，这类菌通常生成较多量的 γ-PGA。非谷氨酸菌种包括 *B. subtilis* TAM-4 和 *B. licheniformis* A35，由于培养基中不需要提供谷氨酸，可显著降低生产成本，但这类菌较少，且在培养基中积累的 γ-PGA 量较低（10g/L 左右）。

表 7.4　几种 γ-PGA 主要生产菌、合成聚合物的分子量及 D-异构体所占的比例

细菌菌株	分子量/kDa	D-GA 的比例/%
枯草芽孢杆菌 Natto	10～1000	50～80
枯草芽孢杆菌 Chungkookjang	>100	60～70
地衣芽孢杆菌	10～1000	10～100

细菌菌株	分子量/kDa	D-GA 的比例/%
炭疽芽孢杆菌	ND	100
巨大芽孢杆菌	＞200	50
耐盐芽孢杆菌	10～15	0

注：ND 代表未检测。

此外，研究者还采用传统的物理、化学的诱变方法，例如紫外、亚硝基胍、^{60}Co γ 射线诱变等方法获得了 γ-PGA 的高产菌株。由枯草芽孢杆菌 ISW1214 构造出的 MA41 重组体（含有 PGA 合成体系的质粒）能在富含 L-谷氨酸或 D-谷氨酸的培养基中合成大量的 PGA，这是迄今所知的能在 D-谷氨酸存在下合成 γ-PGA 的第一个例子，这使 γ-PGA 的大规模生产成为可能。因为自然条件下 γ-PGA 合成菌株（如枯草芽孢杆菌）在发酵过程中，会因 γ-PGA 的累积而使富含 L-谷氨酸的培养基高度黏稠。因此，与传统的诱变育种相比，新兴的基因工程手段有望成为 γ-PGA 高产菌株的有效改造方式。

7.2.1.2 聚 γ-谷氨酸的物理性质

(1) 聚 γ-谷氨酸的理化性质

生物合成的 γ-PGA 是由 D-和 L-谷氨酸通过 γ-谷氨酰键聚合而成的一种胞外均聚氨基酸（图 7.13）。不同生物体及同一生物体的不同生长时期生产的 γ-PGA，其分子大小和立体化学组成成分比例存在很大差异，其聚合方式与化学合成的聚谷氨酸有所不同，化学合成的聚谷氨酸是靠 α-酰基结合的聚合物。这样的结构使得 γ-PGA 具有不同于化学合成的聚 α-谷氨酸的性质。γ-PGA 的每个重复单元的 α-碳原子上都有一个羧基，这赋予 γ-PGA 某些特殊的性能。

不同的微生物所产生的 γ-PGA 中 D-型和 L-型谷氨酸的比例有所不同，也有单一 D-型或 L-型的聚合物。γ-PGA 的分子量为 $3000 \sim 10^6$ Da 不等，基本骨架呈直链纤维状。在分子中有大量游离的亲水性羧基，可在分子内部或分子之间形成氢键，氢键的存在对水溶性有很大的促进作用，作为线型高分子，γ-PGA 能与水形成氢键，使水分子进入高分子结构中，因此具有较好的水溶性。γ-PGA 的等电点为 3.47，为酸性聚合物。

对 γ-PGA 分子二级结构包括 α-螺旋、β-折叠、β-转角和无规卷曲的研究表明，γ-PGA 属于 α-螺旋和 β-折叠含量都较多的生物大分子。研究发现地衣芽孢杆菌产生的 γ-PGA 在低 pH 值、低离子强度、低浓度时为 α-螺旋结构，在中性至高 pH 值、高离子强度或高浓度时为 β-片层结构。而枯草芽孢杆菌产生的 γ-PGA 在酸性溶液中是平行的 β-片层结构，在接近中性环境中是无规卷曲结构，在碱性环境中则是更加收缩的随机结构。研究还发现溶剂对 γ-PGA 构型有显著影响，发现 γ-PGA 在水中为无规卷曲结构，在二甲基亚砜中为 α-螺旋结构，在甲酸中为 β-片层结构。γ-PGA 的二级结构对 pH 值、表面活性剂（如十二烷基硫酸钠）、乙醇有一定的稳定性。随溶液离子强度及浓度的变化，γ-PGA 的分子链构象产生明显的变化。

在常温下一定温度范围内，γ-PGA 黏度的变化不大，因此 γ-PGA 易于在冷水中分散，制成的水凝胶具有良好的黏弹性。γ-PGA 在一定范围内具有较强的耐热和耐紫外辐射能力。同时，在放射线照射下，γ-PGA 会增加分子间的结合，提高吸水性能，由此可用于开发强吸水性的生物材料。γ-PGA 对热变性比较敏感，在高温下黏度下降很快，也造成 γ-PGA 的分解。对 γ-PGA 的热学特性的分析发现，γ-PGA 为非晶态结构，其脆点温度为 -60℃，玻璃化温度为 54.8℃，黏流温度为 57.6℃，分解温度为 141.3℃。

(2) 聚 γ-谷氨酸的生物学特征

γ-PGA 通常是在枯草芽孢杆菌生成芽孢的静止期合成。通常细菌细胞在此时会进入休眠状态，以抵御不良的生存环境，所以 γ-PGA 可能不参与枯草芽孢杆菌细胞生存的主要代谢功能。但利用 γ-PGA 的低温保护性，可保护在寒冷和干燥区域生存的枯草芽孢杆菌等菌株抵御低温环境。炭疽芽孢杆菌合成的 γ-PGA 使感染性炭疽芽孢杆菌能够逃避哺乳动物免疫防御系统对机体的免疫保护作用，增加炭疽芽孢杆菌对机体的感染力。同时，γ-PGA 对真菌孢子的萌发有一定的抑制作用，故表现出一定的抗真菌的能力，但范围并不广泛。

7.2.1.3 聚 γ-谷氨酸的应用

γ-PGA 是一种天然存在的水溶性的聚氨基酸，不管聚合物中 D-谷氨酸的比例如何，一般认为它对环境无害，具有生物可降解性、成膜性、成纤维性、可塑性、黏结性、保湿性等独特的理化和生物学特性。γ-PGA 及其衍生物应用领域广泛，除了在环保领域作为生物可降解替代材料和修复材料外，其在食品、医药、化妆品工业和污水处理中都有广泛应用，是一种有极大开发价值和应用前景的多功能新型生物基高分子材料。

(1) 新型的生物可降解塑料和吸水性材料

γ-PGA 用苯乙烯改性后，可得到高抗碱性的纤维树脂。若通过改性再聚合，可得到比一般天然纤维和化学纤维更优的材料，例如，一些外科手术的缝合线就是以氨基酸和羧酸为基础制得的，而浸透了抗生素的聚氨基酸材料对伤口还具有治疗作用。Kunioka 等发现用射线辐照 γ-PGA 水溶液后，可制得 γ-PGA 水凝胶。该水凝胶具有很强的吸水性，吸水总量相当于自身质量的 200~3500 倍，且具有生物可降解性。此外，日本九州大学的原敏夫等人，以日本的纳豆丝为原料，开发了一种吸水性极强的纳豆树脂，吸水总量可达自身质量的 5000 倍，可用作沙漠和缺水地区绿化用的种子包衣材料，可使种子快速发芽，效果显著。

(2) 生物吸附剂

研究发现巨大芽孢杆菌菌株的荚膜材料 γ-PGA 能够结合生物可利用的阳离子和有毒金属，而后来发现由地衣芽孢杆菌菌株产生的 γ-PGA 也能与许多金属离子形成复合物。无论在金属离子结合力还是吸水能力方面，生物合成的 γ-PGA 都优于化学合成的聚 α-谷氨酸，所以作为功能材料，γ-PGA 在金属离子回收、环境污染治理等方面都具有良好的应用价值。

(3) 新型药物载体

作为药物载体，γ-PGA 可提高药物的缓释性和靶向性，提高药物的水溶性，减轻毒副作用，从而提高药物疗效，扩大药物的使用范围。低分子量的 γ-PGA 与抗癌药物结合形成的复合物，水溶性强，抗癌谱广，且毒性较低。

(4) 食品添加剂

在食品工业，γ-PGA 可用于减少或掩盖苦味，可作为冰淇淋的稳定剂和增稠剂。另外，γ-PGA 能够增加体内或体外钙离子的溶解度，促进钙离子在肠道内的吸收。γ-PGA 还是水溶性维生素的结合因子，可促进维生素在人体内的吸收利用，由于维生素在骨骼的形成中起重要作用，因此天然存在的 γ-PGA 和添加了适量 γ-PGA 的功能食品可以作为治疗骨质疏松症的药物。

(5) 其他领域的用途

γ-PGA 是一种对不良环境有抵抗作用的因子，某些固定在 γ-PGA 上的酶可以在一些能使一般酶失活的极端环境中起作用，比如高盐、干燥、低温及高温环境等。它可以使一些耐寒酶类在冰点以下由于游离水数量的增加而提高稳定性，继而发挥更大的作用。

γ-PGA 的保湿性极强，含有 γ-PGA 的化妆品，能在皮肤上形成一层薄膜，防止水分的蒸发，甚至还能恢复皮肤的自我修复功能。

(6) 聚 γ-谷氨酸的化学修饰产物及应用

γ-PGA 的化学修饰主要包括酯化和交联两种类型。①酯化，酯化改性可使 γ-PGA 应用于热塑性塑料领域，例如，在二甲基亚砜介质中和碳酸氢钠及一种特殊的溴代烷烃存在下，可合成 γ-PGA 的 α-酯；②交联，利用辐射处理和化学交联方法制备 γ-PGA 的水凝胶。用 ^{60}Co 照射 γ-PGA 水溶液，分子内的 C—H 键在 γ 射线的作用下发生断裂产生的亚甲基碳自由基形成分子间结合，制得的水凝胶的比含水量高，相当于自身质量的 3500～5000 倍。另外，可用化学方法制得比含水量为 300～2000 倍聚合物质量的化学交联水凝胶。

7.2.2　聚赖氨酸

ε-PL 是一种主要由放线菌大量生产的同型氨基酸聚合物，其由 L-赖氨酸的 ε-氨基与另一 L-赖氨酸的 α-羧基通过形成 ε-酰胺键连接而成，其结构式见图 7.10。微生物合成的 ε-PL 是一种水溶性的生物可降解高分子，具有安全性高、水溶性好、热稳定性高等优点，在化妆品、基因载体、药物包被物、电子材料、环保材料等领域都有广阔的应用前景。作为一种具有巨大应用潜力与商业价值的生物高分子，ε-PL 已逐渐成为近年来的一个研究热点。

7.2.2.1　聚赖氨酸的生物合成

化学合成的聚赖氨酸多为 α-型（α-PL），其赖氨酸残基之间的酰胺键由 α-氨基和 α-羧基缩合而成。研究证明生物合成的 ε-PL 抑菌活性远优于化学合成的 α-PL，且 α-PL 对哺乳类细胞具有一定的毒性。因此，作为食品防腐剂，目前在国际市场上 ε-PL 已经取代了 α-PL。20 世纪 70 年代末，从 *Steptomyces albulus* 菌株的发酵液中发现了 ε-PL 的存在，随后发现 *Steptomyces noursei* 菌株也能产生 ε-PL。ε-PL 的合成与生产菌株、培养基的营养因子、培养方法和培养条件等关系密切，随着菌株和培养条件的不同，ε-PL 的聚合度也从 10 到 35 不等。从约 300 种土样中筛选分离得到十多种 ε-PL 的合成菌。一般根据生产所得到的 ε-PL 的聚合度的大小，可将 ε-PL 的生产菌株分为两大类型：一类为高聚合度的生产菌株，其聚合度一般为 25～30（Ⅰ型）；另一类为中、低聚合度的生产菌株，其聚合度小于 20，一般为 10～19（Ⅱ型）。Ⅰ型合成菌株为白色链霉菌（*Steptomyces albulus*）的一些亚种和变种，其中包括 346 菌株、410 菌株、50833 菌株等，此类菌株通常能产生大量的 ε-PL，并且聚合度均为 25～35。Ⅱ型合成菌株除了白色链霉菌的一些亚种外，还包括淡紫灰链霉菌（*Steptomyces lavendule*）和北里孢菌属（*Kitasatospora* sp.）的菌株，此类菌株通常合成聚合度为 10～19 的 ε-PL，并且产量不高。

ε-PL 生物合成的机理至今还在研究中。L-赖氨酸是 ε-PL 生物合成的前体物，这表明 ε-PL 的合成是依赖 L-赖氨酸的，由 ε-PL 聚合酶催化合成，产生的 ε-PL 转运到胞外。

7.2.2.2　聚赖氨酸的物理性质

(1) 聚 ε-赖氨酸的理化性质

ε-PL 是淡黄色或白色粉末，吸湿性强，略有苦味，极易溶于水和盐酸，但不溶于乙醇和乙醚等有机溶剂，有很好的热稳定性。在 80℃ 加热处理 6min 及 120℃ 加热处理 20min 后，ε-PL 均能保持抑菌能力。ε-PL 带正电荷，可以和阴离子物质发生结合。ε-PL 没有固定的熔点，250℃ 以上开始软化分解。与酸性多糖类、盐酸盐类、磷酸盐类或铜离子等结合后，

ε-PL 活性降低。ε-PL 与盐酸、柠檬酸、苹果酸、甘氨酸和高级脂肪甘油酯等合用有增效作用。

(2) 聚 ε-赖氨酸的生物学特征

ε-PL 是一种抑菌性良好的多肽聚合物，具有良好的安全性。在人体内会降解为人体必需的 L-赖氨酸，L-赖氨酸可进一步用于蛋白质合成或进入其他代谢途径中。ε-PL 无毒，在中性和微酸性环境中有较强的抑菌性能。一般情况下，ε-PL 的聚合度为 25～30，当聚合度低于 10 时，ε-PL 将丧失抑菌活性。分子量在 3600～4300Da 之间的 ε-PL 具有较高的抑菌活性。研究发现，ε-PL 浓度为 1～8mg/L 时，除分枝杆菌和结核杆菌外，ε-PL 对大多革兰阳性菌和革兰阴性菌都具有抑制作用。不同种类的细菌对 ε-PL 的敏感性不同，分歧杆菌对其最敏感，大肠杆菌对其抗性最大，葡萄球菌和链球菌对其也有不同的抗性。ε-PL 对革兰阴性菌（如大肠杆菌、沙门菌），抑菌效果非常好。但对酵母菌和霉菌的抑菌较差，需要较高的 ε-PL 浓度。此外，ε-PL 对一些耐热性芽孢杆菌和病毒也有抑制作用。ε-PL 单独使用时，对枯草芽孢杆菌、黑曲霉抑制不明显，但当与醋酸合用时，ε-PL 对枯草芽孢杆菌等耐热性较强的芽孢杆菌的抑制性明显增强。

7.2.2.3 聚赖氨酸的应用

由生物合成的聚赖氨酸是一种高分子量的聚合物，它的支链上有大量游离的氨基，带有大量的正电荷。而且 ε-PL 具有水溶性、无毒性、可生物降解、可食用等许多独特的理化和生物学特性，这些特性使得 ε-PL 具有抗病毒、安全和耐高温等优点。此外，ε-PL 已被 FDA 批准为安全食品保鲜剂，除食物防腐剂应用外，还可用作高吸水性树脂、生物芯片、生物电子器件的包装材料、药物和基因载体等。

(1) 食品防腐领域

作为生物防腐剂，ε-PL 是一种具有优良性能和巨大商业潜力的生物合成的防腐剂，具有非常优良的特性。①ε-PL 安全性能高；②ε-PL 的 pH 适用范围宽，在微酸性到中性范围 pH 条件下，其抑菌效果好；③ε-PL 的抑菌谱广，除对革兰阳性致病菌有强的抑菌性外，ε-PL 对革兰阴性致病菌、酵母菌、霉菌也有很好的抑菌效果，并且对一些耐热性芽孢杆菌和病毒也有一定的抑制作用；④水溶性好，有利于在食品中添加使用；⑤热稳定性好，能承受一般食品加工过程中的热处理，可随原料一同进行灭菌处理，从而防止二次污染。将 ε-PL 应用于快餐、奶油、鲜肉、肠类、禽类的保鲜，均有非常好的效果。

(2) 医药领域

在医药方面，聚赖氨酸可应用于药物的缓释和靶向载体。由于 ε-PL 富含阳离子，与带有阴离子的物质有很强的静电作用力，并且容易通过生物膜，这样可以降低药物的传输阻力，提高药物的转运效率。ε-PL 可用作某些药物的载体，在医疗和制药方面具有广泛的应用。研究发现，ε-PL 能够抗人体血红白血病细胞和老鼠淋巴白血病肿瘤细胞。将蛋白质包埋于聚赖氨酸-海藻酸盐的膜内，可成功实现蛋白质在膜中的缓释。将 ε-PL 固定于纤维素上，可成功移走蛋白质产品中的内毒素脂多糖。

目前在基因治疗中，目标基因转移的靶向性是研究的难点，而受体介导的基因转移是常用的手段之一，它是利用配体与不同分化细胞表面特异性受体的高效结合，通过吞噬作用将目标基因导入细胞内。这一过程需要构建能与此类受体特异性结合的配体，即需要基因转移载体（如病毒载体）介导和以多聚赖氨酸、脂质体或阳离子脂质等作为复合载体的一部分来介导基因转移。研究表明，半乳糖化多聚赖氨酸是一种理想的受体介导型肝脏靶向导入配体，使用简便，转导率高，结果稳定，安全性能高。用聚赖氨酸为主链的分支聚合蛋白搭载生物大分子来治疗肝炎病毒，取得了良好的疗效。

其他应用还包括将 ε-PL 作为媒介应用于酶联免疫检测中。用 ε-PL 包裹毒素，接上兔抗体，然后通过专一性的抗原抗体反应来检测抗体的数量。由于 ε-PL 带正电，容易被带负电的脱氧核糖核酸所吸附，而且不容易被分解，因而较适合于治疗肝脏疾病。此外，由于 ε-PL 是阳离子型聚合物，并且有很强的抗菌性和抗病毒能力，因此有望用于抗菌纤维材料。

(3) 水凝胶和吸水材料

对于生物合成得到的水溶性 ε-PL，通过简单的辐射交联，可制备高吸水性的聚赖氨酸。目前使用的吸水性树脂主要为聚丙烯酸，它在环境中难以降解，对土壤等环境将造成严重污染，另外，聚丙烯酸以不可再生资源为原料制备，在资源日益缺乏的今天将面临短缺的问题。近年来，寻找生物可降解的吸水性材料已经成为研究热点。交联的聚谷氨酸和聚赖氨酸都是理想的替代品，用 γ 射线照射交联 ε-PL，可得到吸水倍数约 200 倍的水凝胶材料。

7.2.3　蓝细菌肽

蓝细菌肽（cyanophycin）是一种以 L-天冬氨酸为骨架，L-精氨酸为支链的氨基酸共聚物（图 7.10），它主要是蓝细菌细胞的内含物。在无异形胞的蓝细菌中，蓝细菌肽颗粒主要存在于细胞质中，而在有异形胞的蓝细菌中，蓝细菌肽颗粒主要存在于异形胞中。蓝细菌肽颗粒是一种无膜颗粒。

7.2.3.1　蓝细菌肽的生物合成

蓝细菌肽的合成是从 NH_4^+ 的固定开始，NH_4^+ 在 ATP 参与下形成谷氨酸，经谷氨酰胺合成酶催化，形成谷氨酰胺。然后在谷氨酸合成酶参与下形成 α-酮戊二酸和 2 分子的谷氨酸，谷氨酸再进一步形成天冬氨酸和精氨酸。具体步骤如下。

① L-天冬氨酸（Asp）的形成。通过谷氨酸-草酰乙酸氨基转移酶的作用，把谷氨酸分子上的氨基转移至草酰乙酸分子上，形成 L-天冬氨酸。

② L-精氨酸（Arg）的形成。由谷氨酸先形成乙酰谷氨酸，再磷酸化为 N-乙酰谷氨酸磷酸，后形成鸟氨酸，并经鸟氨酸循环生成精氨酸。

③ 蓝细菌肽的合成。在 ATP 参与下，蓝细菌肽合成酶催化天冬氨酸和精氨酸，合成为蓝细菌肽。

实验表明，在体外进行蓝细菌肽合成酶催化蓝细菌肽的合成中，(β-天冬氨酸-精氨酸)$_3$ [$(\beta\text{-Asp-Arg})_3$] 作为前体，多肽的延伸在羧基端进行。首先接上天冬氨酸，再接上精氨酸，再接上天冬氨酸，反复进行。在细胞内的生物合成中，是否需要前体参与尚不清楚。大部分蓝细菌都具有合成蓝细菌肽的功能，并具有唯一的合成酶基因 cphA。序列分析表明，cphA 由 2625 个碱基对组成，并且与依赖 ATP 的羧酸硫醇、肽聚糖连接酶在 N 末端和中间区高度同源，也与依赖 ATP 的肽聚糖连接酶、聚谷氨酸连接酶在 C 末端和中间区高度同源。克隆该基因并整合到大肠杆菌质粒中进行表达，结果发现，表达的产物类似蓝细菌肽。而在不能合成蓝细菌肽的蓝细菌种类中，则没有发现该基因。研究表明，蓝细菌肽合成酶是催化蓝细菌肽合成的唯一酶。另外，研究还发现在不动杆菌属的某些菌株内，有占细胞干重 1.4% 的蓝细菌肽积累，菌株中有与 cphA 有 40% 同源性的相似基因存在。

由于蓝细菌中蓝细菌肽的含量较低，且蓝细菌的生长较慢，因此并不适合用于大规模生产。大规模生产所用的菌株必须通过构建基因工程菌株来实现。将蓝细菌肽合成酶基因

（*cph*A）插入 *E.coli* DHI 的质粒 pMa/c-914 上，形成重组质粒 pMa/c5-914：*cph*A，并用这种转化菌株发酵生产蓝细菌肽。结果表明，采用葡萄糖（25g/L）和甘油（20～40g/L）作为碳源进行发酵，蓝细菌肽的最高积累量可达细胞干重的 21%～24%，细胞密度为 6.7～8.3g/L。改造后的基因工程菌是一个稳定的蓝细菌肽表达系统，在较短的发酵时间内（1～2d），蓝细菌肽的最高积累量可达到细胞干重的 50% 左右。除将蓝细菌肽合成酶基因（*cph*A）插入 *E.coli*，并表达催化蓝细菌肽合成外，蓝细菌肽在马铃薯中的合成已通过转基因技术得以实现，下一步的重点是如何提高其合成产量。

7.2.3.2　蓝细菌肽的性质

(1) 蓝细菌肽的理化性质

通常，蓝细菌肽由相同分子数的 L-精氨酸和 L-天冬氨酸组成，其中精氨酸单体的 α-氨基以酰胺键连接至天冬氨酸单体的 β-羧基上，其聚合度为 90～400，分子量为 25～100kDa。蓝细菌肽的离子强度较低，因此，在中性 pH 值环境下呈不溶状态，只在 pH<2 或 pH>9 时才能溶解。利用这一性质，可通过调节 pH 值对蓝细菌肽进行分离和提纯。另外，蓝细菌肽还能溶于十二烷基硫酸钠和 4.0 mol/L 的尿素中，但不溶于甲醇、乙烯基乙二醇、二甲基亚砜和甲酰胺等有机溶剂中。

(2) 蓝细菌肽的生物学特征

蓝细菌肽的主要生理功能是作为氮源储存物质，在低温和低光照的情况下进行合成。通过人为添加氯霉素，可增加蓝细菌肽在细胞中的积累，所以蓝细菌肽是在 *cph*A 基因表达物 CphA 催化下的非核糖体的合成过程中形成的。在细胞处于对数生长期时开始积累，到稳定期时达到最大量。蓝细菌肽在细胞中的积累量可达细胞干重的 8%～18%。当外界培养调节方式改变时，积累的蓝细菌肽逐渐被细胞重新利用。当异形胞进行需氧固氮反应时，蓝细菌肽的另一个功能是作为新合成含氮物质的临时储存物质。在蓝细菌外的其他生物体中很少有蓝细菌肽的积累，但是在 *Acinetobacter* sp. 和 *Desulfitobacterium hafniense* 菌株中发现有蓝细菌肽的存在，这一发现可能说明蓝细菌肽具有更为广泛的分布。

7.2.3.3　蓝细菌肽的应用

蓝细菌肽是蓝细菌中唯一的非蛋白质类氮源储存多聚体，一般在有环境胁迫，特别是氮源缺乏时产生。到目前为止，蓝细菌肽并没有特别的应用，目前已知的应用是通过以化学方法切掉精氨酸单体，转变为水溶性聚天冬氨酸后加以利用。聚天冬氨酸是一种有效的阻垢剂和分散剂。活性试验表明，在应用上聚天冬氨酸性能与聚丙烯相似，是聚丙烯的良好替代品。聚天冬氨酸在水处理上，主要用于防止 $BaSO_4$ 和 $CaSO_4$ 垢的形成，可用作无磷非氮的绿色阻垢剂。

另外聚天冬氨酸易生物降解，是一种无毒、无污染、可降解的化学品。由于蓝细菌生长较慢，且细胞内蓝细菌肽的含量较低，发酵过程相对比较复杂，即使采用大肠杆菌基因工程菌进行发酵生产，蓝细菌肽的产率可较大幅度地提高，但其生产成本仍然较高。因此，蓝细菌肽能否广泛应用主要取决于其生产规模和成本。因此，在进行基础研究的同时，还必须注重菌种改良与发酵生产工艺的优化等。

7.2.4　聚氨基酸的应用前景与展望

生物合成的聚氨基酸类产物有其自身的特点，它们与化学合成的同类产品相比具有明显的生物学特性，这赋予了它们很大的应用潜能。作为生物可降解高分子材料，γ-PGA 和 ϵ-

PL 因其价格影响，目前仅仅应用于一些较为特殊的领域。改变聚氨基酸生产水平相对落后的现状，急需新技术的引入。聚氨基酸的微生物发酵法生产成本居高不下，而通过化学法人工合成具有生物特性的聚氨基酸又非常困难，所以建立一种高效的大量生产聚氨基酸的生物系统，将有利于聚氨基酸材料的生物合成，这些都要建立在对聚氨基酸生物合成机制的研究基础之上。除了探索其详细的生物合成途径之外，深入了解聚谷氨酸合成酶的分子结构和催化功能具有重要价值。开发拥有自主知识产权的聚氨基酸生产菌株和技术，增强国内该类产品在国际市场上的竞争力，仍是需要努力的目标。

国内目前对蓝细菌肽的基础研究尚不具规模。虽然蓝细菌肽有良好的生物降解性能，但由于蓝细菌生长较慢，且细胞内的含量较低，发酵过程相对比较复杂，其应用仍存在很多问题。仅仅将其应用着眼于蓝细菌肽去精氨酸后的聚天冬氨酸上，可能是一种舍本求末的做法，今后的目标应投向蓝细菌肽的应用开发。蓝细菌肽能否广泛应用主要取决于其生产规模和成本。因此，在进行基础研究的同时，注重菌种改良与发酵生产工艺的优化仍然是重要的举措。

（潘鹏举，常晓华）

参 考 文 献

[1] 张俪娜，陈国强，蔡杰，周金平等.基于生物质的环境友好材料.北京：化学工业出版社，2011.

[2] 欧阳平凯，姜岷，李振江，郭凯.生物基高分子材料.北京：化学工业出版社，2012.

[3] Pan P J, Inoue Y. Prog. Polym. Sci, 2009，**34**：605.

[4] Sudesh K, Abe H, Doi Y. Prog. Polym. Sci, 2000，**25**：1503.

[5] ［日］土肥義治，［德］斯泰因比歇尔，A.生物高分子（第3a卷）：聚酯Ⅰ-生物系统和生物工程法生产.北京：化学工业出版社，2004.

[6] Laycock B, Halley P, Pratt S, et al. Prog. Polym. Sci, 2013，**38**：536.

[7] Chen G Q. Chem. Soc. Rev, 2009，**38**：2434.

[8] Chen G Q, Patel M K. Chem. Rev, 2012，**112**：2082.

[9] Wang Y, Yin J, Chen G Q. Curr. Opin. Biotechnol, 2014，**30**：59.

[10] Pan P J, Liang Z C, Nakamure N, et al. Macromol Biosci, 2009，**9**：585.

第8章
生物质基聚酯的合成及应用

随着石油资源储量日益锐减以及环境问题日趋严峻，生物质基聚酯受到越来越多的关注。随着人们环保意识的逐渐增强以及相关环保法规的逐渐完善，性能优异的生物质基聚酯将扮演越来越重要的角色。而在生物质基高分子中，生物质基聚酯不仅具有优异的加工性能、力学性能与热性能等，而且还可通过物理或化学手段进行改性，以满足更多领域的应用需求，这些优势是其他诸如淀粉、纤维素与甲壳素等天然高分子材料不可比拟的。

生物质基聚酯是指以生物质为原料制备的聚酯类化合物，主要包括两大类，即化学合成型聚酯与微生物合成型聚酯。微生物合成型聚酯已在本书其他相关章节进行了详细的介绍，本章将主要介绍化学合成型生物质基聚酯。这类聚酯是以来源于生物质的单体为原料，通过化学方法合成得到。其典型代表是已经成功商业化的聚乳酸（PLA）与聚丁二酸丁二醇酯（PBS）。本章将重点介绍这两种生物质基聚酯的合成、结构、性质与应用。

聚乳酸是以淀粉等为原料，淀粉经过糖化与微生物发酵等工艺可制备乳酸单体。该单体在催化剂、高温以及高真空作用下，发生缩聚反应制备聚乳酸。采用缩聚法制备的聚乳酸分子量较低，综合性能差，难以获得实际应用。目前，具有较好综合性能的聚乳酸通常是以乳酸的环状二聚体——丙交酯为原料，在引发剂的作用下，通过开环聚合制备。聚乳酸具有良好的生物相容性、生物降解性、生物可吸收性、较高的力学强度、较高的熔点与良好的加工性能等诸多优点，赋予了聚乳酸广阔的应用前景。其在生物医用材料、食品包装材料与电子器件外壳材料等领域具备广泛的应用价值。然而，聚乳酸也有诸多缺陷，比如其韧性差、结晶速度慢以及热变形温度低等，这些缺陷严重限制了聚乳酸产业的进一步发展。

聚丁二酸丁二醇酯由丁二酸与丁二醇在催化剂作用下，经酯化-缩聚两步法制备而得。其原料丁二酸与丁二醇不仅可以通过石油基路线制备，而且可通过微生物技术制备。聚丁二酸丁二醇酯综合性能优异，其力学性能与聚乙烯或聚丙烯相当，兼具优异的加工性能、生物降解性能与热稳定性等，作为传统塑料聚乙烯或聚丙烯的潜在替代品，在农用地膜、购物袋、垃圾袋、一次性快餐具与食品包装材料等领域具有广阔的应用前景。然而，聚丁二酸丁二醇酯同样具有一些缺陷，比如熔体强度低、吹膜加工难度大、薄膜制品耐撕裂性能差等，这些缺陷也会影响其应用拓展。

鉴于 PLA 与 PBS 各自均表现出一些性能缺陷，因此，国内外诸多研究者围绕 PLA 以及 PBS 的改性，开展了大量研究工作。本章除介绍这两种生物质基聚酯的合成、结构、性能与应用外，还针对某些性能缺陷的改性研究做了必要的介绍。

8.1 聚乳酸

8.1.1 聚乳酸的发展历史

早在 1845 年，化学家 Pelouze 就通过持续蒸馏乳酸单体脱水的方法，获得了低分子量的 PLA 以及乳酸的环状二聚体——丙交酯（lactide）。直到 1932 年，DuPond 公司的 Carothers 等通过丙交酯开环聚合制备了 PLA，但由于丙交酯纯度与聚合条件的限制，制备的 PLA 分子量仍然较低，其综合性能较差，不具备实用价值。1954 年，DuPond 公司又对开环聚合制备 PLA 的工艺条件进行了进一步优化，成功制备了较高分子量的 PLA，这就是目前被企业广泛采用的 PLA 制备方法，即开环聚合法。至此，具有实用价值的 PLA 才真正出现。但由于 PLA 稳定性较差，在潮湿环境下会缓慢降解而失去力学性能，耐久性较差，使得聚乳酸的商业价值与用途未得到充分的认识。

1962 年，美国 Cyanamid 公司发现采用 PLA 制备的手术缝合线具有良好的生物相容性与生物可吸收性，不会产生过敏排异反应，且不需二次手术拆线。1966 年，Kulkarni 等人的研究发现，PLA 可以在生物体内自然降解产生中间产物乳酸，而乳酸可被最终吸收代谢为二氧化碳和水，代谢产物无毒。此后，PLA 及其共聚物在生物医用材料领域得到了广泛应用，尤其在 1971 年，美国 Ethicon 公司用乙交酯与丙交酯制备的 PLGA 共聚物生产的手术缝合线，取得了良好的市场效益。在之后的四十多年里，PLA 受到了广泛关注，其合成方法、物理性质、结晶行为、生物医用性能以及改性研究等均取得了重要进展。

在此期间，由于高分子材料的迅速发展，塑料制品被广泛应用于诸多领域，在给人们生活与生产带来便利的同时，大量塑料制品使用废弃后的积累，造成了严重的环境污染。此外，传统塑料制品的原材料，石油资源储量的日趋降低，也在严峻地考验高分子材料的进一步发展。因此，大力发展可生物降解的生物基高分子材料，逐渐成为解决传统塑料面临的环境污染与资源危机双重压力的有效途径。在此历史背景的推动下，PLA 的应用领域已不仅仅局限于生物医用材料，其优异的加工性能、力学强度、生物降解性与可再生性，使其用作传统高分子材料如聚乙烯、聚丙烯或聚苯乙烯等的替代材料而广受关注。

2002 年，美国 NatureWorks 建成了年产 14 万吨 PLA 的规模化生产线，并向市场提供廉价的高分子量 PLA 树脂，这使 PLA 加工成型技术的优化与规模化的物理共混改性成为可能，极大地推动了 PLA 产业化进程。此后，PLA 产业发展迅速，截至 2013 年，全球 PLA 生产企业有近 20 家，主要集中在美国、中国、日本与德国。其中，年产 14 万吨的 NatureWorks 公司是目前 PLA 产量最大的生产商。

我国 PLA 生产技术起步于 2000 年左右，虽然起步较晚，但发展迅速。浙江海正集团与中国科学院长春应用化学研究所合作于 2006 年建成国内首条 PLA 中试生产线。2006 年成立的上海同杰良生物材料有限公司利用同济大学开发的"一步法"工艺建成了千吨级生产线，并于 2013 年在马鞍山建成年产万吨级 PLA 生产线。

8.1.2 聚乳酸的合成

8.1.2.1 乳酸单体

乳酸是合成聚乳酸的原材料，它是一种常见的生物体代谢产物，人类在剧烈运动时会产生乳酸。而工业乳酸基本上是利用糖在特定微生物作用下发酵制备。淀粉是制备乳酸的重要原料之一，它是一种多糖类天然高分子，广泛存在于玉米、小麦与薯类等农副产品中。特定的微生物容易将葡萄糖发酵为乳酸，但很难直接将淀粉发酵为乳酸。因此，工业上首先用淀粉酶或糖化酶等将淀粉水解为葡萄糖，然后再用合适的菌种发酵葡萄糖制备乳酸。如果能获得合适的酶与菌种，也可将水解与发酵同时进行。

由于淀粉是主要的食用物质，将其广泛应用于制备高分子材料，随着世界人口的持续增长，将来必然导致粮食危机。因此，用作生物基高分子材料的理想原材料应该是非食用性的物质。鉴于此，相关研究人员很早就已开始探索利用非食用的纤维素作为原材料制备乳酸的可行性，并取得了一些重要进展，已有利用纤维素甚至废纸为原材料制备乳酸的成功报道。随着科学技术的进步与工艺条件的完善，相信在不久的将来会实现纤维素制备乳酸的产业化，这将进一步推动 PLA 产业的快速发展。

乳酸（即 2-羟基丙酸）为无色液体，而工业乳酸通常呈现浅黄色，主要是由于其中含有少量杂质的缘故。乳酸因含有不对称碳原子，因此，它有两种旋光异构体，分别是 L-乳酸和 D-乳酸（图 8.1）。这两种异构体对 PLA 的性质会产生显著影响。

8.1.2.2 直接缩聚法

由于乳酸分子中同时含有羟基和羧基，因此，它在催化剂、高温与真空条件下可发生缩聚反应，生成聚乳酸，这种合成聚乳酸的方法称为直接缩聚法（图 8.2）。直接缩聚法通常为本体聚合，随着聚合的进行，反应体系的黏度越来越高，缩聚产生的水难以从体系移除，且缩聚反应是可逆反应，这就导致产物的分子量比较低，通常为数万，这一缺陷限制了直接缩聚法的应用。

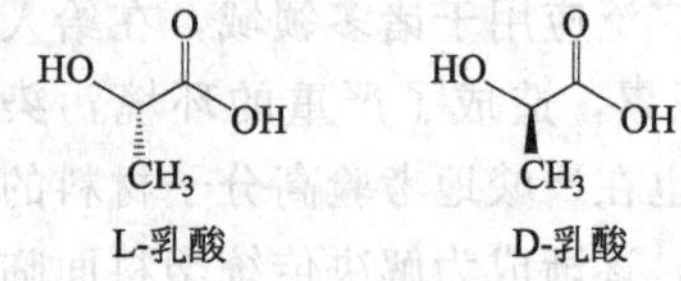

图 8.1 乳酸单体的结构 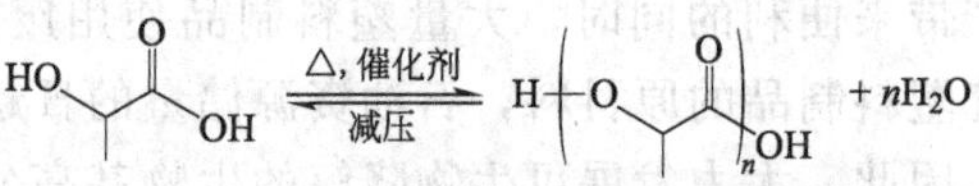　　　　图 8.2 直接缩聚法合成聚乳酸

将固相聚合与熔融聚合相结合，可以进一步提高直接缩聚法制备的 PLA 的分子量。在固相聚合前，也需要先通过直接缩聚制备一定分子量的 PLA，然后将 PLA 熔体冷却到其熔点以下，粉碎为颗粒并在一定温度下退火结晶后，在惰性气氛真空条件下进行固相聚合，再进一步脱水，制备高分子量的 PLA。固相聚合的原理是先将聚合物充分结晶，结晶的结果会将聚合物的活性端基与催化剂排到无定形区域，在高真空下处于无定形区域的聚合物末端活性基团进一步聚合，从而提高分子量。通过熔融-固相聚合的方法可以获得重均分子量超过 100000g/mol 的高分子量 PLA。

在直接缩聚体系内加入能与水形成共沸物的高沸点的溶剂，也可获得高分子量的 PLA。该方法本质上仍然是直接缩聚，不同的是由于溶剂的加入，体系的黏度比本体直接缩聚法低得多，而且，溶剂能与体系反应产生的水形成共沸物，利用分子筛等干燥剂去除共沸物中的水分子，可以很好地解决本体直接缩聚法后期难以脱水，造成分子量不够高的问题。然而，由于此反应过程中需要使用有毒的有机溶剂，因此，从环保与经济角度考虑，这种方法并不适合产业化制备。

直接缩聚法制备的 PLA 分子量较低，因而还含有大量的末端基团，选择高活性的多官能团化合物作为扩链剂与较低分子量的 PLA 反应，可将 PLA 分子链连接起来，获得高分子量的 PLA。例如，由于异氰酸根与羟基反应的高活性，含有两个异氰酸根的二异氰酸酯类化合物常用作 PLA 的扩链剂。噁唑啉与羧基反应的活性很高，因此，二噁唑啉也常用作 PLA 的扩链剂。同时将二异氰酸酯与二噁唑啉与直接缩聚的 PLA 反应，可获得更高分子量的 PLA。在直接缩聚的 PLA 体系中加入二醇或二酸作为引发剂，可获得单一基团封端的 PLA 预聚物，这种情况下只需加入一种扩链剂即可获得高分子量 PLA。

8.1.2.3　开环聚合法

鉴于直接缩聚法的诸多不足，商业上通常以丙交酯为原料通过开环聚合法制备高分子量 PLA。丙交酯是乳酸的环状二聚体，它是经乳酸单体直接缩聚制备低分子量的聚乳酸，然后在高温下解聚而得（图 8.3）。丙交酯粗产物中，通常含有部分乳酸、低聚物与水等杂质，这些杂质的存在会影响丙交酯的聚合，因此，聚合前需要进行纯化处理，常用的纯化方法是重结晶。

丙交酯中存在两个不对称碳原子，因此，其具有三种光学异构体，即左旋丙交酯、右旋丙交酯和内消旋丙交酯（图 8.4），这三种丙交酯制备的 PLA 在性能上具有显著差异。

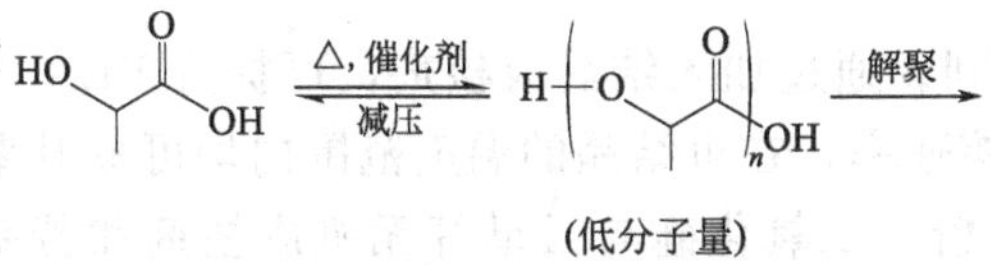

图 8.3　丙交酯的合成反应 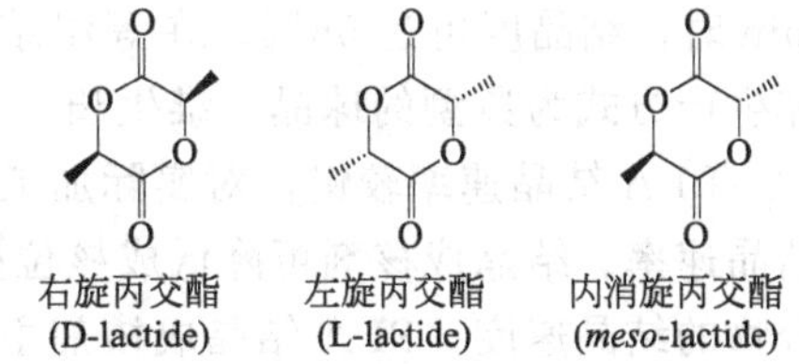　　　　图 8.4　丙交酯的三种光学异构体

纯化后的丙交酯在催化剂作用下开环聚合，可获得高分子量的 PLA，这是制备高分子量 PLA 的最佳方法，因为该方法可以实现对 PLA 化学结构的精确控制，进而实现对 PLA 的最终性能调控。开环聚合制备 PLA 最常用的催化剂是有机锡类与有机铝类催化剂。其中，辛酸亚锡的研究最为深入，该催化剂已获美国 FDA 认证，可用于食品与药品中。有机锡或有机铝催化丙交酯开环聚合是配位聚合机理，又称为配位-插入聚合，图 8.5 为烷氧基铝催化丙交酯开环聚合机理。

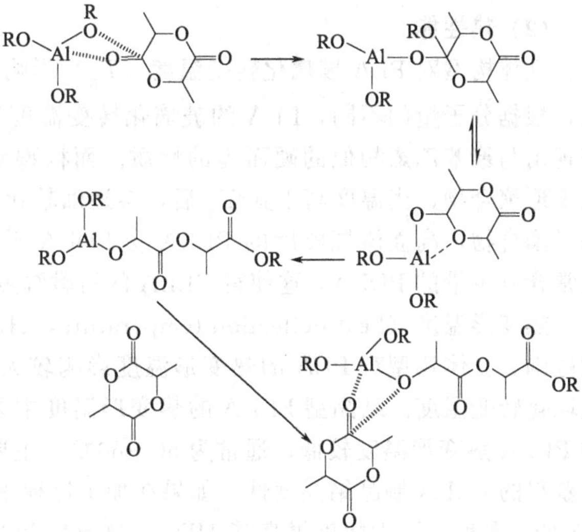

图 8.5　烷氧基铝引发丙交酯配位开环聚合机理

8.1.3　聚乳酸的性能

由于乳酸具有 D-型和 L-型两种光学异构体，因此，由乳酸聚合得到的聚乳酸也具有三种不同立体构型的品种，即聚（D-乳酸）（PDLA）、聚（L-乳酸）（PLLA）和聚（D，L-乳酸）（PDLLA）。而市场上销售的聚乳酸品种主要是 PLLA 和 PDLLA。立体构型对 PLA 性能影响极大，因此，在介绍 PLA 性能时，需要明确其构型。例如，PLLA 与 PDLA 均为结晶形高分子，而 PDLLA 是无定形高分子，它们在力学性能、光学性质与耐热性等方面均有

较大差异。

(1) 结晶性能

立体构型对 PLA 的结晶性能影响显著，PDLLA 为无定形聚合物，而 PLLA 与 PDLA 均为部分结晶聚合物。结晶聚乳酸有 α-、β- 和 γ-三种晶型，它们具有不同的螺旋构象与单元对称性，晶型的形成主要取决于结晶条件。α-晶型通常可由熔体或溶液中结晶形成，其熔点为 185℃；β-晶型主要是由 α-晶型拉伸获得，其熔点为 175℃；而 γ-晶型是 PLLA 在六甲基苯上外延生长得到的。PLLA 与 PDLA 均为准正交晶系，而把 PLLA/PDLA 按 1:1 共混则形成三斜晶系的立体复合结构（stereocomplex）的共晶，其熔点可达 230℃。

PLA 的结晶形态主要有球晶、单晶、孪晶、微纤晶和串晶，结晶形态主要决定于晶体的生长条件。球晶是 PLA 最常见的结晶形态，可由熔体结晶获得，球晶尺寸与结晶温度有关，随温度升高而增大。

PLA 的结晶行为除受分子量及其分布影响外，还取决于结晶条件，如冷却速度与结晶温度等。聚乳酸的结晶能力较差，结晶速度较慢，在非等温结晶过程中，PLA 的结晶度依赖于降温速度，当降温速度为 3.5℃/min 时，结晶度仅为 10%；而当降温速度为 0.5℃/min 时，结晶度可达 56%。在等温结晶过程中，PLA 最大球晶生长速率出现在 120℃，晶体生产方式为典型的球晶三维生长。

PLA 结晶速率较慢，对实际加工过程极为不利。通过加入结晶成核剂，可提升 PLA 的结晶速率。结晶成核剂可降低成核位垒，提升成核速率，在可结晶的温度范围内均可提升聚合物的结晶速度。PLA 结晶成核剂主要包括滑石粉、二氧化硅与云母等无机成核剂和芳基磷酸盐、羧酸金属盐与支化酰胺类有机成核剂。此外，加入增塑剂如聚乙二醇（PEG），可增强 PLA 分子链的运动能力，从而改善其结晶速度。

(2) 热性能

立体构型对 PLA 玻璃化转变温度（T_g）影响较小，分子量是影响 PLA 的 T_g 的主要因素，根据分子量的不同，PLA 的玻璃化转变温度通常为 50~60℃，在室温下处于玻璃态，表现出与聚苯乙烯相似的硬而脆的性质。而构型对 PLA 高温热性能影响很大，PDLLA 为无定形聚合物，当温度高于其 T_g 后，会逐渐软化，最终变成黏流体。PLLA 与 PDLA 为结晶形聚合物，高立体规整度的 PLLA 与 PDLA 平衡熔点约为 207℃。然而，产业化 PLLA 通常含有少量的 PDLA，这使得 PLLA 的熔融温度通常为 170~180℃。

热变形温度（heat deflection temperature，HDT）往往决定了一个聚合物材料的使用温度范围。立体构型对 PLA 的热变形温度影响较大，PDLLA 的热变形温度较低，接近于其玻璃化转变温度。结晶型 PLLA 的热变形温度主要受其结晶度影响，普通加工条件下制备的 PLLA 热变形温度较低，通常为 50~60℃，主要是因为 PLLA 结晶速度慢，普通加工条件获得的 PLLA 制品结晶度低。如果在加工过程中进行退火处理或加入高效成核剂提高 PLLA 的结晶度，可大幅度提高其 HDT。这是因为当聚合物结晶度提高，耐热性更高的晶区形成连续相，从而表现出较高的 HDT。

PLA 的热稳定性较差，当温度超过 200℃ 时即会发生明显的热降解，而 PLA 的熔融温度较高，因此，其加工温度窗口较窄。在潮湿环境下热降解更为显著，这是聚酯类高分子材料的共性，因为酯键在潮湿环境下会发生水解。基于此，PLA 在加工前一般均需要在 80℃ 左右干燥数小时，而且加工温度范围一般为 180~200℃。

(3) 力学性能

无定形 PDLLA 拉伸强度通常为 40~53MPa，断裂伸长率为 5.4%~7.5%，杨氏模量为

$3.6\sim4.0GPa$。结晶型 PLLA，根据其结晶度不同，拉伸强度为 $50\sim70MPa$，断裂伸长率为 $2\%\sim10\%$，杨氏模量为 $3.0\sim4.0GPa$。聚乳酸的缺口冲击强度很低，通常为 $3.0kJ/m^2$。

商业化 PLA 的力学性能通常也在上述数据范围，NatureWorks 公司生产的结晶型 PLA（牌号 4032D，含 1.5%PDLA）拉伸强度为 54MPa，断裂伸长率为 9%，杨氏模量为 2.6GPa；而其生产的无定形 PLA（牌号 4060D，含 10%PDLA）的拉伸强度大约为 44MPa，断裂伸长率为 7%，杨氏模量为 2.5GPa。

虽然 PLA 的强度与模量均很高，但是其断裂伸长率与冲击强度极低，其力学性能与聚苯乙烯相似，是一种脆性材料。这一缺陷严重制约了 PLA 的扩大化应用，为拓展其应用领域，急需对其进行增韧改性。与其他脆性塑料的增韧改性相似，PLA 增韧改性行之有效的方法是与低模量的橡胶或弹性体共混。利用传统橡胶或弹性体增韧 PLA 会降低其生物质材料的含量，因为大多橡胶与弹性体均来源于石油资源。以可再生物质为原材料制备弹性体与 PLA 共混，则有望在增韧 PLA 的同时不影响其可持续发展性。Liu 等以癸二酸、丁二醇、丙二醇与衣康酸为原料，制备了一种全生物基不饱和聚酯弹性体，并将其与 PLA 在过氧化二异丙苯（DCP）的引发下，通过动态硫化与界面增容技术成功制备了具有超韧全生物基 PLA 共混物。在 PLA 中引入 20%（质量分数）弹性体，在 0.2%（质量分数）DCP 引发下，获得的改性 PLA 缺口冲击强度比纯 PLA 提升了 35 倍，断裂伸长率提升了 33 倍。

(4) 降解性能

PLA 作为一种脂肪族聚酯，其分子链上含有大量的酯键，可以在多种条件下断裂而降解。因此，PLA 不仅可发生水解降解，而且可发生热降解、酶降解与微生物降解等。

PLA 作为一种生物相容性优异的聚合物，可以在生物体内降解，其降解过程首先是通过酯键的断裂，接着在酶的作用下进一步降解，最终生成无害的产物二氧化碳和水。PLA 水解降解过程除受其本身的结构与性质（如分子量、结晶度、晶体形貌、立构规整度等）影响外，还取决于水解降解的条件（如温度、pH 值和催化剂等）。因此，可以通过改变这些因素来调控 PLA 的降解过程，以满足不同领域对降解速度的要求。

PLA 在自然界微生物、水、酸与碱等作用下，可完全降解，降解产物是对环境无污染的二氧化碳和水，因此，可作为环保材料替代传统难降解的石油基高分子材料。聚乳酸在微生物作用下的降解行为称为生物降解，生物降解高分子材料是指能够被自然界的微生物完全分解为二氧化碳和水的高分子材料。研究表明 PLA 在自然环境中不容易被降解，但在合适的条件下能够被多种微生物降解，例如在堆肥条件下。自然界中能够降解 PLA 的微生物非常有限，微生物数量不足 0.04%。因此，PLA 掩埋在土壤中的降解速率比较缓慢，通常需要几年时间才能降解。如果将 PLA、微生物与复合有机肥料混合埋入地下，它的降解速度会加快。在较高温（如 58℃）堆肥环境下，PLA 的降解速度可进一步提高，因为诸如短芽孢杆菌、嗜热脂肪芽孢杆菌与嗜热链状芽孢杆菌等在高温条件下能够降解 PLA。

虽然 PLA 具有一定的降解能力，但在普通环境中的降解速率是非常缓慢的，只有在特定的环境下才能快速降解，因此，在使用过程中，不必担心 PLA 制品的稳定性问题。

8.1.4　聚乳酸的应用

(1) 在生物材料领域的应用

生物可降解性与生物可吸收性高分子化合物在生物材料领域的研究与应用受到世界各国

研究人员的广泛关注。PLA 作为一种具有优异生物降解性、生物相容性与生物可吸收性的高分子材料，其降解中间产物乳酸是正常代谢产物，最终产物是二氧化碳和水，均不会造成生物体的不良反应。因此，PLA 已经被美国食品药品管理局（FDA）与多个国家监管机构批准可用于人体。

聚乳酸在生物材料领域的应用可以追溯到 20 世纪 60 年代，研究人员报道 PLA 植入动物体内后，降解过程中产生的产物对动物组织是无毒的；紧接着有研究报道了聚乳酸用作手术缝合线与骨固定材料，从而引起了这类材料在生物材料领域应用的研究热潮。到目前为止，PLA 及其共聚物已在手术缝合线、组织工程支架、基因载体、药物控释与骨科固定等生物医用材料相关领域获得了广泛应用。

聚乳酸作为手术缝合线，主要是利用其生物降解性、生物相容性与可吸收性等优点，缝合线具有生物相容性，使用中不会产生排异与过敏反应。在伤口愈合后能完全生物降解，被生物体完全吸收，无需二次手术拆线，不会对病人造成二次伤害。作为手术缝合线使用的聚乳酸通常是左旋的 PLLA，它是结晶形的材料，纺织的纤维材料具有合适的机械强度与拉伸比，但由于结晶形 PLLA 的降解速率较慢，与伤口愈合速率不匹配，通常需要与乙交酯共聚，制备 PLGA 共聚物，通过调节乙交酯的含量，可获得具有不同降解速率的手术缝合线，以满足不同愈合速率的伤口缝合需求。

传统骨科固定使用的是金属材料，使用金属材料有很多弊端，例如，骨愈合后需要二次手术取出这些固定材料，而移除过程中，可能会由于骨骼弱化造成二次断裂；金属骨固定材料会干扰后期的 X 射线与核磁共振等检查。如果采用生物可降解与可吸收高分子材料用作骨科固定材料，则可很好地解决这些问题。PLA 具有很高的力学强度与弹性模量，不仅能满足骨科固定材料对力学性能的要求，而且在骨骼生长修复的过程中，能够被完全降解和吸收。因此，采用 PLA 制备的骨钉、螺钉、髓内钉与微型骨板等已在骨固定领域获得了广泛应用。

鉴于 PLA 的优异性质，除在手术缝合线与骨科固定材料中的应用外，在其他相当广泛的生物医用材料领域也取得了重要应用。以聚乳酸制备的组织工程支架具有良好的生物力学性能、无毒、不引起细胞突变、不引起炎症与免疫排斥反应等优点，在软骨、肌腱、人工器官与心脏瓣膜等组织工程材料领域取得了初步成功；以聚乳酸制备的微球与纳米药物载体在药物控制释放与靶向药物领域获得了潜在应用。此外，PLA 在基因载体、牙齿修复、眼科材料与面部填充材料等领域也获得了重要应用。

(2) 在环保材料领域的应用

PLA 是一种具有良好加工性能的热塑性高分子，可以在传统的热塑性高分子成型加工设备上进行加工，通过挤出、吹塑、注塑与吸塑等加工工艺制备各种形状的材料制品，在日常生活中获得了广泛的应用。

通过注塑、吸塑与吹塑制备的 PLA 包装容器可用于食品包装，例如用作饮料瓶或杯、一次性餐具以及水果、蔬菜与超市低温新鲜食品等的包装。由于 PLA 的热变形温度低，用其生产的容器不能盛装热水、热饮，也不能用微波炉加热，利用层状硅酸盐与 PLA 复合制备的耐热级 PLA 纳米复合材料制备耐热温度可达 120℃。利用聚乳酸及其改性产物制备的薄膜材料在购物袋、食品袋、垃圾袋、鲜花包装膜、机器包装膜与农用地膜等领域获得了广泛应用。

结晶型左旋聚乳酸具有良好的成纤性，通过熔融纺丝或静电纺丝可以制备聚乳酸纤维，该纤维可以与其他纤维混纺，用作服装面料、室内装饰品、地毯与网织品等。用聚乳酸制备的无纺布具有较好的透气性、悬垂性、芯吸性、亲肤性、生物相容性、手感柔和、且可生物降解等优点，可用作医用纱布、伤口敷料、手术服、包扎材料、化妆棉、湿巾、无纺购物袋等。

聚乳酸在环保材料领域的应用主要集中于包装材料与纤维材料领域，随着聚乳酸产业的持续发展以及人们环保意识的逐渐增强，聚乳酸的应用领域也在逐渐拓展。PLA 与其他工程材料共混复合，可获得高性能生物基高分子合金材料，可用于电子与电器设备、医疗器械与汽车内饰等领域。例如，PLA 与聚碳酸酯共混制备的新材料具有高抗冲、高耐热、难燃且模塑性好等特点，可用于制造手机外壳、电脑壳体与家电外壳等电子电器设备领域。此外，采用其他改性技术制备的高性能聚乳酸材料可用于儿童玩具、文具、卡片、电子电器产品外壳、文体用品等领域。

8.2　聚丁二酸丁二醇酯

8.2.1　聚丁二酸丁二醇酯的发展史

聚丁二酸丁二醇酯（PBS）的历史可追溯至 20 世纪 30 年代，Carothers 等人首先合成了 PBS 以及其他脂肪族聚酯，但受限于合成条件，当时获得的 PBS 分子量较低（小于 5000），力学性能差且容易降解，缺乏实用价值，因而未获得足够重视。然而，由于难降解通用塑料的大规模应用，使用废弃后造成了极其严重的环境污染，具有优异的生物降解特性的脂肪族聚酯重新受到了人们的关注。

由于早期制备的脂肪族聚酯分子量低，综合性能差，制约了脂肪族聚酯的实际应用。直至 20 世纪 90 年代，具有实际应用价值的较高分子量 PBS 才被生产出来。日本昭和公司最早于 1993 年建立了第一条年产 3000t 的 PBS 生产线，并以 Bionolle 为商品名进行销售。PBS 具有可生物降解、高热稳定性、力学性能优异且加工性能突出等优点，受到了广泛关注，尤其是在传统塑料严重污染环境的时代背景下，非常有望取代传统塑料如聚乙烯或聚丙烯等获得广泛应用。PBS 的综合性能与 PE 极为相似，如两者熔点均大于 100℃，均具有良好的韧性，断裂伸长率均大于 300%，可吹塑成膜等。

PBS 是由丁二酸与丁二醇为原材料制备的，丁二酸与丁二醇主要以石油资源为原料制备。但是，随着资源危机的加剧与生物技术相关领域的快速发展，这些原材料已可通过纤维素、淀粉、葡萄糖、果糖与乳糖等可再生农作物资源为原料，经生物发酵途径生产，这使得 PBS 从一种不可再生的石油基高分子变成了一种生物基与生物降解高分子，从而实现了可持续的绿色循环过程，这必然会推动 PBS 产业的进一步发展。

由于 PBS 产业起步较晚，全球生产规模还比较小。除日本昭和公司外，国内外有多家 PBS 生产商。日本三菱化工公司与 Ajinomoto 公司合作，研发了由淀粉制备丁二酸的技术，并成功合成了 PBS；美国 Eastman 公司拥有年产 15000t PBS 及其共聚物生产线；德国 BASF 公司拥有产能 14000t/a 的 PBS 生产线。我国 PBS 产业起步晚，但发展速度较快，目前已建立多套万吨级 PBS 生产线。杭州鑫富药业采用中科院理化技术研究所的技术建成了产能为 13000t/a 的生产装置，计划建设年产 20000t 的生产规模；山东汇盈新材料科技有限公司利用中科院专利技术建成年产 20000t 的 PBS 生产线。安庆和兴化工有限公司采用清华大学的技术建成年产 10000t PBS 生产线，并已投产，可提供挤出、注塑与吹塑级 PBS 树脂。

8.2.2 聚丁二酸丁二醇酯的合成

8.2.2.1 PBS 的单体

PBS 的单体是丁二酸与 1,4-丁二醇。丁二酸最初是从琥珀中提取而得的，因而俗称琥珀酸，作为一种常见天然有机二元酸，广泛存在于自然界动植物与微生物中。丁二酸的合成方法较多，主要可分为化学合成法与生物合成法。其中，化学合成法包括石蜡氧化法、氯乙酸甲酯氰化水解法、电解氧化法与加氢法等。与传统化学合成法相比，生物合成法是一种更为环保、可持续且不依赖于石油资源的方法，该方法制备丁二酸具有很多优点：以可再生资源为原料，不依赖于石油资源；减少了化学合成法对环境的污染；可降低产物成本，提高竞争力。生物合成法主要包括生物转化法与微生物发酵法。其中，生物转化法是指以反丁烯二酸为底物，通过还原酶的催化作用转化为丁二酸，该方法转化率较高，反应式见图 8.6。

微生物发酵法是指以淀粉、糖或微生物可利用的其他物质为原料，经过微生物菌种生长代谢过程转化为丁二酸，该方法不仅可制备安全的食品级与医用级产品，而且还能为农产品高附加值化提供一条可行的途径。

1,4-丁二醇是生产 PBS 的另一种原料，工业上生产 1,4-丁二醇的方法主要有 Reppe 法、丁二烯乙酰氧基化法、环氧丙烷法、直接加氢法与酯化氢化法。国内生产 1,4-丁二醇常采用的方法是 Reppe 法，该方法是以乙炔和甲醛为原料，在高温、高压与催化剂作用下反应生成 1,4-丁炔二醇，然后通过催化加氢反应将其转化为 1,4-丁二醇，反应步骤见图 8.7。

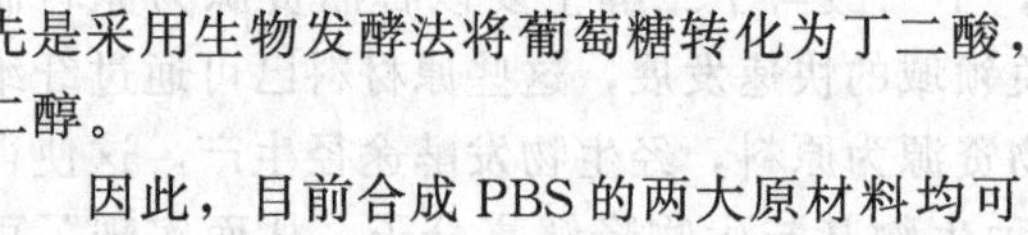

图 8.6　生物转化法制备丁二酸的反应式 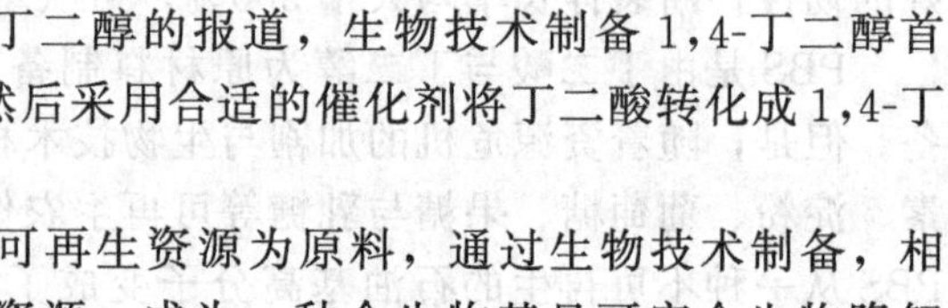　　　　图 8.7　Reppe 法制备 1,4-丁二醇的反应步骤

最近也有研究机构利用生物技术制备 1,4-丁二醇的报道，生物技术制备 1,4-丁二醇首先是采用生物发酵法将葡萄糖转化为丁二酸，然后采用合适的催化剂将丁二酸转化成 1,4-丁二醇。

因此，目前合成 PBS 的两大原材料均可由可再生资源为原料，通过生物技术制备，相信在不久的将来，PBS 将完全不再依赖于石油资源，成为一种全生物基且可完全生物降解的高分子材料。

8.2.2.2 PBS 的合成

受工艺条件、合成技术与催化剂等多方面因素的影响，早期合成的 PBS 分子量较低，20 世纪 30 年代合成的脂肪族聚酯分子量只有数千，当时采用的合成方法是直接缩聚法。随着高分子科学及相关技术的发展，合成分子量为数万（<5 万）的 PBS 变得较为容易，但是这个分子量范围的 PBS 性能仍然不能满足应用要求。日本昭和公司率先实现了高分子量 PBS 的产业化，他们采用的方法是直接缩聚-扩链法，该方法首先利用丁二酸与丁二醇通过酯化-缩聚反应，制备分子量达数万的 PBS 预聚物，然后加入二异氰酸酯类化合物，通过扩链反应制备高分子量的 PBS。但由于二异氰酸酯是一类有毒物质，反应后不可避免地残留在

聚合物中，影响最终制品的安全性。

目前，高分子量的 PBS 已可不经扩链而直接合成，合成方法主要包括直接缩聚法和酯交换法。由于直接缩聚法工艺简单，而且能获得较高分子量的 PBS，因此，工业上生产 PBS 几乎都采用直接缩聚法，该方法包含两个步骤：即酯化与缩聚。该方法是先将丁二酸与丁二醇在惰性气氛与较低温度（160～190℃）下发生酯化反应；待酯化完成后，加入催化剂并在高温（220～230℃）高真空（＜30Pa）条件下熔融缩聚，获得高分子量的 PBS。具体反应方程见图 8.8。

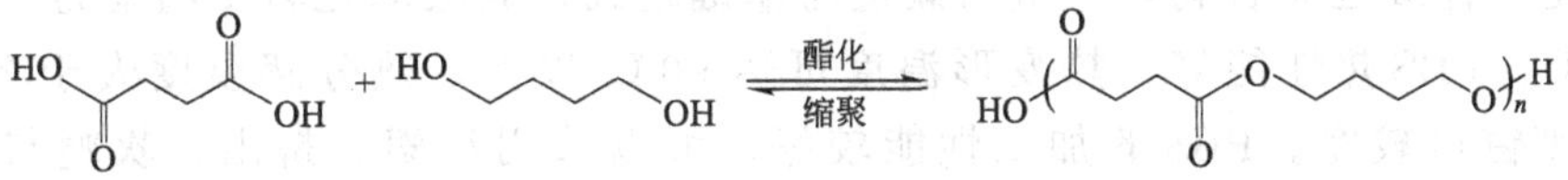

图 8.8　直接缩聚法合成 PBS 反应方程式

直接缩聚过程中，有几个需要注意的事项，首先是投料比，通常采用直接缩聚法制备高分子量 PBS 的最佳醇酸比应控制在（1.03～1.1）∶1 之间。由于 1,4-丁二醇的沸点相对较低，酯化脱水时部分 1,4-丁二醇可能会被水分带出体系，而且反应过程中 1,4-丁二醇也可能会环化成四氢呋喃，如果醇酸比按 1∶1 加料，随着反应的进行，醇酸比将不再是等摩尔，结果会导致产物的分子量较低。如果醇过量太多，反应中必然会蒸出大量的醇，这不仅会延长反应时间，而且不利于 PBS 分子量的提高。

除了反应投料比，反应温度对聚合过程影响也非常大，酯化反应过程可在 160～190℃进行，180℃是比较合适的温度，温度太低，丁二酸不熔化，反应速率慢；而温度过高，接近 1,4-丁二醇的沸点，会导致大量 1,4-丁二醇的蒸出，以及增大 1,4-丁二醇环化副反应的概率，都不利于反应的进行。第二阶段缩聚温度应控制在 220～230℃之间，如果温度过低，反应速率慢，生产效率低；而如果温度过高，PBS 的热降解会加剧，会使产物颜色加深，分子量降低。

缩聚阶段通常需要加入催化剂，提高反应速率，工业上聚酯制备的催化剂主要是锑系、钛系与锗系化合物。其中使用最广泛的是锑系化合物，例如，三氧化二锑。该类催化剂具有活性高、价格便宜、副反应少等优点，但是该类催化剂有毒，不仅会造成环境污染，而且残留在聚合物中，会对最终制品的安全性造成一定的影响。钛系催化剂反应活性高且安全环保，是目前广泛使用的聚酯催化剂，用于 PBS 聚合的常用钛系催化剂主要是钛酸四丁酯与钛酸四异丙酯。锗系催化剂由于活性比较低且价格高而极少使用。

另外，缩聚阶段的真空度也是影响 PBS 分子量的决定性因素之一，随着缩聚的进行，产物黏度逐渐提高，产生的副产物极易包裹在聚合物熔体内，如果不能及时将其从体系中移除，将限制产物分子量的进一步提高，因此，需要通过良好的搅拌，同时对体系进行高真空操作，以移除缩聚副产物，使反应向正向移动，获得高分子量 PBS。在工业上，通常采用冷阱技术将体系产生的小分子副产物冷凝浓缩，使反应体系稳定地保持在高真空度下。

除了直接缩聚法，还可用酯交换法制备 PBS，该方法也分为两个步骤，即酯交换与缩聚。酯交换反应是将丁二酸二甲酯、1,4-丁二醇与催化剂在氮气保护下于 150～190℃进行，在反应体系甲醇脱出完全后，进行高温高真空缩聚反应，获得高分子量的 PBS。

直接缩聚法与酯交换法过程几乎相同，都包含两个步骤即酯化反应与缩聚反应。不同之处在于酯化过程，直接缩聚法采用丁二酸与 1,4-丁二醇进行直接酯化，脱出副产物是水；而酯交换法的酯化过程是用丁二酸二甲酯与1,4-丁二醇通过酯交换反应进行，脱出的副产物是甲醇。两种方法各有优缺点，酯交换法的优点在于反应物的活性更高，且产生的副产物甲醇的沸点低，容易用聚合体系移除，而其缺点则在于原料成本以及甲醇副产物可能造成的环境问题。虽然直接缩聚法的原材料反应活性较低，但该方法性价比更高，且不会造成环境污染。因而，工业上生产PBS基本采用直接缩聚法。

8.2.3　PBS的性质

PBS是一种线性聚合物，主链由碳链与酯键组成，其玻璃化转变温度为−37℃，熔点为114℃。PBS热性能好，热变形温度可达90℃以上，热分解温度大于300℃，成型加工温度窗口较宽。PBS的加工性能较好，可以采用注塑、挤出、吹塑与流延等加工方法加工。由于PBS分子链的线性结构，其熔体强度较低，在进行吹膜加工时，吹膜稳定性较差。通常要对PBS进行改性，例如，将己二酸与丁二酸、1,4-丁二醇共聚制备PBSA，或利用对苯二甲酸与丁二酸、1,4-丁二醇共聚制备PBST均表现出较好的加工性能。在PBS分子结构中引入离子基团，通过离子键作用，也可提高PBS的熔体性质与吹膜加工性。

PBS是一种结晶型聚合物，其结晶过程与聚乙烯相似：晶片厚度由结晶温度决定，随温度的升高而加厚。PBS有两种晶型，即α-晶型和β-晶型，这两种晶型均为单斜晶系，当α-晶型受应力拉伸时会转变为β-晶型。PBS熔体结晶形态为球晶，球晶尺寸随结晶温度的升高而增大。PBS结晶速度较快，DSC测试表明PBS熔体以10℃/min冷却，在降温过程中即可完成结晶。因此，PBS的加工不需加入成核剂，也能很好地进行。

PBS具有优异的力学性能，其拉伸强度可达36MPa，而断裂伸长率可达400%，与传统塑料聚乙烯或聚丙烯相当，因而可作为PE或PP的潜在替代品广泛应用于薄膜、纤维、片材与注塑制品等领域。值得一提的是PBS薄膜的耐撕裂性能较差，因此，市场上大多数PBS薄膜大都由化学改性的PBS制备而得。

PBS具有良好的生物降解性能，这也是它受到广泛青睐的原因之一。PBS可以在多种条件下降解，它可发生水解降解、酶降解以及微生物降解。PBS的水解降解主要得益于其分子结构中的酯键，酯键在酸性、中性与碱性条件下都可以发生水解降解。而PBS的微生物降解过程，首先是微生物侵蚀其表面，然后分泌出脂肪酶，其与PBS的酯键作用，使其水解实现降解。PBS的降解行为受多种因素影响，包括PBS分子量、结晶度、晶体形态、宏观形状以及降解条件（温度、湿度、酸碱性、氧气、微生物等）。PBS最终降解产物是对环境无害的二氧化碳和水，因此，PBS是一种安全环保的生物基高分子。

8.2.4　PBS的应用

作为一种加工性能、力学性能、热性能与降解性能优异的高分子材料，PBS可通过多种成型加工方法进行加工，做成各种形状不同的制品，广泛应用于日常生活中的多个领域，一些常见PBS制品见图8.9。PBS可通过吹膜设备制成可降解薄膜，而且其降解性能可通过化学结构改性进行调控，因此，采用PBS制备的薄膜制品可广泛应用于农用地膜、购物袋与垃圾袋等，使用废弃后，在微生物作用下可完全降解，不会造成环境污染。PBS的注塑或吸塑制品可用作一次性餐具、酒店卫生用品、包装材料、冷热饮杯与药品包装瓶等。PBS还可纺丝，做成纤维制品。

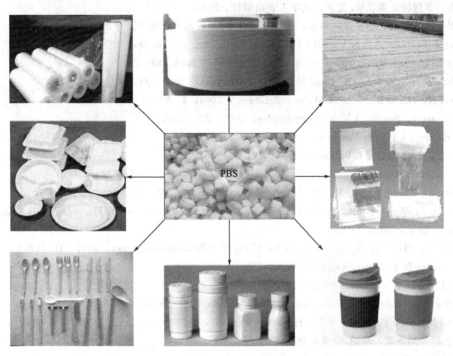

图 8.9　聚丁二酸丁二醇酯的应用

8.3　展望

　　聚乳酸与聚丁二酸丁二醇酯是生物质基聚酯中的佼佼者，也是产业化最成功的生物质基聚酯，它们各自具有很多突出的优点，但与传统石油基高分子相比，其缺陷也是显而易见的。就目前而言，由于生物质基聚酯产能与产量有限，在成本上难以与传统高分子材料竞争。在性能上，生物质基聚酯也不能与传统石油基高分子材料相媲美。PLA 结晶速度慢、韧性差、热变形温度低，这些缺陷目前还未获得低成本化的解决办法。PBS 均聚物的熔体强度低、吹膜加工困难、薄膜制品耐撕裂性差，虽然通过引入对苯二甲酸单元后，能有效地解决，但对苯二甲酸为石油基原料，会降低 PBS 生物质组分含量，影响其可持续性。

　　目前，生物质基聚酯的发展不仅需要广大科研工作者与相关技术人员的长期深入地探索其功能化、高性能化与低成本化的途径，而且还需要相关部门制定政策，完善相关环保法规，促进生物质基聚酯产业的快速发展。未来，随着石油资源的进一步短缺以及相关科学技术的进步，生物质基聚酯的发展将会更加繁荣，为人类社会的可持续发展战略贡献重要力量。

（曾建兵，李以东）

参 考 文 献

[1]　Zeng J B，Li K A，Du A K. *RSC Adv.*，2015，**5**：32546.

[2]　Carothers W H，Dorough G L，van Natta F J，J. Am. Chem. Soc.，1932，**54**：761.

[3] 任杰，李建波，聚乳酸.北京：化学工业出版社，2014.

[4] 欧阳平凯，姜岷，李振江，郭凯，生物基高分子材料.北京：化学工业出版社，2012.

[5] Rasal R M，Janorkar A V，Hirt D E. Prog. Polym. Sci. ，2010，**35**：338.

[6] Park E Y，Anh P N，Okuda N. Bioresour. Technol. ，2004，**93**：77.

[7] Maharana T，Mohanty B，Negi Y S. Prog. Polym. Sci. ，2009，**34**：99.

[8] Auras R，Harte B，Selke S. Macromol. Biosci. ，2004，**4**：835.

[9] Tuominen J，Seppala J V. Macromolecules，2000，**33**：3530.

[10] Garlotta D. J. Polym. Environ. ，2001，**9**：63.

[11] Miyata T，Masuko T. Polymer，1998，**39**：5515.

[12] Iannace S，Maffezzoli A，Leoc G，Nicolais L. Polymer，2001，**42**：3799.

[13] Tang Z，Zhang C，Liu X，Zhu J. J. Appl. Polym. Sci. ，2012，**125**：1108.

[14] Yin H Y，Wei X F，Bao R Y，Dong Q X，Liu Z Y，Yang W，Xie B H，Yang M B. *ACS* Sustain. Chem. Eng. ，2015，**3**：654.

[15] Liu G C，He Y S，Zeng J B，Li Q T，Wang Y Z. Biomacromolecules，2014，**15**：4260.

[16] Carothers W H. Chem. Rev. ，1931，**8**：353.

[17] Xu J. ，Guo B H. Biotechnol. J. ，2010，**5**：1149.

[18] Zeikus J G，Jain M K，Elankovan P. Appl. Microbiol. Biotechnol. ，1999，**51**：545.

[19] Zeng J B，Wu F，Huang C L，He Y S，Wang Y Z. ACS Macro Lett. ，2012，**1**：965.

[20] 李长存，刘洪武，邓琼.合成纤维工业，2014，**37**：60.

[21] 周建伯.辽宁化工，1987，**6**：23.

[22] 郑薇.精细石油化工进展，2005，**6**：35.

[23] Han S I，Im S S，Kim D K. Polymer，2003，**44**：7165.

[24] Wu F，Huang C L，Zeng J B，Li S L，Wang Y Z. Polymer，2014，**55**：4358.

[25] Ichikawa Y，Washiyama J，Moteki Y，Noguchi K，Okuyama K. Polym. J. ，1995，**27**：1230.

[26] Ichikawa Y，Kondo H，Igarashi Y，Noguchi K，Okuyama K，Washiyama J. Polymer，2000，**41**：4719.

第9章

纤维素及材料

纤维素是自然界最丰富的天然高分子，主要来源于树木、棉花、麻、谷类植物和其他高等植物，也可通过细菌的酶解过程产生（细菌纤维素），年生物合成量达到 1.5×10^{12} t。纤维素化学与工业始于160多年前，由于其相对高的加工成本、水敏感性，以及难溶、难熔以致难以加工。同时，由于以石油为原料的化工产品和合成材料的涌现及迅猛发展，使它在与石化产品的竞争中一度陷入低谷。然而，20世纪70年代的石油危机和近年石油化工原料价格猛涨，尤其以石油产品为原料的合成高分子对环境和人类健康带来的负面影响，迫使人们把注意力重新回到纤维素这一可再生资源上。纤维素也因为其来源丰富、生物降解性、生物相容性和易衍生化的特点，将成为未来的主要化工原料之一。纤维素可以直接使用，或经过溶解、再生制备各种再生纤维素制品（如纤维、膜、无纺布等），也可以通过化学改性得到各种纤维素衍生物产品。

9.1 纤维素的结构与性质

9.1.1 分子结构和分子量

纤维素是由纤维素二糖（cellobiose）重复单元通过 β-(1→4)-D-糖苷键连接而成的线型高分子，其化学结构式为 $(C_6H_{10}O_5)_n$，其中 n 为聚合度，常用 DP 表示，C、H、O 含量分别为 44.44%、6.17%、49.39%。纤维素的分子结构如图9.1所示，羟基位于脱水葡萄糖单元（AGU）上的 C-2、C-3 和 C-6 位置，具有典型的伯醇和仲醇的反应性质。邻近的仲羟基表现为典型的二醇结构。纤维素链末端的羟基表现出不同的行为，其中 C-1 末端羟基具有还原性，而 C-4 末端羟基具有氧化性。它键接的氧和葡萄糖环上的氧主要形成分子内和分

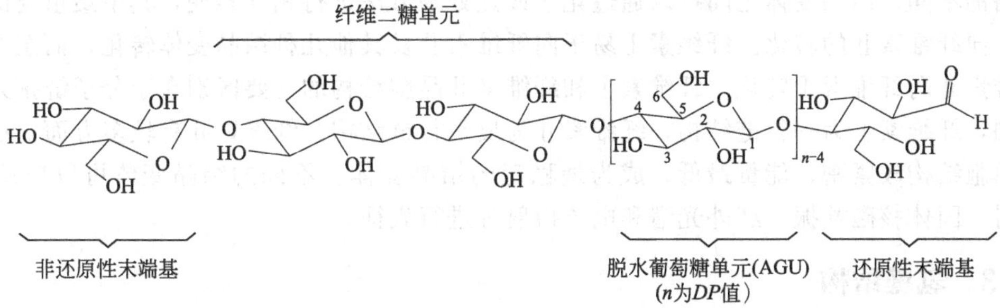

图 9.1　纤维素的分子结构

子间氢键，并参与降解反应。

纤维素链的 AGU 单元为 $^4C_1$ 椅式构象，其中自由羟基位于环平面，而氢原子则位于竖直位置。纤维素链通常采取一个较为伸展的螺旋构象，这样的构象使纤维素链比较"刚性"。同时每条链上的羟基在凝聚态或溶液中都易形成分子内氢键，使其在溶液中也呈现链刚性。纤维素分子中，6 位上的 C—O 键围绕 5 和 6 位之间的 C—C 键旋转时，相对于 5 位上的 C—O 键和 5 位与 4 位之间的 C—O 键可以有三种不同的构象。如以 g 表示旁式，t 表示反式，则三种构象为 gt、tg 和 gg。一般认为，天然纤维素是 gt 构象，再生纤维素是 tg 构象。

天然纤维素的聚合度都很高，例如单球法囊藻 DP 为 26500～40000，棉花纤维的次生壁 DP 为 13000～14000，韧皮纤维 DP 为 7000～10000，细菌纤维素 DP 为 2000～37000。再生纤维素产品的 DP 则相对较低，并因处理方式的不同而存在差异。纤维素的分子量可由 DP 计算，即分子量 $=162×DP$，但是其分子量具有多分散性。纤维素的分子量及其分布明显影响材料的力学性能、降解和老化性能，纤维素溶液的性质及其化学反应。测定纤维素分子量及其分布的常用方法有黏度法、渗透压法、超速离心沉降法和光散射法，不同的方法得到不同的平均分子量，如黏均分子量（M_η）、数均分子量（M_n）和重均分子量（M_w）。其中，黏度法是一种比较简单、快捷的分子量测定方法，依据不同的溶剂体系采用不同的 Mark-Houwink 方程计算。由于在实际测量中纤维素会产生水解、酶解和机械降解，DP 的测量值要小于实际值。

9.1.2　聚集态结构

纤维素的聚集态结构即凝聚态结构，主要指纤维素分子间的相互排列情况（晶区和非晶区、晶胞大小及形式、分子链在晶胞内的堆砌形式、微晶的大小）、取向结构（分子链和微晶的取向）和原纤结构等。其聚集态结构分为有序畴和无序畴，而有序畴中又包括结晶区与非晶区。除完整的结晶结构外，在某些特定方向或区域形成的向列纤维素组成"有序"但没有结晶的结构，如液晶或向列有序的纤维素（nematic ordered cellulose，NOC）。在无序畴中，分子在三维方向上无规排列，形成无定形区。

纤维素是一种同质多晶物质。迄今已发现六种结晶变体（同质异晶体），即纤维素 I 族（包括纤维素 I、III₁ 和 IV₁）以及纤维素 II 族（包括纤维素 II、III₁₁ 和 IV₁₁）。除了纤维素 I 是天然产生的晶型外，其他几种是经过人工处理之后产生的"人造"晶型。纤维素 I 又包括 I_α 和 I_β 两种结晶结构，I_α 和 I_β 可能共存于同一种纤维素样品中，甚至在同一微纤维也能共存。I_α 是亚稳定的，其反应性大于 I_β。经过适当的处理，I_α 可以转化为 I_β。纤维素结晶变体的差异在于晶胞中两条分子链（除纤维素 I_α 外）的堆砌方式、晶胞尺寸和氢键网络的不同。结晶变体之间可以通过化学或热处理方法进行相互转变，其中最重要的是纤维素 I 向纤维素 II 的转化。纤维素 I 易于向纤维素 II 及其他几种结晶变体转化，而至今未发现纤维素 II 向纤维素 I 转化。纤维素 I 和纤维素 II 晶胞结构的主要区别在于分子链排列的方向不同，纤维素 I 为平行链结构，纤维素 II 为反平行链结构。纤维素 II 有较多方面扩展的氢键，单胞结构较紧密，能量最低，成为最稳定的结晶变体。不同的结晶变体可以应用 X 射线衍射、固体核磁共振、红外光谱和电子衍射等进行表征。

9.1.3　氢键结构

纤维素分子的 AGU 单元上有三个活泼羟基，能够形成很强的分子内和分子间氢键网络结构（图 9.2）。氢键网络结构使纤维素具有独特的性能（如结晶度高、物化性能稳定、玻璃化转变温度较高等），大大增强了材料的力学性能；但也导致它不能熔融，也难溶于普通溶剂，由此阻碍纤维素的修饰改性和加工。应用理论模型堆砌分析方法可以确定纤维素的分子内和分子间氢键，也可以用直接手段如红外光谱、X 射线衍射、示差扫描量热法、荧光分析、原子力显微镜以及固体 NMR 等来表征氢键。Nishiyama 等借助同步 X 射线衍射和中子衍射描述了天然纤维素 I$_\alpha$ 和 I$_\beta$ 的氢键排列方式。纤维素分子链通过氢键作用，形成结晶部分（晶区）和非结晶部分（无定形区），无数的微晶体与非晶区通过氢键和范德华力交织在一起，堆砌成微纤维，进而组成植物的细胞壁等。

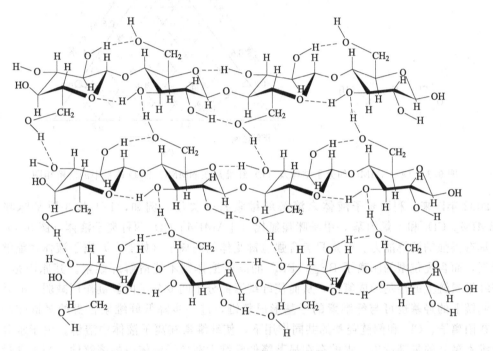

图 9.2　纤维素的氢键网络结构

9.1.4　溶解性

天然纤维素除了少部分直接利用外，大多是通过溶解再生利用，然而极强的氢键和紧密堆积的晶体结构使其不溶于普通溶剂。长期以来，主要采用黏胶法（NaOH/CS$_2$ 体系）生产黏胶丝和玻璃纸。该法在生产过程中大量使用 CS$_2$，造成环境污染并损害人体健康。在开发纤维素资源方面，任何有效、简单或快速的溶解方法都具有重要的现实意义和社会及经济效益。

近年，纤维素新溶剂的研究已取得较大进展，许多工作详细讨论了纤维素的溶剂体系及其溶解机理。通常，纤维素溶剂可分为非衍生化溶剂（溶解过程中纤维素不形成衍生物）和衍生化溶剂（溶解过程中发生衍生化反应）；也可将其分为水相和非水相溶剂。其中，*N*-甲基吗啉-*N*-氧化物（*N*-methylmorpholine-*N*-oxide，NMMO）毒性较低，是具有工业化应用前景的纤维素溶剂。NMMO 是一种脂肪族环状叔胺氧化物［分子结构示于图 9.3(a)］，由于 N—O 键的强极性，NMMO 表现出很强的亲水性，可与 H$_2$O 形成氢键。由于氢键络合物的形成以及离子间的相互作用，NMMO·H$_2$O 对纤维素具有很好的溶解能力。如图 9.3

（b）所示，纤维素仅在一个很窄的范围和有限条件下才能溶解在 NMMO/H$_2$O 体系，即从低含水量（2%）的溶液纤维素浓度为 28% 到高含水量（15%～20%）的溶液纤维素浓度为 5%。当含水量超过 23.5% 时，它不能溶解纤维素，必须在设定的温度下减压蒸发除去过量的水，NMMO/H$_2$O/纤维素混合体系达到特定的相图区域才可以溶解。实际应用中，一般采用含水量为 7%～15% 的溶剂，纤维素浓度为 5%～25%（质量分数）。

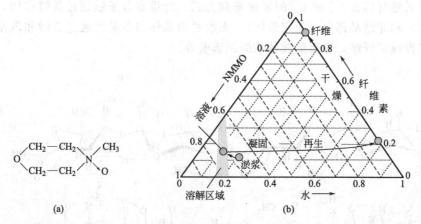

图 9.3 （a）NMMO 的分子结构及（b）纤维素在 NMMO/H$_2$O 体系中的溶解相图

2002 年以来，利用离子液体来溶解纤维素备受关注。例如，1-丁基-3-甲基咪唑氯代（［BMIM］Cl）和 1-烯丙基-3-甲基咪唑氯代（［AMIM］Cl）两种离子液体（图 9.4）对纤维素具有很强的溶解能力。但是只有含强氢键受体的阴离子（如 Cl$^-$）离子液体才能够溶解纤维素，而含配位型的阴离子 BF$_4^-$、PF$_6^-$ 的离子液体则不能溶解纤维素。其原因是，Cl$^-$ 易与纤维素链上的羟基形成氢键，从而使纤维素的分子间或分子内氢键作用减弱。此外，阳离子侧链上的羟基也可与纤维素的羟基形成氢键，进一步降低纤维素自身的氢键作用。由此，在阳离子、Cl$^-$ 和侧链羟基的共同作用下，使纤维素在离子液体中溶解。由于水分子参与纤维素羟基的氢键竞争，水的存在显著降低纤维素在离子液体中的溶解性。当水含量大于 1%（质量分数）时，溶剂的溶解能力明显削弱而不能溶解纤维素。阳离子结构对纤维素的溶解性能也有影响，改变阴、阳离子的结构可促进离子液体中缔合离子对的解离，从而释放出更多自由的阴离子。

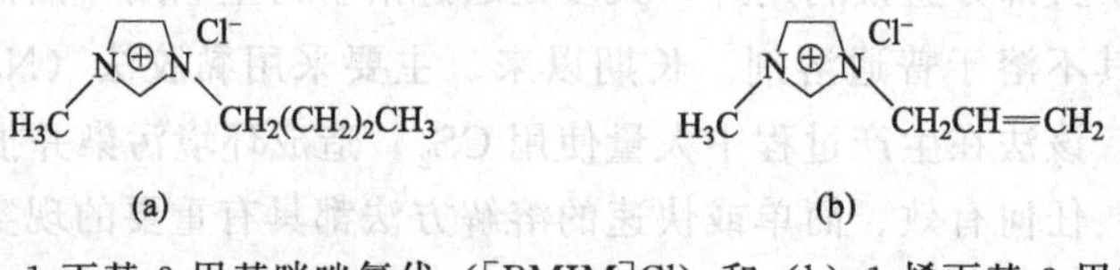

图 9.4 （a）1-丁基-3-甲基咪唑氯代（［BMIM］Cl）和（b）1-烯丙基-3-甲基咪唑氯代（［AMIM］Cl）离子液体的分子结构

低温时，8%～10% 的 NaOH 溶液对天然纤维素具有很强的溶胀作用，但仅有一小部分（可能是低分子量的部分）的纤维素可以溶解。单纯的碱/水体系对纤维素的溶解极为有限，不具备工业化应用前景。近二十年来，武汉大学张俐娜教授课题组在这方面开展了卓有成效的工作，他们开发了一系列碱体系的纤维素新溶剂：NaOH/尿素、NaOH/硫脲、LiOH/尿素水溶液等。这些溶剂体系在室温下不能溶解纤维素，而当预冷到 -12～-5℃后，则能迅速溶解纤维素。例如，将 7.0% NaOH/12% 尿素水溶液预冷到 -12～-10℃，然后加入纤维素在搅拌下可以迅速溶解得到透明溶液。该纤维素溶液在 0～5℃下能够长时间保持稳定。棉短绒在三种体系中的溶解能力如下：LiOH/尿素＞NaOH/尿素≫KOH/尿素，且 4.2% LiOH/12%尿素水溶液对纤维素的溶解能力最强。

9.1.5 液晶行为

在溶液中，纤维素的超分子结构体现在链构象的变化上，即从无规线团到液晶态。由于其主链的手性以及链刚性，理论上纤维素在适当的溶剂中都可以形成液晶相。然而，纤维素结晶和凝胶在一些体系中常常比液晶相更容易形成，从而得不到液晶体系。Chanzy 等首次报道纤维素在 NMMO 水合物中可以形成液晶。当纤维素含量大于 20%，且温度低于 100℃时溶液出现双折射，而且液晶相形成的临界浓度随纤维素聚合度的增大而减小。纤维素液晶相的形成与溶剂的性质密切相关。三氟乙酸/氯代烷烃体系中，纤维素浓度为 200g/L 时可以观察到胆甾型液晶，其螺旋结构是右旋，而纤维素在其他溶剂体系中所形成的液晶溶液的胆甾相螺旋结构则是左旋。LiCl/DMAc 中，纤维素的质量浓度为 10%～15% 时出现液晶相，而且出现液晶的临界浓度随 LiCl 含量的不同而不同。液氨（NH_3）/硫氰酸铵（NH_4SCN）（75.5%/24.5%）体系中可观察到纤维素的丝状和球状液晶相。随着纤维素浓度不同，溶液表现出不同的中间相：当纤维素质量浓度为 3.5% 时，表现为胆甾型；浓度为 8%～16% 时，表现为向列型。当 NH_3/NH_4SCN 的比例为 27∶73 时，临界浓度在 10%～16% 之间；当比例为 30∶70 时，临界浓度约为 3.5%。可见混合溶剂的组成比对纤维素液晶相的形成也有很大的影响，进一步说明纤维素分子链在不同溶剂中的链构象不同。纤维素液晶溶液在挤出或流延时易于发生高取向，可制备超高强度、超高模量的纤维。然而，纤维素的液晶纺丝纤维虽然在模量和强度上有明显提高，但远比不上液晶纺的合成纤维的强度。其原因是纤维素在非溶剂中再生时，不能很好地保持其有序排列结构。

9.2 纤维素的化学改性及应用

9.2.1 醚化反应

纤维素具有很强的分子内和分子间氢键，难以溶解于水和几乎所有的有机溶剂。醚化反应就是通过引入取代基来破坏其强的氢键作用，改善其亲水性，尤其是在水介质中的溶解。纤维素的羟基不易为醚化剂所接近，难以得到满意的产物。因此，通常以碱纤维素作为醚化反应的原料。纤维素的醚化反应主要基于以下三个经典的有机反应：

（1）Williamson 醚化反应：

$$Cell—OH + NaOH + RX \longrightarrow Cell—OR + NaX + H_2O$$

（R 为烷基；X = Cl，Br）

（2）碱催化烷氧基作用：

$$Cell—OH + H_2C\overset{}{\underset{O}{—}}CH—R \xrightarrow{NaOH} Cell—OCH_2—\overset{}{\underset{OH}{CH}}—R$$

（3）碱催化加成反应——Michael 加成反应。一个活化的乙烯基化合物与纤维素羟基发生加成反应：

$$Cell—OH + H_2C =CH—Y \xrightarrow{NaOH} Cell—OCH_2—CH_2—Y$$

　　工业生产中，纤维素的醚化反应都是在非均相体系中进行的，分为水媒法和溶媒法。反应前需要对纤维素预处理，以提高羟基的活性。纤维素醚种类繁多，能够合成的已有数十种，具备大规模生产条件的有十多种。根据取代基的种类可分为单一醚和混合醚，根据电离性可分为离子型、非离子型和混合型，根据溶解性又可分为水溶性和水不溶性。目前，纤维素醚的全球年总生产能力达到 60 多万吨，其中离子型纤维素醚 40 多万吨，非离子型醚超过20 万吨。表 9.1 示出了几种重要的纤维素醚的功能基、取代度范围以及溶解性。随着取代基和取代度的不同，纤维素醚在溶剂中表现出不同的溶解性，并显示不同的用途。纤维素醚类有许多重要的性质：①无毒、无味，具有生理惰性；②溶液的增稠作用；③悬浮或胶乳的稳定性；④保水性；⑤偶合作用；⑥保护胶体作用；⑦成膜性；⑧黏合性。此外，部分纤维素醚还具有一些特殊作用，如热致凝胶作用、表面活性作用、泡沫稳定性、触变性、离子活性和添加凝胶作用等。纤维素醚已广泛应用于合成洗涤剂、石油、采矿、纺织、造纸、聚合反应、食品、医药、化妆品、涂料及建材各个方面，有"工业味精"之称。

表 9.1　重要的商业纤维素醚

产品名	功能基	取代度	溶解性
羧甲基纤维素（CMC）	—CH$_2$COONa	0.5～2.9	水
甲基纤维素（MC）	—CH$_3$	0.4～0.6	4% NaOH 水溶液
		1.3～2.6	冷水
		2.5～3.0	有机溶剂
乙基纤维素（EC）	—CH$_2$CH$_3$	0.5～0.7	4% NaOH 水溶液
		0.8～1.7	冷水
		2.3～2.6	有机溶剂
羟乙基纤维素（HEC）	—CH$_2$CH$_2$OH	0.1～0.5	4% NaOH 水溶液
		0.6～1.5	水

9.2.2　酯化反应

　　纤维素是一种多元醇（羟基）化合物，这些羟基均为极性基团，在强酸溶液中，它们可被亲核基团或亲核化合物所取代而发生亲核取代反应，生成相应的纤维素酯。其反应机理如下：

（1）

$$\text{Cell—OH} + \text{H}^{\oplus} \Longleftrightarrow \text{Cell—O}^{\oplus}\text{H}_2$$

$$\text{Cell—O}^{\oplus}\text{H}_2 + \text{X}^{\ominus} \Longleftrightarrow \left[\text{X}^{\ominus} \longrightarrow \text{Cell—O}^{\oplus}\text{H}_2\right] \Longleftrightarrow \text{X—Cell} + \text{H}_2\text{O}$$

（2）

$$\text{Cell—O} + \text{C=O} \Longleftrightarrow \left[\text{Cell—O—C—O}\right] \Longleftrightarrow \text{Cell—O—C=O} + \text{H}_2\text{O}$$

(3)

$$\text{Cell—O} + \begin{bmatrix} H & \begin{bmatrix} OH \\ C-OH \\ R \end{bmatrix} \end{bmatrix}^{\oplus} \rightleftharpoons \begin{bmatrix} H & OH \\ Cell—O-C-OH \\ R \end{bmatrix}^{\oplus} \rightleftharpoons \begin{bmatrix} H \\ Cell—O-C=O + H_2O + H^{\oplus} \\ R \end{bmatrix}$$

在亲核取代反应过程中,首先是纤维素生成水合氢离子,然后按式(1)进行取代作用。纤维素与无机酸的反应属于此过程。而纤维素与有机酸的反应,实质上为亲核加成反应,按式(2)进行。酸催化可促进纤维素酯化反应的进行。因为首先一个质子加到羧基电负性的氧上,使得这个基团的碳原子更具正电性,有利于亲核醇分子的进攻〔按式(3)进行〕。纤维素酯化反应是一个典型的平衡反应,通过除去反应所生成的水,可控制反应朝酯的方向进行,从而抑制其逆反应——皂化反应的发生。

最主要的纤维素无机酸酯有纤维素硝酸酯和黄原酸酯(生产再生纤维素的重要中间体),其他还有纤维素硫酸酯和磷酸酯。纤维素有机酸酯通过纤维素与有机酸、酸酐或酰氯反应制得,可分为四类:酰基酯、氨基甲酸酯、磺酰酯和脱氧卤代酯,其中最重要的是纤维素醋酸酯及其有关的混合酯(如纤维素醋酸丙酯、醋酸丁酯等)。表 9.2 示出了几种重要的纤维素酯的功能基、取代度范围以及溶解性。纤维素酯可作为涂料的添加剂、改性树脂或主要的成膜剂,并可为涂料提供一系列优异性质,如改善流动性和均匀性、减少材料缺陷、缩短固化时间、降低阻塞、金属涂料的稳定载体、抛光性、紫外稳定性、阻止涂料层变黄、改善喷雾性、防止低温下或遇溶剂产生龟裂、改善润滑性、减少增塑剂迁移、黏度控制、涂料分散介质、防止金属碎片剥落和涂料再溶解等。基于它的安全性、易于化学改性和加工的特点,纤维素酯是一种重要的控制释放材料。它作为肠衣覆盖层、疏水型母料以及半渗透膜在药物的传送过程中起重要作用,并用于农业活性物质、香料和聚合物添加剂的控制释放。纤维素酯是一种热塑性材料,具有良好的力学性能和光学性能,因此大量用作光学介质,是生产胶卷和液晶显示器的优良材料。纤维素酯还可用于生物薄膜及其他分离介质,其中纤维素硝酸酯和醋酸酯就是非常理想的生物膜分离材料。

表 9.2　重要的商业纤维素酯

产品名	功能基	取代度	溶解性
纤维素醋酸酯(CA)	—C(O)CH₃	0.6～0.9	水
		1.2～1.8	乙醇
		2.2～2.7	丙酮
		2.8～3.0	氯仿
纤维素醋酸丙酯(CAP)	—C(O)CH₃/—C(O)CH₂CH₃	2.4/0.2	丙酮,乙酸乙酯
纤维素醋酸丁酯(CAB)	—C(O)CH₃/—C(O)(CH₂)₂CH₃	0.2/2.7	丙酮,二异丁基酮
		1.1/1.6	丙酮
纤维素硝酸酯(NC)	—NO₂	1.8～2.0	乙醇
		2.0～2.3	甲醇,丙酮,甲乙酮
		2.2～2.8	丙酮
纤维素黄原酸酯	—C(S)SNa	0.5～0.6	NaOH 水溶液

9.2.3 氧化反应

氧化反应是指纤维素 AGU 单元上的羟基被氧化试剂氧化，从而在分子链上引入羰基、羧基或酮基。氧化纤维素的重复结构单元存在 7 种不同的形式（图9.5）。纤维素的大多数氧化反应是非选择性的，在 AGU 单元的不同位置上引入羰基和羧基，并引起分子链的断裂。纸浆漂白过程中常使用次氯酸钠和过氧化氢作为漂白剂，黏胶纤维生产中碱纤维素在空气中的氧化降解，所发生的氧化都属于非选择性氧化。某些试剂可使纤维素发生特定位置和形式的氧化，即选择性氧化。如用高碘酸盐氧化得到 2,3-二醛纤维素（Ⅳ型），用亚氯酸物质氧化

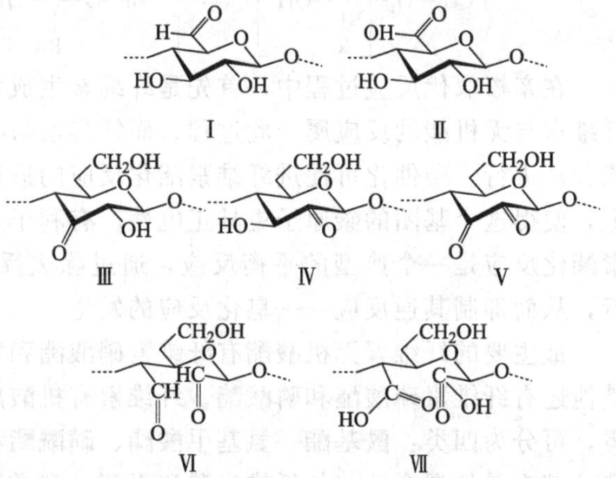

图 9.5　氧化纤维素的不同重复结构单元

得到 2,3-二羧酸纤维素（Ⅶ型），用 N_2O_4 氧化则主要得到 6-羧酸纤维素（Ⅱ型）。

氧化纤维素具有生物相容、生物可降解、环境友好和无毒等特点，在医疗卫生、功能材料和纺织等领域得到应用。在医疗行业，氧化纤维素可用作医用可吸收止血纱布、可吸收手术缝合线、抗凝血剂、治疗慢性肾功能衰竭的口服液、人造器官材料、血液分离膜等。在烟草行业，氧化纤维素可作为天然烟草的替代品。在功能材料领域，氧化纤维素可作为制备活性炭的原料、血红蛋白固定化载体、离子交换材料等。纤维素的选择性氧化是制备各种新产品和中间体的很好途径，其氧化产物可用作荧光、储能、螯合剂及生物医用等功能高分子材料。

9.2.4 交联改性

纤维素的交联反应主要是通过相邻纤维素链上羟基的烷基化反应以醚键的方式交联，形成三维网状结构的大分子。化学交联的主要途径有：①通过化学或引发形成的纤维素大分子基团的再结合；②纤维素阴离子衍生物通过金属阳离子（二价或二价以上）交联；③通过纤维素吸附巯基化合物形成二硫桥的氧化交联；④纤维素的羟基与异氰酸酯反应形成氨酯键；⑤与多聚羧酸反应的酯化交联；⑥与多官能团醚化剂反应的醚化交联。醚化交联包括醛类与纤维素的缩醛反应、N-羟甲基化合物与纤维素的交联反应以及纤维素中的羟基与含环氧基和亚胺环基的多官能团化合物的开环反应。甲醛是最早使用的交联剂，其他醛类还有乙二醛、高级脂肪族二醛等；N-羟甲基化合物可以是二羟甲基脲、环脲衍生物、三氮杂苯类化合物等；与纤维素发生开环反应的多官能化合物包括乙烯亚氨基化合物如三氮杂环丙烯膦化氧、环氧化物等。

通过交联反应，可改变纤维和织物的性质，提高纤维素的抗皱性、耐久烫性、黏弹性、湿稳定性以及纤维的强度。目前，对人造丝和棉纱织物的处理通常使用脲类交联剂，织物以 $60\sim100m/min$ 的速度通过交联剂溶液，然后在 $100\sim130℃$ 干燥固化即可。纤维素珠经环氧氯丙烷交联后可明显改善其孔结构和溶胀行为。水溶性纤维素醚交联后可得水凝胶，可用作色谱柱的填充材料。将纤维素粉直接溶解在 NaOH/尿素水溶液中，以环氧氯丙烷为交联

剂，可通过一步法制备水凝胶（图 9.6）。该纤维素凝胶无色透明，具有良好的机械强度。根据交联度的不同，其溶胀比在 $30\sim60\mathrm{g}\ H_2O/g$ 干凝胶之间，真空干燥的凝胶在水中具有良好的再溶胀性能。

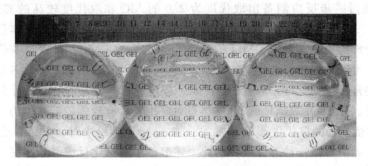

图 9.6　交联纤维素水凝胶

9.2.5　接枝共聚改性

接枝共聚是纤维素化学改性的重要方法之一。其特征是合成单体发生聚合反应，生成高分子链，经共价键接枝到纤维素大分子链上。纤维素接枝共聚物的主要合成方法包括自由基聚合、离子型共聚及缩聚与开环聚合。大多数的接枝共聚都是首先在纤维素基体上形成自由基，然后与单体反应而生成接枝共聚物。氧化还原法是引发纤维素与乙烯基类单体接枝共聚最常见的方法。其引发体系通常由氧化剂和还原剂两种物质组成，但也有由三种物质或兼备氧化和还原性质的一种物质组成。单组分体系主要有：Ce^{4+} 盐、V^{5+} 盐、Mn^{3+} 盐、高锰酸钾和过硫酸盐。双组分体系主要有：$H_2O_2+Fe^{2+}$、H_2O_2+ 纤维素黄原酸酯。三元体系有 $H_2O_2+Fe^{2+}+$ 纤维素黄原酸酯

接枝共聚赋予纤维素一些新的性能，同时又不至于完全破坏纤维素材料所固有的优点。接枝亲水性单体可改善纤维的润湿性、黏合性、可染性及提高洗涤剂的去油污速率；接枝疏水性单体则生成对油污等各种液体低润湿性的产物。而采用两种单体的混合接枝，更能制得综合性能优异的产品。通常，表面接枝可使纤维素具有耐磨、润湿或疏水、抗油与黏合等性能，而本体接枝则赋予其抗微生物降解与阻燃性能。通过纤维素及其衍生物与丙烯酸、丙烯腈、甲基丙烯酸甲酯、丙烯酰胺、苯乙烯、醋酸乙烯、异戊二烯以及其他高分子单体之间的接枝共聚反应，已制备出性能优良的高吸水材料、离子交换材料、永久性的染色织物以及具有优良力学性能的模压板材等新型化工产品。

9.2.6　均相化学改性

纤维素的化学改性通常为多相体系。这种反应是由表及里的逐层反应过程，固态纤维素悬浮于液态（有时为气态）的反应介质中。而且纤维素本身是非均质的，不同部位的超分子结构体现不同的形态，因此对同一化学试剂表现出不同的可及度。加上纤维素分子内和分子间的氢键作用，造成反应只能在纤维素的表面及无定形区进行。只有当纤维素表面充分取代而溶解后，其次外层才能参与反应。因此，反应可控性和产物的均匀性都比较差。

近 30 年来，新溶剂的开发为纤维素的均相衍生化反应提供了可能。在这些溶剂体系中，只有少数几种有机溶剂体系适合于均相衍生化反应，其中 LiCl/DMAc 最具代表性。在该体系中已成功合成出高纯度、高均匀性的纤维素酯类衍生物。然而，DMAc 在强碱溶液中加

热时容易被破坏，而加热是用卤代烷烃作为醚化剂进行醚化反应必不可少的条件。此外，在 LiCl/DMAc 体系中制备纤维素醚需要很长的时间，反应条件苛刻且取代度难以达到预期值。LiCl/DMI 是一种质子惰性并且无毒的溶剂，作为均相反应介质已成功用于纤维素的醚化和酯化，而且可通过一步反应制备出取代度为 3.0 的 MC 和取代度较高的 CMC。二甲亚砜（DMSO）/SO$_2$/二乙胺（DEA）三元体系适合于纤维素的醚化反应，由该体系已成功制备出一系列全取代的纤维素醚。采用 DMSO/NMMO 溶剂合成 CMC，可获得 6 位羟基高取代产物。DMSO/PF 可以溶解任何聚合度的纤维素而生成羟甲基纤维素，即在 6 位—OH 基上形成羟甲基。这些羟甲基同其他未取代—OH 基一样可进行纤维素的醚化、酯化反应，并且往往发生优先反应。DMSO/TBAF·3H$_2$O 体系对纤维素具有较强的溶解能力，其中 TBAF·3H$_2$O 的浓度对衍生物的取代度影响非常大。加入 NaOH 粉末时，纤维素会从溶液中沉淀出来，反应的开始阶段是一种悬浮液，因此上述溶剂中的醚化反应并不是完全均相的。相对于异相反应体系而言，悬浮的纤维素是非晶的，纤维素链上的取代基分布较为均匀。纤维素在离子液体中也可以进行均相醚化和酯化反应，在不需要加入催化剂的情况下就可以得到高取代度的产品。将纤维素溶解在 DMSO/PF 中，然后加入单体可进行均相接枝共聚反应。均相接枝的一个突出特点是纤维素分子链上均匀分布的接枝侧链短而数目多，而异相接枝则是支链长而数目少。

迄今，纤维素在水溶液体系中的衍生化反应报道很少。由于纤维素的醚化反应通常以碱作为催化剂，NaOH/尿素水溶液可作为其均相醚化反应介质，并由此合成了 MC、HPC、HEC、CEC 和纤维素聚电解质。如图 9.7 所示，在纤维素-碱/尿素水溶液中，以 3-氯-2-羟丙基三甲基铵为季铵化试剂，可均相合成取代度在 0.20~0.83 之间的水溶性纤维素季铵盐衍生物。这种纤维素季铵盐具有较高的基因转染效率和较小的细胞毒性，可望作为一种新型的基因载体。此外，以氯丙烯作为醚化剂，可由该体系均相合成烯丙基纤维素，进而通过"硫醇-烯"点击反应合成一系列纤维素衍生物。碱/尿素水体系均相合成的纤维素醚取代基分布均匀，其 AGU 单元上 2、3 和 6 位羟基的反应活性相近。

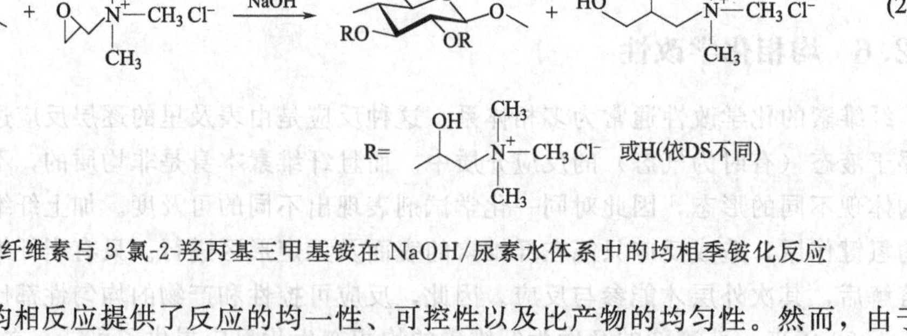

$$(1)$$

$$(2)$$

R= 或H(依DS不同)

图 9.7　纤维素与 3-氯-2-羟丙基三甲基铵在 NaOH/尿素水体系中的均相季铵化反应

总体而言，均相反应提供了反应的均一性、可控性以及比产物的均匀性。然而，由于溶剂的毒性、不稳定、回收困难、纤维素浓度较低、反应试剂转化率较低以及价格等方面的问题，纤维素的均相化学改性仍处于实验室研究阶段。

9.3 再生纤维素材料

9.3.1 再生纤维素纤维

以纤维素为原料的化学纤维统称为纤维素纤维，因其良好的服用性能而得到广大消费者的青睐，传统品种主要有黏胶纤维、铜氨纤维和醋酸纤维。传统品种的生产中普遍存在环保问题，为此国际上开发了以 NMMO 为溶剂的 Lyocell 纤维。由于技术封锁，目前国内主要为黏胶纤维，另有少量的醋酸纤维和 Lyocell 纤维，其中醋酸纤维全部用于香烟过滤嘴，纺织用醋酸纤维的生产仍为空白。我国是世界第一黏胶纤维生产大国。2015 年，我国黏胶长丝产能达到 20.5 万吨，黏胶短纤维产能达到 363.5 万吨。表 9.3 汇集了几种主要商用再生纤维素纤维的物理性能及结构。

表 9.3 商用再生纤维素纤维的物理性能及结构

性　　质	铜氨纤维	一般黏胶纤维	改进的黏胶纤维	Modal 纤维	高湿模量黏胶纤维	Y 形黏胶纤维	Lyocell 纤维
纤维截面结构							
干强/(cN/tex)	15～20	20～24	24～30	34～36	40～45	18～22	40～44
干断裂伸长率/%	7～23	20～25	20～25	13～15	8～12	17～22	14～16
湿强/(cN/tex)	9～12	10～15	12～16	19～21	30～40	9～12	34～38
湿断裂伸长率/%	16～43	25～30	25～35	13～15	10～15	23～30	16～18
吸水率/%	100	90～100	90～100	75～80	55～70	100～110	65～70
聚合度	450～550	250～350	250～350	300～500	550～700	250～350	550～600
5%时的初始湿模量/MPa	30～50	40～50	40～50	100～120	140～180	35～45	250～270

黏胶纤维是将精制的纤维素与碱反应生产碱纤维素，碱纤维素与 CS_2 反应生成纤维素黄原酸酯，将其溶于稀碱溶液中制成黏胶，通过湿法纺丝，并在凝固浴中与酸作用再生为纤维素纤维。采用不同的原料和纺丝工艺，可以分别得到普通黏胶纤维、高湿模量黏胶纤维和高强力黏胶纤维等。普通黏胶纤维具有一般的理化性能，又分棉型、毛型和长丝型，俗称人造棉、人造毛和人造丝。高湿模量黏胶纤维具有较高的聚合度、强度和湿模量。这种纤维在湿态下单位线密度每特可承受 22.0cN 的负荷，且在此负荷下的湿伸长率不超过 15%，主要有富强纤维。高强度黏胶纤维具有较高的强度和耐疲劳性能。普通黏胶纤维的截面呈锯齿形皮芯结构，纵向平直有沟横。而富纤无皮芯结构，截面呈圆形。黏胶纤维具有良好的吸湿性，一般大气条件下回潮率为 13% 左右。吸湿后显著膨胀，直径增加可达 50%，所以织物下水后手感发硬，收缩率大。普通黏胶纤维的断裂强度比棉小，为 1.6～2.7cN/dtex；断裂伸长率大于棉，为 16%～22%；湿强下降多，约为干强的 50%，湿态伸长率增加约 50%。其模量比棉低，在小负荷下容易变形，而弹性回复性能差，因此织物容易伸长，尺寸稳定性差。富强纤维的强度特别是湿强比普通黏胶高，断裂伸长率较小，尺寸稳定性良好，耐磨性也较普通黏胶有所改善。黏胶纤维的化学组

成与棉相似，较耐碱而不耐酸，但耐碱耐酸性均较棉差。富强纤维则具有良好的耐碱耐酸性。黏胶纤维的染色性与棉相似，染色色谱全，染色性能良好。此外黏胶纤维的热学性质也与棉相似，密度接近棉为 $1.50\sim1.52g/cm^3$。黏胶纤维是一种应用较广泛的化学纤维。由于吸湿性好，穿着舒适，可纺性优良，常与棉、毛或各种合成纤维混纺、交织，用于各类服装及装饰用纺织品。高强度黏胶纤维还可用于轮胎帘子线、运输带等工业用品。然而，黏胶纤维的生产在黏胶制备过程中使用了具有毒性的 CS_2、凝固再生过程中纤维素黄原酸酯再生释放出的 CS_2、H_2S 等毒性气体；凝固浴中含有 Zn^{2+}，生产过程中随废水排放，造成极大的环境污染。迄今为止，尚没有一种有效的、能大量生产纤维素人造丝的替代技术，因而黏胶法仍然是纤维素人造丝的最主要生产方法。

铜氨纤维也称为本伯格（Bemberg®）丝。它是将棉短绒等天然纤维素原料溶解在氢氧化铜或碱性铜盐的浓氨溶液中，配成纺丝液，在水或稀碱溶液的凝固浴中纺丝成型，再在含 2%～3%硫酸溶液的第二浴中使铜氨纤维素分子化合物分解再生出纤维素。生成的水合纤维素经后加工即得到铜氨纤维。铜氨纤维的单丝较细，截面呈圆形、无皮芯结构、轮廓光滑，手感柔软，光泽柔和，有真丝感。铜氨纤维的吸湿性与黏胶纤维相近，在一般大气条件下回潮率亦可达到 12%～13%。在相同的染色条件下，铜氨纤维的染色亲和力较黏胶纤维大，上色较深。铜氨纤维的干强与黏胶纤维相近，但湿强高于黏胶纤维，耐磨性也优于黏胶纤维。由于纤维细软，光泽适宜，常用作高档丝织或针织物。铜氨纤维的生产使用会污染环境的铜氨溶液，且工艺较复杂、生产成本较高，其发展处于停滞状态，目前只有日本等国少量生产，国内空白。

Lyocell 纤维是以 $NMMO/H_2O$ 为溶剂，不经化学反应而生产的纤维素纤维。Lyocell 纤维的研究和不断改进，直至实现工业化生产经历了二十多年，由 Courtaulds 公司在 1987 年最早实现商业化生产（Tencel 纤维）。目前，已用该溶剂生产出多种商业纤维，如奥地利 Lenzing 公司生产的 Lyocell 短纤维、KIST 公司生产的 Cocel、德国 TITK 研究协会生产的 Alceru 短纤维等。1989 年，国际人造丝及合成纤维标准局为 $NMMO/H_2O$ 溶剂法纺的丝命名为 Lyocell，在我国俗称"天丝"。NMMO 工艺生产纤维素纤维的核心技术是将木浆溶于 $NMMO/H_2O$ 溶剂，采用干喷湿纺法纺丝，然后经低温水浴或 $H_2O/NMMO$ 溶液凝固成型，经拉伸、水洗、切断、上油、干燥、溶剂回收等工序制成 Lyocell®。纺丝过程中的溶剂可以完全回收并重复利用，因此可称之为绿色纺丝技术。Lyocell 纤维为圆形截面，具有高结晶、高取向结构。一旦吸水后，只会向纤维横向膨胀，而不会沿纤维轴方向伸长。湿态条件下，纤维受强力或摩擦力时易沿纤维轴向表面剥离，裂成直径小于 $4\mu m$ 的微纤维，呈原纤化的损坏特征。原纤化使纤维加工困难，织物表面易起毛起球，这是 Lyocell 纤维的缺点所在。但另一方面，这些微纤在经过适当的酶酵素处理后，在织物表面产生"桃皮绒效果"，其绒毛细腻、茂密、短匀，手感细腻平滑，类似于蚕丝的手感。Lyocell 纤维与黏胶纤维相比具有高强度、高湿模量和优良的尺寸稳定性，被称为"21 世纪纤维"。

除了上述已经商业化的纤维素纤维外，一些新的纤维素纤维生产技术和纤维品种正在发展。例如，武汉大学张俐娜教授课题组以 NaOH/尿素、NaOH/硫脲水溶液为溶剂，通过低温预冷的方法快速溶解纤维素，并进行纺丝。纤维素的聚合度在整个溶解和再生过程中没有发生明显的降低，但其纤维的晶胞形式却发生了变化，从纤维素 I 变成纤维素 II。纺丝制得的纤维具有圆形截面，类似于铜氨纤维和 Lyocell 纤维，而且具有良好的力学性能。这种新溶剂体系采用了最经济、最普通的化工原料，不仅生产工艺简便、生产周期短，而且所用的化学原料容易回收，可循环使用，是无污染的纤维素新溶剂以及"绿色"纺丝工艺。Carba-

Cell 工艺是黏胶法最有潜力的替代工艺，它以纤维素氨基甲酸酯（CC）为中间体制备纤维素纤维。该工艺环保绿色，并可以最大限度地利用现有黏胶纤维生产设备。然而，受合成阶段催化剂、有机载体等不利条件的限制，以及费时的碱化过程和烦琐的纤维后处理的影响，该工艺仍未实现工业化。最近，武汉大学周金平教授课题组在 CarbaCell 工艺方面取得了很好的突破。他们开发了微波加热快速合成 CC 以及低尿素用量下常规加热合成 CC 的新方法，以 NaOH/ZnO 水溶液为溶剂通过冷冻-解冻过程制得高浓度的 CC 纺丝液，并成功进行纺丝。图 9.8 示出中试所制得的新型再生纤维素纤维及其表面和截面 SEM 照片。新型纤维结构致密，力学性能优良，束丝干强为 $1.7\sim2.4$ cN/dtex，干伸为 $15\%\sim21\%$，已达到黏胶连续纺长丝一等品指标（GB/T 13758—2008）。同时，新型纤维具有极好的染色性能和染色均匀度（灰卡级 4 级），残硫量及残氮量均为零。

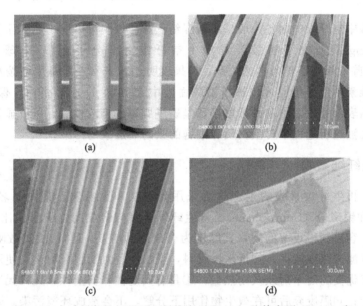

图 9.8　中试制备的新型再生纤维素纤维（a）及其表面（b、c）和
截面（d）的 SEM 照片

9.3.2　纤维素中空纤维

由于纤维素材料的生物相容性，且对人体无害，无热原反应等副作用，由黏胶法、铜氨法或 NMMO 生产的纤维素中空纤维可用于血液透析医用领域。它的反渗透和超滤功能可应用于污水处理等方面。中空纤维的结构形态受包括喷丝头的设计和直径、纺丝液的组成、纺丝液的供料速度，内喷丝头中成孔剂的供料速度、成孔剂和凝固液的组成和温度、纤维在空气中的运行距离等因素的影响。Hirasaki 等采用铜氨法生产了平均孔径为 35nm（BMM35）和 50nm（BMM50）的纤维素中空纤维膜，并检测了其对抗生素 ΦX174、HIV 病毒、疱疹病毒的过滤清除效果。经过 BMM35 和 BMM50 渗透过滤后，滤液中直径为 28nm 的抗生素 ΦX174 的浓度仅为起始浓度的 10^{-8} 倍。但这种中空纤维膜对直径同为 28nm 的骨髓灰质炎病毒没有过滤效果。Yuan 等以纤维素/NMMO 为纺丝液，生产了纤维素中空纤维超滤膜（图 9.9）。此膜具有很强的油水分离能力，能够收集到油水乳液中 99% 的油，而膜中的油含量非常低，具有很高的抗污染能力。研究表明，气体如 CO_2、N_2、CH_4 和 H_2 均能在溶解-

渗透机理作用下通过纤维素中空纤维膜，但气体的渗透速率随膜内水分含量的变化而呈现显著的差异，因此纤维素中空纤维膜在 CO_2 气体的分离和回收方面具有一定的应用前景。

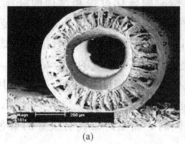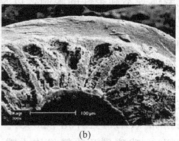

(a)　　　　　　　　　　(b)

图 9.9　纤维素中空纤维的截面（a）及其内层（b）的 SEM 照片

醋酸纤维素中空纤维的制备一般采用干湿纺丝法。该膜可以用于超低压反渗透、超滤和气体分离。Yang 等研究了醋酸纤维素中空纤维对低分子量 β_2-小球蛋白（β_2-MG，11800Da）的清除效果与纺丝条件的关系。结果表明，以 25％二甲基甲酰胺水溶液为凝固剂制备的醋酸纤维素中空纤维膜可以透析清除血液中 55％的 β_2-小球蛋白，保留 80％的白蛋白。中空纤维内表面经由 2-甲基丙烯酰羟乙基磷酰胆碱修饰改性后，可以显著减少醋酸纤维素中空纤维在血液透析过程中对蛋白质和细胞的吸附而造成的污染。

9.3.3　再生纤维素膜

长期以来，再生纤维素膜的生产主要采用黏胶法和铜氨法，其商品名分别为玻璃纸（Cellophane）和铜珞玢（Cuprophane）。再生纤维素膜与合成高分子膜相比具有以下特点：①机械强度高，容易制得很薄的膜，其厚度为合成膜的 1/5～1/3，故扩散阻力小，低分子物质透过性及水滤过速度较高；②亲水性材料，蛋白质、血细胞吸附小，使用过程透过性能水劣化缓慢；③优良的耐 γ 射线及耐热性；④具有安定性和安全性，无毒无害；⑤可以进行化学或物理修饰；⑥膜废弃后可在微生物作用下分解，不会造成环境污染。因此，再生纤维素膜已成为十分有前途的高分子膜材料。相对于纤维，纤维素膜的产量不大。玻璃纸是纤维素膜中最主要的一种，它对空气、油脂、细菌有较强的阻隔能力，常用于食品如糖果的包装。同时，它是一种被广泛应用的内衬纸和装饰性包装用纸。虽然玻璃纸具有良好的生物降解性，但由于黏胶法严重的环境污染以及替代产品的出现，玻璃纸的生产和销售从 20 世纪60 年代起就逐渐减少。

纤维素及其衍生物膜的多孔结构使它能够用于超滤、微滤和透析等分离领域。渗透汽化现象是 1917 年由 Kober 以硝化纤维素膜为渗透膜将水从白蛋白/甲苯水溶液中选择渗透分离而首次发现的；1956 年，Heisler 报道了以纤维素膜为分离膜的渗透汽化技术定量分离水/乙醇混合液的工作。与多孔纤维素中空纤维功能相似，纤维素膜同样具有血液透析功能。Abe 等以 NMMO 为溶剂，通过流延法制备了孔径为 15.4nm，孔数为 $4.6 \times 10^{15}/m^2$ 的纤维素多孔膜，此膜对水的超滤速率高达 78.8mL/（$m^2 \cdot h \cdot mmHg$）；血液中低分子量的蛋白质分子能够渗透通过此膜被去除，而高分子量的蛋白质分子被截留在血液中；血液中的小分子化合物如尿素、肌氨酸酐等小分子能够由此膜透析除去。醋酸纤维素膜是一种非对称高效的反渗透、超滤和气体分离膜，是一种传统的将 CO_2 从天然气中分离出来的气体分离膜。

9.3.4 其他纤维素材料

纤维素除了加工成丝、膜等外形为一维和二维材料，还可以加工成外形为三维的材料，如珠/球（bead cellulose）、海绵等。纤维素珠由于其具有良好的亲水性网络、大的比表面积和通透性以及很低的非特异性吸附，广泛用作吸附剂、离子交换剂、催化剂和氧化还原剂。纤维素珠通过物理或化学改性，可用于生物大分子分离、纯化、药物释放等方面，特别是化学改性方法能引进新的官能团，赋予材料新的功能。纤维素海绵是以纤维素为基本原料，通过一定方法制备以代替传统海绵的一种多孔纤维素产品。纤维素海绵具有亲水性好、吸水速度快、擦拭效果好、易风干、废弃物易生物降解等优点。它可以用作清洁用品等。制备纤维素海绵的方法主要有两类：①先将纤维素转化为纤维素衍生物（如纤维素酯），再利用纤维素衍生物水解生产纤维素海绵；②直接将纤维素溶解-再生制备纤维素海绵。制备纤维素海绵需要加成孔剂，使之形成大量气孔。这些成孔剂一般为碱或碱土金属的无机酸盐，如芒硝等。为了提高纤维素海绵的拉伸强度及延长其使用寿命，还需加入一些具有增强作用的纤维，如天然纤维、人造纤维或者合成纤维。另外，纤维素粉体通过调整结晶度，可得到粉状或针状的微纤化或微晶纤维素。它们具有大的比表面积和特殊的性能，广泛应用于医疗、食品、日用化学品、陶瓷、涂料、建筑等领域。可见，不论是天然纤维素还是再生纤维素，各种物理形态的材料都有其不同的用途。

9.4 天然纤维及其复合材料

天然纤维素纤维是一种由木质素、半纤维素、纤维素微纤等组分构成的复合材料。非晶物质木质素和半纤维素将微纤连接在一起形成层（图 9.10）。除棉花外，天然纤维素纤维的成分均为纤维素、半纤维素、木质素、果胶、蜡状物和少量水溶物，其中纤维素、半纤维素和木质素为主要成分。各种天然纤维的湿度相差不大，约为 10%。纤维素的含量和微纤的螺旋角决定了纤维的力学性能。基于环境友好材料的理念，可由植物纤维素纤维代替传统的玻璃纤维或碳纤维来增强材料，发展为生物复合材料。当纤维增强复合材料中的纤维和基体均为生物降解高分子时，则是更环境友好的绿色复合材料。植物纤维增强复合材料用途广泛，每年产值高达几十亿美元。

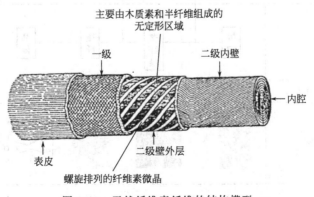

图 9.10 天然纤维素纤维的结构模型

9.4.1 天然纤维的种类及性质

天然纤维具有较高的强度、硬度及相对较低的密度，如表9.4所示。由于生长环境不同，造成天然纤维的各项参数差异较大。亚麻纤维与针叶木牛皮纸纤维的特征值与E-玻璃纤维相近。通过不同的处理技术，可以将天然纤维制备成多种形态的具有不同力学性能的增强元素（图9.11）。原始植物如木头的模量为10GPa，而从木头中分离出来的木纤维的模量为40GPa，通过进一步水解得到的纤维素微纤的模量为70GPa。据估算，纤维素链的模量可高达250GPa。相对于玻璃纤维，天然纤维的拉伸强度更易随纤维测试长度的增加而降低。这是因为纤维上的缺陷随着纤维长度而增加。天然纤维直径越细，其拉伸强度越高。由于天然纤维具有丰富的亲水基团，非晶部分和孔洞结构使其容易吸收空气中的水分。纤维的湿度对其力学性能以及其他理化性质也有很大的影响。

表9.4 天然纤维素纤维以及传统增强纤维的力学性质

纤维种类	密度/(g/cm³)	伸长率/%	力学强度/MPa	杨氏模量/GPa	参考文献
棉花	1.5~1.6	7.0~8.0	287~597	5.5~12.6	[52,53]
黄麻	1.3	1.5~1.8	393~773	26.5	[52,53]
亚麻	1.5	2.7~3.2	345~1035	27.6	—
大麻	—	1.6	690	—	[54]
苎麻		3.6~3.8	400~938	61.4~128	[53]
剑麻	1.5	2.0~2.5	511~635	9.4~22.0	[52]
椰纤维	1.2	30.0	175	4.0~6.0	[52]
黏胶纤维	—	11.4	593	11.0	[53]
针叶木牛皮纸纤维	1.5	—	1000	40.0	—
E-玻璃纤维	2.5	2.5	2000~3500	70.0	[55]
S-玻璃纤维	2.5	2.8	4570	86.0	[55]
聚酰胺纤维	1.4	3.3~3.7	3000~3150	63.0~67.0	[55]
碳纤维	1.4	1.4~1.8	4000	230~240	[55]

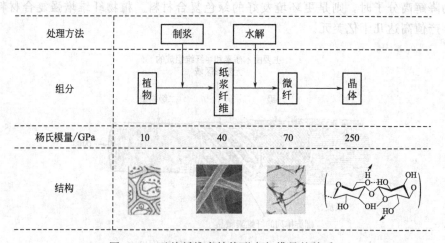

图9.11 天然纤维素结构形态与模量的关系

　　天然纤维是由纤维素、半纤维素和木质素组成的非均相复合物。由于这些成分的化学结构和形态差别很大，因而天然纤维的表面化学结构和性质取决于聚合物的形态和后处理条件和方法。研究表明，漂白程度高、低木质素含量的纤维比高木质素含量的纤维的亲水性更强烈。为了比较科学地研究纤维的表面性质，通常采用化学方法将天然纤维内除纤维素之外的成分去除，然后将纤维素溶解于适当溶剂流延成膜。水在纤维素膜上的接触角随着时间的延长快速变小，而其他试剂如甘油、乙二醇在纤维素膜上的接触角在 2～5min 内就能达到稳定值。纤维素是亲水性高分子，它与水存在强烈的相互作用，使得水分子能够渗透进入纤维素膜内部，造成纤维素溶胀，因而降低纤维素膜的界面自由能，减小水在纤维素膜上的接触角。研究发现，热处理后的纤维的表面能比未处理的低，而乙酰化木纤维的表面能为52dyn/cm，比热处理纤维的高 40%。

　　与玻璃纤维比较，天然纤维的优点有：再生性；来源丰富多样，不受地域限制；能耗低；价廉；低密度；比模量和比强度高；其复合材料具有良好的声音衰减性能；表面反应性官能团；废弃复合材料容易通过燃烧处理。尽管如此，天然纤维在复合材料领域的实际应用受到一定的限制，主要原因是纤维素纤维是极性的而且亲水，而大多数树脂基体是疏水的，因而很难将纤维均匀地分散在基体内。而且，纤维素的分解温度是 230℃，所以其增强复合材料的加工温度必须控制在 200℃ 以内，因而限制了它与一些高熔点的聚合物基体如聚乙烯（PE）、聚丙烯（PP）、聚氯乙烯（PVC）、聚苯乙烯（PS）的复合。而热塑性塑料如聚酰胺、聚酯和聚碳酸酯的加工温度高于 250℃，所以天然纤维并不适合于作为这些塑料的增强纤维。作为增强纤维，纤维素纤维的另一缺点是它易吸水导致溶胀，引起材料力学性能下降。如果该纤维被疏水聚合物基体包覆，并且两者之间的界面作用强，就可以消除纤维素的吸水性以及由吸水引起的复合材料的尺寸变化。由于纤维表面的水在纤维/树脂界面起着隔离剂的作用；在加工过程中水分的挥发容易造成复合材料内空洞的生成，两种因素均对复合材料的力学性能造成不良影响。例如，干燥后的黄麻纤维（含水量 1%）/环氧树脂的拉伸强度比未干燥（含水量 10%）黄麻纤维/环氧树脂的高 10%，硬度增加 20%。因此，纤维增强复合材料所用纤维必须经过干燥处理。

9.4.2　天然纤维的表面处理

　　为了达到理想的增强效果，可以通过物理和化学方法处理天然纤维，从而改变其表面化学结构，控制纤维的表面能。物理方法包括热处理、混纺纱、拉伸等对纤维的化学结构没有影响的处理方法，但对纤维的表面结构和性质有一定的影响，从而改善纤维与树脂的界面作用。电晕放电和冷等离子体也属于物理方法。电晕放电技术能够对纤维进行表面氧化活化，如提高木纤维表面的醛基，从而改变其表面能。根据气体的种类，冷等离子体技术可以在纤维表面引起交联、表面能增减、引入活性自由基和反应基团。另一种物理方法是丝光化处理，该处理方法是将纤维浸泡于一定浓度的碱溶液。丝光化处理后纤维的力学性能和吸附性质可以得到一定程度的提高，这对于增强复合材料的制备大有益处。

　　化学处理方法一般是在纤维表面接入基团降低其亲水性，从而增加天然纤维与疏水高分子如聚丙烯的表面相容性。通过自由基引发聚合，在纤维表面接枝共聚改性是一种比较有效的化学处理方法。图 9.12 示出纤维素纤维与丙烯-马来酸酐共聚物在加热时发生的化学反应。处理后纤维的表面能提高到与树脂基体接近，从而提高聚丙烯树脂与纤维的界面黏合能力，有利于应力从树脂基体向增强纤维转移，材料的剪切强度和拉伸强度分别增加 100% 和25%。纤维的增强效果与丙烯-马来酸酐共聚物的分子量和接枝率紧密相关。经异氰酸酯处理后的纤维素纤维可以改善纤维与聚氯乙烯和聚苯乙烯树脂基体的界面作用，从而增强复合材料的力学性能。改性纤维上的接枝基团苯基与聚苯乙烯树脂基体上的苯基容易发生 π 电子共轭，从而提供强烈的界面作用（见图 9.13）。为了减少天然纤维表面羟基的数量，减弱纤维吸湿对复合材料力学性能的影响，乙酰化是另一种非常有效的手段。以醋酸为反应试剂，乙酰化反应仅发生在纤维表面容易接触的羟基上，而对纤维素的骨架结构没有影响。此外，三嗪类化合物易与纤维素的羟基偶合，有利于减少纤维上的羟基数目，减少纤维的吸水量。将增强纤维与树脂交联在一起，抑制纤维的溶胀。

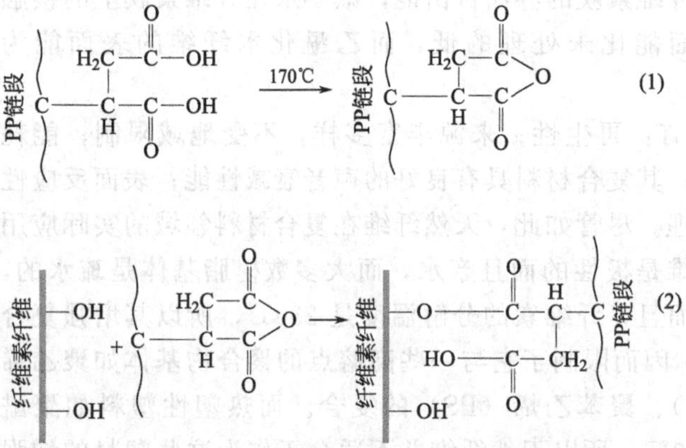

图 9.12　纤维素纤维与丙烯-马来酸酐共聚物在加热时所发生的化学反应

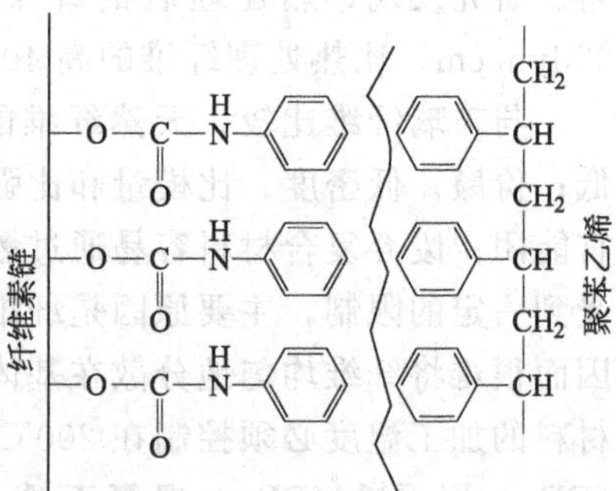

图 9.13　异氰酸酯改性纤维素纤维与聚丙烯树脂基体在界面处的 π 电子共轭

有机硅烷偶联剂是玻璃纤维增强复合材料的主要偶联剂。硅烷偶联剂的结构式为：$R(CH_2)_n Si(OR')_3$，式中 $n=0\sim3$，OR' 为可水解的烷氧基团，R 为有机官能团。该有机官能团能与聚合物发生共聚合、互穿网络等化学反应。研究表明，硅烷偶联剂处理后的纤维素纤维对复合材料的弯曲强度和模量均具有增强作用。不仅如此，处理后纤维素纤维的羟基数量减少，因而降低纤维的吸湿性。另一方面，处理后纤维与树脂界面结合强度得到加强，复合材料的吸湿能力明显降低，如硅烷偶联剂改性黄麻纤维增强复合材料的吸湿量降低了20%。而未经处理的黄麻纤维增强环氧树脂复合材料在湿度为 5.2% 时的拉伸强度只有干态时的 65%。纤维体积含量为 40%，经硅烷偶联剂处理的剑麻纤维增强环氧树脂复合材料在水中浸泡 72h 后材料的弯曲强度并没降低。相同条件下，未处理纤维增强复合材料的弯曲强度则下降了 15%～20%。以黄麻纤维/环氧树脂复合材料为研究对象，Gassan 等认为可以将复合材料的动态模量和阻尼数据来衡量增强纤维与树脂基体间的界面结合强度。良好的界面黏结给予材料较低的阻尼和较高的动态模量。改性后纤维增强复合材料的阻尼值仅为未改性纤维复合材料的 1/2，甚至更小，而且它不随测试次数而降低。未改性纤维复合材料较高的阻尼性能是由纤维/树脂界面处的摩擦造成的。由于脱层、不可逆宏观裂纹缺陷的产生、纤维/树脂的脱离，未改性纤维复合材料的阻尼值随着测试次数的增多而增加。对于聚丙烯基体，硅烷偶联剂是一种非常重要的表面改性试剂，虽然该偶联剂的烷基不会使增强纤维与聚丙烯基体间形成共价键，但长链烷基增强纤维与树脂基体间的亲和性，从而加强纤维对聚丙烯的增强作用。

将纤维浸泡于高浓度的碱中，即丝光化处理可以使纤维发生溶胀并造成纤维微观结构、尺寸大小、形貌、力学性质的变化。丝光化处理可以去除天然纤维内的半纤维素和木质素，使原纤的堆积比较疏松，柔软。因而原纤就更能顺着拉伸变形的方向重新排列，导致更好的应力分担和纤维内更高的应力发展。另外，丝光化处理能够提高纤维链的有序排列，提高纤维的结晶度；减小原纤的螺旋角，使之在更接近纤维轴的方向排列，增加分子取向。分子取向度的提高有利于增加纤维的弹性模量。丝光化处理还可以去除低分子量的纤维素组分。研究表明，丝光化处理可以使剑麻纤维的拉伸强度提高 100％。经丝光化处理后，纤维与树脂基体的界面结合能力得到提高。例如，处理前后的纤维从树脂基体的拔出力从 10N 增加到 15.5N。

9.4.3　天然纤维复合增强材料

纤维素纤维与聚乙烯醇（PVA）、玉米淀粉的生物复合材料可以通过熔融方式加工。纤维的加入可以提高基体的热稳定性。以由 10％热塑性聚酯为黏接剂的 90％大麻纤维形成的无纺布为增强体，以不饱和聚酯（UPE）和 UPE/改性植物油为聚合物基体，后者为基体的复合材料的缺口冲击强度是前者为基体的复合材料的 1.9 倍。为了改善增强纤维与基体的界面结合，如上所述一方面可以对纤维表面进行化学改性，如黄麻纤维/Biopol 复合材料；另一方面可以采用改性树脂基体。绿色复合材料如红麻纤维/PLLA 复合材料可以通过熔融混合技术制备。红麻纤维的加入可以大幅度地提高 PLLA 的结晶速率、拉伸和储能模量。当复合材料中的红麻纤维含量为 10％时，从熔融态以 5℃/min 的速率降温时，PLLA 可以完全结晶。在等温结晶过程中，红麻纤维的存在能大幅度地提高 PLLA 的成核密度，降低球晶尺寸。当复合材料中含有 30％纤维时，在 120℃和 140℃时 PLLA 的等温结晶减半时间分别为纯 PLLA 的 46.5％和 28.1％。同时，复合材料的拉伸和储能模量分别增加了 30％和28％。SEM 观察结果证明材料的结晶速率和力学性能可以通过改善纤维与 PLLA 的界面相互作用和相容性得到提高。由 20％大麻纤维增强的 PLLA 复合材料的弹性模量可以达到5.2GPa，而断裂强度和伸长率均随纤维含量的增加而减小。

图 9.14 为苎麻纤维/大豆分离蛋白绿色复合膜材料的截面 SEM 照片，可以清楚地看到大豆分离蛋白基体黏附在纤维表面，表明纤维与树脂基体间具有优良的界面相互作用。亚麻纱线增强戊二醛改性大豆粉绿色复合材料在纵向上的断裂应力和杨氏模量分别为 259.5MPa和 3.71GPa，而弯曲强度为 174MPa。而亚麻纱线增强植物凝胶改性大豆粉绿色复合材料的断裂应力增加了10 倍，杨氏模量增加了 7 倍；材料的玻璃化转变温度也提高了 56℃。复合材料中加入相容剂聚酯酰胺接枝甲基丙烯酸缩水甘油酯能够增强菠萝叶纤维/大豆复合材料的力学性能。

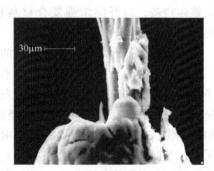

图 9.14　苎麻纤维上的大豆
分离蛋白微球

天然橡胶中加入天然纤维，如椰壳纤维、剑麻纤维、甘蔗渣纤维、红麻纤维、黄麻纤维，可以增强材料的模量、力学强度；降低断裂伸长率；增强抗蠕变性能；提高硬度；大幅度增强抗割裂、撕裂、穿刺强度。研究发现，油棕丝纤维/天然橡胶的拉伸强度和撕裂强度随着纤维量的增加而降低。与天然橡胶比较，剑麻纤维/天然橡胶具有更高的介电常数，有望用作抗静电材料。在天然纤维/天然橡胶中另外加入碳化硼和石蜡，复合材料可以用作抗辐射材料。如上文所述对增强纤维表面进行化学或物理改性，改善增强纤维与天然橡胶基体的界面作用，从而提高复合材料的力学性能；也可以将复合材料中的纤维从一种纤维变为多种纤维，如合成纤维-纤维素纤维复合纤维、两种天然纤维复合纤维，此类新型复合材料被称为混合复合材料。混合复合材料有利于综合组成纤维的优点，从而得到性能更优良的复合材料。混合复合材料的性质取决于纤维的含量、纤维的长度、取向、纤维的掺杂程度、纤维/基体的相互作用、纤维排列。复合材料的强度同样取决于单根纤维的断裂伸长率。

在油棕丝纤维增强环氧树脂中加入玻璃纤维可以提高这种混合复合材料的拉伸强度、杨氏模量、断裂伸长率和抗冲击强度。混合纤维的使用对复合材料的吸水性有很大影响。剑麻纤维/玻璃纤维或菠萝纤维/玻璃纤维与聚酯的复合材料的吸水性小于剑麻纤维或菠萝纤维/聚酯复合材料。同时使用两种天然纤维也能制备混合复合材料。以香蕉纤维为皮材料，剑麻纤维为芯材料，将无规排列的香蕉纤维和剑麻纤维的混合纤维与聚酯复合。当纤维的体积分数为20%～40%时，复合材料的弯曲强度和模量均随纤维量的增加而提高。固定纤维体积分数40%，当香蕉纤维与剑麻纤维的比例为4∶1时，复合材料的拉伸强度达到最佳值。香蕉纤维与剑麻纤维的比例为3∶1时，材料应力从基体到纤维的转移能达到最佳效果。在玻璃化转变温度以上，材料的储能模量随纤维量的增加而提高。将香蕉纤维与剑麻纤维进行丝光处理和聚苯乙烯马来酸酐处理后，它们与聚酯的复合材料的热导率增加了43%。木粉/红麻纤维增强聚丙烯混合复合材料的模量与木粉/红麻纤维的比例密切相关。木粉/聚丙烯复合材料的模量最低，而红麻纤维/聚丙烯复合材料的模量最高。

将纤维素纤维、玻璃纤维、尼龙纤维混合制成无纺布，将此无纺布浸渍在含有光引发剂的不饱和树脂液体中，然后紫外线固化。通过调节各纤维组分的含量，可以得到性能各异的混合复合材料。大麻短纤维/玻璃纤维与聚丙烯通过注塑成型加工成混合复合材料。15%玻璃纤维加入25%大麻纤维增强的复合材料后，可将材料的弯曲强度和模量提高到100MPa和5.5GPa，悬臂梁缺口冲击强度增加了34%。由编织技术将纤维纱组成的织物也常用于复合材料的增强。通过交织技术将经纱与纬纱编织成织物，纱线间的互锁使织物成为一个稳定的整体构造。与纤维增强复合材料比较，织物增强复合材料的经向与纬向的强度均得到提高。

蠕变行为是纤维增强复合材料的重要力学参数。Kumar等研究了马尼拉麻短纤增强热固性塑料纤维含量对复合材料持久性能的影响。发现撕裂强度随纤维含量的增加而显著增强，恒应力的增加缩短复合材料的寿命。剑麻短纤维增强天然橡胶的应力松弛现象有助于解释纤维/树脂的界面黏合情况。未经偶联剂处理纤维增强复合材料的应力松弛速率随应变增加而加快。由于良好的界面相互作用，处理后纤维增强复合材料的应力松弛速率几乎与应变无关；界面作用有利于应力在界面处转移，使蠕变减小。同理，MAH-g-PP改性黄麻纤维增强PP的动态强度较未处理纤维增强复合材料提高了40%，增大了复合材料的初始损坏应力。此外，对比剑麻、菠萝纤维、香蕉纤维、椰纤维增强聚酯的断裂能，除椰纤维外复合材料的断裂能随着纤维韧性的增强而提高。由此认为纤维内原纤的螺旋角越大，复合材料的韧性越好。同时，也发现复合材料的冲击强度随材料内纤维含量的增加而提高。

纤维增强复合材料的用途广泛（图9.15），年产值高达几十亿美元。我们的祖先早就将稻草与黏土混合在一起制成各种形状的砖块用于楼房的建造。现代生活中经常使用到纤维素纤维增强复合材料如汽车配件和包装材料。由中空角蛋白增强改性大豆蛋白树脂材料的介电常数较低，适合于电子材料。由于此种复合材料价格便宜，且热胀系数低，它完全可以用于微芯片和电路的介电材料板。木纤维/塑料复合材料被大量用于甲板、船坞、窗户框架、模制平板构件。1999年，此种复合材料的产量达到了4.6亿磅，在2001年则达到了7亿磅。研究表明，天然纤维素纤维可以取代传统纤维水泥中的石棉；竹纤维可用于结构混凝土的增强纤维。

　　据报道，棉纤维增强聚酯材料被用作原民主德国汽车"特拉贝特"的车体。1991 年，戴姆勒-奔驰公司就开始开发由天然纤维取代玻璃纤维的汽车部件。1996 年，该公司在它的 E 级轿车上使用了基于黄麻纤维的门盖。从 2000 年起，戴姆勒-克莱斯勒公司就开始将天然纤维素纤维用于汽车配件。考虑到纤维的强度，在汽车部件中使用最多的是麻纤维。使用麻纤维的其他优点是汽车的重量可以减轻 10%～30%，还可节约成本。大麻纤维增强热塑性塑料的比硬度非常高，

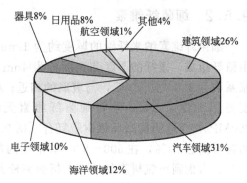

图 9.15　纤维增强复合材料的
应用领域（2002 年）

所以它也可用作汽车配件。实际上，德国主要汽车制造公司如戴姆勒、大众、宝马、欧宝等均已将生物复合材料用于汽车制造。由纤维素纤维增强的聚丙烯或聚氨酯复合材料用作汽车内部的仪表板和门盖。早在 2015 年，欧洲就规定汽车 95% 的部件必须是可回收的材料，其中 85% 可以重新使用，10% 可以燃烧实现能量回收。该法规的实施无疑加大了纤维增强复合材料在汽车工业的应用。

9.5　纤维素纳米纤维复合材料

9.5.1　天然纤维素纳米纤维

　　天然纤维素纤维及传统纺丝方法得到的直径均为 μm 级以上。减小纤维的直径，就能够增大纤维的比表面积，从而扩大增强纤维与树脂基体的接触面积，在一定程度上加强纤维/树脂界面的相互作用，赋予复合材料更优异的性能。直径约为 100nm 的天然纤维素纳米纤维的来源之一是从植物中提取。Sain 等通过化学-机械方法从大豆中提取了直径为 50～100nm，长度为 1μm 左右的纤维素纳米纤维（图 9.16），并将此纤维素纳米纤维与 PVA、PP 和 PE 复合。与纯 PVA 膜材料相比，由 5%（质量分数）纳米纤维增强的 PVA 复合材料的拉伸强度从 65MPa 增加到 103MPa，而硬度从 2.3GPa 增加到 6.5GPa。纳米纤维的加入提高了材料在 30～70℃ 的储能模量，并将 PVA 材料的软化温度从 42℃ 提高到 49℃。由于增强纤维与 PVA 基体较强的界面相互作用，复合材料的玻璃化转变温度得到一定程度的提高。

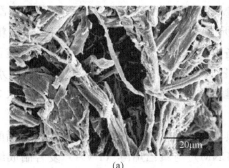
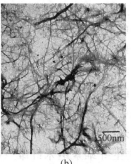

(a) (b)

图 9.16　从大豆中分离的纤维素纳米纤维的 SEM（a）和 TEM（b）照片

9.5.2 细菌纤维素

细菌纤维素纳米纤维的厚度约为 10nm，宽度约为 50nm ［图 9.17(a)］。每根纳米纤维由微纤组成，微纤的厚度和宽度各为 4nm。而微纤由伸展纤维素链组成。纤维素微纤的热胀系数为 1.0×10^{-7}/℃，与玻璃的相近；密度为 1.63g/cm^3，杨氏模量为 138GPa，拉伸强度高达 2GPa。Yano 等将细菌纤维素无纺布（厚度 60μm，密度 1.0g/cm^3，拉伸强度 260MPa）与透明树脂环氧树脂复合 ［图 9.17(b)］。该复合材料的一个显著特征是纳米纤维的含量高达 70%，在 500～800nm 范围内的透光率为 80% 以上，仅比纯环氧树脂膜材料低 10%。考虑到环氧树脂与纤维素折射率较大的差异容易引起纤维/树脂界面处强烈散射造成透光量损失的现象，他们认为纤维与树脂形成了强烈的界面作用；另外，纤维的纳米尺寸效应使可见光能够衍射通过界面，使复合材料具有较高的透光率，并具有透明性 ［图 9.17 (c)］。不仅如此，在 50～150℃，该复合材料的热胀系数为 6×10^{-6}/℃，远远低于环氧树脂的 1.2×10^{-4}/℃。与细菌纤维素纳米纤维比较，复合材料的拉伸强度从 260MPa 增加到 325MPa，模量达到 20～21GPa，伸长率为 2%。该研究小组还证明由细菌纤维素纳米纤维增强的复合材料的透明性和透光性与树脂的折射率、环境温度依赖性不大。为了减弱细菌纤维素纳米纤维的吸湿性，他们继续将该纳米纤维轻度乙酰化，然后用作复合材料的增强，在保持材料透光性与透明性的同时，热胀系数也得到进一步的降低。

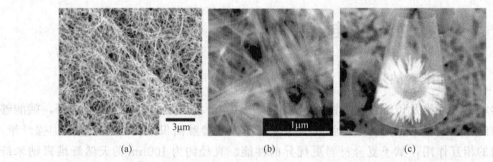

（a）　　　　　　　　　　　（b）　　　　　　　　　　　（c）

图 9.17　细菌纤维素纳米纤维 SEM 照片（a）、细菌纤维素/环氧树脂复合材料的
AFM 照片（b）以及复合材料的透光效果（c）

9.5.3 静电纺丝纳米纤维

静电纺丝技术已被广泛用于人造纳米纤维。从纤维素/LiCl-DMAc 或纤维素/NMMO-水溶液出发，通过静电纺丝可得到直径分别为 150～500nm 和 250～750nm 的纤维素纳米纤维 ［图 9.18(a)］。由于 DMAc 和 NMMO 的难挥发性，纺丝过程中需使用凝固液和加热才能得到形貌较好的纳米纤维。而且，所得纤维经常出现粗细不均匀、表面粗糙、珠子等缺陷，不适合用作增强纤维。另一种制备方法是从纤维素衍生物——醋酸纤维素出发，得到结构、形貌、粗细均可控的纤维素纳米纤维 ［图 9.18(b)］。进一步通过弱碱水解可以制备一系列不同取代度的醋酸纤维素纳米纤维，使纤维的表面性质能够实现从疏水到亲水的逐步过渡。而在此过程中，纤维的主链结构、形貌和直径能够保持相对稳定。

静电纺丝纳米纤维增强复合材料具有优异的力学性能和透光性能。将醋酸纤维素纳米纤维（CA）及其再生纤维素纳米纤维（CNM）与聚乙烯醇（PVA）复合制成纳米纤维增强复合膜。纯 PVA 膜作为常用透明材料呈现出极佳的透光率，其透光率高达 92%，但 CA 和

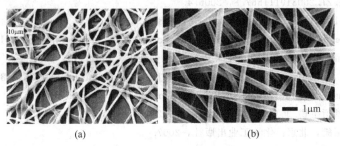

图 9.18 从 (a) 纤维素/NMMO-水溶液和 (b) 醋酸纤维素
溶液静电纺丝得到的纤维素纳米纤维

CNM 纳米纤维膜的透光率极低（低于 14％）。当复合材料中 CA 含量低于 20％时，CA/PVA 复合膜的透光率高于 80％；当 CNM 的含量小于 40％时，其透光率高于 76％。但是，高含量的填充导致透光率急剧下降。然而，当使用能与 PVA 良好相容且直径明显小的 CNM（直径 280nm）与 PVA 复合，在 CNM 含量为 10％～30％时复合膜呈现优异的透光性能，透光率接近 PVA 膜的透光率，而且在含量为 40％时透光率能够保持在 85％～88％，甚至当含量增大到 60％时透光率仍然达 55％以上。这是由于纳米纤维直径小于可见光波长的最低限度，提高了 PVA 对其的浸润程度而减小光散射率。因此，减小纤维的直径是提高其透光性能的有效途径。通常，静电纺丝纳米纤维的无规取向和疏松的堆叠形态使其具有较低的拉伸强度。CA 纳米纤维膜和 CNM 的拉伸强度范围在 6～10MPa 之间，明显低于 PVA 的拉伸强度（约 34MPa），但是它们的杨氏模量（实验值为 5～6GPa）远高于 PVA 的模量（约 0.23GPa）。当将 3 种纳米纤维膜作为 PVA 树脂的增强体时，不同程度地提高了复合膜的拉伸强度。直径最小的 CNM 纤维具有与 PVA 最佳的相容性，并且能与 PVA 在界面间强烈的氢键作用。因此，虽然纤维堆叠紧密并且无序性和堆叠层数增加，但在纤维含量为 42％时复合膜的拉伸强度出现最大值——66MPa，约为 PVA 的 2 倍。复合膜的杨氏模量由于纳米纤维的加入而显著提高，而且随纤维含量的增加而增高。

（周金平　刘海清）

参 考 文 献

[1] 高杰，汤烈贵.纤维素科学，北京：科学出版社，1999.

[2] Klemm D，Heublein B，Fink H. P，Bohn A，Angew. Chem. Int. Ed.，2005，**44**：3358.

[3] Nehls L，Wagenknecht W，Philipp B，Stscherbina D. *Prog*. Polym. Sci.，1994，**19**：29.

[4] Morin F G，Jordan B D，Marchessault R H，Macromolecules，2004，**37**：2668.

[5] www. msm. cam. ac. uk/.../structure_wood_pt1. php.

[6] Nishiyama Y，Sugiyama J，Chanzy H，Langan P，J. Am. Chem. Soc.，2003，**125**：14300.

[7] Heinze T，Liebert T，Prog. Polym. Sci.，2001，**26**：1689.

[8] 吕昂，张俐娜.高分子学报，2007，**10**：937.

[9] Rosenau T，Potthast A，Sixta H，Kosma P. *Prog*. Polym. Sci.，2001，**26**：1763.

[10] Swatloski R P，Spear S K，Holbrey J D，Rogers R D，J. Am. Chem. Soc.，2002，**124**：4974.

[11] Zhang H，Wu J，Zhang J，He J S，Macromolecules，2005，**38**：8272.

[12] Zhou J，Zhang L. Polym. J.，2000，**32**：866.

[13] 张俐娜，周金平. ZL 00114486.3，2003.10.

[14] 张俐娜，蔡杰，周金平. ZL1482159A. 2005.

[15] 张俐娜，阮东，高山俊. ZL 00128162.3，2003.11.

[16] 张俐娜，蔡杰. ZL 200310111567.8，2006.4.

[17] Cai J，Zhang L. Biomacromolecules，2006，**7**：183.

[18] Chanzy H，Peguy A，Chaunis S，Monzie P. J. Polym. Sci.，Polym Phys. Ed.，1980，**18**：1137.

[19] Patel D L，Gilbert R D，J. Polym. Sci. Polym. Phys. Ed.，1981，**19**：1231.

[20] McCormick C L，Callais P A，Hutchinson B H. Jr.，Macromolecules，1985，**18**：2394.

[21] Chen Y-S，Cuculo J A. J. Polym. Sci. Polym. Chem.，1986，**24**：2075.

[22] 许冬生. 纤维素衍生物. 北京：化学工业出版社，2001.

[23] 邵自强. 纤维素醚，北京：化学工业出版社，2007.

[24] Klemm D，Philipp B，Heinze T，et al. Comprehensive Cellulose Chemistry. WILEY-VCH Verlag Gmbh，1998.

[25] Zhou J，Chang C，Zhang R，Zhang L，Macromol. Biosci.，2007，**7**：804.

[26] Dawsey T R，McCormick C L. J. Macromol. Sci. Rev. Macromol. Chem. Phys.，1990，**30**：405.

[27] Tamai N，Tatsumi D，Matsumoto T. Biomacromolecules，2004，**5**：422.

[28] Isogai A，Ishizu A，Nakano J. J. Appl. Polym. Sci.，1984，**29**：3873.

[29] Hussain M A，Liebert T，Heinze T. Macromol. Rapid Commun.，2004，**25**：916.

[30] Wu J，Zhang J，Zhang H，He J，Ren Q，Guo M. Biomacromolecules，2004，**5**：266.

[31] 周金平，甘蔚萍，张俐娜. 中国科学，2012，**42**：591.

[32] Song Y，Sun Y，Zhang X，Zhou J，Zhang L. Biomacromolecules，2008，**9**：2259.

[33] Woodings C R. *Int*. J. Biol. Macromol.，1995，**17**：305.

[34] 杨之礼，蒋听培，王庆瑞. 纤维素与黏胶纤维. 北京：纺织工业出版社，1981.

[35] Woodings C，Regenerated cellulose fibres. England：Woodhead Publishing Ltd，2001.

[36] Fink H P，Weigel P，Purz H J，Ganster J. Prog. Polym. Sci.，2001，**26**：1473.

[37] Cai J，Zhang L，Zhou J，Li H，Chen H，Jin H. Macromol. Rapid Commun.，2004，**25**：1558.

[38] Cai J，Zhang L，Zhou J，Qi H，Chen H，Kondo T，Chen X，Chu B. Adv. Mater.，2007，**19**：821.

[39] Ruan D，Zhang L，Zhou J，Jin H，Chen H. Macromol. Biosci.，2004，**4**：1105.

[40] Guo Y，Zhou J，Song Y，Zhang L. Macromol. Rapid Commun.，2009，**30**：1504.

[41] Fu F，Xu M，Wang H，Wang Y，Ge H，Zhou J. *ACS* Sustainable Chem. Eng.，2015，**3**：1510.

[42] Fu F，Yang Q，Zhou J，Hu H，Jia B，Zhang L，*ACS* Sustainable Chem. Eng.，2014，**2**：2604.

[43] Fu F，Zhou J，Zhou X，Zhang L，Li D，Kondo T. *ACS* Sustainable Chem. Eng.，2014，**2**：2363，

[44] Hirasaki T，Yokogi M，Kono A，Yamamoto N，Manabe S，J. Membr. Sci.，2002，**201**：95.

[45] Li H H，Cao Y M，Qin H J，Jie X M，Wang T H，Liu J H，Yuan Q. J. Membr. Sci.，2006，**279**：328.

[46] Chou W L，Yang M C. Polym. Adv. Technol.，2005，**16**：524.

[47] Kamide K，Iijima H. Recent advances in cellulosic membrane，cellulosic polymer，blends and composites，Munich Vienna，New York：Hanser Publishers，1994.

[48] Kober P A，J. Am. Chem. Soc.，1917，**39**：944.

[49] Heisler E G，Hunter A S，Siciliano J，Treadway R H. Science，1956，**124**：77.

[50] Abe Y，Mochizuki A. J. Appl. Polym. Sci.，2003，**89**：333.

[51] Mukherjee P S，Satyanarayana K G. J. Mater. Sci.，1986，**21**：51.

[52] Bisanda E T N，Ansell M P. J. Mater. Sci.，1992，**27**：1690.

[53] Zeronian S H. J. Appl. Polym. Sci.，1991，**47**：445.

[54] Ugbolue S C O. Text. Inst.，1990，**20**：1.

[55] Saechtling H. International plastics handbook. Munchen：Hanser，1987.

[56] Hodgson K T，Berg J C. Wood Fibre Sci.，1988，**20**：3.

[57] Liu F P，Wolcott M P，Gardner D J，Rials T G. Compos. Interf. ，1994，**2**：419.

[58] Belgacem M N，Bataille P，Sapieha S. J. Appl. Polym. Sci. ，1994，**53**：379.

[59] Nevell T P，Zeronian S H. Cellulose chemistry and its applications，New York：Wiley，1985.

[60] Felix J M，Gatenholm P，Schreiber H P. Polym. Compos. ，1993，**14**：449.

[61] Maldas D，Kokta B V，Daneaulf C. J. Appl. Polym. Sci. ，1989，**37**：751.

[62] Zadorecki P，Ronnhult T. J. Polym. Sci. ：Part A：Polym. Chem. ，1986，**24**：737.

[63] Mittal K L. Silanes and other coupling agents，VSP BV，Netherlands，1992.

[64] Gassan J，Bledzki A K. Composites Part A，1997，**28**：1001.

[65] Bisanda E T N，Ansell M P. Compos. Sci. Technol. ，1991，165.

[66] Mieck K P，Nechwatal A，Knobelsdorf C. Die Angew. Makromol. Chem. ，1995，**225**：37.

[67] Imam S H，Cinelli P，Gordon S H，Chiellini E. J. Polym. Environment. ，2005，**13**：47.

[68] Fernandes E G，Cinelli P，Chiellini E. Macromol. Sympos. ，2004，**21**：231.

[69] Mehta G，Mohanty A K，Misra M，Drzal L T. Green Chem. ，2004，**6**：254.

[70] Pan P，Zhu B，Kai W，et al. J. Appl. Polym. Sci. ，2007，**105**：1511.

[71] Masirek R，Kulinski Z，Chionna D，et al. J. Appl. Polym. Sci. ，2007，**105**：255.

[72] Lodha P，Netravali A N. Compos. Sci. Technol. ，2005，**65**：1211.

[73] Chabba S，Mathews G F，Netravali A N. Green Chem. ，2005，**8**：576.

[74] Ismail H. Rosnah N，Ishiaku U S. Polym. Int. ，1997，**43**：223.

[75] Jacob M，Varughese K T，Thomas S. Compos. Sci. Technol. ，2004，**64**：955.

[76] Thwe M M，Liao K. Compos. Sci. Technol. ，2003，**63**：375.

[77] Bakar A，Hariharan A，Abdul Khalil H P S. J. Compos. Mater. ，2005，**39**：663.

[78] Mishra S，Mohanty A K，Drzal L T，et al. Compos. Sci. Technol. ，2003，**63**：1377.

[79] Idicula M，Boudenne A，Umadevi L，L. et al. Compos. Sci. Technol. ，2006，**66**：2719.

[80] Mirbagheri J，Tajvidi M，Hermanson J C，Ghasemi I. J. Appl. Polym. Sci. ，2007，**105**：3054.

[81] Kumar R N，Hee K C，Rozman H D. J. Appl. Polym. Sci. ，2005，**95**：1493.

[82] Varghese S，Kuriakose B，Thomas S. J. Appl. Polym. Sci. ，1994，**53**：1051.

[83] Pervaiz M，Sain M M. Macromol. Mater. Eng. ，2003，**288**：553.

[84] Hong C K，Wool R P. J. Natural Fibres，2004，**2**：83.

[85] Yano H，Sugiyama J，Nakagaito A N，et al. Adv. Mater. ，2005，**17**：153.

[86] Nogi M，Handa K，Nakagaito A N，Yano H. Appl. Phys. Lett. ，2005，**87**：243110.

[87] Greiner A，Wendorff J H. Angew. Chem. Int. Ed. ，2007，**46**：5670.

[88] Liu H Q，Hsieh Y L. J. Polym. Sci. ：Part B：Polym. Phys. ，2002，**40**：2119.

[89] LiuH Q，Tang C Y，Polym. J. 2007，**39**：65.

第 10 章
淀粉及材料

淀粉是植物经光合作用而形成的碳水化合物，是地球上第二大天然高分子，全世界的年产量达 5000 亿吨，仅次于纤维素。由于其来源广泛、价格低廉、降解后以二氧化碳和水的形式回到大自然，淀粉被认为是对环境完全没有污染的天然可再生材料，近年来在非食用领域得到广泛研究和开发。淀粉及其水解产物葡萄糖经发酵可以制备醇、酮、酸、酯、醛等多种有机化工产品，这些都可以作为合成高分子材料的原料。

由于淀粉具有不溶于冷水、抗剪切性差、耐水性差以及缺乏熔融流动性等缺点，难以作为一种高分子材料获得实际应用，因此需对其进行化学/物理改性来增强某些性能或使其具有新的物化特性。改性后的淀粉衍生物除了用于造纸、纺织、胶黏剂、超吸水材料、水处理絮凝剂等传统领域外，还可以用于制备生物降解塑料、组织工程支架、药物释放载体、生物活性物质的载体等生物医用材料。与传统石油化工原料相比，淀粉具有价廉、可再生等特点，对于淀粉基高分子材料的研究与开发有利于促进可再生资源的综合利用及农副产品的高值化。

10.1 淀粉的结构与性质

淀粉是高等植物常见的组分，也是碳水化合物贮藏的主要形式。在大多数高等植物的叶、茎、根（或块茎）、球茎、果实等器官中都含有淀粉。植物通过光合作用，以二氧化碳和水为原料，在其组织中合成淀粉。这一特性决定了它是可以再生的，与石油资源具有本质不同，因此，以淀粉制备的材料具有可持续发展特性。商业淀粉的主要来源是禾谷类淀粉（玉米、大麦、小麦、高粱、燕麦等）和薯类淀粉（包括甘薯、马铃薯和木薯）以及豆类淀粉（蚕豆、绿豆和豌豆等）。

10.1.1 直链淀粉与支链淀粉

淀粉是以 α-D-葡萄糖经过 α-(1,4)-D-糖苷键或者 α-(1,6)-D-糖苷键连接而成的聚合物，其分子通式为 $(C_6H_{10}O_5)_n$。淀粉是由直链淀粉和支链淀粉组成的共混物，二者的具体含量与淀粉的来源有关。大多数谷类淀粉中含有 20%～25% 的直链淀粉，根类淀粉中仅含 17%～20% 的直链淀粉，而蜡质淀粉中直链淀粉的含量少于 1%。

直链淀粉大部分是以 α-1,4-糖苷键连接的直链线状分子（其结构如图 10.1 所示），少数是带有分支结构的线性分子（轻度分支的直链淀粉），分支点通过 α-(1,6)-D-糖苷键连接。

直链淀粉的平均分子量为 $3.2 \times 10^4 \sim 3.6 \times 10^6$ g/mol，平均聚合度（DP）为 $700 \sim 5000$。直链淀粉的分子量大小取决于淀粉的来源及籽粒的成熟度，其中薯类淀粉普遍比谷类淀粉的聚合度大。直链淀粉可以与许多极性和非极性物质发生复合，最常见的是与碘形成配合物，此时溶液呈现深蓝色，而支链淀粉不能与碘发生复合，这是判断直链淀粉和支链淀粉最直接的证据。

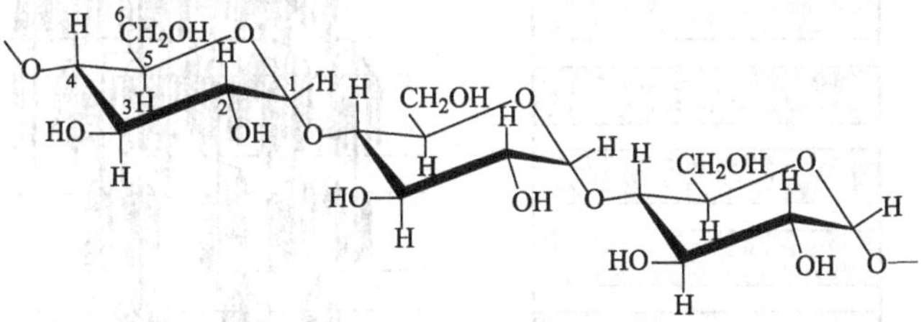

图 10.1　直链淀粉分子结构

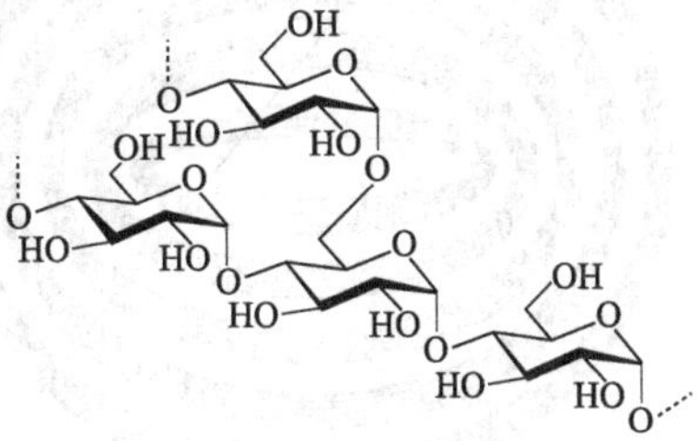

图 10.2　支链淀粉的分子结构

支链淀粉主链上葡萄糖单元仍以 α-1,4-糖苷键连接，而支链以 α-1,6-糖苷键与主链相连，其中分支点 α-1,6-糖苷键占总糖苷键的 $4\% \sim 5\%$，具体结构如图 10.2 所示。支链淀粉中平均每 $180 \sim 320$ 个葡萄糖单元就有一个支链，是一种高度支化的大分子。通常淀粉中含有 70% 左右的支链淀粉，而蜡质玉米淀粉中支链淀粉含量几乎达到 97%，生活中经常食用的糯玉米、糯大米或糯粟中含有接近 100% 的支链淀粉。

支链淀粉的分子量比直链淀粉大得多（$10^7 \sim 10^8$ g/mol），平均聚合度为 $4000 \sim 11000$。由于很难得到分子量在 200 万左右的标准样品，因此采用凝胶渗透色谱测定淀粉的分子量几乎是不可能的。近年来，光散射-尺寸排斥色谱联用仪（LS-SEC）的发展使得准确测定淀粉的分子量成为可能。

10.1.2　淀粉的结晶

淀粉是半结晶物质，结晶度一般在 $15\% \sim 45\%$ 之间，通常呈现白色粉末形状。由于淀粉的结晶程度较低，淀粉颗粒中大部分分子处于无定形态，其 X 射线衍射图（XRD）上衍射峰较宽并且峰的强度较弱。在淀粉 XRD 衍射图中，淀粉颗粒通常具有三种类型的衍射峰，分别为 A 型、B 型和 C 型。大多数谷物淀粉和小麦淀粉是 A 型结晶，而植物的果实、块茎中的淀粉为 B 型结晶（如马铃薯和香蕉等）。C 型是一种介于 A 型和 B 型之间的晶型，可能是 A 型和 B 型淀粉晶粒混合而形成的，其中豆类淀粉、根类以及一些果实和茎类淀粉多为 C 型多晶化合物。当淀粉从溶液中沉淀出来或与有机分子形成复合物之后，则呈现 V 型结晶。

通常无法确定直链淀粉在淀粉颗粒中的位置，但是可以肯定的是，淀粉颗粒中存在有结晶支链淀粉、直链淀粉-脂肪复合物区以及含有支链淀粉和游离直链淀粉的非晶区。在淀粉颗粒结构中结晶区和无定形区交替排列，形成相对较宽的辐射状生长环 ［图 10.3（a），（b）]。这些生长环由半晶体壳体组成，壳层的厚度约 140nm，与非晶区的厚度基本相同。支链淀粉的外侧链（A 链和 B 链）组成的发射状束簇构成了淀粉颗粒的结晶区 ［图 10.3（c）]，其形成的双螺旋结构的实际长度为 6.65nm（也就是晶体层的长度），而支链淀粉 α-1,6 分支点位于淀粉颗粒的无定形区（厚度为 2.2nm）。直链淀粉的部分链段或部分直链淀粉也排列在晶体结构中，它们单独地或者与支链淀粉共同形成双螺旋结构，并进一步结合在结晶结构中。淀粉的结晶区和无定形区并没有明显的界限。

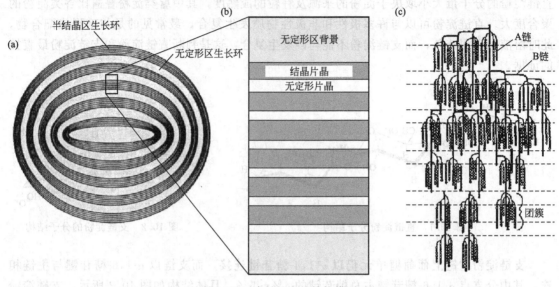

图 10.3　淀粉的半晶结构模型

10.1.3　淀粉的物化性质

无论将淀粉作为食物还是材料，水对其性能的影响不可忽视。了解淀粉和水的相互作用以及水、热对淀粉颗粒性能的影响，有利于更好地利用淀粉。本小节介绍的淀粉物化性质，主要是指淀粉在水存在下发生的糊化和老化。

天然淀粉中通常含有相当高含量的水分（通常为 14%～18%），但是从外观上看它并没有出现潮湿的状态，而呈干粉状，这主要是淀粉中的羟基与水分子容易形成氢键造成的。水通常以结合水和自由水的方式存在于淀粉中。自由水是指保留在淀粉颗粒间或者孔隙内的水，仍具有普通水的性质，随环境的温度和湿度而发生变化。自由水与淀粉只是表面接触，仍具有生理活性，可以被微生物利用。结合水却不具有普通水的性质，即使温度低于－25℃也不发生结冰，不能被微生物利用。去掉这部分结合水，淀粉的物理性质就会发生变化。

淀粉不溶于冷水，将干燥的淀粉置于冷水中，水可以进入淀粉的非晶区，与游离的羟基结合，产生有限的膨胀，这种现象称为润胀。淀粉润胀只是发生体积上的改变，经干燥处理以后仍可恢复原有的状态，在偏光显微镜下仍可观察到马耳他十字现象，这说明润胀并没有改变淀粉的晶体结构，这种润胀是可逆的。如果经过某些化学改性后的淀粉可溶于冷水，其结晶受到破坏呈现无定形状态，干燥以后不能回复淀粉原来的状态，同时在偏光显微镜下也不能再观察到马耳他十字现象，这是一种不可逆的润胀。

（1）淀粉的糊化

将淀粉-水的悬浮液进行加热，淀粉颗粒可逆地吸水膨胀，但是当加热到某一温度时，颗粒突然迅速膨胀，继续升温，体积可以达到原来的几十倍，甚至数百倍，最后悬浮液变成半透明的黏稠胶体溶液，这种现象称为淀粉的糊化。淀粉发生糊化现象的温度称为糊化温度，糊化后的淀粉称为糊化淀粉。通常从淀粉开始发生糊化的温度到颗粒全部完成糊化的温度相差大约 10～15℃，所以，糊化温度不是一个确定的数值，而是指从糊化开始到糊化完成的一个温度范围。

不同品种的淀粉的糊化温度不同，玉米和小麦淀粉的糊化温度比马铃薯淀粉和木薯淀粉高，蜡质玉米淀粉与普通玉米淀粉的糊化温度相同，而高直链玉米淀粉即使在沸水中也难以糊化。由于结构复杂，淀粉的糊化与淀粉的晶型、结晶度、支化淀粉分子链在晶区的长度以及稀释剂的含量都有很大的关系。要将淀粉完全糊化通常需要较为充足的水，一般认为水含量要大于 63%。水含量足够高，淀粉的结晶结构才会由于淀粉颗粒的膨胀而完全解离，如果水含量较低（11%），淀粉颗粒膨胀程度有限，淀粉在通常的温度下难以完全糊化。继续升高温度（180℃），淀粉颗粒的流动性增强，结晶区也可以熔融，表现出黏弹行为。低水分含量时淀粉的糊化可以定义为淀粉的"熔融"。在淀粉的挤出加工过程中，通常都是在较低的水含量下进行的，由于高温和高剪切作用，水分子可以迅速渗透到淀粉颗粒的内部完成熔融过程。

淀粉无论用于食品（增稠）、造纸（施胶）以及纺织领域（上浆），还是对其进行化学改性都需要在水中进行糊化。糊化以后黏度增加，冷却时由于分子聚集形成交联网络，糊保持流动性或者形成一种半固体（固体凝胶），具有较强的保持形状的能力。

(2) 淀粉的老化（回生、凝沉）

淀粉稀溶液或者淀粉糊在低温放置一段时间，浑浊度增加，溶解度降低，淀粉重新从溶液中沉淀析出，如果冷却速度很快，特别是高浓度的淀粉糊就会形成凝胶体，凝胶长时间保持即出现老化，这种现象称为淀粉的老化或回生（retrogradation）。

老化的本质就是糊化淀粉在较低的温度下自然冷却或者慢慢脱水干燥的时候，水分子逐渐脱出，直链淀粉和支链淀粉分支重新趋于平行排列，互相靠拢，彼此以氢键等作用结合重新形成微晶束。如果淀粉糊冷却速度很快，特别是高浓度的淀粉糊，直链淀粉和支链淀粉来不及重新排列形成微晶束，便形成了凝胶体。老化后的淀粉结晶度更高，不溶于水。老化包括三个阶段，成核、晶体的生长以及完善。

影响淀粉老化的因素很多，淀粉的种类、直链淀粉与支链淀粉的比例、淀粉的分子量、溶液的浓度、pH 值、温度、盐类以及贮存时间等诸多因素都对淀粉老化有影响。

10.2　淀粉及其改性材料

随着人们对地球环境和能源问题的日益关注，开发基于生物基原料的可再生高分子材料已成为当前新材料研发领域的重要方向。与大多数人工合成聚烯烃类材料相比，淀粉材料在使用后可完全降解，其降解产物为二氧化碳和水，不会对环境造成污染。然而，淀粉分子间和分子内存在大量的氢键，导致其难以加工。此外，淀粉分子的亲水本质使得材料在使用过程中对环境湿度过于敏感，吸水后力学性能变化明显，耐候性严重不足。上述缺点是限制淀粉材料发展的主要原因，为此，对淀粉进行化学或物理改性成为开发综合性能优异的淀粉基材料的主要途径。其中，淀粉的化学改性包括：酯化、醚化、氧化、交联等。而物理改性则包括：增塑改性、无机纳米粒子复合改性或天然高分子共混改性等。

10.2.1　热塑性淀粉材料

热塑性淀粉是直接对淀粉进行热加工而制备的材料。为了破坏淀粉的分子内和分子间氢键，提高其加工性能，往往需要在加工过程中加入小分子增塑剂。在制备热塑性淀粉材料时，常用的增塑剂主要是含羟基或氨基的化合物，如：水、甘油、辛醇、己醇、木糖醇、山梨糖醇、聚乙二醇、甲酰胺、乙酰胺、尿素等。常见的成型加工方法包括：挤出成型、注塑成型、模压成型和吹模成型等。

淀粉原料通常呈颗粒状，尺寸介于 $5\sim100\mu m$ 之间。淀粉结构中存在晶区和非晶区，在其中添加增塑剂后可以破坏淀粉自身的氢键相互作用，使非晶区出现溶胀。进一步进行加热及机械处理，淀粉的晶区也会被破坏，从而出现凝胶化现象。尽管水可以作为淀粉的增塑剂，但是制备的淀粉材料依然存在过强的脆性。与之相比，用醇类或胺类小分子化合物对淀粉进行增塑改性，得到的热塑性淀粉韧性更佳、使用稳定性更好。其中，甘油是制备热塑性淀粉最常用的增塑剂。将甘油和水作为淀粉的共增塑剂时，两者的含量对热塑性淀粉的结构和性能均有明显的影响。相关研究表明，在相对湿度 $1\%\sim28\%$ 和甘油含量 $14\%\sim29\%$ 的条件下，水和甘油用量较低时制备的淀粉材料呈现出单相结构，提高两者用量会导致相分离的发生，出现淀粉富集区和淀粉贫乏区。若固定水的含量时，改变甘油的添加量会对淀粉材料的力学性能产生显著影响，但由直链淀粉或支链淀粉制备的材料在所受影响的程度上存在差异。当甘油用量达到 20% 后，前者表现出更高的断裂伸长率且强度依然较高，后者则出现力学强度变差、弹性不足的现象。

除了用量之外，增塑剂的结构也会对增塑效果产生明显影响。与单羟基小分子醇（1-辛醇、1-己醇、1-十二烷醇）及大分子二元醇（聚乙二醇、聚丙二醇）相比，小分子二元醇（1,4-丁二醇、2,5-己二醇、乙二醇、丙二醇等）对淀粉的增塑效果更加显著。对于多元醇类增塑剂（如甘油、木糖醇、山梨糖醇）而言，改性制备的热塑性淀粉材料的玻璃化温度和耐水性能表现出对增塑剂分子量的正相关性。从结构上分析，实际上这与增塑剂的羟基含量直接相关。因此，可认为羟基密度越高，则增塑效果可能更佳。此外，在力学性能上，使用分子量较大的增塑剂制备热塑性淀粉材料会导致其在干态时的脆性较强，但材料在湿态时的刚性和断裂伸长率较高。由多元醇作增塑剂制备的热塑性淀粉在储存过程中往往会出现回生现象，从而导致材料逐渐变脆。与之相比，用带酰氨官能团的小分子化合物（如甲酰胺、乙酰胺）作为增塑剂，可以获得具有良好韧性的热塑性淀粉，而且在克服淀粉的回生问题方面效果显著。

由于使用单一增塑剂时效果不佳，因此人们常采用多种增塑剂同时对淀粉进行增塑改性。以甘油和水作为共增塑剂为例，制备的淀粉材料呈现出复杂的非均相结构，包括富甘油相和富淀粉相。两相均拥有独立的玻璃化转变行为，玻璃化转变温度（T_g）表现出与水含量的负相关关系。一旦甘油用量超过 20%，体系的流变性能会出现突变。对于制备的直链淀粉膜而言，其断裂伸长率会明显增加且强度可以有效保持，而支链淀粉则因易于改性表现出强度和韧性不佳的现象。将淀粉膜用作包装材料时，通常需要关注其在氧气阻隔性能方面的表现。对于氧气阻隔性能的影响，甘油和水在作用程度上有所差异。无论对于直链淀粉或支链淀粉，改变甘油的添加量均不会明显影响淀粉膜的氧气透过率。当甘油含量固定时，含水量低于 15% 的淀粉膜具有良好的氧气阻隔性能，但含水量一旦超过 15%，该性能便会急剧恶化。

天然的淀粉颗粒中含有直链淀粉和支链淀粉两种结构不同的聚合物。两者含量比与植物种类和种植过程相关，如：天然玉米淀粉中支链淀粉的质量分数为 75%，而蜡质玉米淀粉中则含有接近 100% 的支链淀粉。通常，淀粉颗粒中直链淀粉的含量会严重影响材料的性能。研究发现，随着直链淀粉含量的增加，未塑化的淀粉膜的拉伸强度从 $40MPa$ 逐渐提高至 $70MPa$，但断裂伸长率则非常低（仅为 $4\%\sim6\%$）。淀粉结构对增塑剂的敏感程度也有所不同，进行增塑改性时，增塑剂对支链淀粉的作用明显超过对直链淀粉的作用，即：支链淀粉比较容易被塑化。在制备淀粉膜材料时，对于支链淀粉而言，甘油用量超过 30% 即可，但制备直链淀粉膜时甘油用量则通常需要提高至 70%。虽然淀粉材料的力学性能受直链淀粉含量的影响比较明显，但直链淀粉含量超过 40% 后，淀粉膜的拉伸强度和断裂伸长率便基本趋于稳定，变化不再明显。

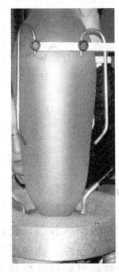

图 10.4　以尿素和甲酰胺为
共增塑剂的中空淀粉膜

由于加工工艺会在一定程度上决定淀粉材料的性能，因此研究工艺条件和参数对性能的影响显得尤为重要。吹塑作为一种常用的制备自支撑塑料膜的加工方法，可将聚合物熔体挤出并通过增加管内压力的方式使其膨胀形成空心管状物。图 10.4 显示了由尿素和甲酰胺为共增塑剂制备的中空淀粉膜。通常，熔体韧性不足或熔体强度低会严重限制聚合物的吹膜成型，因此提高熔体韧性和强度是制备淀粉薄膜材料及淀粉加工中的关键问题。为了确定热塑性淀粉材料的吹膜加工窗口，需了解加工条件、淀粉组成、增塑剂结构和用量等因素对加工性能的影响。从淀粉组成上看，直链淀粉含量越高，熔体黏度越高。然而，过高的直链淀粉含量会导致熔体黏度过大、刚性过强，从而无法加工。对直链淀粉含量较高的淀粉颗粒进行加工时，需要加入更多的增塑剂。值得注意的是，增塑剂的结构也会在一定程度上影响加工窗口。以甘油或尿素为例，使用后者作为增塑剂对淀粉进行挤出加工时，需提高挤出机的口模温度和中间段最高温度。与仅使用甘油进行增塑相比，利用尿素和甲酰胺对淀粉进行共增塑改性时，体系具有更好的吹塑加工性能。

10.2.2　化学改性淀粉材料

淀粉的化学改性始于 20 世纪 40 年代，主要包括酯化、醚化、氧化、交联等。经过化学改性以后，淀粉表现出与原淀粉不同的性质，可广泛应用于食品、纺织、造纸、医药、化工等行业。但在大多数实际应用中，只需部分变性便可达到使用要求。取代度（DS，即淀粉中每个葡萄糖单元的物质的量取代程度，因为每个葡萄糖单元有三个羟基，所以其理论值为 3）作为常用的描述淀粉变性程度的指标，一般在对淀粉进行化学改性时需充分考虑改性淀粉的 DS 值。通常商业上使用的改性淀粉的 DS 水平为 0.2 左右，过高的取代度会导致改性淀粉与原淀粉在性质上出现显著差异。

（1）淀粉酯化物

淀粉分子中的醇羟基通过均相或非均相反应被酯化而合成的淀粉衍生物称为酯化淀粉。根据改性试剂的种类划分，酯化淀粉可分为淀粉无机酸酯和淀粉有机酸酯两大类。

淀粉醋酸酯是指用酯化剂在碱性的非均相水环境中对淀粉分子的羟基进行乙酰基取代而获得的低取代度的淀粉衍生物，通常其 DS 需要控制在 0.2 以下。常用的酯化剂包括醋酸酐、醋酸、醋酸乙烯酯、醋酐-醋酸混合液、氯化乙烯、烯酮等。为了维持反应过程中的碱性环境，一般需要加入氢氧化钠、醋酸钠、碳酸钠以及磷酸氢二钠作为碱性催化剂。以醋酸钠为催化剂、醋酸酐为试剂，淀粉醋酸酯的反应方程式如图 10.5 所示。

由于具有黏度高、透明度高、凝沉性弱、储存稳定性高等诸多优点，在食品工业中淀粉醋酸酯主要作为增稠剂使用。但是，在实际应用中还需考虑淀粉醋酸酯在低 pH 值、高剪切

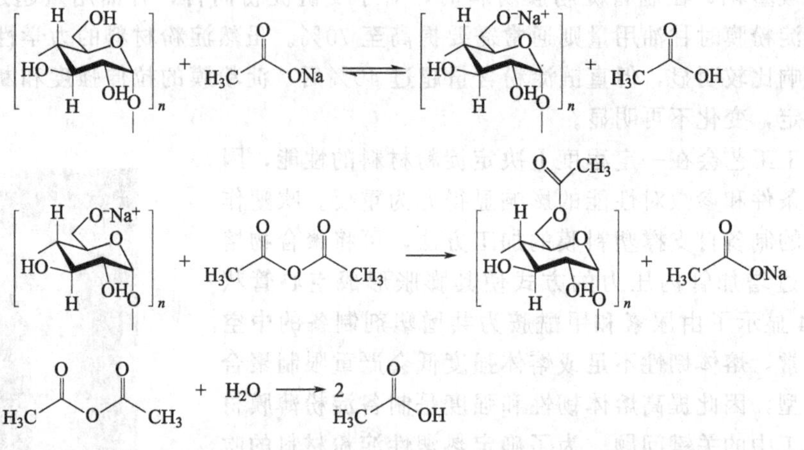

图 10.5　以醋酸钠为催化剂、醋酸酐为试剂制备的淀粉醋酸酯

力、高温与低温等环境中的耐受力，所以进一步对淀粉进行改性或变形处理显得尤为重要，处理方法主要包括交联、烷基化改性及预糊化等。除食品领域外，淀粉醋酸酯还能在造纸工业中用作表面施胶剂，使纸张具有低且均匀的孔隙，不仅能解决纸面起毛、掉粉等问题，还能提高其保油性、物理强度、耐摩擦性能、耐久性能、手感以及纸面平滑度等。由于具有良好的成膜性且形成的浆膜有很好的机械强度和延伸性，淀粉醋酸酯在纺织工业上常被用于经纱上浆，在尽可能保持经纱弹性的基础上，降低经纱断头率，提高其可织性、耐磨性等。

对淀粉进行磷酸化改性始于 19 世纪 20 年代，当时采用的改性试剂为氯氧化磷。随后，磷酸盐逐渐成为人们常用的淀粉磷酸化试剂。合成的淀粉衍生物包括淀粉磷酸一酯、淀粉磷酸二酯和淀粉磷酸三酯。其中淀粉磷酸一酯又称为淀粉磷酸单酯，在食品、医药、造纸等领域具有应用价值。在酯化过程中，主要采用的磷酸化试剂为正磷酸盐、三聚磷酸盐和偏磷酸盐。为了得到 DS 较高的衍生物，一般可通过提高反应温度、增加磷酸盐浓度或延长反应时间来实现。

由于拥有磷酸酯这一立体位阻较大且亲水性较强的基团，淀粉的重结晶被显著抑制，回生现象不再明显。与淀粉醋酸酯相似，淀粉磷酸酯也常常被用作织物的上浆剂，食品工业中的增稠剂、乳化剂及稳定剂。与淀粉醋酸酯不同的是，淀粉磷酸酯属于阴离子型衍生物。由于磷酸化使得淀粉分子内和分子间的氢键被破坏，因此当 DS 仅为 0.07 时，其在冷水中就能膨胀，表现出明显低于未改性淀粉的凝胶化温度。然而，提高淀粉的磷酸基 DS 并不意味着淀粉在水中的膨胀性也会提升，这是因为改性后淀粉分子之间会出现交联，形成的网络结构反而会抑制水分子的渗透及淀粉分子链的运动。

在应用方面，由于淀粉磷酸单酯具有优异的冻结-解冻稳定性，常被用作食品添加剂。例如，可将其作为增调剂制作冻肉、奶油点心、酸奶等食品。与淀粉醋酸酯相似，淀粉磷酸单酯也易于凝胶化，从而在食品工业以外的其他领域有应用价值，如：纺织品的上浆剂和洗涤剂等。将其用作上浆剂可以提高淀粉和织物的黏着力。以羊毛纱线为例，用淀粉磷酸酯对其进行上浆处理后，羊毛纱线在拉伸强度、断裂伸长率和耐磨性等方面的表现将更加优异。此外，在造纸行业淀粉磷酸单酯也能用于改善纸张的机械强度和表面性质等。

淀粉烯基琥珀酸酯是指用烯基丁二酸酐对淀粉进行改性而成的衍生物。通常，烯基为含 5~8 个碳原子的烃链。酯化反应一般需要在碱催化剂存在下进行，反应过程中烯基琥珀酸酐的环被打开，其中一端以酯键方式与淀粉分子的羟基相连，另一端则会产生一个自由羧基。由于反应过程中不断有羧基出现，因此需要将体系维持在弱碱性环境中才能使反应向酯化方向进行。

在合成工艺上，获得淀粉烯基琥珀酸酯主要可以采用湿法、有机溶剂法和干法。湿法主要指以水作为分散介质的改性方法，反应过程中需加入 NaOH 或者 Na_2CO_3，将体系 pH 值调节在 8～10 之间。最终产物的 DS 与烯基琥珀酸酐的用量、体系 pH 值及反应时间等因素有关。有机溶剂法则需要以纯有机溶剂（如苯、丙酮等）或有机溶剂/水混合溶剂作为反应介质。在维持体系 pH 值方面，除了无机碱之外，还可以使用诸如吡啶类的碱性有机试剂。采用此方法合成淀粉烯基琥珀酸酯时，需要注意有机溶剂和水的比例。改变该比例会影响反应速率，从而造成产物在 DS 上的差异。采用干法工艺时无需使用大量水或有机溶剂，通常的改性过程为将淀粉与无机碱混合，然后喷入有机溶剂稀释的烯基琥珀酸酐进行反应；或者预先将淀粉悬浮在 NaOH 溶液中使其吸收水分，待过滤、干燥至一定含水量后再喷入烯基琥珀酸酐进行反应。此方法需考虑淀粉含水量、碱溶液浓度、烯基琥珀酸酐用量、反应温度和时间等因素对产物 DS 的影响。

与淀粉的其他酯化衍生物相比，淀粉烯基琥珀酸酯由于拥有较长的疏水烷烃链，更强的链段的缠结作用使其具有较高的黏度、较低的糊化温度以及不易回生等特点。淀粉烯基琥珀酸酯的应用范围主要在食品、医药领域。作为食品乳化剂，酸含量低于 3% 的淀粉辛烯基琥珀酸酯被美国 FDA 许可添加至调味汁/酱汁、布丁以及婴儿食品中。此外，低黏度的淀粉辛烯基琥珀酸酯具有良好的生物相容性，可被用作微胶囊的壁材。另据报道，与原淀粉相比，在服用淀粉烯基琥珀酸酯后人体血液中的葡萄糖浓度会明显降低，能够减轻胃肠负担，防止血糖过高。

(2) 淀粉醚化物

淀粉的醚化改性是指用醚化试剂与淀粉的羟基进行反应而制备的含醚键的淀粉衍生物。根据淀粉醚在水溶液中的电荷特性，可将其分为非离子型和离子型淀粉醚。前者品种繁多，主要包括羟乙基淀粉、羟丙基淀粉等。通常使用的醚化剂有环氧丙烷、环氧乙烷、甲基氯、乙基氯、丙烯氯等。由于具有非离子性，其淀粉糊的主要性质基本不受电解质或水硬度所影响。后者则又细分为阳离子淀粉醚和阴离子淀粉醚。羧甲基淀粉钠作为主要的阴离子淀粉醚之一，其在水溶液中的电负性主要来源于羧基的电离。而阳离子淀粉醚主要是用各种含卤代基或环氧基的有机胺类化合物对淀粉进行改性而获得的衍生物。在对淀粉进行醚化改性时，合成低 DS 的产品通常以水为反应介质，为了中和反应过程产物的酸性副产物，一般需加入一定量的碱性催化剂，如 NaOH、KOH、吡啶、三乙胺等；而如果想得到高 DS 的淀粉醚，改性过程一般在有机溶剂中进行，如乙醇、丙酮和异丙醇等。

以羟乙基淀粉和羟丙基淀粉为例，非离子型淀粉醚主要是由淀粉在碱性环境中与环氧乙烷、氯乙醇或环氧丙烷发生亲核取代反应而获得的衍生物。由于淀粉羟基的活性差异，取代反应主要发生在 C_2 和 C_6 上，而 C_3 位置的反应程度一般较低（见图 10.6）。

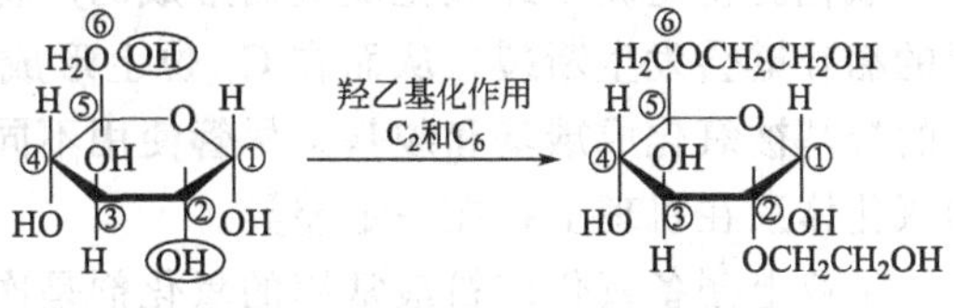

图 10.6　羟乙基淀粉的化学结构式

羟乙基的引入显著增加了淀粉的亲水性，使其更易被糊化、糊化温度降低、糊化速度增加。在性能上，羟乙基淀粉糊的透明度和胶黏性有了提高，干燥后能形成透明柔软的薄膜，在造纸和纤维工业领域具有应用价值。将羟乙基淀粉对纸张进行表面处理可以抑制油墨的浸透，使印刷效果鲜明、均匀，能有效降低油墨的消耗。由于 DS 的增加有利于提高淀粉的成膜性，提升其与纤维之间的亲和力，因此高 DS 值的羟烷基淀粉醚在纺织工业具有更高的使用价值。在医用方面，由于羟乙基淀粉具有良好的水溶性和生物安全性，与原淀粉相比体内降解半衰期更长，并且不会与药物产生相互作用，因而在治疗血量减少性休克、脑缺血及中风等疾病时可以作为血浆扩容剂使用。此外，利用偶联反应将疏水链段（如月桂酸、棕榈酸、硬脂酸）与羟乙基淀粉相连，可以得到在水溶液中自组装形成纳米胶束的两亲性聚合物。由于具有较小的颗粒尺寸，因而作为抗癌药物载体时可通过实体瘤的高通透性和滞留效应将药物有效输送到癌细胞内，达到治疗功效。若需要赋予载体主动靶向功能，还可将叶酸偶联到羟乙基淀粉分子链上，研究表明该载体能对特定癌细胞主动"进攻"，疗效更佳。

羧甲基淀粉作为一种典型的阴离子淀粉醚，通常是由淀粉和一氯乙酸在碱性环境中发生亲核取代反应而制备的，在进行醚化改性前一般需经历预膨胀过程。工业中生产羧甲基淀粉时，DS 一般控制在 0.9 以内，最终产物以钠盐形式存在。在性能上，羧甲基淀粉具有糊化温度低及能在低温下溶于水的性质。与非离子型淀粉醚类似，低 DS 的羧甲基淀粉的制备一般在含水介质中进行，而获得高 DS 的羧甲基淀粉则需要采用有机溶剂法或干法。在含水介质中制备羧甲基淀粉时，淀粉的浓度、NaOH 及一氯乙酸的用量、反应温度和时间都会影响产物的 DS。而在有机溶剂中制备高 DS 的羧甲基淀粉时，还需要考虑溶剂和水的配比。在反应过程中加入一定量的水有助于提高反应效率和产物的 DS。由于羧甲基淀粉在成本和性能方面的优势，因而在众多领域都具有良好的应用价值。在食品领域，羧甲基淀粉可以作为增稠剂、稳定剂、保鲜剂和改良剂，表现出良好的增稠效果，可以防止蛋白质凝聚，延长食品的储藏期。在纺织工业中，羧甲基淀粉可代替羧甲基纤维素作为涤/棉等混纺纱的上浆剂，还可以取代海藻酸钠与 PVA 作为耐油性和耐水性的胶料用于印花糊料中。在医用方面，羧甲基淀粉可以用作崩解剂和血浆体积扩充剂。此外，有适当 DS 值的羧甲基淀粉还可以用作钻井泥浆降失水剂、黏合剂、洗涤剂、上光剂、着色剂等。

阳离子淀粉是一类重要的淀粉醚类衍生物，主要商品有叔胺烷基淀粉醚和季铵烷基淀粉醚。当其 DS 达到 0.07 时即可具备室温糊化、冷水中溶解的性质。阳离子淀粉目前在造纸、纺织、食品、黏合剂、污水处理以及化妆品等领域被广泛应用。以在造纸行业的应用为例，将其作为添加剂，可以改善纸张的耐用性、拉伸性能、耐折性能和抗掉毛性等，同时提高颜料和其他填料（如白土、二氧化钛等）的保留率，降低废水的污染程度。此外，由于具有良好的成膜性、稳定的黏度以及与其他聚合物的相容性，因此阳离子淀粉通常还能用作经纱上浆剂和固色剂。

(3) 氧化淀粉

氧化淀粉是淀粉经氧化反应而形成的产物。根据不同的氧化条件，淀粉分子的糖单元之间的糖苷键会发生断裂，从而在 C_1 位上形成一个醛基；或者糖结构单元中 C_2、C_3、C_6 位上的羟基被氧化成羰基和羧基。尽管使用不同的氧化剂均可以最终制备出氧化淀粉，但不同的氧化体系在机理上存在一定差异。

工业上制备氧化淀粉最常用的氧化剂是次氯酸盐，氧化反应主要发生在淀粉的 C_2 和 C_3 羟基位置上。随着氧化反应的进行，羟基逐渐转变为羰基，再进一步变成羧基。以次氯酸钠制备氧化淀粉时产物的氧化程度一般低于 5%，并且淀粉的分子量因氧化过程中主链的断裂而出现降低。当氧化程度较高时，淀粉的晶区也会遭到破坏，呈现出半结晶甚至完全无定形的状态。采用次氯酸盐制备氧化淀粉时，需要控制体系的 pH 值、反应温度及时间、次氯酸的浓度、淀粉分子结构及来源等因素。通常情况下，在中性或弱酸性或弱碱性条件下氧化速率一般较快，但增加酸或碱的浓度反而会抑制氧化反应的进行。淀粉原料中支链淀粉含量高、晶区结构松散、结晶度低及颗粒尺寸大等因素均有助于淀粉分子与氧化剂的接触，使氧化反应更易发生。由于次氯酸钠具有漂白作用，因此获得的氧化淀粉颜色偏白。但是随着温度、湿度和储存时间的变化，产品的白度会发生变化。

过氧化氢作为一种强氧化剂，在碱性条件下可以生成活性氧，使淀粉的糖苷键发生断裂，从而引入羰基和羧基。由于该反应所产生的副产物是水，所以更符合当前绿色合成的要求。值得注意的是，该氧化体系对于 pH 值具有明显的依赖性。有研究表明，在碱性条件下（pH＞9.0）进行氧化，形成的主要为醛、酮结构；而在酸性环境中（pH＜4.0），羟基基本被氧化为羧基。比较两个条件下的氧化结果发现，碱性环境中制备的氧化淀粉在氧化程度上更高。此外，在反应体系中加入过渡金属离子，对淀粉进行糊化预处理等都对氧化反应有促进作用。

在专一性上，高碘酸氧化体系具有显著优势。通常淀粉只有 C_2 和 C_3 位上的羟基能被氧化形成醛基，得到双醛淀粉。采用该反应制备氧化淀粉时，一般需要对高碘酸与淀粉的投料比、反应 pH 值、反应时间和温度等因素予以控制。

在性能上，氧化淀粉具有糊化温度低、糊黏度低且稳定性好、透明度高、成膜性好等优势，在食品领域表现出良好的应用价值，如用于制造果冻、软糖、布丁等。由于具有良好的胶黏性能，氧化淀粉还可作为纸张的施胶剂、经纱的上浆剂以及建筑工业中不同板材的黏合剂。此外，氧化淀粉中的双醛官能团可对二价金属离子进行络合，如 Cu^{2+}、Mn^{2+}、Fe^{2+}、Zn^{2+} 等，能用于工业废水的处理。

(4) 交联淀粉

交联淀粉是利用多官能团的化合物（即交联剂）对淀粉的羟基进行改性而形成的具有网络结构的淀粉材料。交联改性后淀粉的分子量会急剧上升，糊化温度升高，热稳定性和黏度增加，但溶胀行为受限。目前，用于淀粉交联改性的交联剂主要有三氯氧磷、环氧氯丙烷、三偏磷酸钠、磷酸二氢钠、甲醛等。从反应机理上看，用环氧氯丙烷和甲醛进行改性时发生的是醚化反应，而用三氯氧磷和三偏磷酸钠或六偏磷酸钠作为交联剂时发生的是酯化反应。

三氯氧磷为四面体结构，其基团的空间位阻对交联过程有明显的影响，表现为在一定范围内增加三氯氧磷的用量可以提高淀粉分子的交联度，但超出临界值后，空间位阻的存在会阻碍交联的进一步发生，交联度不再变化。此外，三氯氧磷在高温下易分解的性质决定了该体系的反应温度不宜过高。

与三氯氧磷相比，由于三偏磷酸钠具有环状结构，反应速率较慢，交联改性的效率相对较低。因此，提高体系的 pH 值和反应温度有利于淀粉的交联改性。此外，使用微波加热方法进行淀粉改性，可以在较短的时间内得到高交联度的淀粉。与其他反应类似，三偏磷酸钠与淀粉的投料比、体系的含水量等因素均会影响产物的交联度。但三偏磷酸钠的用量不宜过高，否则难以在体系中溶解，不利于反应的进行。

环氧氯丙烷分子中具有活泼的环氧基和卤代基，在碱性环境中淀粉的羟基可与碱分子（如 NaOH）反应形成淀粉钠盐，随后环氧氯丙烷继续与之反应生成交联淀粉。该反应体系的交联速率较慢，易于控制，因而被广泛采用。但是，为了缩短反应时间，可以通过升高反应温度或增加体系的碱浓度来实现。此外，由于环氧氯丙烷没有选择性，同时也可以与体系中的水分子发生反应，因此尽可能降低体系的水含量成为交联改性成功的关键。

在淀粉糊的稳定性和抗剪切作用等方面，交联淀粉的表现都明显优于原淀粉。对比不同交联改性制备的淀粉材料发现，由环氧氯丙烷制备的交联淀粉在耐化学腐蚀性、耐酸/碱性能、耐酶分解及剪切强度上表现更佳；三氯氧磷和三偏磷酸钠制备的交联淀粉则表现出较强的耐酸性，但耐碱性不足。淀粉的交联程度会影响其糊化性能，低交联度的淀粉的糊化温度和黏度比原淀粉高，高度交联的淀粉则不发生膨胀、无法糊化。

目前，交联淀粉主要应用于食品、医药、纺织、造纸等领域。由于冷冻和冻融稳定性好，交联淀粉特别适用于冷冻食品。食品的组织结构即使经过多次冷冻和融化也能有效保持。交联淀粉颗粒在常压加热条件下会膨胀但不会破裂，抗机械剪切性能出色，适合作为波纹板和纸箱类产品的胶黏剂。高度交联的淀粉在高温条件下不糊化，可作为医用外科手术手套、乳胶套等乳胶制品的润滑剂，将其涂在制品表面有很好的滑腻感且对人体无害。在医用领域，交联淀粉还可以作为药物的赋形剂、药膜涂层、载药微球以及凝胶等。有研究表明，由交联淀粉制备的微球可以高效负载药物，并且能有效克服药物在初始释放阶段的爆释问题，取得缓释的效果。需要注意的是，调节合适的交联度有助于控制药物的释放行为。此外，交联淀粉还可以作为纺织印花浆料印刷油墨、干电池的电解质保留剂进行使用。

10.2.3 淀粉基共混材料

热塑性淀粉材料具有高度的湿度敏感性，在使用和储存过程中易吸水，并且常用的亲水性增塑剂容易迁移并被水冲洗掉，从而导致材料的性能出现不可控的恶化。因此，淀粉材料在耐水性和力学性能上的缺陷成为限制其发展的主要原因。物理共混作为一种常用、有效的聚合物材料改性方法，在淀粉材料的研发过程中也受到广泛关注。考虑到当前环境友好方面的诉求，本节主要介绍可降解或生物基高分子材料与淀粉共混而形成的淀粉基共混材料，包括其制备方法及结构与性能的关系。

(1) 淀粉/纤维素共混材料

纤维素作为自然界资源最丰富、储量最多的天然多糖，具有优异的生物降解性能。将其用于构建环境友好的生物基材料近年来备受青睐，然而纤维素分子间和分子内存在很强的氢键作用，难以通过热塑加工方法对其加工成型，并且纤维素在常用的有机溶剂或水中溶解性也较差。与之相比，纤维素衍生物则表现出了优异的加工性能和溶解性，因而使用其衍生物对淀粉进行共混改性逐渐进入人们的视野。由于纤维素与淀粉具有相同的重复结构单元，容易在两者之间产生氢键相互作用，因此制备淀粉/纤维素共混材料时两者表现出良好的相容性，基本不会出现明显的相分离现象。目前，在对淀粉进行改性时，常用的纤维素衍生物主要有甲基纤维素和羧甲基纤维素。

采用浇铸成型制备淀粉/纤维素共混膜时，可先考虑分别或同时将两者溶于水中，然后倒置在模具中在一定条件下充分干燥。通过调控两种组分的共混比例，可以制备具有不同性能的共混膜。对比甲基纤维素和羧甲基纤维素的改性效果发现，淀粉的吸水率随着羧甲基纤维素的引入而呈现出降低趋势，但添加了甲基纤维素的共混膜的吸水率和吸水速率与纯淀粉膜较为接近。此外，引入纤维素衍生物会在一定程度上减缓淀粉的降解速率，并且减缓程度与纤维素的引入量呈正相关。对比两种衍生物改性的淀粉材料发现，羧甲基纤维素在加速降解速率上的贡献优于甲基纤维素。

淀粉作为制备可食性膜的一种天然多糖一直备受关注，然而纯淀粉可食性膜在性能上仍有很多不足。据报道，在热塑性淀粉膜中引入羧甲基纤维素能够提升材料在水蒸气阻隔性能、耐水性能和力学性能方面的表现。在改性过程中，需充分考虑羧甲基纤维素的引入量。尽管在淀粉中添加羧甲基纤维素可以提高其水蒸气阻隔性能，但并不意味着不断提高羧甲基纤维素的含量会使水蒸气透过率持续降低。在力学性能的提升方面，羧甲基纤维素的加入有明显作用。与纯热塑性淀粉相比，加入羧甲基纤维素可以大幅度提高其拉伸强度，并且可使断裂伸长率维持在较高水平。

天然多糖具有优异的生物相容性和生物降解性，近年来在生物医用领域获得了快速发展。众所周知，淀粉在 α-淀粉酶的作用下可有效降解，而将羧甲基纤维素与淀粉共混后能够调节材料的降解性能。将共混材料用作药物载体时，需要注意其在水溶液中的稳定性，这对于药物的释放行为是极其重要的。为了提高其稳定性并调控溶胀性能，可用交联剂对体系进行适度的交联改性。最终获得共混材料的性能受淀粉、羧甲基纤维素、交联剂等内在因素及 pH 值和温度等外在因素所影响。当固定材料中羧甲基纤维素或淀粉的含量并改变另一组分时，材料的降解率和降解速率会呈现出相反的变化规律。此外，使用大量的交联剂会显著抑制材料的降解行为，提高其稳定性。较高的环境温度会使材料更快降解，而适当的 pH 值也是其快速降解的主要因素之一。

（2）淀粉/壳聚糖共混材料

壳聚糖作为甲壳素脱乙酰化后的产物，是至今发现的自然界中唯一的阳离子多糖，其来源包括无脊椎动物、真菌和细菌等。由于拥有自由的氨基，壳聚糖表现出了优异的抗菌性能。近年来，由病原微生物引发的食品安全问题引起人们的关注，因而研制基于壳聚糖的功能性食品包装材料成为研究热点。与纤维素类似，壳聚糖在结构上与淀粉具有很高的相似度，将两者共混可以获得相容性优异的共混材料（纯淀粉膜和淀粉/壳聚糖共混膜的表面形貌如图 10.7 所示）。在制备淀粉/壳聚糖共混材料时，通常需考虑加工方法、组分比例、增塑剂和交联剂用量等可以调控结构和性能的因素。

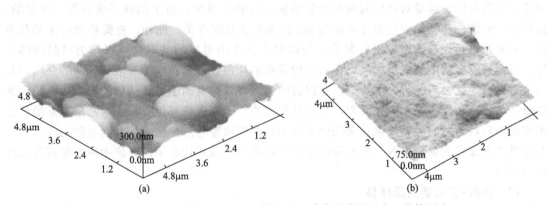

图 10.7　（a）淀粉膜和（b）淀粉/壳聚糖共混膜原子力显微镜图片

由于甲壳素和壳聚糖具有良好的生物降解性能，因而将其用于改性淀粉时可以获得全降解的共混材料。甲壳素的刚性结构特征导致在淀粉中引入甲壳素会显著提高材料的杨氏模量，但断裂伸长率也会有所降低，出现脆性断裂，因此控制其添加量显得非常重要。此外，甲壳素的疏水性能能在一定程度上改善淀粉的水敏感性，获得耐水性提高的淀粉/甲壳素共混材料。

与甲壳素类似，利用壳聚糖改性淀粉也能改善水蒸气的阻隔性能和力学性能。研究发现，壳聚糖与淀粉之间的氢键作用是性能提高的主要原因之一。值得注意的是，两者的质量比会影响共混材料的力学性能，呈现出拉伸强度、断裂伸长率和水蒸气阻隔性能随着壳聚糖和淀粉比例的增加而增加的趋势。由于壳聚糖的氨基可在酸性环境中被质子化，因此共聚物拥有了纯淀粉材料不具备的 pH 响应性。共混物在低 pH 值条件下吸水率较高，而在 pH 值较高时吸水率较小。在光学性能上，共混膜的透光率同时受到壳聚糖和增塑剂影响。甘油或壳聚糖的加入能提高膜的透明度，但由于壳聚糖自身的性质，共混膜会出现变黄的迹象。由于淀粉和壳聚糖都具有良好的亲水性，因而共混膜在耐水性上与纯热塑性淀粉膜相当。通常在制备共混膜时，不可避免地需要加入甘油作为增塑剂，但甘油的强亲水性会导致膜的耐水性急剧降低，吸水率显著增加。在力学性能的贡献方面，壳聚糖和甘油的作用有明显不同。随着壳聚糖含量的增加，共混膜的拉伸强度和弹性模量会逐步增加，但甘油的加入却会导致该性能出现相反的变化趋势。有研究表明，在淀粉/壳聚糖共混物中添加牛至精油后可获得更加优异的抗菌功效。含有牛至精油的共混膜对多种细菌（蜡样芽孢杆菌、大肠杆菌、肠炎沙门菌和金黄色葡萄球菌）均有良好的抑活性能。比较而言，由于该精油进入脂多糖覆盖的革兰阴性细菌细胞较为困难，所以抑菌效果略逊一筹。

除共混改性外，还能采用涂覆改性方法制备壳聚糖和淀粉的多层复合膜。与纯淀粉膜相比，多层膜具有更加优异的水蒸气阻隔性能和力学性能。值得注意的是，壳聚糖涂覆层厚度对复合膜的阻隔性能影响明显，并且壳聚糖涂层的存在可以提高淀粉膜的表面抗润湿性，水接触角明显上升。此外，壳聚糖表面涂覆改性有助于提高淀粉膜的拉伸强度，但提升程度需视淀粉膜中甘油的含量而定，低甘油含量时壳聚糖改性能够明显提高拉伸强度和拉伸模量，而高甘油含量时壳聚糖涂覆层厚度的增加对拉伸性能的影响不再明显。

近年来，随着高分子材料在生物医用领域的不断拓展，利用淀粉/壳聚糖共混物作为药物的载体也引起人们的兴趣。采用常规的湿法纺丝技术可以制备载有亲水药物的纤维材料，纺丝液通常是以水作为溶剂，而凝固浴则可以使用含三聚磷酸钠的乙醇溶液。据研究报道，纤维的药物控释性能与其形貌及尺寸等结构因素有关，而在制备过程中调整淀粉与壳聚糖的用量比和药物的负载量对调控载药纤维的形貌显得非常重要。由于阳离子聚合物（壳聚糖）的存在，纤维的药物释放行为还与环境 pH 值和离子强度有关。此外，将淀粉进行羧基化改性，并利用电负性与壳聚糖进行复合，经静电相互作用形成的共混物可以作为口服药的载体。将载药混合物压缩成型后可以得到结构致密的片剂，片剂在模拟肠液和胃液的介质中具有良好的稳定性，溶胀行为不明显。在淀粉中引入壳聚糖有助于延缓药物的释放，但需要采用分子量较高的壳聚糖。研究发现，分子量仅为 400 的壳聚糖并没有起到对乙酰氨基酚、二甲双胍和阿司匹林的缓释效果；采用分子量 700 的壳聚糖与羧甲基淀粉共混对阿司匹林和乙酰氨基酚有缓释效果，但对二甲双胍的效果却不明显。载药片在不同介质中的溶解情况如图 10.8 所示。

(3) 淀粉/蛋白质共混材料

如何在食品的加工、运输和储存过程中保证质量是关乎食品安全的重要问题，目前对食品进行封装处理是最有效的方法之一。食物蛋白具有良好的机械强度和稳定性，是用于食品包装领域的重要原料。并且，蛋白膜在低湿度环境中具有良好的油脂、氧气和气味阻隔性能。然而，湿度的增加会导致材料严重吸潮，出现性能恶化的现象。将蛋白质与淀粉结合，借助两者间的协同作用可以获得性能优异的共混材料。由于通常用于与淀粉共混的蛋白质均具有良好的水溶性，因而溶液共混成膜方法常被用于制备淀粉/蛋白质共混膜。所涉及的蛋白质主要包括：鸡蛋白蛋白、酪蛋白、明胶、花生蛋白、大豆蛋白、乳清蛋白等。

以明胶为例，本节将主要介绍由明胶改性淀粉制备的淀粉/明胶共混材料。明胶作为一种水溶性的动物源蛋白，可从皮肤、肌腱中获取的胶原蛋白经水解而得。将其与淀粉共混，形成的共混材料的性能与淀粉/明胶质量比、增塑剂及添加剂等有依赖关系。改变淀粉与明胶的配比可以在一定范围内调控共混膜的拉伸强度。与纯热塑性淀粉膜相比，明胶的引入通常可以显著提高断裂伸长率。对比两种常用的增塑剂发现，使用山梨醇作为增塑剂对提高共

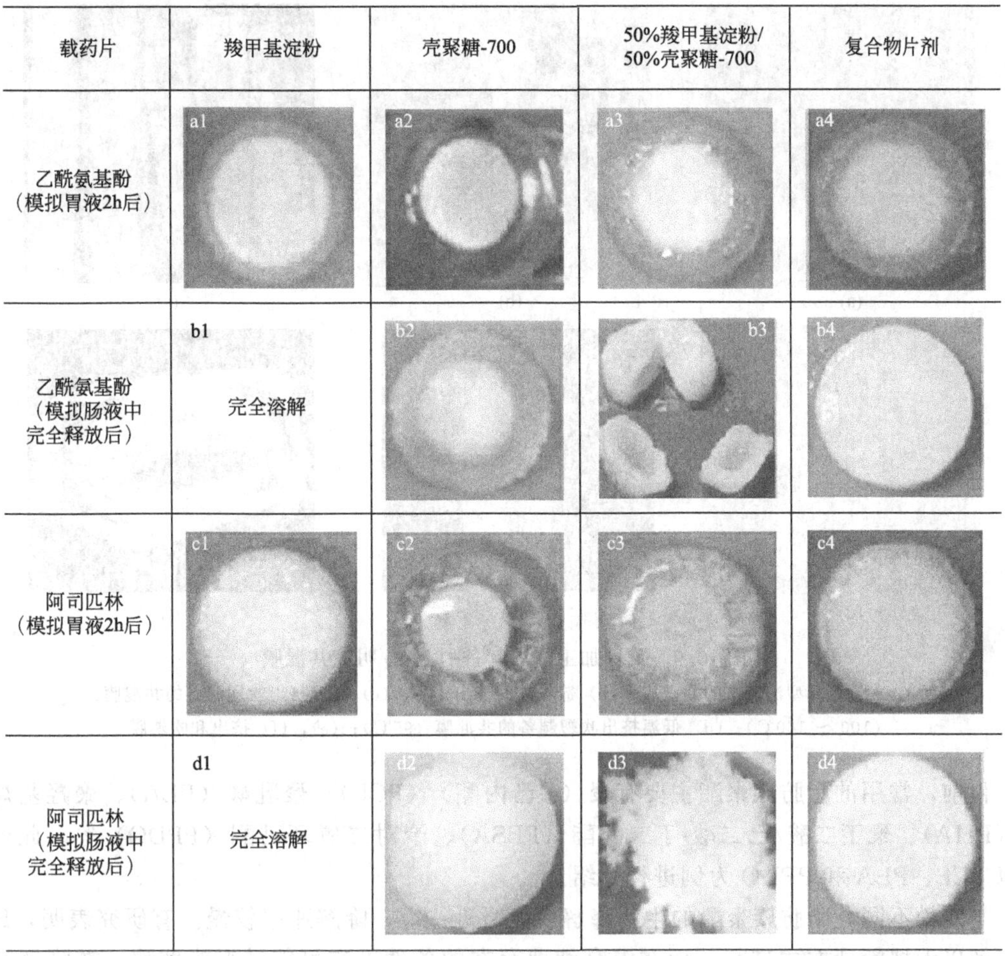

载药片	羧甲基淀粉	壳聚糖-700	50%羧甲基淀粉/ 50%壳聚糖-700	复合物片剂
乙酰氨基酚 （模拟胃液2h后）	a1	a2	a3	a4
乙酰氨基酚 （模拟肠液中 完全释放后）	b1 完全溶解	b2	b3	b4
阿司匹林 （模拟胃液2h后）	c1	c2	c3	c4
阿司匹林 （模拟肠液中 完全释放后）	d1 完全溶解	d2	d3	d4

图 10.8　羧甲基淀粉、壳聚糖-700、50％羧甲基淀粉/50％壳聚糖复合物及其
片剂（药物负载量为 20％）的溶解测试

测试条件：1L 培养液，37℃，100r/min，片剂测试结果先在模拟胃液中释放 2h，
再于模拟肠液中完全释放后所拍摄，片剂尺寸未归一化处理

混膜拉伸强度的贡献更显著，而采用甘油增塑在提高断裂伸长率方面更具优势。除了共混物的组分调控之外，加工方法的差异也会在一定程度上影响其综合性能。经对比发现，流延成型法制备的共混膜具有厚度小、透明性突出的特点（见图 10.9）。而在较高温度下（100～160℃）通过吹膜法制备的样品颜色偏黄且表现出较强的脆性。降低加工温度至 95℃后颜色偏黄的现象得到了明显抑制，获得的样品在形态上显得更加均匀。对比不同加工方法制备共混材料的水蒸气阻隔性能发现，由于流延成型法制备的材料表面光滑、均匀，表现出较低的水蒸气透过率，而热压-吹塑成型法制备样品的表面易于出现裂缝，在阻隔性能上表现最差。除流延成型法外，其他方法均涉及高温处理，由此造成的蛋白质变性使其增强效果受到影响，因而用流延成型法制备的共混膜具有较高的拉伸强度和断裂伸长率。

（4）淀粉/脂肪族聚酯共混材料

脂肪族聚酯作为近年来发展最快的一类高分子材料，具有良好的生物降解性和生物相容性，在生物医学领域展现出广阔的发展前景，有望被广泛用作手术缝合线、骨科材料及药物载体等。利用脂肪族聚酯改性淀粉，可以制备耐水性能和力学性能大幅度提高的淀粉基材

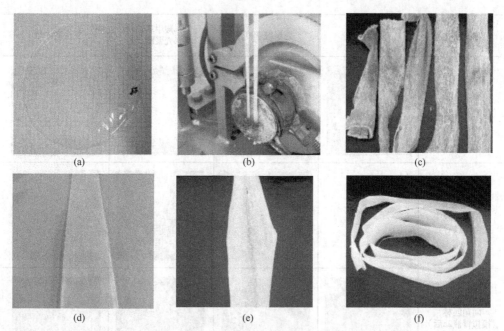

图 10.9 不同加工方法制备的淀粉/明胶共混膜

(a) 流延成型法制备的共混膜；(b) 造粒前的挤出样品；(c) 高温挤出吹塑制备的共混膜

(100 ~ 160℃)；(d) 低温挤出吹塑制备的共混膜（95℃）；(e)，(f) 挤出和吹塑膜

料。目前，常用的脂肪族聚酯主要有聚（ε-己内酯）（PCL）、聚乳酸（PLA）、聚羟基烷酸酯（PHA）、聚丁二酸/己二酸-丁二醇酯（PBSA）、聚对二氧环己酮（PPDO）等。此处主要以 PCL、PLA 和 PPDO 为例进行介绍。

与淀粉不同，脂肪族聚酯的生物降解性能略逊一筹，降解速率较慢。有研究表明，PCL 的降解以无规断裂方式进行，而在混合细菌存在的条件下有可能转变为解聚。在降解过程中，PCL 的力学性能有明显降低的迹象。添加淀粉后，PCL 的降解速率会有所提高，这是因为淀粉的亲水性会明显提高材料的吸水量。

在制备淀粉/脂肪族聚酯共混材料时，两组分的相容性是需要首先考虑的因素。如果不对共混体系进行增容改性，淀粉和 PCL 间的相容性将十分差。用 DSC 表征共混物将会出现两个分别对应于淀粉和 PCL 的 T_g，并且吸热峰的位置与纯样非常接近。因此，直接将淀粉和 PCL 简单共混，通常会导致材料的性能降低。为改善共混体系两组分的相容性，常用的增容剂主要有马来酸酐、醋酸酐、均苯四酸二酐、二异氰酸酯和甲基丙烯酸缩水甘油酯等。常规方法是先用上述试剂对 PCL 进行改性，使其具有可与淀粉相互作用的官能团，以提高淀粉相和 PCL 相的界面相互作用。有研究表明，用马来酸酐改性的 PCL 作为共混体系的增容剂时，很少的添加量就可以明显提高材料的力学性能。对于共混材料而言，通常组分变化是影响性能的主要因素。然而，淀粉/PCL 共混材料中淀粉含量的变化对拉伸强度的影响却需要视是否进行了增容改性而定。不含增容剂时，材料拉伸强度会随着淀粉含量的增加而降低，但加入增容剂后拉伸强度对淀粉含量的依赖性便不再明显。淀粉的亲水性使得共混材料的吸水性变强，吸水率与淀粉含量间呈正相关。增容改性后两相的界面相互作用增强，用 DSC 表征时会出现 T_g 互相靠拢的现象。除小分子改性试剂外，将丙烯酸与 PCL 共聚合成的接枝共聚物也可用于淀粉/PCL 共混体系的增容改性。值得注意的是，此共混体系的增容效果依赖于接枝共聚物的接枝链长度和接枝度，因而在共聚过程控制丙烯酸和 PCL 的投料比、反应温度和时间显得非常重要。此外，将对淀粉有增塑效果的聚乙二醇加入共混体系中，还可以起到增溶效果。需要注意的是，增溶效果的好坏与聚乙二醇的分子量有关。在淀粉/PCL 中引入适当分子量的聚乙二醇可使淀粉相的尺寸变小且更均匀，因此在力学性能上的表现更突出。

聚乳酸是一种重要的生物基高分子材料，具有优异的生物降解性，在包装、服装、汽车、电子及生物医药等领域有应用价值。PLA 的脆性很强，断裂伸长率非常低，一般不超过 10%。将其用于改性淀粉时，如何提高两者间的界面相容性同样非常关键。直接将 PLA 与淀粉共混，两相间存在明显的缝隙，相容性不足。而在共混以前先将淀粉在增塑剂（如水和甘油）中预处理，由于淀粉有一定的溶胀和凝胶化，再与 PLA 共混后能明显提高两者的界面相容性，因而表现出更好的力学性能。另外，反应性挤出也是能够解决淀粉与 PLA 相容差的一种有效方法。在共混及挤出过程中，可加入适量的二异氰酸酯与之反应，获得的共混物在相界面相容性上会有明显提高。有报道指出，共混物中淀粉含量为 45% 时，仅加入 0.5% 二异氰酸酯便可将拉伸强度大幅度提高。相对而言，一旦加入二异氰酸酯后，改变淀粉含量以调控共混物力学性能的作用便不再明显。

与上述脂肪族聚酯不同，PPDO 在主链中同时含有酯键和醚键，因而在力学性能上 PPDO 兼具良好的力学强度和优异的韧性。同样，PPDO 也具有优异的生物降解性、生物相容性和可生物吸收性，因而在生物医用领域具有应用价值。目前，对于 PPDO 的生产已经在原料供应和聚合工艺上突破了难关，用价格低廉的二甘醇通过环化脱氢一步法便能合成单体对二氧环己酮。特别值得一提的是，PPDO 经使用后可对其单体进行回收且回收率能超过 99%。因此，由 PPDO 对淀粉进行共混改性符合当前发展环境友好材料的趋势，具有显著的科学意义和价值。王玉忠课题组采用溶液共混法将 PPDO 与淀粉进行共混，发现淀粉的存在不会影响 PPDO 的回收。通过改变共混物的组分能够调控结晶行为和热性能。少量的淀粉能有效增强 PPDO 的结晶，使其结晶温度和结晶焓均有提高。而在生物降解表现上，淀粉含量的增加有助于提高材料的生物降解率。结果显示，淀粉含量超过 10% 的样品在 18 天后降解率可以达到 90% 以上，而含 5% 淀粉的共混物则需要 21 天才能达到 90% 的降解率。

10.2.4　淀粉基复合材料

随着纳米技术的快速发展，将有机或无机的纳米填充物添加至淀粉基体中开发淀粉基纳米复合材料，成为改善热塑性淀粉水敏感性和力学性能的重要途径之一。目前，主要采用的填料包括无机纳米颗粒、天然纤维、晶须等。

黏土作为制备有机-无机杂化材料最常见的无机填料，具有原料来源丰富、环境友好及价格低廉等优点。通过常规的共混加工方法，可将聚合物插至黏土的层状结构中，获得插层型聚合物/黏土纳米复合材料，此时黏土的层间距会有所增加。继续破坏黏土的层状结构会形成剥离型复合材料，其在力学、热学及气体阻隔等方面表现显著提高。

以钠基蒙脱土为例，由于黏土与淀粉之间具有良好的相互作用，使其在淀粉基体中能够良好地分散，使得淀粉的拉伸性能和水蒸气阻隔性能大幅度提高。有研究表明，添加 5%～10% 钠基蒙脱土便可以使淀粉在 -20～80℃ 范围内的弹性模量提高 20%～50%。此外，蒙脱土复合改性还可以在一定程度上提高淀粉的吹膜加工性能，制备的复合材料具有良好的均匀性和透明性。不仅如此，淀粉结晶会因黏土的存在而受到抑制，从而导致结晶温度降低，不易回生，有效解决了制品易开裂的现象。用不同的试剂对黏土进行处理也会产生不同的效果，例如：用乙醇胺对蒙脱土进行活化将有助于加强淀粉对蒙脱土的插层作用，与纯热塑性淀粉相比，获得的插层型复合材料在拉伸强度和断裂能上分别提高 200％和 35％。以尿素和乙醇胺作为淀粉的增塑剂时，蒙脱土可以剥离状态存在于基体中，制得的复合材料具有较高的拉伸强度，并且断裂伸长率可以维持在 150％以上。一旦出现剥离状态，在复合材料的 XRD 结果中便无法检测到对应于蒙脱土的衍射峰。除了对黏土进行有机改性外，对淀粉结构的调控也能提高其与黏土之间的相互作用。对比原淀粉和阳离子淀粉对蒙脱土的作用结果可知，阳离子淀粉可使蒙脱土的层间距变得更大，插层程度更高。

将不同的黏土用于改性淀粉时，插层效果对黏土的结构有明显依赖性。用钠基蒙脱土和锂基蒙脱土作为填料时，淀粉比较容易插层到黏土的层状结构中，得到插层型复合材料。与之相比，用高岭土改性淀粉时则难以进行插层，使得最终难以获得预想的改性效果。

黏土自身的亲疏水性也会影响淀粉材料的性能，主要表现在水蒸气阻隔性能和力学性能方面。此外，增塑剂的含量还会对黏土的分散状态产生影响。以甘油为例，当其含量较高时，淀粉的富甘油区与富淀粉区会出现相分离。由于蒙脱土与甘油之间的相互作用更强，因此蒙脱土倾向于分布在富甘油区。

海泡石是一种针状的硅酸镁水合物，是一种除蒙脱土以外常用于研制淀粉纳米复合材料的无机物。依靠阳离子淀粉和钠海泡石之间的静电相互作用，可以制备表面改性的海泡石复合物，改变阳离子化淀粉与海泡石的质量比可以调控海泡石的表面改性程度。由于表面覆盖了淀粉分子，因此将海泡石与热塑性淀粉复合时，可以实现其以 μm 或 nm 级尺度在基体中的分散。值得注意的是，其尺寸大小与表面改性的程度有关。当阳离子淀粉用量较低时，表面改性程度不足，海泡石会出现较为明显的聚集，在淀粉基体中会观察到尺寸较大的聚集体；而当阳离子淀粉用量提高后，海泡石的聚集能得到缓解，表现出在淀粉基体中的良好分散性。与蒙脱土相比，海泡石的加入会提高淀粉的结晶度，力学性能方面表现出更高的拉伸强度和杨氏模量。

在淀粉/高岭土复合体系的研究中，发现添加高岭土会阻止淀粉的回生，从而影响热塑性淀粉的吸水性，该材料的微观形貌如图 10.10 所示。当高岭土含量为 10％时，所得复合材料的拉伸强度为 1.19MPa，但继续增加高岭土的用量会导致材料变脆，同时使其在淀粉基体中易于形成聚集体。与海泡石不同的是，高岭土对热塑性淀粉的热稳定性有正面作用，这是因为高岭土具有热阻效应。

埃洛石是一种结构上类似于高岭土的纳米管状硅酸铝，具有比较大的长径比，长度为 1～15μm，内径为 10～150nm。由于埃洛石具有一定的亲水性，因此可以采用溶液共混方式将其与淀粉进行共混制备复合膜。在淀粉中添加埃洛石可以明显提高淀粉的糊化温度、拉伸强度、热稳定性和水蒸气阻隔性能。值得注意的是，使用聚乙二醇作为分散介质对埃洛石进行机械处理，可以破坏其聚集结构，提高其在溶剂中的分散性，因而在制备复合材料时更易获得优异的综合性能。此外，由于聚二醇的加入可以提升淀粉与埃洛石之间的界面作用，因此材料在力学性能上表现突出。

采用人工合成方式也能得到用于淀粉改性的合成类黏土，如：拜来石和沸石。由于制备的淀粉/合成黏土复合材料通常呈现出黏土的插层状态，因而表现出比纯热塑性淀粉更强的水蒸气阻隔性能。水蒸气透过率的变化对黏土用量的依赖性与黏土的结构是相关的。用拜来石改性淀粉时，拜来石添加量的增加会使淀粉材料的水蒸气透过率逐步降低；但在淀粉/沸石复合体系中，水蒸气透过率却几乎对沸石用量没有依赖关系。在力学性能上，合成黏土的引入可以提高淀粉的力学性能，但仍然会因为两者界面相容性差而出现材料易吸水、吸潮等耐水性不足的问题。

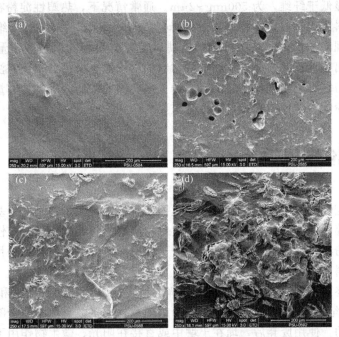

图 10.10 热塑性淀粉及不同高岭土含量复合材料的扫描电镜图
(a) 热塑性淀粉；(b) 10%高岭土；(c) 30%高岭土；(d) 60%高岭土

通常，纤维具有较高的比强度和比模量。将纤维用于淀粉的改性，可以研制出力学性能突出的淀粉基复合材料。至今，据报道已有多种纤维材料与淀粉复合制备了淀粉/纤维复合材料。从来源上看，用于改性淀粉的纤维材料基本属于天然纤维，主要包括：纸浆纤维、甘蔗纤维、丝瓜纤维、麻纤维、棉纤维等。在淀粉/纤维复合材料的制备方面，一般是采用挤出机完成淀粉和纤维的共混。众所周知，淀粉在加工过程中会有一定程度的降解，通常加入甘油会抑制降解行为的发生。但是，将淀粉与纤维共混时，纤维的存在却会加速淀粉的降解。因此，如何保持甘油和纤维对淀粉降解行为的影响平衡是极为重要的。

不同种类的纤维具有不同的形貌，对淀粉进行改性时便会呈现出不同的改性效果。在对淀粉进行复合改性前，通常情况下需要对纤维原料进行预处理，包括去除污垢、糖分、木髓和灰分等。使用甘蔗纤维改性淀粉时，少许的添加量便可以明显提高淀粉的拉伸强度和杨氏模量。并且，在纤维存在条件下淀粉的结晶度会有所增加，从而对降低材料的湿度敏感性有贡献。如果对纤维进行预处理后没有除去木质素，材料的耐水性能还能进一步提高。当使用丝瓜纤维复合改性淀粉时，发现纤维的引入可以提高材料的耐水性、热稳定性和拉伸强度。然而，纤维用量与拉伸强度的关系并不是单调变化的，通常存在一个最佳添加量。此外，纤维本身的力学性能会影响其对淀粉的改性效果。对比大麻纤维和剑麻纤维可知，由于前者具有更高的杨氏模量，因此其对淀粉的增强效果强于后者。但是，此类纤维仍属刚性填充物，在增加淀粉材料拉伸强度的同时，不可避免地会引起断裂伸长率的降低。在耐水性方面，黄麻纤维和木棉纤维的贡献也会有所区别，其中淀粉/黄麻纤维复合材料表现出更低的吸水率。在确定纤维品种及其在淀粉基体中最佳的添加量的前提下，加入一定量的琼脂还能在一定范围内调控材料的力学性能。以琼脂和棉纤维为例，当两者达到一定比例时，能够实现复合材料最高的拉伸强度和杨氏模量。

使用纤维素微纤或晶须改性聚合物时也能在力学性能方面产生积极的影响。一般而言，晶须在长度上明显低于纤维，为 $500nm\sim2\mu m$。通常情况下，热塑性淀粉在储存或使用过程中增塑剂会向材料表面扩散，导致增塑效果降低。与之相比，在淀粉/纤维素晶须复合材料中，增塑剂会出现向晶须表面扩散的趋势，使得淀粉富集相的增塑剂含量降低，结晶度增加，在晶须表面出现淀粉的横晶，从而造成材料的耐水性有所提升。还需注意的是，因为增塑剂的界面迁移与纤维的增强作用之间有竞争关系，因此控制纤维的添加量及在基体中的分散性对于提高淀粉的力学性能来说显得十分重要。

10.3 结论与展望

虽然我国在变性淀粉生产和研发上与发达国家有较大差距，但是淀粉基生物降解塑料的研发几乎与欧美等国同步。淀粉基材料被开发成可降解的包装材料、一次性餐具、薄膜和垃圾袋等，其中淀粉与合成树脂或其他天然高分子共混而成的淀粉材料，是目前商业上开发最为成功的降解塑料。

按照材料最终降解情况，淀粉基生物降解塑料主要分为"崩解"型和全生物降解型两种。开始于 20 世纪 70 年代的崩解型淀粉基降解塑料，大多数是由不完全降解的高分子组分和淀粉共混而成的，使用废弃后，埋在土壤中或直接在阳光、微生物作用下，大部分仍能残留相当长的时间，仅是混入其中的淀粉发生了生物降解，而混入的不能生物降解的合成高分子（如聚乙烯等）并没有生物降解。因此，近年来各国普遍将研究重点转向尽可能提高淀粉含量的塑料上，并开发出一些性能优异完全生物降解的材料。

目前，可完全生物降解的淀粉基材料，不仅价格较高，而且与同类应用传统塑料相比，其使用性能往往不尽如人意，因此市场占有率较低。进入 21 世纪以来，各国都在大力发展来源于可再生资源的高分子材料。相对于普通塑料，淀粉基材料可降低 50%～80%石油资源的消耗，减少对石油资源的依赖。随着我国经济的转型，为了满足可持续健康发展的迫切需求，对可再生资源的利用与开发必然会越来越受到重视，淀粉基降解塑料的研发与生产也必将迈上一个新台阶。

中国是农业大国，淀粉在我国有丰富的资源。同时，中国人口众多，石油资源严重不足，因此大力开发淀粉基材料，特别是非粮淀粉（如木薯淀粉）基材料，提高我国淀粉基材料的研发和生产水平，不仅能够产生良好的经济和社会效益，而且还有利于提升我国淀粉基材料行业的整体水平。

（汪秀丽，宋飞）

参 考 文 献

[1] Howe GM. Kirk-Othmer Encyclopedia of Chemical Technology. Kroschwitz JI ed. New York: John Wiley & Sons, 1992, (4).

[2] Yoo SH, Jane J. Carbohydr. Polym., 2002, **49**: 307.

[3] Jenkins PJ, Cameron RE, Donald AM, Bras W, Derbyshire GE, Mant GR, Ryan AJ. J. Polym. Sci. Part B: Polym. Phys., 1994, **32**: 1579.

[4] Sterling C. J. Polym. Sci., 1962, **56**: S10.

[5] Jacobson MR, Obanni M, BeMiller JN. Cereal Chem., 1997, **74**: 511.

[6] Zhou X, Baik BK, Wang R, Lim ST. J Cereal Sci., 2010, **51**: 57.

［7］　Myllärinen P，Partanen R，Seppälä J，Forssell P. Carbohydr. Polym. ，2002，**50**：355.

［8］　Róz AD，Carvalho A，Gandini A. Curvelo A，Carbohydr. Polym. ，2006，**63**：4174.

［9］　Mathew AP，Dufresne A. Biomacromolecules，2002，**3**：1101.

［10］　Ma XF，Yu JG. Carbohydr. Polym. ，2004，**57**：197.

［11］　Zullo R，Iannace S. Carbohydr. Polym. ，2009，**77**：376.

［12］　Huang R，Li CP，Chen DY，Zhao GH，Cheng WH，Zhang YY，Zhao H. J. Food Sci. Technol. ，2013，**50**：561.

［13］　Naozumi T，Toyoki M，Ryutoku Y，Mitsuhiro S，Mitsuhiro S. J. Eur. Polym. ，2002，**38**：1365.

［14］　Onofre F，WangYJ，Mauromoustakos A. Carbohydr. Polym. ，2009，**76**：541.

［15］　Vásconez MB，Flores SK，Campos CA，Alvarado J，Gerschenson LN. Food Res. Int. ，2009，**42**：762.

［16］　Pelissari FM，Grossmann MV，Yamashita F，Pineda EAG. J. Agric. Food Chem. ，2009，**57**：7499.

［17］　Nakamatsu J，Torres FG，Troncoso OP，Min-Lin Y，Boccaccini AR. Biomacromolecules，2006，**7**：33455.

［18］　Wang Q，Zhang N，Hu X，Yang J，Du Y. Eur. J. Pharm. Biopharm. ，2007，**66**：398.

［19］　Al-Hassan A，Norziah M. Food Hydrocolloids，2012，**26**：108.

［20］　Kaewtatip K，Tanrattanakul V. Mater. Design，2012，**37**：423.

［21］　He YQ，Kong WN，Wang WC，Liu TL，Liu Y，Gong QJ，Gao JP. Carbohydr. Polym. ，2012，**87**：2706.

第11章
海洋生物质聚多糖及材料

11.1 甲壳素和壳聚糖

11.1.1 甲壳素和壳聚糖的来源与结构

甲壳素（chitin）也称"几丁质"、"壳多糖"、"甲壳质"等，主要存在于甲壳类动物、软体动物（如鱿鱼、乌贼）的外壳和软骨、节肢类动物的壳体、真菌（酵母、霉菌）的细胞壁及某些藻类的细胞壁中。另外，在动物的关节、蹄、足的坚硬部分，肌肉与骨结合处，以及低等植物中均发现甲壳素的存在。在虾、蟹的壳中，甲壳素的含量高达58%～85%。

甲壳素的化学名称为 β-（1，4）-2-乙酰氨基-2-脱氧-D-吡喃葡聚糖，由 N-乙酰胺基葡萄糖以 β-1，4 糖苷键缩合而成，分子式可写成（$C_8H_{13}NO_5$）$_n$，其结构如图 11.1(a) 所示。甲壳素与蛋白质一样，具有一级、二级、三级和四级结构，在其线型分子链中 β-1,4 糖苷键连接的 N-乙酰氨基葡萄糖和氨基葡萄糖残基序列构成甲壳素的一级结构，分子骨架链间以氢键结合形成的各种聚合体为甲壳素的二级结构，一级结构和非共价相互作用造成的有序二级结构共同形成的空间规则而粗大的构象为甲壳素的三级结构，长链间非共价键合形成的聚集体构成了甲壳素的四级结构。

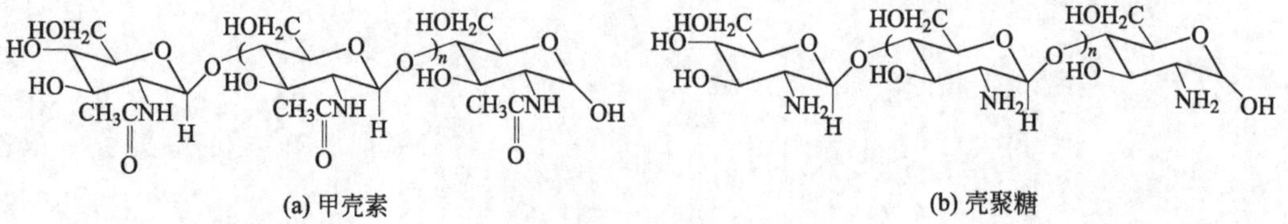

(a) 甲壳素　　　　　　　　　(b) 壳聚糖

图 11.1　甲壳素和壳聚糖的分子结构

甲壳素的吡喃环残基含有大量羟基和乙酰氨基，其强烈的分子内和分子间氢键抑制了邻近的糖残基沿糖苷键旋转，同时，相邻糖残基之间的空间位阻降低了糖残基旋转的自由度和旋转角，致使糖残基的吡喃环形成椅式构象。其 β-1,4 糖苷键的平伏构象决定了甲壳素分子链的走向，其分子链的堆积方式则决定了甲壳素的晶体结构。X 射线衍射结果表明，甲壳素存在 α-、β-、γ-三种晶型，为一同质多晶聚合物。α-甲壳素由两条分子链反平行堆积，构成斜方晶胞，晶胞参数 $a=0.476\text{nm}$、$b=1.030\text{nm}$、$c=1.885\text{nm}$，空间点阵为 P2$_1$2$_1$2$_1$。β-甲壳素由两条分子链平行堆积，构成单斜晶胞，晶胞参数 $a=0.485\text{nm}$、$b=1.038\text{nm}$、$c=10.926\text{nm}$，空间点阵为 P2$_1$。γ-甲壳素的分子链则是上下排列。α-甲壳素和 β-甲壳素在一定条件下可相互转换，β-甲壳素在 6 mol/L 盐酸中会变成 α-甲壳素，而 α-甲壳素经化学处理可使分子间氢键重组转变成 β-甲壳素。其晶型的转化可用红外光谱加以验证。不同晶型的甲壳素具有不同的功能，在动物体中 α-甲壳素通常与矿物质沉积在一起，形成坚硬的外壳，而 β-甲壳素和 γ-甲壳素与胶原蛋白相连接，表现出一定的硬度、柔韧性和流动性，并赋予支撑体许多生理功能，如电解质的控制和聚阴离子物质的运送等。

壳聚糖（chitosan）为脱乙酰甲壳素，脱乙酰度通常大于 60%。其—NH_2 易质子化而溶于酸性水溶液，因而也叫可溶性甲壳素。现已确证，完全脱乙酰化壳聚糖为 β-(1，4)-2-氨基-D-吡喃葡聚糖，由 2-氨基葡萄糖以 β-1，4 糖苷键连接形成线型结构，其结构如图 11.1 (b) 所示。壳聚糖的链结构和聚集态结构与甲壳素相似，但大量氨基的存在使其分子内和分子间的氢键有别于甲壳素，从而具有与甲壳素不同的理化性质和晶体结构。

11.1.2　甲壳素和壳聚糖的化学改性

甲壳素和壳聚糖的分子链中含有大量的活性羟基、氨基以及富电子吡喃环、桥氧等功能基团，在适当条件下可以发生醚化、酯化、氧化、交联、接枝共聚以及与金属离子配合等反应，生成具有新型功能性的甲壳素和壳聚糖衍生物，现已形成了独特的甲壳素化学体系。O-位衍生反应主要包括烷基化、酰化、羧基化、酯化、氧化及接枝共聚等。由于甲壳素 C_2 位乙酰氨基，C_3、C_6 位羟基与桥氧间存在强烈的分子内和分子间氢键，O-位衍生反应需在非水溶剂或浓碱（NaOH、KOH）溶液中进行，反应条件十分苛刻且取代度和产率不高。与甲壳素相比，壳聚糖的溶解性能大大改善，分子间作用力相对较弱，吡喃环中除含有活性羟基外，还存在游离氨基，因而更容易进行化学修饰。壳聚糖的衍生化反应主要有酰化、羧基化、羟基化、磺化、氧化、交联、接枝共聚以及聚电解质复合等。

甲壳素、壳聚糖衍生物的性能取决于取代度的大小及其分布，对反应活性不同的伯羟基、仲羟基和游离氨基控制修饰是制备功能化甲壳素和壳聚糖衍生物的关键所在。甲壳素、壳聚糖大分子的控制修饰方法主要为取代分布控制和区域选择性衍生化。①取代分布控制：控制甲壳素、壳聚糖链的整体取代度（DS）和摩尔取代度（MS）以及取代基在吡喃环单元上的分布。②区域选择性衍生化：对甲壳素吡喃环的 C_3 位仲羟基和 C_6 位伯羟基定向修饰；对壳聚糖吡喃环的 C_3 位仲羟基、C_6 位伯羟基和 C_2 位氨基靶向修饰。

(1) 甲壳素的脱乙酰化反应

脱乙酰化反应是甲壳素最重要的化学改性方法之一，可得到甲壳素的主要衍生物——壳聚糖（图 11.2）。脱乙酰化需要在浓碱和高温条件下进行数小时。由于甲壳素不溶于碱液中，脱乙酰化反应是在非均相条件下进行。调整溶液的碱性、反应温度及反应时间，可得到不同脱乙酰度的壳聚糖。一般，选用浓度为 40%～60% 的 NaOH 溶液，反应温度为 100～180℃，可得到脱乙酰度高达 95% 的壳聚糖。如果要将乙酰氨基完全脱除，需重复进行碱处理。用 β-甲壳素通过上述方法制备脱乙酰基产物速率较快，但得到的壳聚糖颜色很深。β-甲壳素发生脱乙酰基反应的温度比 α-甲壳素发生脱乙酰基反应的温度低，所以可在 80℃下用 β-甲壳素制备壳聚糖，得到颜色较浅的壳聚糖产品。

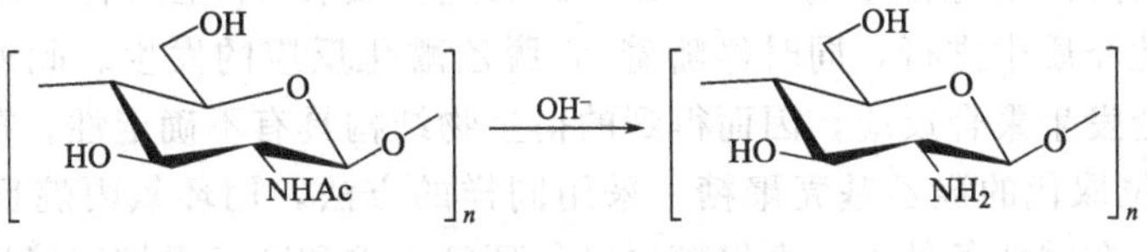

图 11.2　甲壳素的脱乙酰化反应

(2) 酰化反应

在甲壳素、壳聚糖的化学改性中，研究最多的是酰化改性。甲壳素和壳聚糖通过与酰氯或酸酐反应，在大分子链上引入不同分子量的脂肪族或芳香族酰基。酰化反应可在羟基（O-酰化）或氨基（N-酰化）上进行。酰化产物的生成与反应溶剂、酰基结构、催化剂种类和反应温度有关。最早的酰基化反应是干燥的饱和乙酸酐对甲壳素进行乙酰化，该反应时间长且降解严重。因此，Nishi 又报道了采用甲磺酸作溶剂，完全均相条件下进行的酰化反应。酰化甲壳素及其衍生物中的酰基破坏了甲壳素及其衍生物大分子间的氢键，改变了它们的晶态结构，提高了甲壳素及其衍生物的溶解性。

(3) 烷基化反应

烷基化反应可以在甲壳素的羟基上进行（O-烷基化），也可以在壳聚糖的氨基上进行（N-烷基化），其中 N-烷基化较易发生。一般是甲壳素与卤代烃或硫酸酯反应生成烷基化产物。用不同碳链长度的卤代烷对壳聚糖进行改性，可制备乙基壳聚糖、丁基壳聚糖、辛基壳聚糖和十六烷基壳聚糖。壳聚糖的烷基化反应主要发生在 C_2 位的—NH_2 上，C_5、C_6 位上的—OH 也可发生取代反应。壳聚糖引入烷基后，壳聚糖的分子间氢键被显著削弱，因此烷基化壳聚糖溶于水，但若引入的烷基链太长，则其衍生物会不完全溶于水，甚至不完全溶于酸性水溶液，如十六烷基壳聚糖。

(4) 羧基化反应

在甲壳素、壳聚糖化学改性的研究中，近几年关于羧基化衍生物的报道越来越多。这是因为引入羧基后一方面能得到完全水溶性的高分子，更重要的是能得到含阴离子的两性壳聚糖衍生物。甲壳素和壳聚糖在医药缓释方面的研究应用已有许多报道，但是它们作为缓释材料进入人体后，要消耗一定的胃酸才能溶解，而通过化学改性制备成水溶性的衍生物就可以改善这些缺点。该类衍生物被应用于很多方面，特别是作为药物载体方面。羧甲基化甲壳素由碱性甲壳素和氯乙酸反应制得。由于反应是在强碱中进行的，所以既发生脱乙酰化副反应，也发生羧甲基化反应。尽管用该方法得到的衍生物结构不甚明确，但它仍是一种应用最广的甲壳素衍生物。在强碱性条件下，壳聚糖也可进行羧甲基化反应，但羧甲基化反应同时发生在羟基和氨基上，得到的是 N,O-羧甲基壳聚糖。陈凌云等采用电位滴定法测定了羧甲基取代度的大小及其在 N、O 位的取代度分布情况，结果表明，在壳聚糖分子上的取代顺序是 6-OH＞3-OH＞—NH_2。在酸性介质中，壳聚糖与乙醛酸反应生成席夫碱，再进行还原反应得到 N-羧甲基壳聚糖。在适当的条件下，也可以得到 N,N-二羧甲基壳聚糖。

(5) 酯化反应

壳聚糖的 C_6 位羟基可与含氧无机酸发生酯化反应，如与浓硫酸、三氧化硫、氯磺酸反应，制得壳聚糖硫酸酯。设计壳聚糖硫酸酯的特定结构和分子量，可制得与肝素结构相似而抗凝血活性高于肝素且没有副作用的廉价的肝素代用品。壳聚糖在甲磺酸中用五氧化二磷处理可得壳聚糖磷酸酯。

(6) 羟基化反应

甲壳素、壳聚糖在碱性溶液或在乙醇、异丙醇中与环氧乙烷、2-氯乙醇、环氧乙烷等中反应生成羟乙基或羟丙基化衍生物（图 11.3）。反应主要在 C_6 上进行。羟基甲壳素衍生物的合成一般在碱性介质中进行，同时伴随着 N-脱乙酰化反应的发生。此外，环氧乙烷在氢氧根离子作用下会发生聚合反应，因而得到的衍生物结构具有不确定性。羟乙基甲壳素脱除乙酰基后得到 O 位取代的羟乙基壳聚糖。采用同样的方法，用环氧丙烷反应可得到羟丙基甲壳素和壳聚糖。在碱性条件下，壳聚糖也可与环氧乙烷和环氧丙烷直接反应，但得到的是

N、O 位取代的衍生物。

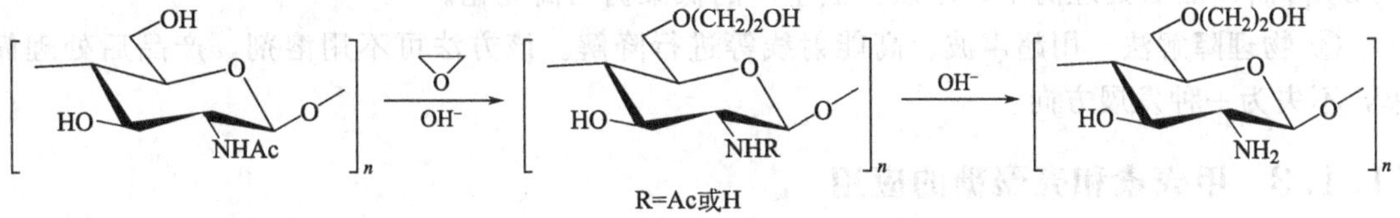

图 11.3　甲壳素的羟基化反应

（7）接枝共聚反应

目前，已发现甲壳素和壳聚糖可以在多种条件下以不同机理与乙烯基单体、短肽、聚乙二醇以及硅氧烷等发生接枝共聚反应，其反应机理主要有自由基接枝共聚、离子接枝共聚和官能团偶联接枝共聚。

甲壳素或壳聚糖能与丙烯酸、丙烯酸酯、甲基丙烯酸酯、苯乙烯、丙烯酰胺等乙烯基单体发生自由基接枝共聚反应。研究了以三丁基硼烷为引发剂的甲壳素与甲基丙烯酸甲酯的非均相接枝共聚反应，发现接枝反应只能在水介质中进行，水对甲壳素的溶剂化作用对接枝反应有促进作用。由此，对甲基丙烯酸甲酯与甲壳素的接枝共聚反应机理提出如下假设：①水分子首先扩散到甲壳素主链结构中，使之溶剂化；②溶剂化的甲壳素与三丁基硼烷形成络合物，产生接枝活性位点；③甲基丙烯酸甲酯单体扩散到甲壳素中，与甲壳素-三丁基硼烷络合物反应，形成甲壳素大分子自由基引发接枝共聚反应。此外，还可采用过硫酸钾和硫酸亚铁铵混合物作为引发剂。在非均相条件下，过硫酸钾受热分解先形成硫酸根自由基，再与水反应生成羟基自由基，羟基自由基结合甲壳素的活泼氢形成甲壳素自由基，然后引发甲基丙烯酸甲酯接枝共聚。Fe^{2+} 不仅可加速硫酸根自由基和甲壳素大分子的自由基的形成，提高共聚反应速率；还可使硫酸根自由基在甲壳素多糖链附近富集，提高甲基丙烯酸甲酯的接枝度。当仅有过硫酸钾作引发剂时，最大接枝度为 94.5%，而用过硫酸钾和硫酸亚铁铵混合物引发时，最大接枝度可达 352%。

（8）交联反应

壳聚糖与交联剂戊二醛发生交联反应是一种应用很多的交联改性方法，反应能在均相或非均相条件下，在较宽的 pH 值范围内于室温下迅速进行。常用的交联剂有环氧氯丙烷、环硫氯丙烷等。另外，还能把壳聚糖用三氯乙酸酰化成光敏聚合物后在紫外线照射下交联。交联作用可发生在同一直链的不同链节之间，也可发生在不同直链间，交联壳聚糖是具有网络结构的高分子聚合物。

（9）降解反应

不同分子量的甲壳素和壳聚糖具有不同的功能与用途，如甲壳素低聚糖（chitooligosaccharide）能提高巨噬细胞的功能，促进脾抗体的生成，抑制肿瘤细胞的生长，在人体肠道内能活化增殖双歧杆菌，降低血压，吸附胆固醇，在微酸性环境中具有较强的抑菌抗菌功能等。为此，对甲壳素和壳聚糖进行降解，制备不同聚合度的氨基葡萄糖和乙酰氨基葡萄糖引起人们的广泛关注。目前，甲壳素和壳聚糖降解主要采用以下几种方法。

① 酶解　用专一性的甲壳素酶（chitinase）、壳聚糖酶（chitosanase）以及非专一性糖酶、蛋白酶、脂酶对甲壳素和壳聚糖进行降解。目前，文献报道的非专一性酶制剂已有 36 种，其中，许多蛋白酶比溶菌酶及一种商业甲壳素酶（serratia marcescens）更能有效地水解壳聚糖。该方法能耗较低，并且不会破坏吡喃环的原有结构。

② 化学降解　用 H_2O_2、浓 HCl 以及 $NaNO_2$、$KMnO_4$ 等对壳聚糖实施降解，其中 H_2O_2 降解产品后处理简单，用该方法生产的低聚糖已商业化。

③ 物理降解法　用超声波、高能射线等进行降解。该方法可不用溶剂，产品后处理简单，不失为一种发展方向。

11.1.3　甲壳素和壳聚糖的应用

甲壳素和壳聚糖具有许多天然的优良性质，如反应活性、生物相容性、生物可降解性、无抗原性、无致炎性、无有害降解产物、吸附性、黏合性、抗菌性和安全性等，从而被广泛应用于食品工业、日用环保、纺织工程、生物医学、废水处理等方面。

11.1.3.1　甲壳素和壳聚糖在食品工业中的应用

(1) 在果蔬保鲜中的应用

果蔬采收后，由于自身呼吸系统的作用，往往导致一定量的损失，造成果蔬的浪费。通常的采后处理是将果蔬贮藏于低温环境下，利用温度效应抑制果蔬的呼吸强度，达到延长保存期的目的。而涂层处理是果蔬保鲜的一种简便、经济且有效的手段。在水中不溶化的保鲜膜如胶原薄膜，由于其制造成本高，薄膜不透明，呈褐色，使用在食品保鲜上不理想，未能推广使用。甲壳素、壳聚糖用作保鲜剂主要是利用其抑菌功能和成膜性，壳聚糖在盐酸、醋酸、酒石酸等溶液中溶解后，具有一定成膜性，将其涂于水果、蔬菜表面形成一层薄膜，此膜具有防止果蔬失水，抑制其呼吸强度，延缓营养物质的消耗，抑制、防止微生物的侵染，减少果蔬的腐烂，延长贮藏期限的功能，从而达到保鲜的目的。在保鲜巴乐时，如果在其表面涂上一层壳聚糖膜，这种保藏方法要比 0℃冷藏保鲜效果要好，可以明显地延长货架期。番茄的保鲜同样可以使用壳聚糖，用浓度为 2% 的壳聚糖对番茄涂膜，保藏 15 d 后，发现涂膜后番茄的总酸度、总糖量、维生素 C 含量均与原番茄接近，保藏效果比 0.2% 的苯甲酸钠溶液好。用壳聚糖对果蔬原料的保鲜处理已取得良好的效果。

(2) 果汁饮料中的应用

我国目前澄清果汁多采用酶法或过滤法，这些方法成本高，周期长。若改用壳聚糖处理就能克服上述缺点。研究表明：在猕猴桃果汁中，pH＝3.1、T＝50℃时加入剂量为 0.4g/L 的壳聚糖，可使果汁的澄清度良好，营养成分损失也较少，这是由于壳聚糖带正电荷，可以与果汁中负电性的胶态颗粒结合，并且，悬浮颗粒以壳聚糖的长链作为骨架附聚其上，形成凝聚体沉降下来。Soto-Peralt 等人对壳聚糖在苹果汁中的澄清作用做了研究，结果发现：使用低黏度、酸溶性壳聚糖对苹果原料汁的澄清效果，要比吸附过滤澄清效果好。另外，壳聚糖澄清果汁还有一个优点，即可降低果汁酶褐变速率和程度，因为壳聚糖能除去果汁中多酚氧化酶。壳聚糖还可净化糖汁，它可除去原料糖汁中的无机盐、纤维素、有机胶物质和一些悬浮物质。

(3) 在肉类保藏中的应用

张燕婉和王光华等研究了壳聚糖对五种食物中毒菌的影响，发现壳聚糖溶液浓度在 0.5%～2.5% 范围内对大肠杆菌、金黄色葡萄球菌、鼠伤寒沙门菌、李斯特单核增生菌和小肠结肠炎耶尔森菌的生长有显著的影响。培养基中添加壳聚糖时，在培养 1～2d 后，上述各种细菌的生长均受到完全抑制；这种抑制作用受培养液的 pH 值的影响。在 pH＝5.5 时作用较明显，而 pH＝6.5 时，抑菌作用较弱，只对金黄色葡萄球菌有较强的抑制作用。壳聚糖对普通变形杆菌、枯草杆菌、假单胞菌、乳酸杆菌、微球菌的生长也有较强的抑制作用，抑菌作用随壳聚糖分子量的降低而增强。段静云等人用壳聚糖保鲜冷却鲜猪肉，发现壳聚糖对鲜肉有明显的保鲜作用，且脱乙酰度越高，保鲜效果越好。1％的壳聚糖醋酸溶液能使冷却猪肉的货架期达到 7d。另外，由于肉类食品中含有高度不饱和脂肪酸，其很容易被氧化而使肉类食品腐败变质。因此常常需要在这类食品中加入抗氧化剂以便保存。甲壳素作为在肉类保藏中应用的新型抗氧化剂近年来取得不少进展。关于抗氧化的机理，目前主要认为甲壳素及其衍生物能与肉类食品在加热处理时从肉的血红蛋白中释放的铁离子形成螯合物，从而抑制铁离子的催化活性，起到抗氧化的作用。

(4) 保健食品中的应用

经化学修饰后的改性壳聚糖具有调节平衡人体微量元素和降低食物热能等功效。研究发现：将 2 份壳聚糖与 1 份 2％的甲酸，1 份 330g $FeSO_4$ 水溶液反应，制得铁-壳聚糖络合物，可作为补铁剂。哺乳动物摄入壳聚糖后，在体内与酯类物质（如甘油三酯等）结合形成壳聚糖络盐或复合物，这种产物由于有很强的疏水性，不易被肠胃所湿润，因而也就不为肠胃消化吸收，而随粪便排出。实验还发现：壳聚糖与这些酯类物质结合后，仍能进一步结合相当于它们自身质量许多倍的酯类物质，因此壳聚糖或其脂肪酸络盐可以作为脂肪清除剂添加到食品中，添加量为食品质量的 1％～10％。如壳聚糖与油酸、亚油酸等脂肪酸按 1∶5 制成可溶性壳聚糖-脂肪酸络合物，此络合物一方面能减少人体对脂类物质的吸收，促进脂类排出体外，另一方面因结合食品中的脂肪而降低了食品的热量，同时又能满足人们对脂肪的口感要求，从而预防了肥胖症。同时，甲壳素、壳聚糖的低聚糖还能促进肠道的有益菌增殖，改善肠道的微生态环境，并具非常爽口的甜味，而热量比蔗糖低许多，而且不增加胰岛素水平，是一种"无糖"之糖。

(5) 作为食品添加剂

研究表明：甲壳素、壳聚糖具有一定的乳化、增稠和稳定的作用，尤其是把甲壳素制成微晶甲壳素或其分散体后，它的这些性能会进一步提高。微晶甲壳素乳化能力会随乳化试剂浓度的提高而降低，但其乳化稳定性会升高。它可用于冷饮制品如冰激凌中，可使冰激凌组织细腻、冰晶颗粒均匀细小、泡沫丰富、口感柔和、保形性好，其乳化效果比微晶纤维素要好。它也可用于面包制品、果酱、花生酱、奶油替代品等食品生产中。

(6) 烘烤制品

Pomeranz 等发现，在以小麦面粉为原料、土豆蛋白质作强化剂（用土豆蛋白质代替8％的小麦面粉）制作面包时，加入少量微晶甲壳素，这种特制面包的体积会增加。在面团中加入 2.7％的 100 目壳聚糖，它能与蛋白质形成稳定的乳化液，再经发酵、整型、焙烤，此种面包体积增加、内部蜂窝状结构均匀，柔软可口、保湿性能良好。在蛋糕中加入 4.7％的 100 目壳聚糖，也能对产品起到较好的乳化和稳定作用，日本市场上已有添加壳聚糖的烤甜饼出售，较受欢迎。

(7) 固定化酶载体

在壳聚糖分子中，有相当数量的游离氨基，这些氨基可以和双功能试剂（如戊二醛等）发生交联作用，因此，可成为许多酶的固定化载体。这些载体的力学性能良好，化学稳定性高，可提高酶的稳定性和活性。而且由于壳聚糖有与其他离子整合的能力，可保护酶不受金属离子的抑制。到目前为止，用壳聚糖作固定载体的酶已经有多种，如酸性磷酸酯酶、葡萄糖异构酶、D-葡萄糖氧化酶、β-半乳糖苷酶、胰蛋白酶、尿素酶、淀粉酶、蔗糖酶、溶菌酶等。

(8) 霉菌污染检测

检测食品加工原料（植物等）或农产品表面的霉菌是食品质量跟踪管理的一个重要环

节。现有的定量检测方法只能给出活霉菌的菌体量，但无法说明已死霉菌的菌体量。而甲壳素是霉菌细胞壁的主要成分。通过定量检测加工原料或农产品表面霉菌所含的甲壳素含量，则可以反映全部（包括活的和死的）霉菌的菌体量。

由于不同菌种的霉菌细胞壁中甲壳素含量不同，则可根据甲壳素的含量推测霉菌的含量。因此，甲壳素现已被认为可用作农副产品等食品表面霉菌的污染检测。

(9) 食品工业废水

随着食品工业的迅猛发展，随之而来产生大量的废物和废水，例如蛋白质、淀粉、味精、酿酒等生产部门每年排放的废水就达百亿吨以上，这些废水如不经处理直接排放，会严重污染环境，危害人体健康。另一方面，这些废水中又含有大量蛋白质、脂肪酸等有用物质，因此，在进行废水处理时，如何将这些废水废弃物加以利用，成为当前研究的热门。壳聚糖是自然界唯一一种带正电荷的高分子聚合物，无毒无味，可生物降解，不会造成二次污染，是一种优良的絮凝剂，它能把废水中的有效成分絮凝沉淀下来，然后沉淀物加以回收提纯，可重新作为原料或作为饲料用，而絮凝剂经再生后可重复使用。

甲壳素、壳聚糖作为资源丰富性能、优良的天然高分子聚合物，在食品工业中表现出良好的应用效果。可以相信它们将得到越来越广泛的应用。

11.1.3.2 甲壳素和壳聚糖在日用化工中的应用

由于壳聚糖具有优良的生物相容性和成膜性、抑菌性能和显著的美白效果、保湿、刺激细胞再生以及修饰皮肤的功能，壳聚糖已广泛应用于化妆品领域。壳聚糖用于化妆品时具有以下优点。

(1) 具有优良的生物相容性和成膜性，可充分保持营养成分 添加了壳聚糖的化妆品可在人体表皮上形成一层天然仿生皮肤，由于其具有良好的通透性，可以充分保持化妆品中的有效成分如保湿剂和营养剂等。另外，壳聚糖在人体表皮会形成一道天然屏障，可以阻断或减弱紫外线和病菌等对皮肤的侵害。

(2) 具有抑菌功能和显著的美白效果 壳聚糖用于化妆品中，可渗透进入皮肤毛囊孔，抑制并杀死毛囊中藏匿的霉菌、细菌等有害微生物，从而消除由于微生物侵害而引起的粉刺、皮炎，同时可消除由于微生物累积而引起的黑色素、色斑等。壳聚糖本身还可以抑制黑色素形成酶的活性，从而消除由于代谢失调而引起的黑色素。可以说壳聚糖化妆品是一种性能很好的美白化妆品。

(3) 具有保湿、刺激细胞再生及修饰皮肤的功能 壳聚糖大分子上有许多结合水分子的氨基，具有优良的吸水性和保水性，经化学改性的壳聚糖（如引入羧甲基后）能进一步改善其保水性。在护肤化妆品添加一定量的低聚壳聚糖，既可以防止化妆品配方中水分的逸失，又可以对表皮水分进行水合，从而起到增湿保湿作用，且随着分子量的降低，保湿增湿性能逐渐增加。而且，低聚壳聚糖良好的透气性且不干扰表皮对废物和毒素的排泄，不会造成皮肤粉刺。如含有适量低聚壳聚糖的面膜弹性好、对皮肤具有明显的滋润及保护作用。

人体皮肤由于日晒、干燥和衰老等原因，会产生干裂。随着年龄的增加，人体细胞的再生速度减慢，表皮细胞聚集会产生空隙即我们常说的皱纹，采用含壳聚糖的化妆品不但可以给皮肤提供营养成分如胶原蛋白等，而且壳聚糖可填充在表皮产生的干裂缝中，和表皮脂膜层中神经酰胺作用，最终和表皮长成一体，以达到修饰美容的效果。另外，壳聚糖还是一种优良的细胞生长诱导因子，目前，已广泛应用于动植物细胞的增殖培养中。用于化妆品时，它可以刺激、加快表皮细胞的再生速度，从而达到减缓衰老、修饰美容的效果。

另外，添有壳聚糖的化妆品对紫外线和激光损伤的皮肤有很好的疗效，起到使损伤的皮肤再生、补充皮肤的水分、增加皮肤的弹性、减少炎症、减轻皮肤干燥症状的作用。壳聚糖与染料合成着色剂，将其精制成的微粒，可以作为粉剂、唇膏、指甲油和眉笔等的底物，使它们更加易涂布和滑润，并且不易结块，毒性明显降低。

壳聚糖不但在护肤品中有着重要应用，而且在护发液和浴液等日用品中也有着重要用途。如利用壳聚糖优良的成膜性能，可用于多种发胶和香波中。

甲壳素是自然界贮量仅次于纤维素的第二大天然高分子材料，广泛存在于虾、蟹和昆虫等节肢类动物的外壳及菌、藻等低等植物的细胞壁中。壳聚糖是甲壳素经脱乙酰化反应而得到的一种直链型天然高分子，是自然界大量存在的唯一的一种碱性多糖。利用甲壳素/壳聚糖这一优质的自然资源，通过合理的化学改性途径，制备出一系列不同类型的新型高效、无毒、生物相容性良好的新型绿色壳聚糖类表面活性剂产品，将既有科研价值，又蕴藏着巨大的社会效益和经济效益。

表面活性剂是两亲物质，其分子结构中同时含有亲水（疏油）基团和亲油（疏水）基团。因此，壳聚糖类表面活性剂的分子结构中也必须同时含有这两类不同性质的基团。而甲壳素不溶于水、酸、碱、盐溶液及普通有机溶剂中，壳聚糖也仅溶解于酸性介质中。因此，壳聚糖类表面活性剂的制备需采取先制得甲壳素/壳聚糖的水溶性衍生物（作为终产物的亲水性基团）再接枝疏水性基团的合成方法。

壳聚糖类表面活性剂大致分为两大类：一类是以壳聚糖亲水改性后所得的壳聚糖水溶性衍生物作为亲水性基团制得的高分子壳聚糖类表面活性剂；另一类是以壳聚糖降解后所得的水溶性低壳聚糖作为亲水性基团制得的低分子低聚糖类表面活性剂。前者的制备可以先采用多种亲水改性手段制得相应的水溶性壳聚糖衍生物，如通过羟烷化反应制得水溶性羟乙基壳聚糖、羟丙基壳聚糖，利用羧烷化反应制得水溶性羧甲基壳聚糖、羧丁基壳聚糖等，然后在此基础上，利用醚化反应、烷化反应等对制得的水溶性壳聚糖衍生物进行疏水改性，就能够制备出不同结构、不同类型的系列高分子壳聚糖类表面活性剂。后者的制备是先用酸法和氧化法降解壳聚糖制得水溶性壳低聚糖，再利用酰化反应、醚化反应、烷化反应、苷化反应等对壳低聚糖进行疏水改性，就可制得不同结构、不同类型的系列壳低聚糖类表面活性剂。另外，也可根据其在水溶液中的电离情况分为离子型（包括阴离子型、阳离子型和两性型）、非离子型壳聚糖类表面活性剂。

壳聚糖类表面活性剂是以自然界中广泛存在的生物相容性良好、可生物降解和再生的优质自然资源甲壳素为基本的原料制得的，它既保留了甲壳素/壳聚糖自身的一些优良性能，还同时具有良好的表面活性、乳化性、吸湿保湿性、增稠性、抑菌性等功能性质，可望在洗涤、医药、食品、化妆品、纺织印染、石油、环保等领域中得到广泛应用。

11.1.3.3　甲壳素和壳聚糖在纺织工业中的应用

甲壳素、壳聚糖与其他天然多糖一样，在熔融之前就发生分解，无法进行熔融纺丝，只能进行溶液纺丝。根据所用溶剂，可将甲壳素的溶液纺丝划分为磺化、卤化、酰胺-氯化锂 3 种体系。磺化法与纤维素黏胶纤维的制备方法相似。其中，前两种方法采用的溶剂具有一定的残留和腐蚀性，制备的纤维综合性能不理想，特别是对环境的污染仍然是不容忽视的问题。相比之下，酰胺-氯化锂体系在甲壳素纤维成型技术中占有重要地位，能大幅度改善纤维的干态性能。

制备具有良好可纺性的纺丝液，选择凝固速率适当的凝固液是甲壳素、壳聚糖溶液纺丝的关键。然而，要获得优良力学性能的甲壳素、壳聚糖纤维，对原料进行精制也非常必要。如用弱酸和乙醇对甲壳素进行预处理，可得到高聚合度和低灰分含量的甲壳素原料；用醋酸酐和甲醇混合液对甲壳素浸渍 4h，可改善甲壳素的溶解性能，制得的纤维具有较高的机械强度。对甲壳素、壳聚糖纺丝工艺进行改进，虽然可提高其干态机械强度，然而其较低的湿态强度仍然达不到实用要求。对甲壳素和壳聚糖纤维进行改性可以提高其机械强度和功能性。将壳聚糖氨基乙酰、丙酰化后与纤维素磺酸盐共混，采用湿法纺丝制备出 N-乙酰壳聚糖/纤维素和 N 丙酰壳聚糖/纤维素共混纤维。其纺丝溶液为 NaOH 水溶液，凝固液为 10％ H_2SO_4、25％ Na_2SO_4 和 1.3％ $ZnSO_4$ 的混合液。初生纤维于 25％ Na_2SO_4 溶液中室温下浸泡一夜后，还需要再用甲醇和相应的脂肪酸酐进行处理，以防单丝粘接，共混纤维的机械强度虽没有得到改善，但纤维素的引入却抑制了甲壳素酶和溶菌酶对甲壳素的降解。随后又相继制备出 N-乙酰壳聚糖/丝素蛋白、壳聚糖/胶原蛋白以及 N-酰基壳聚糖/胶原蛋白共混纤维，通过引入丝素蛋白、胶原蛋白等天然高分子进一步改善了甲壳素、壳聚糖纤维的血液相溶性。

11.1.3.4 甲壳素和壳聚糖在生物医药中的应用

作为一种新型的海洋药物资源，甲壳素、壳聚糖及其衍生物在抗癌、抗血栓、降血脂和胆固醇药物等方面的研究与应用已获得了很大进展，并已显示出诱人的应用前景。壳聚糖能直接抑制肿瘤细胞生长，并对 L_{1210} 白血病癌细胞具有选择聚集作用，甲壳素可通过活化免疫系统抑制癌细胞生长，羧甲基甲壳素与精氨酸-甘氨酸-天冬氨酸的缩合物能抑制癌细胞转移，甲壳六聚糖能抑制癌肿毛细管内皮的生成，可作为早期癌细胞的治疗药物。甲壳素、N-乙酰和 N-辛酰壳聚糖、磺化壳聚糖具有良好的抗凝血活性，3,6-位磺化壳聚糖的抗凝血活性是肝素的 2 倍，可作为抗血栓药物。氨基葡萄糖硫酸盐是新型抗癌药物氯脲霉素的中间体，对关节炎的治疗具有特效。羧甲基壳聚糖与磷酸钙复合物能促进骨骼的矿化，可作为成骨促进剂。硫酸甲壳素和硫酸壳聚糖具有抗凝血性和解吸血中脂蛋白的活性，并具有抑制肿瘤与抗艾滋病作用。

(1) 药物缓释载体

甲壳素及其衍生物可以膜、凝胶、胶囊等形态对药物进行包埋，已广泛用于药物缓释和定向输送。许多药物如抗病毒类的碘苷，抗生素类的四环素、新菌素、杆菌肽，抗过敏性的氯曲米通，抗炎类的氢化可的松、氢化泼尼松，抗胆碱酯酶类的莨菪胺、莨菪酰胺等均可用甲壳素以及衍生物缓释膜控制释放。目前已报道或应用的缓释凝胶有甲壳素、壳聚糖水凝胶、壳聚糖/聚乙醚互穿网络（IPN）凝胶、β-甲壳素/聚乙二醇 Semi-IPN 凝胶、β-壳聚糖/聚乙二醇凝胶、壳聚糖/氧化胺凝胶等。此外，以甲壳素及其衍生物为基材，将药物分子键合到甲壳素及其衍生物高分子链上，可制成高分子载体药物，药物可通过在体内的水解而缓慢释放，从而达到控释的目的。例如，将丝裂霉素键合到 N-丁二酰壳聚糖主链上制成共轭载体药，该药物在血浆中的浓度在 24 h 内可保持恒定，对 L_{1210} 白血病疗效显著。以甲壳素及其衍生物为载体的缓释和定向输送技术可使药物有规律地释放，降低因药物浓度波动而产生的副反应，从而提高药物的疗效和安全性。

(2) 可吸收手术缝合线

甲壳素及其衍生物溶液具有良好的可纺性，采用湿法或干湿法纺丝制成单丝，然后加捻并股可制成手术缝合线。目前，甲壳素与壳聚糖手术缝合线已进入临床应用阶段。与其他天然合成高分子缝合线相比，甲壳素和壳聚糖手术缝合线具有如下优点：①具有足够的拉伸强度和柔顺性，易于伤口缝合和打结；②具有类似于植物纤维的化学结构和人体骨胶原的组织结构，因而与人体具有较好的相容性，植入体内后免疫原性小，无抗体反应；③耐胆汁、尿液和胰腺液，通过对纤维改性可控制溶菌酶等对其的分解吸收速率；④具有抗菌消炎作用，能促进伤口愈合。

(3) 医用敷料

甲壳素及其衍生物具有优良的组织相容性和抗菌、消炎、促进伤口愈合等特殊功能，是制造人造皮肤、无纺布、止血海绵等医用敷料的理想材料。Sparkes 等将壳聚糖与明胶或胶原蛋白共混，经甘油、山梨醇增塑后制成人造皮肤，该敷料具有极好的皮下脂肪吸附性能，并能抑制伤口收缩，防止伤口产生硬疤。Muzzarelli 将壳聚糖衍生为 5-甲基吡咯烷酮壳聚糖后与明胶、聚乙二醇、聚乙烯吡咯烷酮共混制成无纺布，应用于创面时，5-甲基吡咯烷酮酶解为寡糖，从而加速伤口愈合，并可防止伤疤的形成。吴清基等以甲壳素为原料制得甲壳素无纺布，该敷料与创面结合牢固，并具有良好的透气、吸水和促进组织生长等作用。将壳聚糖和磺化壳聚糖共混制成伤口敷料，该敷料于创面的酶解产物可加速伤口愈合和组织再生。

(4) 人工透析膜

人工透析膜必须具有高的机械强度和血液稳定性，目前，临床上应用的透析膜主要为铜氨纤维素膜、聚丙烯腈和聚甲基丙烯酸甲酯膜等，这些膜存在着抗凝血性差、中等分子量物质透过性能差等缺陷，而甲壳素及其衍生物膜具有良好的抗凝血性能和较高的机械强度，可以透过尿素、尿酸、肌酸，但不透过 Na^+、K^+ 等无机离子及血清蛋白，是一个理想的血液分离和人工透析材料，目前已进入临床应用阶段。

11.1.3.5　甲壳素和壳聚糖在废水处理中的应用

一直以来，壳聚糖及其衍生物是备受关注的水处理剂。壳聚糖可通过絮凝、吸附作用去除污染物，在金属离子回收富集、染料废水脱色和饮用水净化方面发挥重要的作用。壳聚糖对众多重金属离子有着较好的吸附性能，如能和 Cu^{2+}、Cd^{2+}、Pb^{2+}、Zn^{2+}、Hg^{2+}、Ni^{2+}、Fe^{3+} 等金属发生吸附，但对碱金属的作用较弱。甲壳素基材料作为环境材料的另一个重要应用是对饮用水的净化。早期，人们利用壳聚糖去除水中的微量金属元素和颗粒物。近年来，对饮用水中氟的去除引起关注。含氟量高的饮用水会对人体和环境带来危害。甲壳素颗粒、镧修饰壳聚糖、钛修饰壳聚糖、羧甲基交联壳聚糖、质子化壳聚糖等甲壳素基材料被用来发展高效的饮用水氟处理剂。

将甲壳素、壳聚糖及其衍生物应用在水处理中有很多优点。壳聚糖分子链上分布着大量的游离氨基，在稀酸溶液中质子化，从而使壳聚糖分子链上带有大量的正电荷，成为一种聚电解质，一种典型的阳离子型混凝剂。在应用上，壳聚糖是自来水厂（主要指使用地表水）净化水质的理想混凝剂，它不但可以除去水中的无机固体悬浮物，还可除去有害的极性有机物，如农药、表面活性剂等。北京市政设计院认为壳聚糖可用于中浊度水质的净化处理，用量少，效果好，其无毒的特点是其他混凝剂所无法比拟的。但由于其价格昂贵，自来水厂一般并不使用，目前只能在酒厂的兑酒用水上推广使用。壳聚糖的用量，取决于悬浊液的浓度、共存离子的浓度及悬浊液的 pH 值等因素。一般而言，大约是悬浮液中干物质量的 0.2%～10.0%。而从废水中可回收 30%～70% 的蛋白质，在某些情况下还能回收 30%～50% 的脂肪。

自来水的消毒，普遍使用氯气或漂白粉，虽然消毒效果好，成本低，但在自来水中会产生和残留三氯甲烷、四氯化碳等卤代物，它们有潜在的致癌作用，活性炭也不能有效地去除。壳聚糖却能有效地除去这些卤代物。用包覆壳聚糖的活性炭作净水剂，既有效地提高活性炭的吸附性能，又可降低单用壳聚糖的费用。

11.1.3.6 甲壳素和壳聚糖在先进功能材料中的应用

作为新型的功能膜材料，甲壳素和壳聚糖已引起人们的极大关注。选择合适的良溶剂，将甲壳素和壳聚糖溶解成真溶液，即可通过湿法或者干法制备甲壳素和壳聚糖均质膜。由于纯态甲壳素和壳聚糖均质膜存在力学性能上的缺陷，因此常用交联、共聚、共混等物理或者化学的方法进行改性，以扩展其应用范围。目前，甲壳素、壳聚糖及其改性膜的研究主要集中在渗透蒸发膜、反渗透膜、超滤膜、透析膜、气体分离膜、固定化酶膜和医用膜等领域。

渗透蒸发作为一种新型的膜分离技术，具有低能耗、高效率等优点，适用于恒沸、近沸和同分异构体混合物的分离。将壳聚糖溶于稀酸溶液，过滤、脱泡，在玻璃板上流延，碱洗后于室温下自然干燥，即可得到壳聚糖渗透蒸发膜。以脱乙酰度 99％和 93.5％的壳聚糖为材料制备出渗透蒸发膜，研究结果表明该膜为优先透水膜，其水/醇分离因子为 10 左右，渗透通量为 $1000 \sim 2000 g/(m^2 \cdot h)$。同时，考虑壳聚糖脱乙酰度的影响，发现该膜在高脱乙酰度下具有较大的断裂强度和较小的溶胀度，并且随着脱乙酰度的增大，其醇水渗透通量逐渐减小，分离因子逐渐增大。当脱乙酰度大于 90％时，其分离因子可达到渗透蒸发单极要求。壳聚糖膜的分离性能主要取决于水和乙醇在膜界面的溶解分配平衡，要使壳聚糖膜具有优良的醇水分离性能，则必须对其进行改性，使膜中的亲水基团和疏水基团达到平衡。共混是调节亲水、疏水功能基团比例，得到最大分离度的简单有效方法。将具有一定疏水性的醋酸纤维素（CA）引入壳聚糖，通过调节共混比例控制膜中亲水、疏水功能团与被分裂的乙醇/水混合物体系达到平衡状况，从而获得更高的分离系数。另外，制备出壳聚糖/聚乙烯醇共混膜（CT/PVA），在低乙醇浓度下具有良好的优先透醇性和较高的渗透通量，分离性能优于目前最常用的硅橡胶透醇膜。

甲壳素、壳聚糖作为超滤膜和反渗透膜具有极大的应用潜力。采用流延成膜法制备出甲壳素膜，直接装载到过滤器上作为超滤膜使用，对葡萄糖的截留率高达 98.1％。如果在壳聚糖溶液中添加 Mg^{2+}、Zn^{2+} 等添加剂，采用流延成膜法得到的壳聚糖反渗透膜，对 $2000 mg/L$ $CaCl_2$ 溶液具有良好的脱盐效果，特别是经二甲苯二异氰酸酯交联后，对 $500 mg/L$ $MgCl_2$ 水溶液的脱盐率高达 98.7％。其抗压性能、透水性能均优于醋酸纤维素膜。

11.2 海藻酸及海藻酸盐

11.2.1 海藻酸及海藻酸盐的来源与结构

海藻酸钠由海藻等藻类深加工而成。海藻是生长在海水中的藻类植物，是海洋生物资源的一大家族，有 250 属，1500 余种，有经济价值的种类就有 100 多种。在我国漫长的海岸线上，北至黄海的辽河、鸭绿江口，南至北部湾的白兰河口及西沙群岛、中沙群岛和南沙群岛等辽阔的海域中都有海藻的踪迹，21 世纪，人工栽培海藻已非常普及，栽培总面积约 20 万公顷（300 万亩），海藻总产量约为 635 万吨（鲜重）；其中，海带 310 万吨，裙带菜 220 万吨，紫菜 75 万吨，江篱 10 万吨，腒鳞菜 10 万吨，其他 10 万吨。总产值约 30 亿美元以上。我国海带和紫菜干品产量分别达到了 30 万吨和 3 万吨，占世界的第一位和第三位。在我国，国家很重视海藻的深加工技术，把海藻深加工技术列入海洋领域的 863 研究和开发计划。

日本和韩国在远古时代就食用过海藻。非洲、前苏联、加拿大、美洲、冰岛和中国，在公元前 6～10 世纪也曾食用过海藻。日本的传统观念是把海藻作为长寿食品。据最近统计资料表明，多食海藻的地区，长寿的人的确较多。近年来，人们对海藻食用的价值进行了广泛的研究，使海藻在食品工业方面有了越来越多的应用。

从 1883 年英国斯坦费特发现海藻酸以来，现在世界上约有十个大型公司专门进行生产。1975 年建立了世界海藻提取物协会。海藻工业已在世界范围内形成新的体系。

海藻酸（alginic acid）又名藻朊酸，是海藻的精华，在海藻中以一种不溶性的混合盐形式存在。它是由单糖醛酸线性聚合而成的多糖，单体为 β-1,4-D-甘露糖醛酸（M）和 α-1,4-L-古洛糖醛酸（G），化学式为（$C_6H_8O_6$）$_n$，其酸值因测定方法不同而有差异，在 30～56 之间。各种海藻酸中古洛糖醛酸和甘露糖醛酸的比例因原料种类和产地不同而异，其溶解特性也因二者比例差异而不同。

海藻酸盐是从天然裸藻中提取的一种天然多糖，其中海藻酸必须转变为可溶性的海藻酸钠才能被提取，海藻酸盐的结构大致类似，是由 α-L-古洛糖醛酸（G 糖单元）和 β-D-甘露糖醛酸（M 糖单元）通过 α-1,4 糖苷键连接并由不同比例的 GM、MM 和 GG 片段组成的一种线型嵌段聚合物，且 G 单元的刚性较 M 单元的刚性大。海藻酸钠分子式为（$C_6H_7O_6Na$）$_n$，其分子量为 32000～200000，结构单位分子量为 198.1，分子结构如图 11.4 所示。

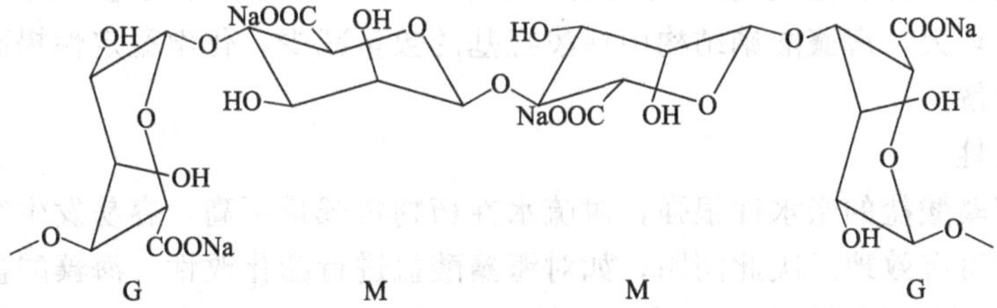

图 11.4　海藻酸钠的结构

研究发现，海藻酸盐中 G 嵌段含量较高时得到高凝冻强度的水凝胶，而 M 嵌段含量高的海藻酸盐得到的是中等凝冻强度，并具有较强的抗脱水收缩作用。海藻酸钠具有较强的水溶性、稳定性、凝胶性、成膜性和螯合性，主要存在于海藻类物质中，在食品、医药、纺织等工业方面均有广泛的应用。目前，工业上制备海藻酸钠的方法多为酸凝-酸化法、钙凝-酸化法、钙离子交换法以及酶解法，在以上三种方法中，乙醇沉淀提纯法被证明是最有效的方法，因为该方法不仅实验步骤简单，产物消耗少，产量多，而且不需要将样品酸化，避免了海藻酸钠大分子链段中键的断裂，得到的产物具有较高的分子量和较窄的分子量分布，流变性能等于甚至优于商业样品。因此，国内常用的海藻酸钠纯化方法，主要采用乙醇提纯，然后粉碎烘干。其中酶解法具有较高的提取率。

11.2.2　海藻酸及海藻酸盐的化学改性

海藻酸及海藻酸盐具有优异的生物相容性、低毒性和相对低廉的价格，被广泛应用于药物释放体系和组织工程领域。采用多种方法可对海藻酸盐进行改性，改善其某一方面的特点性能，扩展海藻酸盐的应用。

(1) 氧化

用高碘酸钠可对海藻酸及海藻酸盐进行氧化，使海藻酸的部分糖醛酸单元的羟基转变为醛基，改善海藻酸及海藻酸盐的降解性能。由于醛基的反应活性相对较高，可以偶联活性蛋白、多肽、特异氨基酸序列等生物活性物质，提高材料与细胞的相互作用。何淑兰等考察了高碘酸钠溶液对海藻酸钠的氧化改性。取 1g 海藻酸钠配成质量分数为 1% 的水溶液，用 1mL 的 0.25mol/L 高碘酸钠溶液避光氧化 24h 后，加入 0.2mL 乙二醇终止氧化反应 15min。加入乙醇析出、抽滤，如此反复 3 次后冷冻干燥。调整高碘酸钠和海藻酸钠结构单元的比例或改变氧化温度，可制备不同氧化程度的改性海藻酸钠。FTIR 显示，海藻酸钠被氧化后产生了醛基。随着高碘酸钠用量的增加，氧化度呈直线上升趋势，同时海藻酸钠的分子量急剧降低。因此，在用高碘酸钠氧化法制备氧化海藻酸钠时，在保证一定氧化度的前提下，应通过调节氧化温度来尽量减少分子量的降低程度。

(2) 醚化

将海藻酸或海藻酸盐的羟基进行醚化，可改变海藻酸盐的水溶性，提高其化学稳定性。林海琳等将一定比例的海藻酸钠和 NaOH 溶液分散在 1:1 的异丙醇-水混合溶剂中，加入一定量的一氯醋酸钠溶液，常温下放置 1h，然后在 80℃ 水浴中反应 1~3h，反应后将生成物过滤，用乙醇洗涤，干燥，得到取代度不同的醚化海藻酸钠。海藻酸钠的取代度达到 0.2 以上时，其水溶液呈清亮透明状，黏度逐渐变小。醚化海藻酸钠分子中部分活泼—OH 转化为—OCH$_2$COOH。由于羧基溶解于水的能力大于羟基，致使醚化海藻酸钠具有更高的水溶性。随着取代度增大，溶液的黏度逐渐降低，这是因为海藻酸钠在碱性介质中受热降解，时间越长分子量越小，黏度也越低。醚化剂用量不变时，取代度与反应时间成正比。另一方面，随着取代度增大，海藻酸钠结构中活泼羟基的数量减少，化学稳定性提高，存放 10d 以上也不变稀、水解。

(3) 疏水改性

海藻酸及海藻酸盐的亲水性很强，对疏水性药物负载量不高，容易发生突释。对海藻酸盐进行疏水改性可有效地解决此问题，如对海藻酸盐进行酯化改性。海藻酸盐的酯化反应是将烷基链段引入海藻酸盐中，增加其疏水性。由于—OH 与—COOH 的反应活性不高，反应条件苛刻，而且—COOH 反应后影响其后续与 Ca^{2+} 的成胶性能。对海藻酸盐氧化开环后进行接枝改性是一种条件温和、接枝效率较高的方法。在 100mL 的 1.0g/L 海藻酸钠溶液中加入 25mL 正丙醇和 4mL 的 0.25mol/L 高碘酸钠溶液，4℃ 下避光反应 24h，加入 1mL 的乙二醇反应 15min 以终止氧化。将所得溶液充分透析后，冷冻干燥，得到海藻酸钠的氧化产物 OSA。取 2.0g 的 OSA 溶于 100mL 磷酸缓冲液（pH7.0）中配成均匀溶液，加入 0.46g NaCNBH$_3$，然后加入 50mL 含十二胺的甲醇溶液，室温搅拌 12h，反应产物用甲醇沉淀，离心分离，沉淀用蒸馏水溶解，透析 3d，冷冻干燥，便可得到十二烷基胺改性海藻酸钠 SAC。将十二烷基胺链段引入海藻酸钠骨架上后，海藻酸钠的疏水改性显著增加，改性后的产物黏度增大。将十二烷基胺改性的海藻酸钠制备成凝胶微球，其对药物布洛芬的负载量提高，具有较好的缓释作用。

(4) 接枝改性

海藻酸盐分子结构中有数量较多的活性基团，易发生接枝反应。萧聪明等探讨了海藻酸钙水凝胶小球与丙烯腈的接枝共聚改性。称取 5g 除去表面水的海藻酸钙水凝胶小球，加入三口烧瓶中，再加入 0.2~0.3mol/L 过硫酸钾和 5mL 质量分数为 3% 的聚乙烯醇水溶液，将反应瓶置于恒温水浴锅中，分别控制反应温度为 46℃、48℃、51℃ 和 54℃，搅拌下引发

35min。然后，边搅拌边滴加 $2.0\sim4.2mol/L$ 的丙烯腈单体反应 $3\sim6h$。将反应产物用蒸馏水洗涤 5 次，抽滤，称重，再于 40℃下烘干至恒重，得丙烯腈接枝改性的海藻酸钙水凝胶小球。将产品用 DMF 于室温下振荡浸泡 72h，以除去均聚物聚丙烯腈；抽滤，再用蒸馏水浸泡 24h，以除去小球中残余的 DMF。于 40℃下烘至恒重，得到最终产品。海藻酸钙水凝胶小球在大气中放置过程中，逐渐失水而变成平片状。而丙烯腈接枝改性海藻酸钙水凝胶小球较为致密，保水性较好，能够一直保持原有状态。将海藻酸钙水凝胶小球置于不同浓度的 Na_2CO_3 和 Na_2HPO_4 溶液中一段时间后，交联点钙离子因与负离子形成沉淀而丧失，导致凝胶瓦解；负离子浓度越大，凝胶瓦解的时间越短。而经丙烯腈接枝改性后，于相同浓度的电解质溶液中浸泡相同时间，水凝胶小球不发生任何变化，仍保持原有形状。显然，丙烯腈接枝海藻酸钙小球比未接枝产品更适合于含有电解质溶液的应用环境。

(5) 共混改性

海藻酸盐可与聚乙烯醇、纤维素、羧甲基壳聚糖、淀粉等高分子材料进行共混改性，获得一系列性能各异的新材料。杜予民等将海藻酸钠和羧甲基淀粉通过溶液共混的方式制备复合膜，由于海藻酸钠和羧甲基淀粉间存在强烈的分子间氢键等相互作用，共混物相容性良好。两相间良好的相容性所产生的协同效应明显地改善了共混膜的拉伸强度。当羧甲基淀粉的含量达到 20% 时，共混膜的拉伸强度比纯海藻酸钠膜提高 60.6%。羧甲基淀粉与海藻酸钠以适当比例共混，可显著提高膜的耐裂性和柔韧性。由于羧甲基淀粉的亲水性较弱，以及与海藻酸钠分子间强烈的相互作用，导致共混膜的致密度提高，使共混膜的水蒸气透过率显著下降。同时，亲水性较弱的羧甲基淀粉的引入使共混膜的亲水性能下降，吸水率显著下降。

11.2.3　海藻酸及海藻酸盐的应用

近年来，作为一种从海洋植物——海藻中提取的天然高分子材料，海藻酸及各种海藻酸盐正得到越来越多学者的关注，功能性海藻酸纤维的生产也成为纺织工业中一颗新兴的明珠。它们具有许多优良性能，使其在食品、医药、纺织、印染等领域有着十分广阔的应用。例如，海藻酸盐在食品工业中的应用历史悠久，它可用作稳定剂，如冰淇淋、冰牛奶等制品；用作增稠剂，代替果胶作果酱、果冻等；还可以用作肠衣薄膜、蛋白纤维、固定化酶的载体。海藻酸盐用作印花色浆，特别适用于活性染料的印花，印出的花色鲜艳，上色量高。海藻酸盐在医药领域可用作止血剂和齿科印模材料，还可以用作制胶囊、药片崩解剂和赋形剂、药膏基材、放射性银的阻吸剂、钡餐稳定剂、药物控释体系等。

(1) 在食品工业中的应用

在很久以前，就有国家食用过海藻。非洲、前苏联、加拿大、美洲、冰岛和中国，在公元前 $6\sim10$ 世纪也曾食用过海藻。在日本，按当地古老的想法认为海藻是能让人寿命变长的，根据调查发现，在海藻产品多的区域，附近的人们确实寿命普遍要长。这几年，人们对海藻的研究越来越多，在食品方面的关注也很大，于是海藻在食品方面的应用也日益广泛。

海藻中含有足量的维生素。各种维生素含量因品种不同而有差异。红藻富含维生素 A，可与牛肝相比；褐藻中含维生素 C 最丰富，绿藻中维生素 B_{12} 的含量极高。此外，海藻中还含有大量钙、碘、溴、钾、钠等多种矿物质元素。研究结果表明，多食海藻的人，如果吸收了砷，可因与矿物质结合，而不对身体发生有害作用。海藻因含碘能治疗甲状腺肿。含溴的海藻中的有机物有抗菌作用，对肺炎、流感病毒有抗预能力。海藻中的多糖能防止血栓生成，并可增进手术后的止血作用。海藻中的硫酸多酪类还有助于体内矿物质的转移。某些海藻如海人草（鹤鸽菜）有驱除人体寄生虫的作用。所以海藻不但是营养食品，还是多种慢性病的疗效食品和保健食品。

经研究证明，目前可食用的海藻有绿藻、红藻、褐藻等 50 余种，多数强调其特殊营养作用，以保健食品进入市场，或以海藻制品如海藻酸等进入食品工业，用于改进面粉质量等各种用途。海藻酸及海藻酸盐在食品工业方面，作为一种可食又不被人体消化的大分子天然多糖，在人体肠胃中具有凝胶过滤、阳离子交换以及吸附性等作用，由其制备的薄膜对食物具有保鲜作用，对食品涂膜的方式大致分为三种，单一涂膜、复合涂膜和纳米粒子复合涂膜，这三种方法制备的涂膜液对食物进行涂膜能起到很好的保鲜作用。

海藻酸盐在室温下与钙离子作用，很容易形成胶体，因此海藻酸盐是一种良好的胶凝剂。乳清蛋白在最初加热的时候形成蛋白聚集，降至室温时出现凝胶。乳清蛋白和海藻酸钠两种材料在室温下，都能与钙离子作用发生凝胶化，于是混合乳清蛋白和海藻酸钠的溶液是理想的起始材料来组成柔软的凝胶。食品级的凝胶微粒是一种微尺寸的凝胶，这种凝胶通常由蛋白质或多糖和它们的组合形成。Leon 等人通过冷凝胶化方法制得本体凝胶，通过粉碎本体凝胶，在乳清隔离蛋白和海藻酸钠混合物中制备凝胶微粒，这种柔软的凝胶微粒有着很宽范围的机械强度，这些微粒能被用作结构改性的食品，并且让年长者食用。制备的凝胶微粒如图 11.5 所示。

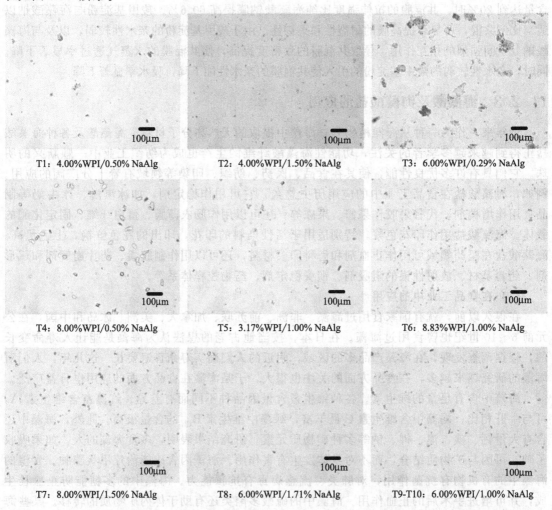

T1：4.00%WPI/0.50% NaAlg T2：4.00%WPI/1.50% NaAlg T3：6.00%WPI/0.29% NaAlg

T4：8.00%WPI/0.50% NaAlg T5：3.17%WPI/1.00% NaAlg T6：8.83%WPI/1.00% NaAlg

T7：8.00%WPI/1.50% NaAlg T8：6.00%WPI/1.71% NaAlg T9-T10：6.00%WPI/1.00% NaAlg

图 11.5 在乳清隔离蛋白（WPI）和海藻酸钠（NaAlg）不同的浓度时制备的凝胶微颗粒的图像

海藻酸盐现在也有很多关于在食品包装方面的研究，如将乳酸杆菌作为益生菌掺入食品中，进而评估乳酸杆菌的存活率。Adelfo 等人研究了封装在海藻酸盐或者海藻酸-壳聚糖内，单个的乳酸杆菌或合成的乳酸杆菌在特定食品中冷藏时的存活率和在模拟的胃肠道环境中的存活率。实验过程是将封装了乳酸杆菌的海藻酸盐或者海藻酸盐-壳聚糖珠子加入牛奶、桃花蜜和黑莓凝固型酸奶中，目的是评估嗜酸乳杆菌和罗伊乳杆菌在 5℃ 存储时的生存能力，并且研究包装乳酸杆菌在模拟的胃肠道条件下的存活情况，证实了所研究的包装乳酸杆菌加入特定食品中能存活。刘嘉俊以芒果为材料，通过浸泡的方法研究了不同质量浓度的海藻酸钠涂膜（1.5%、2.0%、2.5%、3.0%）对常温贮藏芒果的影响，进而研究了其对芒果的最佳保鲜浓度。结果表明，海藻酸钠能够降低芒果的腐烂指数及失重率，有效减缓抗坏血酸和总糖质量浓度的损失。唐亚丽等人以乐陵小枣为材料，研究了在（2±0.5）℃ 冷藏条件下 1% 的海藻酸钠涂膜和 Coγ 辐射对乐陵小枣贮藏品质的影响。结果表明，海藻酸钠涂膜和 Coγ 辐射能有效避免果实萎缩，抑制果实呼吸作用，延缓总糖、还原糖和可滴定酸的分解，降低抗坏血酸的损失，改善小枣的风味和感官可接受度。

江敏等人以芒果为材料，在海藻酸钠中加入高良姜提取物制成复合涂膜保鲜剂，研究了其在常温下对芒果保鲜作用的影响。由于海藻酸钠可减弱芒果呼吸强度，降低水分蒸发，高良姜提取物具有良好的抑菌性，经过高良姜提取物——海藻酸钠涂膜处理的芒果第 10d 时好果率为 87.5%，抗坏血酸质量浓度为 11.64mg/100g，可溶性固形物的质量分数为 20%，可滴定酸质量分数为 0.448%，高于其他组，其失重率为 11.13%，低于空白组和壳聚糖涂膜组，说明高良姜-海藻酸钠复合涂膜对芒果具有良好的保鲜作用。

贾利蓉等人将海藻酸钠与纳米粒子（纳米氧化硅或纳米二氧化钛）按一定比例复配到水解胶原中，得到水解胶原/海藻酸钠/纳米粒子复合保鲜液，并对纳米复合涂膜进行电镜扫描，结果如下：

① 纳米复合涂膜能有效抑制枇杷的呼吸强度，降低腐烂指数，保持枇杷总酸量和可溶性固形物含量；

② 在降低枇杷腐烂指数，保持枇杷总酸量和可溶性固形物的质量分数方面，经六偏磷酸钠分散的纳米粒子复合膜的效果要好于未经六偏磷酸钠分散的纳米粒子复合膜，但纳米粒子对枇杷呼吸强度、失水率的影响不显著；

③ 加入纳米粒子的复合膜可降低樱桃的呼吸强度，但对樱桃腐烂指数、总酸量、可溶性固形物的质量分数影响不显著；

④ 纳米氧化硅复合涂膜保鲜效果比纳米二氧化钛复合膜保鲜效果好。

(2) 在日用化工中的应用

在日化行业中，海藻酸盐能与多价金属阳离子发生凝胶，并且也能与阳离子多糖或聚电解质形成离子交联，具有良好的凝胶性、增稠性和成膜性，并且具有高度的配伍性和安全性，对人体及皮肤无毒、无刺激，与水、甘油等具有一定的亲和力，并在一定的用量范围内能保持黏度不变，可以广泛用于各种面膜、牙膏、洗漆剂、护肤剂、整发剂等日化行业中。

(3) 在纺织工业中的应用

从海藻酸中提取的海藻酸钠可以作为湿法纺丝的原料制备出海藻酸钙纤维，海藻酸钠及海藻酸钙纤维的应用十分广泛，海藻酸纤维在纺织工业也有很广泛的应用，可以制作衣面料、毛巾等，并且可以通过对海藻酸钠的改性改善这些制品的柔软性、保暖性等，是一种新兴的纺织材料，应用前景十分广阔，是目前纺织行业研究的热点之一。

海藻纤维是以海藻酸钠为原料，采用湿法纺丝，将海藻酸钠溶液经过喷丝孔挤入含有二价金属阳离子的凝固浴中，如 Ca^{2+}、Cu^{2+}、Zn^{2+} 等，再经水洗、牵伸、定型等工序加工而成的一种天然高分子功能性纤维。从化学角度看，纤维的形成过程是 G 单元上的 Na^+ 与二价金属离子发生离子交换反应，G 单元与 Ca^{2+} 成蛋盒结构。G 基团堆积而形成交联网络结构，从而转变成水凝胶纤维而析出，形成固态不溶性海藻酸盐纤维长丝。在纺丝过程中，纤维的形成速度取决于钙离子的扩散速度。

在纺织工业，70％以上的印刷基板都是纤维素纤维织物，除了涂料印花之外，最重要的印刷方法是活性染料印刷，因为活性染料应用于纤维素纤维可以产生明亮的色彩，并且具有良好的牢度和匀染性，所以活性染料的消耗量正在逐年增加。目前，海藻酸钠是活性印花染料领域中使用很广的增稠剂，已经成为一种非常重要的印花糊料，因为它经过固定的高温处理，可以得到一定的溶解度，尤其是作为活性染料的糊料。在碱性条件下，海藻酸钠分子中的羧基电离带负电荷，与染料中阴离子之间产生排斥力，阻碍了海藻酸钠糊料与染料之间的相互结合，在上染过程中，这种排斥力也促使活性染料从增稠剂向织物中迁移，从而得到了良好的染色效果。在染料固定干燥后，海藻酸钠涂膜也容易清洗。清洗过程中，染料损失较少，而且由于水凝胶的完全清除，也使得织物具有更加柔软的手感。

（4）在生物医药中的应用

海藻酸钠作为一种天然高分子材料，由于其优良的生物相容性，其水凝胶广泛应用于组织工程材料和靶向释药材料。水凝胶是一种具有亲水基团，能被水溶胀但不溶于水的聚合物。水凝胶聚合物因其大量吸收水分的特性，具有良好的生物相容性，大量吸收的水分充斥于聚合物网络中，使整个材料具备了一种流体的性质，这与充盈有大量水性液体的机体组织极其相似，柔软、湿润的表面以及与组织的亲和大大减少了刺激性。正是因为海藻酸钠拥有这些优秀的性能，可以被广泛地应用在很多领域。

1) 海藻酸盐水凝胶在药物释放中的应用

李志勇等以高碘酸钠（$NaIO_4$）为氧化剂，在避光下氧化海藻酸钠，制备不同氧化度（OD）的氧化海藻酸钠，并接枝十二烷基胺链段，对其进行疏水改性，改性后，产物黏度增加，药物负载量提高，具有了较好的缓释作用。再以氯化钙溶液（3％）为交联剂，制备钙离子交联氧化海藻酸钠凝胶。而氧化后海藻酸钠水凝胶的力学性能与氧化前相比有所降低，提高氧化剂量时，其氧化产物形成的水凝胶力学性能下降幅度较大。而增大水凝胶的交联度或溶液浓度可提高氧化海藻酸钠水凝胶的压缩模量，因此能提供用于组织工程所需的力学支撑。且氧化后的水凝胶具有优异的降解性能。通过调节氧化度可保证降解完全后的水凝胶保持一定的力学性能。此外，如图 11.6 所示，还可以乙二胺作为交联剂，制备共价交联型海藻酸钠水凝胶。海藻酸钠的共价交联反应发生在海藻酸的羧基与乙二胺的氨基之间，通过乙二胺将海藻酸钠分子连接起来。用 EDC/NHS 作为羧基与氨基缩合催化剂，提高交联与凝胶效率，增加凝胶强度。通过共价交联的水凝胶，力学性能、热稳定性等会优于离子交联型水凝胶。

2) 海藻酸钠/羧甲基纤维素钠共混纤维在医用敷料中的应用

传统的医用敷料多为棉和黏胶等纤维素类纤维制成的纱布，虽然具有吸收性好（保持伤口干燥及清洁）、保护创面（避免伤口遭受到外面脏东西的感染）、制作简单、价格便宜等优点，但其缺点也很突出：

① 无法保持创面湿润，创面愈合延迟；

② 敷料纤维易脱落，造成异物反应；

③ 创面肉芽组织易长入敷料的网眼中，换药时损伤新生的组织，造成伤口的二次伤害；

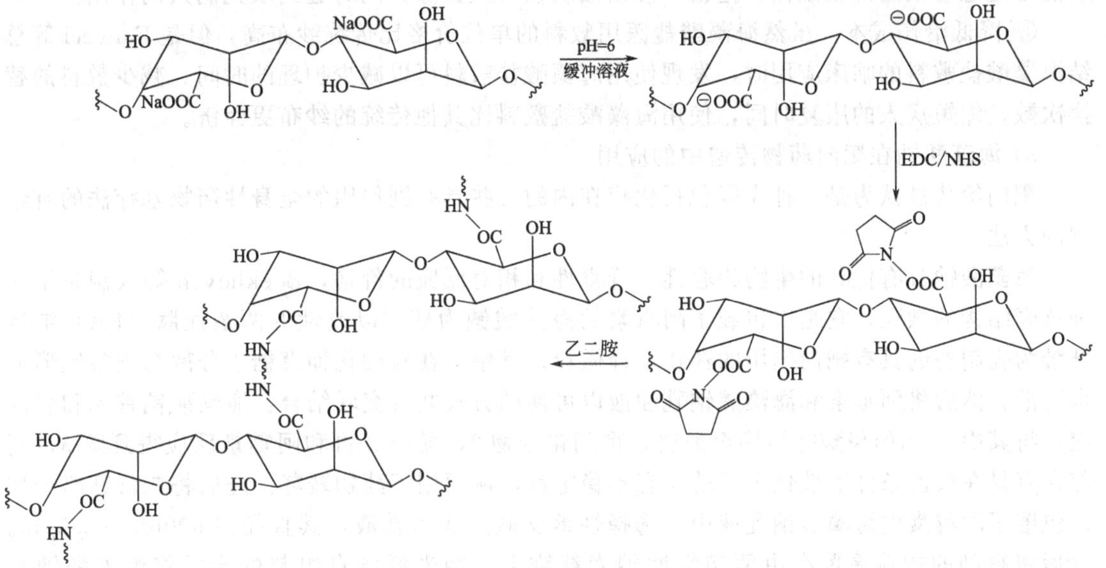

图 11.6　海藻酸钠与乙二胺共价交联的机理

④ 敷料被浸透时，病原体易通过；

⑤ 吸水性有限，伤口渗出液主要被吸收在纤维与纤维之间的毛细孔中，增加了慢性创伤恢复过程中纱布的更换次数。

因此，以海藻酸盐纤维和羧甲基纤维素纤维敷料为典型代表的水凝胶型敷料被认为是一类理想的创面用敷料。

海藻酸钙医用敷料临床效果显示，在下体溃疡伤口、烧伤、褥疮和烧伤供皮区等伤口的治疗过程中，能够有效地为创面提供一个湿润的愈合环境，促进细胞的迁移和繁殖，加速伤口的愈合速度。能促进伤口愈合，减少局部疼痛，减少疤痕形成，适用于处理创面渗液和局部止血，这是由于海藻酸钙纤维是海藻酸与钙离子结合后形成的盐，在与伤口渗出液中的钠离子接触后，随着离子交换的进行，海藻酸钙被转换成海藻酸钠，大量的水分进入纤维的结构而使纤维吸湿膨胀，形成一种纤维状的水凝胶。这种独特的成胶性能赋予了海藻酸钙医用敷料一系列特殊的护理性能，与棉纱布等传统伤口护理产品相比具有更好的疗效。

① 促进伤口愈合　Berven 等的研究结果显示，海藻酸作为一种海洋生物活性物质，具有细胞趋化活性，可以通过促进细胞的增长繁殖改善伤口的愈合速度。

② 止血作用　海藻酸盐医用敷料具有良好的止血性能。Segal 等对几种不同结构的海藻酸盐敷料的止血性能作了详细的研究。他们发现使海藻酸盐敷料止血的原因主要有 2 个，即凝血效应和对血小板活性的增强作用。海藻酸盐敷料的凝血效应比其他纱布更好，而且当纤维中含有锌离子时，敷料的凝血效应和对血小板活性的增强作用比一般的海藻酸钙敷料更好。

③ 降低伤口的疼痛　海藻酸盐敷料在护理供皮区的伤口时，有较好的舒适性，在用次氯酸溶液湿润后，病人的疼痛感明显下降。

④ 抗菌性能　海藻酸盐敷料减少感染发生的一个主要原因，是由于海藻酸盐敷料中的纤维在吸湿后高度溶胀，导致纤维与纤维之间的空间被压缩。如果伤口渗出液中带有细菌，就会被固定在纤维与纤维之间，它们的活动性大大减少，繁殖能力也同样受到限制。

⑤ 伤口填充作用　当用海藻酸盐医用敷料对深度伤口和洞穴型伤口进行护理，其主要

功能是通过它很高的吸湿性，把伤口渗出液从伤口上去除，同时起到填充洞穴的作用。

⑥ 降低治伤成本　虽然海藻酸盐医用敷料的单位价格比传统纱布高，但是 Fanucci 等总结海藻酸盐敷料的临床应用时，发现使用海藻酸盐敷料可以减少护理的时间，减少敷料的替换次数，缩短病人的康复时间，使用海藻酸盐敷料比其他传统的纱布更经济。

3) 海藻酸钠在靶向药物传递中的应用

靶向给药被认为是一种克服包括化疗在内的一些具有副作用的全身性药物基疗法的有希望的方法。

海藻酸钠具有优异的生物相容性、低毒性和相对低廉的价格，Boekhoven 等人制备了一种核壳结构的微粒，它是以包载了阿霉素的海藻酸钠为核，以改性的两亲性肽（PA）纳米纤维为壳制备的具有靶向作用的药物缓释微粒。其中，在硫酸化葡聚糖中分散海藻酸钠形成水乳液，然后将阿霉素和海藻酸钠乳浊液以可逆的方式共价交联结合：海藻酸钠首先和肼反应，将其中 14% 的羧酸盐转换至酰肼，得到化合物 2，酰肼 2 再和阿霉素反应得到腙 3，而腙含有易在酸性条件下催化水解的动态不稳定键，从而用于药物缓释。随后将二价钙离子加入包覆了阿霉素的海藻酸钠乳液中，选择性地交联生成水乳液，其直径在 $600nm \sim 2.3\mu m$。然后将得到的颗粒涂覆在由两亲性肽纳米纤维上，纳米纤维自组装的形式将海藻酸钠颗粒包覆起来，最后形成一个核壳结构的微粒，Boekhoven 还通过引入叶酸来提高该纳米微粒的靶向作用，使阿霉素能够更好地用在酸性的癌细胞中。其具体的制备流程如图 11.7 所示。

4) 海藻酸盐在组织工程化软骨中的应用

海藻酸水凝胶以多种形式应用于组织化软骨的构建中。软骨的再生和自我修复能力极其有限，关节疾患常造成关节软骨的永久性缺损。组织工程化软骨被认为是目前最有可能解决软骨再生问题的技术手段。

海藻酸离子交联水凝胶会自发形成各向异性的毛细管结构，当海藻酸钠水溶液遇到含有二价或多价离子的水溶液时，在两种溶液界面上形成离子交联的海藻酸凝胶膜，离子通过凝胶膜扩散进入海藻酸钠溶液，反向扩散梯度和聚电解质分子链间的摩擦引起耗散对流，从而形成了规整的毛细管结构。这种具有毛细管结构的水凝胶能够为细胞的培养提供充足的营养物质，引导细胞定向生长。

Bouhadir 等采用高碘酸钠对海藻酸钠进行部分氧化，糖醛酸顺二醇的碳碳键断裂形成双醛结构，促进海藻酸钠在水溶液中水解。部分氧化的海藻酸钠能够与多价离子交联形成水凝胶，体内测试表明部分氧化的海藻酸钙水凝胶能够促进软骨细胞的生长。牛软骨细胞与海藻酸钠水溶液混合，加入 $CaSO_4$ 形成水凝胶。将多层负载细胞的水凝胶叠合进入 $CaCl_2$ 水溶液中，制备层状结构的海藻酸钙水凝胶。与非层状结构的海藻酸钙水凝胶相比，在细胞培养过程中层状结构提高了水凝胶的力学性能，剪切模量提高了 6 倍，刚度和剪切强度提高了 2 倍，在多层凝胶的界面上有组织生长，且羟脯氨酸表达增加。

(5) 在废水处理中的应用

1) 海藻酸钠在改性黏土絮凝中的应用

改性黏土治理有害藻华被认为是最具发展前景的方法之一，具有经济、环保、高效等优点。传统上对改性黏土絮凝微藻的研究，是把改性黏土颗粒及絮凝体假设为球形实心体，仅考虑絮凝的宏观过程，并未考虑微藻的形态及其分泌的藻源有机质对于絮凝过程的影响。而大量研究业已证明，颗粒形态及水体中的有机大分子对于颗粒的絮凝过程有重要影响。Piv-okonsky 等研究表明，低浓度胞外有机质（EOM）通过表面吸附或架桥作用而提高水处理

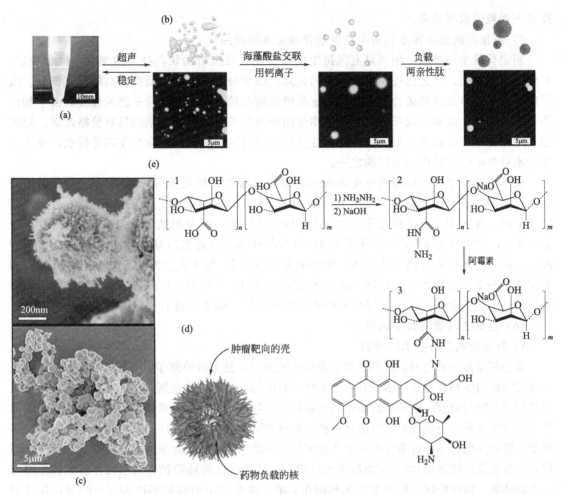

图 11.7　（a）硫酸化葡聚糖（下）及荧光标记的海藻酸钠（上）两相溶液的光学照片；
（b）微粒合成示意图（上）及其荧光显微照片（下），其中海藻酸钠用荧光素标记（绿色），
PA 由罗丹明（红色）标记；（c）干燥的涂覆 PA 层的微粒 SEM 照片；（d）微粒形态示意图；
（e）海藻酸盐衍生物 1，2 和 3 的合成示意图

效率，而高浓度 EOM 因为增加了颗粒表面的负电荷而抑制絮凝过程。Guenther 等发现藻细胞的形态特征，如藻细胞大小、形状、表面积-体积比会影响黏土-藻细胞的絮凝过程。Verspagen 等研究发现藻细胞外糖醛酸的含量影响黏土对于藻细胞的絮凝效率。

　　林勇新等研究了溶液中不同浓度的海藻酸钠对改性黏土絮凝的影响。发现低浓度（<10mg/L）海藻酸钠溶液中絮凝体的黏结力反而降低，絮凝体的强度减弱，改性黏土颗粒间有效碰撞次数变少，不利于改性黏土颗粒间的絮凝。而 10～100mg/L 的海藻酸钠可以提高改性黏土颗粒物絮凝的速率，最佳浓度为 50mg/L。在浓度为 10～50mg/L 时，改性黏土的絮凝速率、絮凝体的分形维数和絮凝体的强度均随着海藻酸钠浓度的增大而增大，形成的絮凝体结构较为密实；浓度为 50～100mg/L 时，改性黏土颗粒形成的絮凝体结构较为松散、分形维数降低、絮凝体强度减小，空隙率较大，易发生破碎。高浓度（>100mg/L）海藻酸钠能促进改性黏土的絮凝效率，但促进作用呈现减小的趋势。改性黏土颗粒形成的絮凝体结构松散、空隙率增大，分形维数降低。即海藻酸钠在 10～50mg/L 浓度范围内可以提高改性黏土颗粒的黏结力及改性黏土颗粒的絮凝强度，从而增加改性黏土颗粒的有效碰撞次数，提

高黏土颗粒的絮凝速率。

2）海藻酸钠包埋固定化微生物处理含油废水的应用

固定化微生物技术，因其具有保持生物高密度，反应启动快，处理效率高，操作稳定，对环境耐受力强，工艺流程简便等一系列优点，在含油废水处理方面有较高的研究价值。实际应用中，载体及包埋条件的选择是固定化微生物在较长时间内保持一定的强度和微生物活性，降低固定化成本并延长固定化微生物使用寿命的关键。海藻酸钠因具有价格低廉，对细胞相对毒性小，固定化成形方便，传质性能好，对微生物细胞的富集程度高等特点，成为目前废水处理中应用最广的包埋剂之一。

包木太等采用包埋固定化微生物技术处理含油废水，以石油烃降解菌 Bbai-1 为包埋对象，以海藻酸钠为包埋载体，活性炭为吸附剂，$CaCl_2$ 为交联剂，制备海藻酸钠-活性炭固定化微球，并采用正交试验优化了 4 个主要固定化因素：海藻酸钠含量为 3.5%，活性炭含量 0.7%，交联时间为 24h，种子菌浓为 $6×10^7 cell/mL$（对应微球包埋菌浓为 $6×10^6 cell/mL$）。此条件下制备的固定化微球，降解率为 50.08%，机械强度为 65.3 mN，具有较高的机械强度和微生物活性。且发现 Bbai-1 经固定化后对 pH 值和盐度的适应范围均变宽了，对环境的耐受性增强，对固定化微生物处理含油废水的实际应用具有一定的现实意义。

(6) 在先进功能材料中的应用

1）海藻酸钠类高吸水性树脂

海藻酸盐是一种含有多羟基和羧酸根的天然多糖，是丰富的海洋生物高聚物。海藻酸钠是一种可降解的生物高分子，本身具有吸水性，它能与二价以上的金属离子、戊二醛或者环氧氯丙烷交联而制得凝胶。这种凝胶虽然具有很好的生物相容性和可降解性，但因其吸水倍率较低和力学性能较差，不是理想的吸水性材料。海藻酸钠类高吸水性树脂一般由海藻酸钠和具有高吸水性能的其他组分进行聚合反应或者形成互穿网络结构制得。如采用水溶液聚合和反相悬浮聚合法合成聚丙烯酸钠/海藻酸钠高吸水性树脂。这类改性海藻酸钠类吸水性树脂能被土壤和微生物降解，海藻酸钠含量为 10% 的树脂在土壤中埋置 60 d 后降解率达 36%~38%，在芽孢杆菌培养液中 60 d 的降解率则超过 50%，且降解速率随海藻酸钠含量的提高而加快。

2）基于配位作用的海藻酸镧纤维

高分子与金属离子能够配位合成高分子金属络合材料，该材料具有金属和高分子材料两者的综合性质。通过利用合适的金属离子与不同的有机配体配位，可以设计合成新的高分子材料，特别是当这种结构中存在氢键和 π-π 相互作用时，其具有潜在的运用价值。

闻林刚等主要围绕海藻酸钠与稀土离子的相互作用体系，利用湿法纺丝技术制备海藻酸纤维，其简易工艺流程如图 11.8 所示。制备海藻酸镧纤维时，当纺丝液从喷丝孔挤出后存在着一个明显的径向胀大过程，纤维直径远远大于喷丝孔的孔径。将纤维从凝固浴中取出后，纤维会迅速地脱水，直径发生明显的收缩，表面出现明显的沟槽 [图 11.9(a)、(b)]，这些沟槽的出现与海藻酸镧纤维迅速的脱水有关。在室温下干燥的海藻酸镧纤维仍含有大量的水分，经热重分析，其含水量为 15% 左右 [图 11.9(c)]。元素分析发现，海藻酸镧纤维中镧元素的含量为 16%~18%。还发现通过湿法纺丝工艺制备的海藻酸镧纤维与海藻酸钙纤维相比，力学强度提高了 30% 以上，但其断裂伸长率有所下降 [图 11.9(d)、(e)]。在 pH=1 的盐酸溶液中浸泡 1h 后，海藻酸钙纤维力学强度下降了 40%，而海藻酸镧纤维力学强度仅下降了 20%。La^{3+} 比 Ca^{2+} 具有更强的配位交联能力，且镧离子与羧酸根的配位在空间上存在更大的兼容性。海藻酸镧纤维在酸性溶液中具有更高的稳定性。

（刘琳，姚菊明）

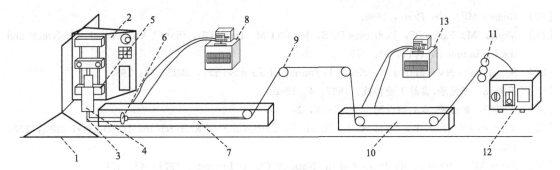

图 11.8　海藻酸镧纤维湿法纺丝工艺图

1—纺丝机架；2—恒流注射泵；3—鹅颈管；4—不锈钢注射器；5—恒流注射泵推拉块；6—喷丝板组件；

7—中空凝固浴槽；8—低温（高温）恒温槽；9—牵引罗拉；10—中空凝固浴槽；

11—卷绕装置；12—卷绕罗拉控制器；13—低温（高温）恒温槽

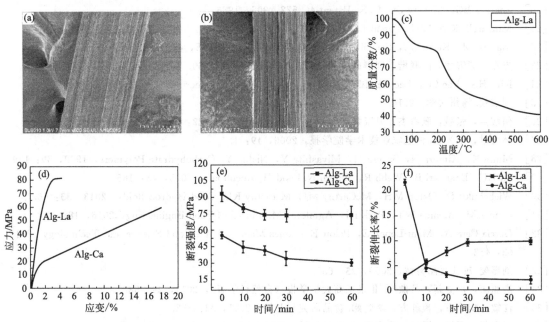

图 11.9　海藻酸钙纤维（a）与海藻酸镧纤维（b）的 SEM 照片；海藻酸镧纤维的热重曲线
（c）；海藻酸钙与海藻酸镧纤维的应力-应变曲线（d）；海藻酸钙与海藻酸镧纤维断裂强度
（e）与断裂伸长率（f），pH＝1

参 考 文 献

[1]　Gardner KH，Blackwell J. Biopolymers，1975，**14**：1581.

[2]　Blackwell J. Biopolymers，1969，**7**：281.

[3]　张宜，汤韧，易涛，符旭东，张生大. 解放军药学学报，1999，**15**：34.

[4]　陈兴国，左榘. 南开大学学报（自然科学版），2002，**35**：72.

[5]　陈凌云，杜予民，肖玲，覃彩芹. 应用化学，2001，**18**：5.

[6]　张爱琴，唐星华，章明. 化学试剂，2003，**25**：337.

[7]　Kojima K，Yoshikuni M，Suzuki T. Journal of Applied Polymer，2003，**24**：1587.

[8]　许晨，丁马太. 功能高分子学报，1997，**10**：51.

[9]　Rinaudo M. Progress in Polymer Science，2006，**31**：603.

[10] Goosen MFA. *Crc Press*，1996.

[11] Moura JM，Farias BS，Rodrigues DAS，Moura CM，Dotto GL，Pinto LAA. Journal of Polymers and the Environment，2015，**23**：470.

[12] Soto-Peralta NV，Muller H，Knoor D. Journal of Food Science，2006，**54**：195.

[13] 王鸿飞，李元瑞.食品工业科技，1997，**4**：18-20.

[14] 王光华，张燕婉.食品与发酵工业，1992，**2**：1.

[15] Rakcejeva T，Rusa K，Dukalska L，Kerch G，European Food Research and Technology，2011，**232**：123.

[16] Sirica AE，Woodman RJ. Journal of the National Cancer Institute，1971，**47**：377.

[17] Kumar MNVR. Reactive and Functional Polymers，2000，**46**：1.

[18] Berger J，Reist M，Mayer JM，Felt O，Peppas NA，Gurny R，European Journal of Pharmaceutics and Biopharmaceutics，2004，**57**：19.

[19] 吴清基，刘世英.中国纺织大学学报，1998，**24**：18.

[20] Sparkes BG，Murray DG. U. S. Patent 4，572，906，1986.

[21] Muzzarelli R A A. US Patent 5378472，1995.

[22] Masaru M，Keikichi I，Seiichi M. Kobunshi Rombunshu，1985，**42**：139.

[23] 方军，黄继才，陈联楷，郭群晖.膜科学与技术，1997，**17**：60.

[24] Kim HS，Lee CG，Lee EY. Biotechnology & Bioprocess Engineering，2011，**16**：843.

[25] 周琪权.扬州大学，2014.

[26] 何淑兰，张敏，耿占杰，尹玉姬，姚康德.应用化学，2009，**22**：1007.

[27] 林海琳，宋光泉.仲恺农业技术学院学报，2006，**19**：1.

[28] Miura K，Kimura N，Suzuki H，Miyashita Y，Nishio Y. Carbohydrate Polymers，1999，**39**：139.

[29] Su HC，Bhandari B，Webb R，Bansal N. Food Hydrocolloids，2015，**43**：165.

[30] Wichchukit S，Oztop MH，McCarthy MJ，Mccarthy KL. Food Hydrocolloids，2013，**33**：66.

[31] Leon AM，Medina WT，Park DJ，Aguilera JM. Journal of Food Engineering，2016，**188**：1.

[32] García-Ceja A，Mani-López E，Palou E，López-Malo A. LWT-Food Science and Technology，2015，**63**：482.

[33] 刘嘉俊.现代食品科技，2009，**25**：650.

[34] 唐亚丽，卢立新，吕淑胜.北京工商大学学报（自然科学版），2011，**29**：58.

[35] 江敏，胡小军，赖静方，李观娣.食品研究与开发，2011，**32**：152.

[36] 贾利蓉，夏娟，周南，陈武勇.食品与机械，2008，**24**：46.

[37] Venkatesan J，Bhatnagar I，Manivasagan P，Kang KH，Kim SK. International Journal of Biological Macromolecules，2014，**72**：269.

[38] 李志勇.江南大学，2008.

[39] 秦益民.纺织学报，2014，**35**：148.

[40] Berven L，Solberg R，Hong HHT，Arlov Q，Aachmann FL，Skjak-Brak G，Egge-Jacobsen WM，Johansen HT，Samuelsen ABC. Bioactive Carbohydrates and Dietary Fibre，2013，**2**：30.

[41] Segal H C，Hunt B J，Gilding K. Journal of Biomaterials Applications，1998，**12**：249.

[42] Fanucci D，Seese J. Ostomy/Wound Management，1990，**37**：16.

[43] Boekhoven J，Zha RH，Tantakitti F，Zhuang E，Zandi R，Newcomb CJ，Stupp SI. RSC Advances，2015，**5**：8753.

[44] Matson JB，Stupp SI. Chemical Communications，2011，**47**：7962.

[45] Janeliunas D，van Rijn P，Boekhoven J，Minkenberg CB，Eelkema R. Angewandte Chemie International Edition，2013，**52**：1998.

[46] Boekhoven J，Poolman JM，Maity C，Li F，van der Mee L，Minkenberg CB，Mendes E，van Esch

JH，Eelkema R. Nature Chemistry，2013，**5**：433.

[47]　Prang P，Müller R，Eljaouhari A，Heckmann K，Kunz W，Wrber T，Faber C，Vroemen M，Bogdahn U，Weidner N. Biomaterials，2006，**27**：3560.

[48]　Bouhadir KH，Lee KY，Alsberg EDamm KL. Biotechonology Progress，2001，**17**：945.

[49]　Lee CS，Gleghorn JP，Won CN，Cabodi M，Stroock AD，Bonassar LJ. Biomaterials，2007，**28**：2987.

[50]　Martin P，Ondrej K，Lenka P. Water Research，2006，**40**：3045.

[51]　Guenther M，Bozelli R. Hydrobiologia，2004，**523**：217.

[52]　Verspagen JMH，Visser PM，Huisman J. Aquatic Microbial Ecology，2006，**44**：165.

[53]　林勇新，曹西华，宋秀贤，俞志明. 中国环境科学，2013，**33**：263.

[54]　包木太，田艳敏，陈庆国. 环境科学与技术，2012，**35**：167.

[55]　钟亚兰. 化工新型材料，2010，**38**：13.

[56]　闻林刚. 东华大学，2016.

[11] Folkhan B. Raghu Chandane, 2002, 4: 1332.

[12] Zhang P., Whistler R., Bemiller J. N., Hamaker B. Carbohydr. Polym., 2005, 59: 443.

[13] Weber A., Broad Klemm, J. Chem., 2000, 27: 1287.

[14] Henderick M., Luo X Y. Advance Electronic Packaging, 2003.

[15]

[16]

[17] Oreel. 2006.

[18] Aurel, Fu 120. Antimicrob.

[19] Venugopal B M., Nasari N., Edamura J. Aquatic Microbial Ecology, 2005, 88: 100.

[20]

[21]

[22]

第12章

天然聚多糖纳米晶及应用

自然界中的各种天然高分子物质属于生物质资源，常见的有淀粉、纤维素、甲壳素等聚多糖以及木质素等。它们拥有多种活性官能基团，具有可再生、可降解、无毒等优点，被视为优良的"绿色"化工原料，其综合利用能力一直备受各行各业的关注。从聚多糖中提取的纳米晶是一类新型的生物质纳米粒子，其不仅继承了生物质的所有优点，还具有高表面活性和高比表面积等纳米尺度效应，而且其本征刚性结构显示出与无机纳米粒子相似的增强聚合物材料的功能。值得注意的是，这类生物质纳米晶具有生物降解性和生物相容性，能避免无机纳米粉体所引发的关于纳米安全性和对人体健康影响的争议，可望减少无机纳米粒子服役后造成的堆积，还有利于回收热塑性非降解聚合物基质。这类生物质纳米晶——天然聚多糖纳米晶在实际应用中具备的优势和特点归纳如下：

① 原材料来源广泛，价格低廉，具有可再生的特点；

② 能够提高农产品非食用的经济价值；

③ 制备方法相对简单，能量消耗低，制备成本低；

④ 具有较低的密度，填充后不会过度增加甚至降低材料的密度；

⑤ 具有刚性特征，显示出高的特征强度和模量；

⑥ 具有无阻尼的特征，相对易于加工，还能实现高填充量而降低材料的成本；

⑦ 表面富含活性羟基，可根据需要进行可控化学修饰或接枝，获得不同亲水、亲油平衡比例的功能化纳米晶，实现在不同极性环境中的分散稳定性；

⑧ 因来源不同而具有化学结构、纳米尺度、形态等差别，给化学修饰和材料改性功能的调控提供了广泛的选择；

⑨ 在基质中自发形成的有序排列，除增强功能外还可明显改变电、光、磁、铁磁、介电、导电和超导性质。

这些优势促使基于生物质的聚多糖纳米晶材料的研究和开发成为物理、化学和材料等学科中最为活跃的研究领域之一。本章详细介绍了天然聚多糖纳米晶的种类、性质和结构修饰，概述了其改性材料的代表性体系及效果和功能。最后，基于现有的研究成果，提出了修饰聚多糖纳米晶的新方法，同时展望了其在材料领域的更多应用前景。

12.1 天然聚多糖纳米晶的种类和性质

自然界中，天然聚多糖纳米晶是具有广谱化学结构和生物功能的有机聚合物，几乎存在于所有的动物、植物体内。例如，常见的棉花、蟹壳和玉米中能分别提取出纤维素纳米晶、甲壳素纳米晶和淀粉纳米晶，这些聚多糖类生物质纳米晶均是有序结构组合体。其中，提取聚多糖纳米晶的方法研究较多，主要包括溶剂提取法、酸碱提取法、生物酶提取法以及超滤法、超声波强化法、微波法等。因来源不同，各种生物质纳米晶的基本化学结构和聚集形态也各有差别，主要是棒状纤维素纳米晶（cellulosic nanocrystals）和球形纤维素纳米晶、棒状甲壳素纳米晶（chitin nanocrystals）、片状或蝶状淀粉纳米晶（starch nanocrystals）等。

12.1.1　纤维素纳米晶

12.1.1.1　纤维素纳米晶的制备

纤维素纳米晶由纤维素分子有序排列而成，是一种高纯度的单晶纤维，其机械强度与相邻原子间的结合能相当，结构上的高度有序性使得纳米晶不仅强度高，而且在电学、光学、磁性、介电性、热传导性、超导性等方面具有许多新的性能。纤维素微纤内的非晶区容易被酸水解，并将微纤分裂成高度结晶的微晶纤维素。微晶纤维素在人体生理体液中非常稳定，因而它在医药、食品、造纸、复合材料等方面有非常广阔的应用前景。微晶纤维素由刚性的棒状纳米晶颗粒构成，其生成过程可见图 12.1。在 1951 年 Ranby 等利用硫酸水解纤维素纤维的方法首次提取得到纤维素纳米晶。目前从纤维素纤维中提取纤维素纳米晶的主要方法依然是酸水解。酸水解纤维素纤维原料时，无定形区和半结晶区的纤维素会优先被剥离水解，而结晶区的纤维素因其结构致密，对酸具有很强的抵抗性而得以保留。此外，纤维素

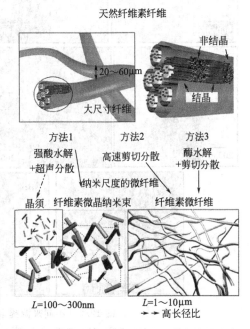

图 12.1　纤维素微纤、微晶和纳米晶的生成

来源、提取方法、预处理及酸的种类不同，提取的纤维素纳米晶的结构与性质有所不同。图 12.2 所示为不同来源提取的具有不同尺寸和长径比的纤维素纳米晶。例如，相比较于由植物提取的纤维素纳米晶，被囊动物提取的纤维素纳米晶具有更高的长径比，而且不同方法和来源提取的纤维素纳米晶都表现出一定程度的聚集。同时，酸水解条件的不同（如酸类型和浓度、水解时间和温度）也会影响最终的纤维素纳米晶的物理性质（表面电荷、尺寸、产率和双折射性质）。

纤维素纳米晶的主要来源包括：动物纤维、棉花和木纤维。图 12.2 为不同原料提取的纤维素纳米晶的 TEM 图。不同来源的纳米晶在形貌尺寸，尤其是棒状纳米晶的长度（L）、直径（d）及长径比（L/d）有很大的区别。不同尺度的棒状纳米晶又在机械强度、电磁性能、结晶性质、修饰改性以及实际应用等方面存在很大不同。提取纤维素纳米晶的处理条件及方法对纳米晶的结构形态以及各方面性质具有显著的影响。例如：由硫酸水解得到的纤维素纳米晶的悬浮液稳定性高于采用盐酸水解得到的纳米晶悬浮液。这是因为硫酸水解得到的纳米晶表面带负电荷，在纳米晶表面产生静电排斥作用，而盐酸水解得到的纳米晶表面不带

电荷。为了得到表面带电荷的纳米晶，还可以对纳米晶表面进行氧化，或者对盐酸处理的微晶纤维素进行磺化处理等。另外，将纤维素纳米晶表面进行涂层或化学处理，也可以使纤维素纳米晶稳定地分散在极性低的溶剂中。如涂有 Beycostat NA 表面活性剂的棉花纳米晶可以稳定地分散在甲苯和环己烷溶剂中，表面部分硅烷化的动物微晶纤维素可以稳定地分散在四氢呋喃（THF）溶剂中。

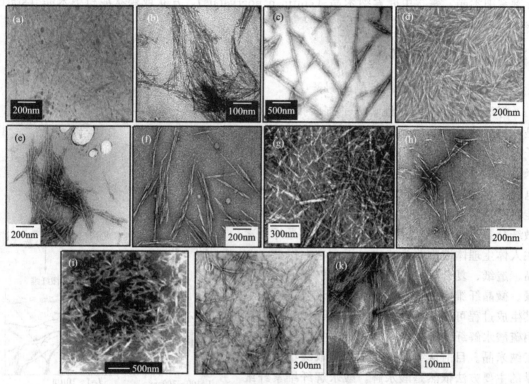

图 12.2　不同来源提取的纤维素纳米晶的 TEM 照片
（a）黄麻；（b）棉花；（c）细菌；（d）稻草；（e）大豆皮；（f）被囊动物；
（g）甘蔗渣；（h）竹子；（i）桉木浆；（j）椰果皮；（k）红麻皮

12.1.1.2　纤维素纳米晶的结构和性质

纤维素纳米晶通常呈现为细长棒状（或针状）的形貌，同时每个单元可认为是一个完整的刚性结晶体。其晶体结构取决于纤维素链的有序填充，在晶体形成的过程中，由范德华力和羟基与邻近氧原子之间的分子间氢键作用力，促使多个纤维素链平行堆叠，形成高度有序的晶体结构。纤维素的水解条件（酸浓度、反应温度和时间）对纤维素纳米晶的尺寸、形态和结晶度有着显著影响。纤维素纳米晶的热力学性能，尤其是热稳定性，在热加工和实际应用中有着重要作用。硫酸水解提取的纤维素纳米晶与纤维素相比，其热稳定性较低，由于其在水解过程中容易在表面引入磺酸基团，以至于降低了纤维素纳米晶的热稳定性。磺化纤维素纳米晶的热降解分为两步，低温热降解过程的热降解温度（T_{d1}）为 150～300℃，高温热降解过程的热降解温度（T_{d2}）为 300～450℃。低温热降解过程包括大部分容易被磺化的无定形区域的降解，高温热降解过程包括少量的极难被磺化的结晶区域的降解。

众所周知，任何不对称的棒状粒子都会显示出一种液晶相行为，纤维素纳米晶也不例外。在低浓度时，纤维素纳米晶的棒状纳米晶任意排布形成各向同性相，当纤维素纳米晶悬浮液浓度达到临界值时，纤维素纳米晶自发有序排列形成一种手性向列液晶相。当达到一定浓度范围时，溶液中可同时存在各向同性相和各向异相，当超过溶液浓度临界值时，悬浮液中将出现手性向列液晶相。棒状的纤维素纳米晶将沿着主轴形成一个扭曲的螺旋状结构，从而导致形成手性向列型液晶相和胆甾型液晶相。纤维素纳米晶在悬浮液中还表现出双折射现象，可以通过一对正交尼科耳棱镜观察（见图 12.3）。

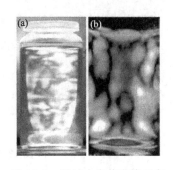

图 12.3　通过十字偏光镜观察到的双折射现象

(a) 植物（棉花）纤维素纳米晶/去离子水悬浮液；(b) 动物纤维纳米晶/去离子水悬浮液

　　纤维素纳米晶悬浮液的流体力学性能与其溶液浓度、剪切速率、尺寸分布以及温度密切相关。在稀溶液中，可以观察到纤维素纳米晶体悬浮液的剪切变稀行为，随着溶液浓度的增加，纤维素纳米晶悬浮液表现出典型的液晶高分子的流变行为。同时剪切速率对纤维素纳米晶悬浮液的黏度也有较大影响，在较低的剪切速率时，纤维素纳米晶悬浮液的黏度随着剪切速率的增加而降低，这说明此阶段主要存在纤维素纳米晶悬浮液的剪切变稀行为；在较高的剪切速率（超过临界剪切速率）时，悬浮液的黏度是随着剪切速率的增加而增加。在剪切结束后，纳米晶的长径比是决定纳米晶体保持有序度的重要参数。据报道，尺寸较大的纳米晶体（280nm）在剪切结束后悬浮液黏度将保持几小时甚至几天不变，而尺寸较小的纳米晶体（180nm）悬浮液黏度将迅速降低。最近，有研究报道了纤维素纳米晶表面磺酸基团的多少将对其手性向列相向液晶转变以及液晶相向凝胶状态转变产生重要影响。

12.1.2　甲壳素纳米晶的制备与性质

　　甲壳素纳米晶是指在人工控制条件下以单晶形式存在的一种甲壳素纤维，由甲壳素分子有序堆积而成。由于甲壳素纳米晶直径非常小（纳米数量级），不含有普通材料中存在的缺陷（晶界、位错、空穴等），其原子排列高度有序，因而甲壳素纳米晶的强度接近于完整晶体的理论值。与纤维素纳米晶的提取方法有所不同，在提取甲壳素纳米晶之前需要对甲壳素原料进行纯化以除去杂质。通常提取甲壳素纳米晶的方法是利用强酸水解，然后利用机械分解产物：将甲壳素悬浮在碱性溶液中（一般为 0.5mol/L NaOH 溶液），在室温下搅拌一晚上除去所含的大部分蛋白质和其他杂质；然后悬浮液用蒸馏水洗涤过滤几次；接着得到的固体在适当的温度下用 $NaClO_2$ 和 CH_3COONa 缓冲溶液漂白处理一定的时间；最后将漂白后的悬浮液浸泡在 KOH 溶液中除去残留的蛋白质，离心得到纯化的甲壳素。通常甲壳素与酸添加量的比率为 1∶30（g/mL），用盐酸在煮沸的条件下搅拌水解纯化甲壳素一定的时间，则得到甲壳素纳米晶的悬浮液，水解得到悬浮液离心洗涤几次，并在蒸馏水中透析至 pH 值为 4，最后甲壳素纳米晶的悬浮液超声分散处理，在 6℃ 下冷藏，并加入叠氮化钠抑制细菌的繁殖。与纤维素纳米晶相比，甲壳素纳米晶也是一种棒状纳米微晶，不同来源提取的甲壳素纳米晶在结构、形态以及尺寸上略有差别，图 12.4 为甲壳素纳米晶的透射电镜（TEM）图。鱿鱼纳米晶 $L=50\sim300$nm，$d=10$nm，$L/d=15$；蠕虫纳米晶 $L=0.5\sim10\mu$m，$d=18$nm，$L/d=120$；红蟹纳米晶 $L=100\sim300\mu$m，$d=15$nm，$L/d=16$（其中，长径比 L/d 值为平均值，下同）。

　　甲壳素来源广泛，可以从虾壳、蟹壳、昆虫等中提取，是居纤维素之后的产量第二位的

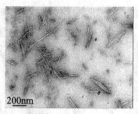 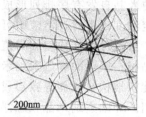 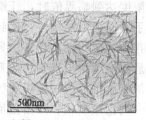

(a) 鱿鱼　$L=50\sim300nm$，$d=10nm$　　(b) 蠕虫　$L=0.5\sim10\mu m$，$d=18nm$　　(c) 红蟹　$L=100\sim300nm$，$d=15nm$

图 12.4　不同来源提取的甲壳素纳米晶的结构

天然高分子。一般而言，由节肢动物表皮和菌类细胞壁提取的甲壳素微纤维的直径为 2.5～2.8nm，而来源于甲壳类动物表皮的甲壳素微纤维直径高达 25 nm。天然的甲壳素是结晶型的聚合物，根据来源不同分为三种晶体结构（α-、β-、γ-），其中，γ 形式较为少见。甲壳素 α 晶体结构是迄今为止最稳定和最常见的甲壳素，因为它广泛存在于很多生物体如真菌和酵母细胞壁、磷虾、龙虾、螃蟹和肌腱壳、昆虫等中。与此相反，甲壳素 γ 晶体结构在自然界中很少，仅存在于笔管鱿鱼和多毛虫中。甲壳素 α 晶体结构链由于强烈的氢键作用形成紧密的片状网络结构，但甲壳素 β 晶体结构中不存在这种强的氢键作用，因此，α 晶体结构更加稳定，通常用于制备甲壳素纳米晶体，其径向模量在 150GPa 左右，横向模量大约为15GPa。其中，在增强聚合物基体方面，甲壳素纳米晶有着显著的优越性。以蟹壳中甲壳素纳米晶为溶质、水以及丙烯酸单体为溶剂的体系进行了三相分离图表分析，在甲壳素/丙烯酸酯混合比例为 6.41%/3.74% 时，可以观察到甲壳素纳米晶类指纹型结构，以及周期间隔为 $10\mu m$（大约为胆甾型液晶的一半）的手性向列液晶性质。在甲壳素纳米晶的这个含量下，随着丙烯酸浓度的增加，可以清楚地观察到稳定的流动-双折射现象，并表现出等方性与非等方性之间清晰的分离界面。

12.1.3　淀粉纳米晶的制备与性质

淀粉纳米晶主要由支链淀粉（amylopectin）构成，各种来源不同的淀粉存在直链淀粉和支链淀粉含量的不同以及结构的微弱差别，同时提取条件对淀粉无定形区和结晶区的破坏程度也有所差异。因此，提取的淀粉纳米晶虽然同为片层结构，在结构方面存在微弱的差别。一般来说，通过盐酸或硫酸在一定条件下降解玉米淀粉，得到的淀粉纳米晶呈碟状，厚度为 6～8nm，长度为 40～60nm，宽度为 15～30nm。图 12.5 示出分别由豌豆淀粉和玉米淀粉中提取的淀粉纳米晶在形貌尺寸上的细微差别。从 TEM 照片中可以看到：虽然形貌均为片层，但豌豆淀粉纳米晶长度 $L=60\sim150nm$，宽度 $W=15\sim30nm$；而玉米淀粉纳米晶 $L=100\sim200nm$，$W=20nm$。

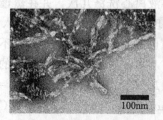 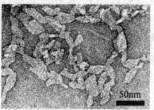

(a) $L=60\sim150nm$，$d=15\sim30nm$　　(b) $L=100\sim200nm$，$d=20nm$

图 12.5　分别由豌豆（a）和玉米（b）中提取的淀粉纳米晶

酸解过程中的温度、时间、酸的类型和浓度等都会对所得淀粉纳米晶的尺寸和产率有影响。Angellier H 等人研究了五个选定因素：温度、酸的浓度、淀粉浓度、水解时间和搅拌速度，采用响应面法分析其对硫酸水解蜡质玉米淀粉颗粒的影响。该项研究的目标是优化淀粉纳米晶水悬浮液的制备过程，最终证明 5 天的硫酸水解可以获得产率 15% 的淀粉纳米晶体，并且与用盐酸处理 40 天，收率为 0.5% 的传统方法有相同的形状。具体的实验条件为采用 3.16mol/L 的硫酸进行 5 天的水解，温度为 40℃，搅拌速度为 100r/min，淀粉浓度为 14.69%，产率为 15.7%。

由于淀粉纳米颗粒本身就具有较高的表面能，再加上存在氢键和范德华力的作用，表面能量处于不稳定状态，颗粒易产生团聚成大区域。在极性溶剂如水中，表面同样具有极性的淀粉纳米晶极易自聚集成大区域，超声波处理可以起到一定的分散作用；而在非极性溶剂中，淀粉纳米晶的分散性更差。这使得淀粉纳米晶只能添加在通过水溶液制备的纳米复合材料中，限制了其在需要有机溶剂制备的高分子纳米复合材料中的应用。此外，淀粉纳米晶表面有大量的羟基，使其具有亲水性。因此，抑制淀粉纳米晶的自团聚现象，降低淀粉纳米晶的亲水性和极性，或赋予淀粉纳米晶一定的疏水功能，将明显拓展淀粉纳米晶的应用范围。

12.2 天然聚多糖纳米晶的修饰

由于聚多糖纳米晶优良的强度和刚性，它可用作复合材料的增强填料。与无机纳米晶相比，聚多糖具有可再生、廉价、良好的生物相容性、易于进行化学改性和优良的力学性能改性，同时因表面存在诸如羟基、氨基活性基团而显示出明显的优势，即能和极性聚合物基质相互作用，形成良好的界面黏合。但是，在使用极性聚多糖纳米晶来改性非极性基质（如橡胶）时，生物质纳米晶虽然也能依靠自聚集形成的刚性网络而增强，但并不能与基质形成较强的界面黏合。此外，由于表面大量的羟基及其他极性基团，易形成分子内和分子间氢键而团聚。同时，聚多糖纳米晶表面羟基因贴附于纳米结构表面而受到一定的空间阻碍，而且与水具有较高的亲和力，限制了其应用范围。

为了阻止纳米晶的自聚集，同时促进聚多糖纳米晶在非水媒介中的有效分散，可以对纳米晶进行共价或非共价的表面修饰。对聚多糖纳米晶进行表面修饰的目的，除了降低纳米晶表面能以促进其分散，还包括转变纳米晶表面的极性羟基为非极性疏水性基团（或分子），以增强作为填料的纳米晶与非极性聚合物基质的相互作用。按照修饰的目的，聚多糖纳米晶的表面修饰大致可以分为三种类型：①表面引入其他稳定的阴离子或阳离子基团或聚合物，通过增强纳米晶间的静电排斥效应，达到稳定分散生物质纳米晶的目的；②通过表面修饰引入的疏水性基团、分子或聚合物，调控生物质纳米晶的表面能，以改善纳米晶与非极性疏水性基质之间的相容性；③表面引入特殊功能基团或分子，用于开发具有光学、磁学、力学等特殊性质的功能纳米材料。

12.2.1 聚多糖纳米晶的物理修饰

表面活性剂 Beycostat NA（BNA）是常用于制备纤维素纳米晶悬浮液的稳定剂，是一种阴离子表面活性剂，其化学结构为含有磷酸酯基团的壬基酚聚醚。在用 BNA 对纤维素纳米晶进行表面修饰的过程中，表面活性剂与纳米晶的投料比非常重要。混合过程中，含量过低的 BNA 表面活性剂不足以良好地分散纤维素纳米晶，而过高含量的 BNA 表面活性剂又会引起纳米晶的自聚集。研究表明，棉花提取的纤维素纳米晶可以吸收自身比率为 0.7 的 BNA 表面活性剂，而长径比更高的动物纤维素纳米晶（tunicin）可以吸收自身比率为 1.5 的 BNA 表面活性剂。

生物质纳米晶和阳离子表面活性剂（如十八烷基溴化铵 DODA-Br）之间的连接是通过静电相互作用产生的。硫酸水解制备的纤维素纳米晶表面带有负电荷，可以和阳离子表面活性剂相互吸引，从而对纤维素纳米晶进行表面修饰。Rojas 等采用 DODA 为阳离子表面活性剂修饰纤维素纳米晶，同时以 DODA 为载体，通过自组装（LB）技术，制备纯纤维素纳米晶单层膜。

非离子型表面活性剂，如山梨醇酐单硬脂酸酯，也被用于纤维素纳米晶的表面修饰，以促进其在有机溶剂中的分散。通过不同浓度纤维素纳米晶在四氢呋喃中悬浮液的浊度实验，可以确定稳定分散纳米晶的最佳表面活性剂添加比率。过高的表面活性剂添加浓度不仅会造成纳米晶的自聚集，同时会削弱纳米晶作为填料与复合材料基质间的相互作用。适量山梨醇酐单硬脂酸酯修饰的纤维素纳米晶被用于增强聚苯乙烯基质，通过电纺技术可以制备出无气泡高强度的复合丝。

12.2.2 聚多糖纳米晶的化学修饰

以调控聚多糖纳米晶表面性质为目的，针对其表面活性羟基的化学修饰已经有了很多报道。具体而言，这些表面化学修饰主要可以分为两种策略：表面小分子衍生化修饰及表面接枝聚合物链修饰。已报道的主要修饰方法包括：乙酰化/酯化、TEMPO 羧基化、硅烷化、阳离子化、接枝亲水性聚合物（PEG/PEO）、接枝疏水性聚酯聚合物（PLA/PCL）、接枝疏水性聚烯烃聚合物等。所有针对聚多糖纳米晶的表面化学修饰策略都要遵循一个基本原则，即能够有效地达到改变纳米晶表面物化性质的目的，同时保持其形貌和结晶结构的完整性。囿于篇幅限制，以下将重点介绍五种修饰方法。

(1) 表面乙酰化和酯化修饰

表面酯化是生物质纳米晶表面衍生化修饰中最常用的方法。表面酯化反应主要是通过羧酸（—COOH）与醇羟基（—OH）之间的反应，引入酯基基团（—COO—）以改变聚多糖纳米晶的表面性质。乙酰化是酯化修饰中最简单的反应。聚多糖纳米晶的表面乙酰化，通常是采用酸酐或乙酰基试剂，将纳米晶表面的羟基替代为乙酰基（—COCH$_3$）的反应。对纤维素纳米晶进行乙酰化反应修饰，可有效改善纳米晶在有机溶剂中的分散性。用环境友好型溶剂十八烷基丁二酸酐（iso-ODSA）和十四烷基丁二酸酐（n-TDSA）分别对动物纤维素纳米晶进行乙酰化反应修饰，发现修饰后的乙酰化纳米晶形态结构以及结晶性并未因为进行了化学反应而遭到破坏，同时表面乙酰化修饰使纳米晶在有机溶剂中的分散性得到增强。修饰后的纳米晶不仅在低极性溶剂（如 1,4-二氧杂环乙烷）中较易溶解，而且与一些聚合物基质（如聚苯乙烯）也有很好的相容性（图 12.6），可望形成与基质有强界面黏合作用的纳米复合材料。

聚多糖纳米晶的表面酯化也可以通过小分子开环与羟基的反应实现。如采用烯基琥珀酸酐（ASA）、异氰酸苯酯（PI）为酯化剂修饰淀粉纳米晶和甲壳素纳米晶。由于自聚集的作用，未修饰的甲壳素纳米晶很难在普通的有机溶剂中分散。图 12.7 示出未修饰甲壳素纳米晶以及采用 ASA 和 PI 对甲壳素纳米晶进行化学反应修饰的 TEM 照片。未修饰的棒状甲壳素纳米晶长度（L）约为 240nm，宽度（d）为 15nm，长径比（L/d）约为 16。

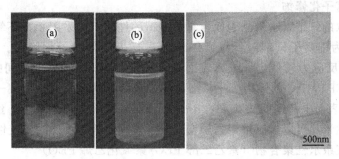

图 12.6 纤维素纳米晶在 1,4-二氧杂环乙烷中的分散性
(a) 未修饰；(b) 经 *iso*-ODSA 修饰以及 (c) *iso*-ODSA 修饰纤维素纳米晶与
聚苯乙烯复合材料的 TEM 照片

在分别应用 ASA 和 PI 对甲壳素纳米晶进行表面化学反应修饰后，由于甲壳素纳米晶链段结构的变化以及体系中化学耦合机制的出现，使甲壳素纳米晶之间相互缠结，逐渐形成一种网络结构，模糊了单个纳米晶之间的界限，有效地改善了甲壳素纳米晶在有机溶剂中的分散性。

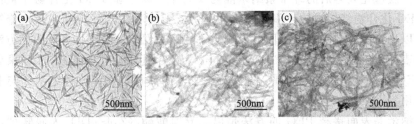

图 12.7 未经修饰 (a)、ASA 修饰 (b) 以及 PI 修饰的
甲壳素纳米晶 (c) 的 TEM 照片

采用 ASA 和 PI 分别对片状淀粉纳米晶进行表面化学反应修饰，对比修饰前后纳米晶 TEM 图 (图 12.8) 可以看出：在纳米晶表面用 ASA 进行化学修饰后，纳米晶的片状结构已经很模糊，虽然进行 ASA 化学反应修饰后，经 XRD 测试纳米晶的结晶性质未改变，但在纳米晶外层，覆盖了数量可观的 ASA 分子却改变了纳米晶原本的片层结构。反观采用 PI 对淀粉纳米晶进行化学反应修饰的结果却完全不同。从 TEM 图中可以看到：纳米晶的片层结构在经 PI 化学反应修饰后得到保留，仅尺度有所降低。这种截然相反的现象可能是由于 PI 修饰淀粉纳米晶而引起纳米晶微粒部分溶解所造成的。

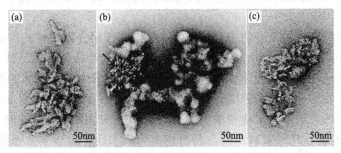

图 12.8 未经修饰 (a)、ASA 修饰 (b) 以及 PI 修饰的
淀粉纳米晶 (c) 的 TEM 照片

(2) 表面阳离子化修饰

针对硫酸提取的纤维素纳米晶表面含有负电荷的性质，可采用 2,3-环氧丙基三甲基氯化铵（EPTMAC）为阳离子试剂对纤维素纳米晶进行表面阳离子化修饰。纤维素纳米晶和 EPTMAC 之间的反应为碱催化纤维素表面羟基和 EPTMAC 环氧分子间的亲核加成反应。研究表明，经过 EPTMAC 的阳离子化修饰，纤维素纳米晶表面电荷从（-39 ± 3）mV 升高为（30 ± 5）mV，表面电荷密度从 $0.41e/nm^2$ 下降至 $0.26e/nm^2$。另外，经 EPTMAC 修饰的阳离子纤维素纳米晶可以形成稳定的触变凝胶，表现出剪切变稀的流变性质。

(3) 表面接枝亲水性聚合物（聚乙二醇 PEG/聚氧化乙烯 PEO）

为了改善亲水性纤维素纳米晶在疏水有机溶剂和聚合物基质间的分散性和相容性，亲水性聚合物如聚乙二醇（PEG）、聚氧化乙烯（PEO）被用于纤维素纳米晶的表面修饰。表面接枝或吸附亲水性聚合物链形成的空间位阻效应，可以抑制纤维素纳米晶之间的相互吸引和自聚集，达到分散纤维素纳米晶的效果。纤维素纳米晶表面接枝 PEG 可以通过羧基化的纤维素纳米晶和氨基化的 PEG 反应得到。此方法最高可以于纤维素纳米晶表面接枝 0.2～0.3g/g 的 PEG 聚合物链，修饰后的纤维素纳米晶可以稳定分散于水和氯仿溶剂中。

Kloser E 等提出一种碱催化开环表面接枝 PEG 链的方法，无需对纤维素纳米晶的预先羧基化修饰。脱硫化处理后的纤维素纳米晶与 α-环氧、ω-甲基-PEG 化合物在碱性条件下反应，修饰 PEG 化合物结构上的环氧基团将开环接枝于纳米晶表面。PEG 接枝修饰后的纤维素纳米晶可以稳定地分散于水中，同时表现出手性液晶现象。采用物理吸附的方法可以在纤维素纳米晶表面引入高分子量聚乙二醇，不同于上文所述表面化学接枝 PEG 聚合物链，物理吸附的 PEO 长链可以包裹纳米晶，并提高纳米晶的热稳定性和改善纳米晶与非极性基质间的相互作用。

在淀粉纳米晶表面接枝 PEG 的方法是以二异氰酸酯（2,4-TDI）为偶联剂，共价连接聚乙二醇单甲醚（PEGME）的末端羟基和淀粉纳米晶的表面羟基。采用这种方法制备的修饰淀粉纳米晶，分子间氢键和极性相互作用被削弱，在溶剂中呈现单个纳米晶的形态。

(4) 表面接枝疏水性聚酯（聚己内酯 PCL/聚乳酸 PLA）

脂肪族聚酯化合物是一种生物可降解的聚合物，通常具有生物相容、疏水性、玻璃化转变温度等特性。在聚酯化合物家族中，聚己内酯（PCL）一般可以通过己内酯和丙交酯单体的开环聚合合成得到。化学接枝 PCL 链于纤维素纳米晶表面修饰的研究，最初是采用异氰酸试剂以"graft onto"的方法表面引入 PCL 聚合物链。首先是采用异氰酸苯酯（PI）对 PCL 聚合物链进行封端处理；其次是将封端修饰后的 PCL 聚合物与 2,4-TDI 进行反应；最后将 2,4-TDI 结构上未反应的 2 位异氰酸根基团和纤维素纳米晶表面的活性羟基偶合，而另一端仍然与 PCL 聚合物共价相连，从而最终达到在纤维素纳米晶表面接枝 PCL 链的目的。

为了获得高接枝密度的聚合物表面接枝，以及对接枝聚合物长度的控制，纤维素纳米晶表面接枝 PCL 也可采用"graft from"的方法。纤维素纳米晶表面的活性羟基作为引发点，在催化剂作用下诱导环状己内酯单体的聚合。通过单体和纤维素纳米晶的投料比，可以控制最终表面接枝聚合物的分子量和长度。为提取表面接枝 PCL 链的修饰纤维素纳米晶共聚物，可以采用索氏抽提的方法除去未接枝的 PCL 均聚物。研究表明，采用上述"graft from"策略表面接枝 PCL 的修饰纤维素纳米晶，表面转变为疏水性，能够非常稳定地分散于各种有机溶剂体系。采用"graft from"方法，以辛酸亚锡 $[Sn(Oct)_2]$ 为催化剂，在纤维素纳米晶表面开环聚合接枝 PCL 聚合物链。

PCL 的表面接枝也被应用于对淀粉纳米晶和甲壳素纳米晶的修饰研究。淀粉纳米晶表面接枝 PCL 采用上述类似方法，通过 Sn(Oct)$_2$ 的催化作用，实现己内酯单体在淀粉纳米晶表面的开环聚合。研究表明，淀粉纳米晶表面接枝 PCL 聚合物链，将导致淀粉分子在熔融温度和降解温度区域的宽化。Huang 等采用微波辅助聚合的方法促进己内酯单体在淀粉纳米晶的表面接枝聚合，并将 PCL 接枝的淀粉纳米晶分别应用于聚乳酸和水性聚氨酯基质材料的复合增强改性。研究结果表明，修饰后的纳米晶和基质良好相容，刚性纳米晶明显增强复合材料的力学强度，同时表面接枝的橡胶态 PCL 聚合物链可以提供足够的弹性，引起复合材料同步增强增韧的效果。类似的微波辅助聚合方法被应用于甲壳素纳米晶表面接枝 PCL 的研究。由于 PCL 的高分子量和高接枝效率，修饰后的甲壳素纳米晶无需添加基质材料，可直接注塑成型制备纳米材料。这种 PCL 接枝修饰的甲壳素纳米晶可直接热成型，主要归因于高分子量和接枝率的"塑性"PCL 链充当了热塑性基质。

脂肪族聚酯化合物中另一种可生物降解的聚酯聚合物链，聚乳酸（PLA）也被应用于纤维素纳米晶的表面接枝修饰。采用与接枝 PCL 相同的策略和机理，通过纤维素纳米晶表面活性羟基，引发丙交酯单体开环聚合。接枝反应在有机溶剂甲苯中进行 24h，最终得到接枝率为 83% 的表面接枝 PLA 纤维素纳米晶共聚物。通过比较化学接枝纳米晶、未修饰纳米晶和表面物理吸附 PLA 纳米晶在氯仿中的分散情况，研究表面化学接枝疏水性 PLA 链对纤维素纳米晶表面性质的影响。研究表明，由于表面接枝 PLA 聚合物在有机溶剂中良好的溶解性，促进了接枝纳米晶在非极性溶剂中的均一分散。另一项研究探讨了采用部分预先乙酰化处理，控制 PLA 接枝聚合物链的分子量和接枝密度，从而既能表面接枝高分子量的 PLA 链，又能保证纳米晶分子间足够的相互作用，以形成刚性网络渗透结构。

(5) 表面接枝疏水性聚烯烃

纤维素纳米晶的表面聚合物链或聚合物刷的接枝修饰采用活性可控、合成过程相对简单的活性自由基聚合，如表面引发原子转移自由基聚合（SI-ATRP）和表面引发单电子转移自由基聚合（SI-SET-LRP）。已有研究表明，活性自由基聚合应用于纤维素纳米晶的化学修饰，可以合成出同时具备高表面接枝密度和低分散指数的结构可控纳米晶。其中，因其对各种单体的普遍适应性，铜催化聚合被广泛应用于纤维素纳米晶的表面活性自由基聚合修饰反应。其聚合方法为：首先在纤维素纳米晶表面引入可供聚合的活性引发位点，即制备纳米晶大分子引发剂。通常情况下，2-溴代异丁酰溴会被应用于这一反应，通过酯化修饰，在纤维素纳米晶表面引入卤素溴为活性引发点。值得注意的是，由于纳米晶表面活性引发位点的多寡将直接决定后续聚合物链的接枝密度，因此需要尽可能多地引入卤素活性引发位点。同时，羟基和 2-溴代异丁酰溴直接的反应极为剧烈，为了保证纳米晶结晶结构不被破坏，上述反应通常在低温下进行。其次在催化剂体系作用下，引发烯烃单体（C═C）在纳米晶大分子引发剂表面逐步聚合。

通常情况下，采用活性自由基聚合在纤维素纳米晶表面接枝的聚烯烃链，可以通过盐酸水解或皂化的方法剥离。收集剥离于纳米晶表面的聚烯烃接枝物，可以通过凝胶渗透色谱法（GPC）或尺寸排阻色谱法（SEC）对接枝聚合物链的分子量和多分散指数进行深入的分析。

12.3　天然聚多糖纳米晶的应用

生物质基聚多糖纳米晶具有很高的比表面积，因而它非常适合用作复合材料的增强填充物。将纤维素纳米晶与聚合物基体复合可以得到具有许多崭新性能的生物质纳米增强复合材料。这种生物质纳米复合材料的性质依赖于复合材料的组成、形态以及增强相与基体间的界面结构。聚多糖纳米晶对这些物质的改性，大部分可以有效改善材料的力学性能，甚至获得同步增强增韧的高性能材料；而且对某些特殊物质，可以明显改善其热稳定性、溶胀性以及吸湿性。

12.3.1 聚多糖纳米晶改性复合材料的增强机理模型

统计几何模型（Voigt 模型）和逾渗理论用于研究纳米复合材料力学性能的增强效应。逾渗值可以预测纳米填料的临界体积分数。Favier 等人利用统计逾渗理论提出了柱状纤维素纳米晶的逾渗值的计算关系式：$\varphi_c = 0.7/A$，其中 A 是纤维素纳米晶的长径比。很明显，高长径比的纤维素纳米晶具有较好的增强效应，因为纳米填料的理论逾渗含量较低。在 CNC 含量相同时，纤维状 CNC 可以得到比棒状 CNC 更高的强度和模量，这是由于纤维状 CNC 具有较大的长径比和纤维缠结。Halpin-Kardos 和 Ouali 模型被用于拟合复合材料的模量，并且发现预测值与实验值较一致。Halpin-Kardos 模型是用于取向短纤维复合材料的半经验模型：

$$E_p = E_m \frac{1 + \eta_p \xi \varphi_f}{1 - \eta_p \varphi_f} \tag{12.1}$$

$$E_v = E_m \frac{1 + 2\eta_v \varphi_f}{1 - \eta_v \varphi_f} \tag{12.2}$$

其中，

$$\eta_p = \frac{\dfrac{E_f}{E_m} - 1}{\dfrac{E_f}{E_m} + \xi} \tag{12.3}$$

$$\eta_v = \frac{\dfrac{E_f}{E_m} - 1}{\dfrac{E_f}{E_m} + 2} \tag{12.4}$$

式中，E_p 和 E_v 分别为单向复合材料的纵向和横向杨氏模量；φ_f 为 CNC 体积分数；E_m 是基体的杨氏模量；E_f 为 CNC 的杨氏模量；ξ 有不同的计算公式。对于相对较短的纤维比如棒状 CNC，$\xi = 2L/d$。Van Es 提出对于高长径比 CNC $\xi = (0.5L/d)^{1.8}$。基于层状理论，3D 随机取向复合材料的模量（E_c）计算如下：

$$E_c = 0.184E_p + 0.816E_v \tag{12.5}$$

Ouali 模型使用三相来拟合聚合物复合材料：基体、逾渗填料网络和非逾渗填料相。模型公式如下：

$$E_c = \frac{(1-2\Psi\varphi_f)E_m E_f + (1-\varphi_f)\Psi E_f^2}{(1-\varphi_f)E_f + (\varphi_f - \Psi)E_m} \tag{12.6}$$

其中下标 f 和 m 指的是填料和基体相；φ_f 是填料的体积分数；E 是模量；Ψ 是逾渗填料网络的体积分数，得自于：

$$\Psi = 0 \ (\varphi_f \leqslant \varphi_c \ 时) \tag{12.7}$$

$$\Psi = \varphi_f \left(\frac{\varphi_f - \varphi_c}{1 - \varphi_c}\right)^b \ (\varphi_f > \varphi_c \ 时) \tag{12.8}$$

式中，b 是临界逾渗指数，对于三维网络来说，取值为 0.4。

12.3.2　天然聚多糖纳米晶改性聚合物材料

12.3.2.1　聚多糖纳米晶增强改性天然橡胶

目前，有很多研究报道甲壳素纳米晶、淀粉纳米晶和纤维素纳米晶对天然橡胶（NR）增强增韧的改性。总体而言，将具有高力学模量、刚性的聚多糖纳米晶引入橡胶弹性体基质，将有效地提高橡胶复合材料的拉伸强度和杨氏模量，一定程度降低韧性，起到较好的纳米增强效果。在纤维素纳米晶增强改性橡胶复合材料的体系中，为了达到同步增强增韧的效果，可以对纳米晶进行表面修饰，实现复合体系中纳米填料和聚合物基质间的强界面黏合，获得性能更加优异的橡胶基纳米复合材料。除了力学性能的提高外，也有研究报道了通过引入刚性纤维素纳米晶，天然橡胶的抗溶剂性、抗氧化性、热学性能、阻隔性能也有一定程度的提高。有研究报道了采用间苯二酚和环六亚甲基四胺的混合物对纤维素纳米晶进行表面修饰，进而用于增强改性天然橡胶。研究表明，这种复合策略提高了材料的加工、力学性能、疲劳生热和永久变形等性能，这与表面修饰纤维素纳米晶分散性提高以及和橡胶间界面相互作用的改善密切相关。Kato 等研究了使用 CNC 对硫化天然橡胶的增强效应。通过与聚异戊二烯双键交联，将硫和不饱和脂肪酸添加到 CNC 表面进行硫化，使得 CNC 的增强效应较高。天然橡胶的热胀系数在添加 5％的乙酰化 CNC 后从 $226.1\times10^{-6}\mathrm{K}^{-1}$ 减少到 $18.6\times10^{-6}\mathrm{K}^{-1}$。

利用甲壳素改性 NR，对未硫化和硫化的 NR 分别采用流延成膜的方法制备得到纳米复合材料。经 DMA 测试发现，未硫化 NR 纳米复合材料出现部分结晶的性质。当加入甲壳素纤维素纳米晶进行改性，含量超过 5％时，纳米复合材料的热学稳定性被提高到 220～230℃。研究发现在改性 NR 时，纳米复合材料中出现了一种三维甲壳素纳米晶网络渗透机制。力学性能测试更加清晰地反映了甲壳素纳米晶对 NR 的增强作用：在甲壳素纳米晶的含量达到 20％的情况下，改性硫化的 NR 杨氏模量可增加到 229MPa，$E_{100\%}$ 达到 23.9MPa；而在未改性的 NR 中，这两项数据仅仅为 1.7MPa、1.8MPa。图 12.9 示出流延膜的扫描电镜照片。基于本章12.2.1 节已经介绍的有关对甲壳素纳米晶分别采用 ASA 和 PI 进行化学修饰的方法，可以应用修饰后甲壳素纳米晶对天然橡胶进行纳米复合改性研究。FTIR、SEM、接触角等测试表明，化学反应修饰虽然增强了生物质纳米晶与 NR 基质间的相容性；但是由于化学反应修饰破坏了CNC 的三维网络结构，因此复合材料的力学性能反而有所降低。

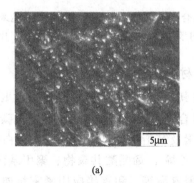

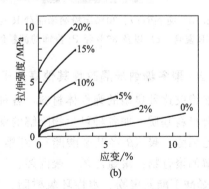

(a)　　　　　　　　　　　　　　(b)

图 12.9　（a）10％甲壳素纳米晶；（b）不同含量甲壳素纳米晶/NR 复合材料的应力-应变曲线

淀粉纳米晶是新一类生物质纳米填料的代表。有研究者采用玉米淀粉纳米晶以及经化学反应修饰的淀粉纳米晶改性 NR，在纳米粒子含量分别为 10％、20％以及 30％时，纳米复合材料的杨氏模量分别为未改性 NR 的 10 倍、75 倍和 200 倍。尤其在含量为 30％时，材料的断裂伸长率以及拉伸应力均未下降，可作为炭黑等传统橡胶填料的替代品。SEM 测试表明淀粉纳米晶在 NR 体系中均匀分散，同时处理过程中并未破坏其结晶性。但材料的溶胀性在有机溶剂甲苯中升高，而且由于淀粉纳米晶的片状形貌，复合材料的水、氧渗透性均降低。而经过对淀粉纳米晶的表面化学修饰，可对这些缺陷有明显的改善。图 12.10 示出以流延法制备淀粉纳米晶改性橡胶的纳米复合材料的扫描电镜照片，可以看出，淀粉纳米晶在天然橡胶基质中均匀分布，这正是纳米晶改性复合材料具有良好力学性能的关键。广角 X 射线衍射结果显示，流延过程并没有影响淀粉纳米晶的结晶性，并且淀粉纳米晶的加入使材料对甲苯的溶胀性升高，对水的溶胀性降低。淀粉纳米晶的加入，不但增强了材料的力学性能，而且也降低了材料的水蒸气和氧气透过性。经修饰后的纳米晶改性 NR 在溶胀性上有类似现象，但力学性能反而有所下降。实际应用方面，意大利 Novamont 公司和 Goodyear 轮胎和橡胶公司已经利用从淀粉中提取的纳米晶部分取代传统的橡胶增强填料——炭黑和二氧化硅，开发出环境友好的低滚动阻力的轮胎。此外，有研究者提出用现象学建模方法来解释淀粉纳米晶在未硫化 NR 基体中的增强机制。非线性动态力学实验凸显出淀粉纳米晶的显著增强效应以及 Mullins 和 Payne 效应。Maier 和 Goritz 模型的使用表明 NR 链对填料表面的吸附和脱吸附现象决定了非线性黏弹性能，即使 Kraus 模型证明填料体积分数大于 6.7％时形成了逾渗网络。

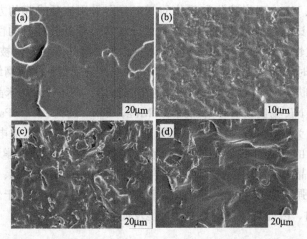

图 12.10　纯 NR(a)、30％淀粉纳米晶/NR 复合（b）、30％经 ASA 修饰的淀粉纳米晶/
NR 复合（c）以及 30％经 PI 修饰的淀粉纳米晶/NR 复合（d）材料的 SEM 照片

12.3.2.2　聚多糖纳米晶改性其他高分子材料

除了天然橡胶这种典型的弹性体材料，各种其他高分子材料也被用于构建聚多糖纳米晶增强改性复合材料基质，如各种可生物降解的聚合物：聚己内酯、聚乳酸、聚碳酸酯、聚氧化乙烯、聚乙烯醇、聚（β-羟基辛酸酯）、纤维素及其衍生物、淀粉、植物蛋白等，以及各种非生物降解的聚合物：聚氯乙烯、聚丙烯、聚乙烯-乙烯醋酸共聚物、聚甲基丙烯酸甲酯、聚苯乙烯-丙烯酸丁酯共聚物、水性环氧树脂、聚氨酯等。和直接应用紧密相连，这一方向的研究已成为聚多糖纳米晶研究领域的主要组成部分，相关文献报道纷繁复杂，受限于篇幅，本章将从三种聚多糖纳米晶的增强改性效应出发，以近期研究报道为例，总结相关研究成果。

12.3.2.3　聚多糖纳米晶改性其他高分子材料

采用熔融挤出的方法，对 CNC 和生物可降解聚合物材料——聚乳酸（PLA）进行复合成型加工，可以得到"绿色"全生物降解的纳米复合材料。图 12.11 所示为 CNC 与聚乳酸（CW/PLA）复合材料的原子力显微镜图（AFM）和透射电镜照片（TEM）。可以观察到 CNC 在少量 PEG 为加工助剂的辅助下，可均匀分散于聚乳酸基质中。相比于纯聚乳酸，复合材料断裂伸长率提高近 8 倍。类似的改性方法同样可以应用于甲壳素纳米晶上。如由管状蠕虫中提取棒状甲壳素纳米晶（长径比为 $L/d=120$），应用于改性聚己内酯（PCL）基质，采用注塑成型的方法制备出同样是全生物降解的纳米复合材料。研究表明，甲壳素纳米晶的加入在复合体系中构建的逾渗网络不仅可以提高材料的力学性能，同时能够改善材料的热稳定性（提高熔融温度）。

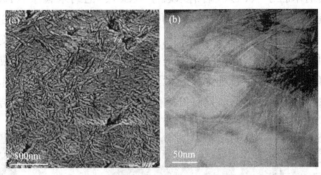

图 12.11　CW/PLA 复合材料的原子力显微镜照片（a）和
经醋酸铀染色透射电镜照片（b）

分别采用豌豆淀粉纳米晶与淀粉颗粒对聚乙烯醇（PVA）进行复合改性，对比发现，由于纳米晶尺寸更小，在基质中分散更均匀，因此淀粉纳米晶对 PVA 的改性材料具有更平滑的断裂横截面、更高的透光率以及更好的拉伸强度和断裂伸长率。

采用聚多糖纳米晶来增强天然高分子基材料有不错的效果。例如，采用纤维素纳米晶改性纤维素基复合体系，当 CNC 含量达到 30% 时，复合材料的强度和杨氏模量同步提高，尤其是杨氏模量从 36MPa 提高到 301MPa，同时材料的耐水性也得到改善。从淀粉中提取的结构相近的淀粉纳米晶对淀粉基质进行纳米复合改性，由于复合材料中氢键的形成，填料与基质间界面相互作用得到增强，并且复合材料的热学性能得到很大提高。另外，从虾壳中酸水解提取纳米尺度的甲壳素纳米晶，并用于改性壳聚糖材料。虽然纳米 CNC 的加入并未改变复合材料的热稳定性和降解性，但对材料的伸长率有一定程度提高。尤其值得注意的是，甲壳素纳米晶的加入降低了 CNC/壳聚糖纳米复合材料与水之间的亲和力，降低了材料在水中的溶胀性，因而有效提高了纳米复合材料在水性环境下的稳定性。

此外，聚多糖纳米晶也被广泛应用于对非降解性合成高分子材料的改性研究。在这些合成高分子材料中引入的生物质纳米晶，总体上对材料性能可以起到良好的增强效果。如采用 CNC 对聚氯乙烯（PVC）进行纳米复合改性，生物质纳米晶的加入不仅能够提高这种合成高分子材料的降解性和透明度，同时又可以改善材料的力学以及热学性能，起到必要的纳米复合改性效果。类似地，采用 CNC 对聚丙烯进行纳米复合改性也取得了不错的效果。研究发现，用聚氧乙烯磷脂醚（BNA，一种表面活性剂）先对 CNC 进行预处理，然后与聚丙烯基质进行复合得到一种高储能模量、同步增强增韧的纳米复合材料。

12.4 天然聚多糖纳米晶功能材料及应用

12.4.1 聚多糖纳米晶模板合成无机纳米粒子

天然聚多糖纳米晶作为模板合成无机纳米粒子的方法为优化利用无机材料开辟了新的天地，如稀有的贵金属资源与最丰富的且可再生的生物资源相结合。作为在无机纳米粒子合成中最有使用价值的模板，纤维素纳米晶在反应过程中主要做还原剂、结构导向剂和稳定剂。使用杆棒状的纤维素纳米晶作为模板，准备好各种无机纳米粒子，如介孔氧化硅纳米粒子（Si、SiO$_2$、SiC）；碳酸钙纳米粒子（CaCO$_3$）；银纳米粒子（Ag）、金纳米粒子（Au）、镍纳米晶体（Ni）、铂纳米粒子（Pt）、硒纳米粒子（Se）、钯纳米粒子（Pd）；二氧化钛（Ti）核壳和中空的纳米颗粒；TiO$_2$ 纳米立方体硫化镉（CdS）、硫化锌（ZnS）、硫化铅（PbS）；Au-Ag 合金纳米粒子和 Ag-Pd 合金纳米粒子。图 12.12 为以纤维素纳米晶为模板合成的多种无机纳米粒子的形貌和尺寸。值得注意的是以纤维素纳米晶为模板合成无机纳米粒子的一些研究报道了一些有趣的结果。通过比较三大天然生物模板（木质素、非晶漂白纤维素和纤维素纳米晶）合成的 SiC 纳米粒子，只有纤维素纳米晶模板可以制备出结构均一稳定的无机

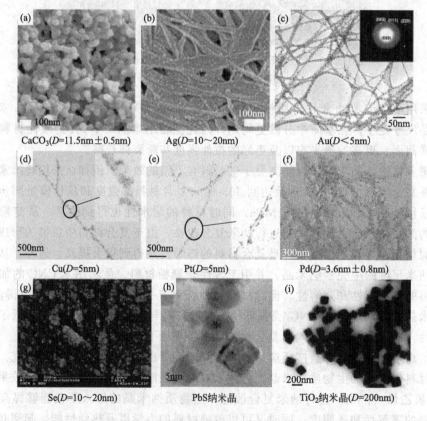

图 12.12　以纤维素纳米晶为模板合成的各种无机纳米粒子
(a) 碳酸钙纳米粒子；(b) 银纳米粒子；(c) 金纳米粒子；
(d) 铜纳米粒子；(e) 铂纳米粒子；(f) 铅纳米粒子；
(g) 硒纳米粒子；(h) 硫化铅纳米粒子；(i) 二氧化钛纳米粒子

SiC 纳米线（直径 70nm，长度大于 $100\mu m$）。Padalkar 等报道了表面活性剂的浓度、盐溶液、反应时间和盐溶液的 pH 值对合成无机纳米粒子（Ag、Cu、Au 和 Pt）的平均尺寸及纤维素纳米晶的覆盖面积的影响。从胶体纤维素纳米晶合成的单分散的钯（Pd）纳米颗粒在苯乙烯和碘苯的 Heck 偶联效应方面显示出优异的催化效应，这证明了纤维素纳米晶在催化作用中可以发挥有效的作用。纤维素纳米晶具有形态诱导和平衡协调的作用，所以纤维素纳米晶的加入，会促进 TiO_2 粒子的晶体生长及纳米立方形态的形成。具有不同形状的多孔 TiO_2 纳米团簇的合成，用纤维素纳米晶作为模板合成花状 TiO_2 纳米晶体及 TiO_2/CNs 光催化活性的研究均有报道。将纤维素纳米晶加入磷酸钙骨水泥中，经测试发现，水泥内部结构更致密，孔隙和裂纹减少，抗压性能得到大大提升。

12.4.2　聚多糖纳米晶制备有机渗透膜

由于纤维素纳米晶表面带有负电荷，故与之直接吸附的是带正电的分子。基于这个理论，Hsiao 和他的合作者从纤维素纳米纤维和纳米晶体中研发出了一些高效吸附膜。一般来说，纤维素纳米晶固定在基质表面，形成具有高表面体积比的交联纳米网和带负电荷的表面。体系中的平均孔径和孔径分布都可以通过加入的纤维素纳米晶的量来控制，由此得到的膜不仅具有良好的力学性能，还具有很高的表面电荷密度。制备好的纤维素纳米晶膜与商用带正电荷的硝化纤维膜相比，吸附能力是硝化纤维膜的 16 倍。纤维素纳米晶表面带负电的磺酸基团可以用来研发选择性渗透膜，主要是因为带负电荷的颗粒具有抑制其他电荷粒子进入只允许带正电颗粒透过的作用。棉花纤维素纳米晶悬浮液（1.5%）可在玻璃碳电极制成薄膜，其作用机理是带负电荷的纳米晶体和简单逐滴涂层过程中粒子间的氢键作用。这种纳米膜具有选择性渗透功能，可以选择性渗透具有不同电荷性质的物质。经证明，这种膜很容易吸收带正电荷的钌乌洛托品 $[Ru(NH_3)_6^{3+}]$，渗透率值（P）高达 216%，而带负电荷的六氯铱酸钾 $[IrCl_6^{3-}]$ 几乎被阻挡在膜的外面，其 P 值只有 33.9%。

12.4.3　聚多糖纳米晶在凝胶复合材料中的制备及应用

由棒状纤维素纳米晶形成的水凝胶通常分为两种类型。一种由纤维素纳米晶悬浮液直接制备，另一种是由纤维素纳米晶强化基质制备的复合水凝胶。纤维素纳米晶在一定条件下通过纳米粒子之间强烈的氢键作用自发形成凝胶。含 0.4% 纤维素纳米晶（从软木粉中萃取）的水性悬浮液能形成一种透明的水凝胶，该水凝胶具有独特、坚硬、统一的形态，这种类似弹性固体的表现是由于机械搅拌作用。此外，研究者证实通过溶剂交换法纤维素纳米晶可以在甘油、乙醇或丙酮中形成宏观稳定的有机凝胶。Way 等报道了表面修饰羧基或氨基的纤维素纳米晶的不同的凝胶行为。在低 pH 值下，因为静电排斥氨基抑制纳米粒子的聚合，氨基修饰的纤维素纳米晶形成稳定悬浮液。但是，生成水凝胶需要较高的 pH 值，在较高 pH 值下氨基改性的纳米晶为中性，这是基于氢键的引力起控制作用。羧基改性的纤维素纳米晶表现出相反的行为，因为羧基改性的纤维素纳米晶在较高 pH 值下也能分散在水中，在酸性环境下形成稳定的水凝胶。

根据交联方法，复合水凝胶分为化学凝胶和物理凝胶。物理凝胶通过离子键或氢键由分子自组装形成，而化学凝胶通过共价键形成。在聚合物基体上引入刚性纤维素纳米晶来制备物理水凝胶纳米材料通常可以改善结构稳定性，提高弹性模量。至今报道的纤维素纳米晶已经用于各种合成聚合物基体以制备凝胶纳米材料，如聚乙二醇、聚乙烯醇、聚甲基丙烯酸羟乙酯、异丙基丙烯酰胺-甲基丙烯酸丁酯共聚物、淀粉-*g*-聚丙烯酸钠、聚丙烯酰胺和天然聚合物基体，比如再生纤维素、琼脂糖和环糊精。另一方面，基于纤维素纳米晶的水凝胶也可以通过化学交联方法获得，比如纤维素纳米晶和基体聚（MVE-*co*-MA）-PEG、凝胶、聚丙烯酸、聚（*N*-异丙基丙烯酰胺）的原位交联。

海绵是一种充满了气孔和通道的材料，水和其他分子可以在其中流动。与海绵结构相似，泡沫是一种在液态或固态下俘获大量气体的物质。气凝胶是一种自凝胶合成的多孔轻型材料，凝胶中液体组分被气体替代就形成了气凝胶。作为一种高孔隙率、高比表面积和低密度的纳米材料，海绵、泡沫和气凝胶材料通常用冷冻干燥法或者超临界 CO_2 干燥法萃取液体组分制备获得。这些方法使液体通过毛细管作用缓慢干燥除去，而不会像传统蒸发那样导致固体基质坍塌。

组织工程的多孔纳米支架材料是一种新型的生物医学纳米材料，能够提供必需的模板和物理支承，引导细胞变异和增殖为定向的功能组织或器官。Blaker 等开发了一种结合冰微球模板和热诱导相分离孔隙壁与细菌纤维素纳米晶的技术，用于生产原位多孔聚乳酸/纤维素纳米晶支架材料。这种支架材料具有多孔形态，可控孔隙率高达纤维素纳米晶线性连通的球形孔隙率的 97%，这更适合细胞在立体培养条件下的扩展和直接互动。也有在马来酸酐-聚乳酸接枝聚合物基体上通过界面黏附纤维素纳米晶强化的静电纺丝纤维纳米支撑材料的报道。

12.4.4　聚多糖纳米晶在特殊功能材料领域的应用

（1）力学适应性复合材料

纤维素纳米晶的特殊机械材料主要指的是机械可调性、刺激响应型材料，比如机械适应材料和机械渐变材料。受一些生物特性启发，如海参可以可逆地改变表皮的硬度，刚性纤维素纳米晶的三维渗透网络被引入各种聚合物基体中，如环氧乙烷-环氧氯丙烷共聚物（1∶1）、聚乙烯醇和聚甲基丙烯酸丁酯。第一代渗透纤维素纳米晶材料是以聚环氧乙烷-环氧氯丙烷和聚乙烯醇基体。在弹性方面，干燥基质材料在 25℃ 下的拉伸存储模数（E'_c）从纯基体的 3.7MPa 以大于二阶量级的速率增加到体积分数为 19% 纳米晶的 800MPa。但是，一旦接触水，这些在常温下有相同的 19% 纳米晶体积含量的纤维素纳米晶/基体纳米材料就会发生明显的可逆的模数下降（40 倍），从 800MPa 降至 20MPa。第二代机械适应材料基于聚乙烯醇和聚甲基丙烯酸丁酯，它们对热转变（从环境温度 23℃ 到生理温度 37℃）具有动态敏感性。例如，在玻璃化转变温度（T_g）以下，当加入 16.5% 的纳米晶，干燥纳米材料的拉伸存储模数只增加 2～2.5 倍，而在 T_g 以上 E'_c 增加 1000 倍。同时，当暴露在生理条件（浸入人工脑脊液，37℃）下，这些纳米材料的 E'_c 会发生很大的下降，从几 GPa 到几 MPa。最近也报道在弹性聚氨酯基体中引入棉花纤维素纳米晶以生产机械适应材料，这能改变它们暴露在水中的力学性能，表现出水应激性形状记忆效应。

力学适应性纳米材料原理的理论模型已被提出，如图 12.13 所示。在特定的化学触发条件下，通过刚性纤维素纳米晶三维网络的形成和解耦可以选择性地、可逆地控制这些材料的力学性能。处于"开"的状态时，刚性的渗透的纳米晶体之间强烈的氢键作用使应力传递最大，从而引起纳米材料的强化。与此相反，在环境刺激下，比如接触到水或者温度升高，纳米粒子之间的氢键被破坏，相互分离，在化学调节下变成"关"的状态。

近来，受鱿鱼喙的水增加机械渐变特性启发，Fox 等报道了由纤维素纳米晶制备机械渐变纳米材料，在此可以控制沿着材料长度的交联度。纤维素纳米晶和光引发剂反应时，通过紫外线控制不同的纳米晶体交联度。在不同的状态（干燥或湿润）和温度下，不同的薄膜长

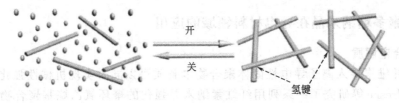

图 12.13　力学适应性纳米材料的结构和转换机制

度和区域会显示不同的力学性能，辐射时间增加交联度也会增加。不管温度是在 T_g 以上还是以下，湿薄膜（$E'_硬/E'_软 > 5$）与干薄膜（$E'_硬/E'_软$ 大约分别是 1.1 和 1.5）力学性能对比都戏剧性地增加了。此外，有文献指出，从糯玉米中提取的淀粉纳米晶具有良好的热稳定性和力学强化性能，而将甲壳素纤维素纳米晶加入通过浇注蒸发法热塑性淀粉基膜中，不仅可以改善淀粉基材料的力学性能，还能提高纳米复合材料的抗菌性能。

(2) 自修复和形状记忆材料

自修复材料和形状记忆材料这两种材料在受到损伤或者形状改变时可以修复或恢复原来形状，这个性能可以改善很多产品的可靠性、功能性和生命周期，因此它们在诸多方面备受关注。通常在外部刺激下，如紫外辐射或热量，材料中超分子结构经过断开和再连接实现自修复。Biyani 等报道了基于乙烯-丁烯共聚物的轻度可修复的纳米复合材料，该材料由氢键脲基嘧啶酮和修饰的纤维素纳米晶功能化。当这些材料暴露在紫外线辐射下，脲基嘧啶酮基团被激发，吸收的能量转变为光能，导致氢键基团的结合和材料的修复。因此，刻意引入的缺陷能够得到快速有效的修复，并因为纤维素纳米晶的加强作用表现出很高的强度和硬度。正如图 12.14 所示，含有 10% 纤维素纳米晶的纳米复合材料能够相当快地修复，在紫外线照射下需要的时间少于 20s [图 12.14(a)]。在另一项研究中，一种通过含丰富 π 键的芘基端基低聚物和含成对 π 电子的萘-二酰亚胺折链低聚物之间的 π-π 键相互作用形成的超分子共混聚合物由纤维素纳米晶（含量 1.25%～20.0%）强化成为一种可修复的纳米材料。所有的纳米复合材料在高温下都可以自修复。在 7.5% 纳米纤维素的条件下可获得修复效率和力学性能的最佳组合，强化材料的拉伸模量高达原材料的 20 倍，85℃下能在 30min 内完全自修复。

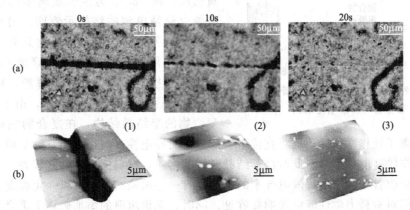

图 12.14　（a）脲基嘧啶酮-纤维素纳米晶材料（含 10% 纳米纤维素）在紫外线（320～390nm，350mW/cm²，20s）照射之前、过程中和之后的光学显微镜图像；（b）脲基嘧啶酮-纤维素纳米晶材料（含 10% 纳米纤维素）在故意损伤（1）、部分修复（2）和完全修复（3）状态的原子力显微图像（色彩范围：黑色＝7μm，白色＝0μm）

12.4.5 聚多糖纳米晶在导电材料领域的应用

(1) 聚合电解质

将纳米纤维素掺入离子导电性固体聚合物电解质可以同时实现机械性强化和高离子导电介质。Dufresne 等研究了一系列用纤维素纳米晶强化的聚环氧乙烷基聚合物电解质，它们表现出了高离子导电性和电化学、热力学、机械稳定性。纳米纤维素固体聚合物电解质通常由以下两步制备：第一步聚合基质纳米晶混合物的制备；第二步在浓缩的乙氰盐溶液中将锂盐（如 LiTFSI 或者 LiClO$_4$）引入膨胀的纳米晶强化的聚合物纳米材料。近年来，也有报道在没有溶剂的情况下用静电纺丝和热压技术制备纳米纤维素强化的复合聚合物电解质。如在 POE 聚合物电解液体系中引入动物纤维素纳米晶可获得高力学性能的纳米复合材料，同时又不会对电导率产生较大影响。采用长径比（L/d）大于 100 的动物纤维素纳米晶（TCW）为填料改性 EO/EPI 共聚物，用作聚合物电解液，并用于锂电池材料（LiClO$_4$＆EO/EPI-TCW）的制备。研究表明，在纤维素纳米晶含量为 10％时，获得的纳米复合材料具有比较好的力学性能：杨氏模量增加 14 倍，拉伸强度增加约 12 倍。同时，纳米晶的加入并未使材料的电导率有较大降低（仅从 2.2×10^{-4} S/cm 减少到 1.6×10^{-4} S/cm）。

通常，在聚合物电解质中加入刚性纳米纤维素会带来很高的力学性能，同时在较高温度下存储模量会大幅增加，而离子导电性会轻微降低。例如，通过在聚环氧乙烷复合材料中增加 10％动物纤维素纳米晶，存储模量会比没有加入纳米晶的聚合物电解质增加 100 倍，而离子导电性在 60℃（聚环氧乙烷的熔点）仍然高达 10^{-4} S/cm 以上。为了进一步增强聚合物的性能，学者研究了用来分散纳米晶的不同溶剂（水或者有机溶剂）、交联剂、增塑剂和不同的聚合单体对固体聚合物电解质系统的影响。

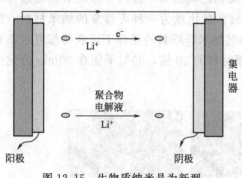

图 12.15 生物质纳米晶为新型
聚合物电解液电池结构

在电池方面，聚合物型离子导电材料因可作为优良的电解液而被用于新型锂电池的开发。采用干性聚合物作电解液，金属锂作负电极，则整个体系可在中等温度获得一种特殊的高能量密度。图 12.15 为生物质纳米晶作为新型聚合物电解液电池的结构示意图。另外，由于聚合物的高弹性，这种新型电池具有多种尺寸和形状。采用高分子量的线性聚氧乙烯（POE）和锂盐连接，干聚合物作电解液，形成的电池体系一直是研究的热点。然而，由于 POE/锂盐复合物的半结晶结构，在复合物的熔融温度以下，材料的离子迁移率很低，这将直接影响到材料的导电性。而在高温（60℃以上）下，虽然电解液可提供高电导率，但此时由于结晶区域的熔融，材料的力学性能较差。采用添加无机填料的方法改善聚合物电解液电导率的研究也有一些缺陷。虽然可以一定程度上改善材料的电导性，但对材料力学性能的影响却鲜见。同时，无机填料的添加破坏了聚合物型电池的环境友好性。因此，如何能在不降低材料电导率的同时兼顾改善材料力学性能的问题一直是影响聚合物作为新型电池电解液开发的瓶颈。

(2) 功能半导体材料

基于表面带负电荷的纤维素纳米晶和带正电荷的 π-共轭聚合物，能够制备功能半导体材料。通过溶液浇铸处理，纤维素纳米晶和 PANI-PPE 衍生物的混合物稳态悬浮液能用来生产半导体膜。关于电导性、光致发光和力学性能的进一步研究表明这种半导体材料结合了共轭聚合物的导电特性和显著的纤维素纳米晶增强的力学性能。在另一项研究中，在 PE-DOT/PPS 基 PS 导电聚合物中引入纤维素纳米晶能将电渗透的阈值减小为其他纳米复合材料的 1/5。据报道，在 PEDOT：PPS/PS 混合物中 PEDOT：PPS 的电渗透阈值原来是2.2%，通过加入 0.8%的纤维素纳米晶可以降低到 0.4%。以纤维素纳米晶为模板，通过原位化学氧化聚合法制备了导电聚合物与纤维素纳米晶的复合材料，既保证了导电聚合物包覆层较大的比表面积，又利用了纤维素纳米晶较高的力学性能和热稳定性，并改善导电聚合物的缺陷。无独有偶，通过甲壳素纳米晶和多壁碳纳米管的复合，可以制备出电导率高达9.3S/cm 的导电纳米复合材料。

12.4.6　聚多糖纳米晶基液晶光学材料

　　由于各向异性的杆状形态，纤维素纳米晶在悬浮态表现出易溶的液态晶体的行为，这是改变浓度时从各向同性液体到规整液态晶体的相变过程。在临界浓度以上，就会形成液晶相。在一定条件下，悬浮液通过缓慢蒸发可以得到半透明薄膜，半透明薄膜可以保持手性液态晶体在悬浮液中的规整排列。这些薄膜在较窄的波长范围内显示出彩虹色反射偏振光，波长由手性晶体的间距和薄膜的折射率决定。根据液体晶体性能，可以两步制备基于杆状纤维素纳米晶的可调的光学纳米材料。第一步缓慢蒸发纤维素纳米晶悬浮液保持手性晶体规整相，第二步将液态晶体纤维素纳米晶和无机基质结合制备光学材料。

　　研究发现在超声处理时随着能量的增大，手性晶体在悬浮液中的间距随之增加，并且纤维素纳米晶薄膜的反射波长发生红移。图 12.16 所示为 2.8%纤维素悬浮液浇铸的固态薄膜，纤维素纳米晶悬浮液由漂白软木纸浆制备，并不断增加（从左往右）能量超声处理。能量单位为 J/g（纤维素纳米晶）。薄膜显示出反射彩虹色色彩范围从紫罗兰色变化到红色。通过结合声波处理和添加电解液，薄膜的反射性质能够进行预测性地调整。可以看出对纤维素纳米晶超声处理的影响是累积的和永久的。而且，不同能量超声处理的悬浮液可以混合制备具有反射团中间物的薄膜。近年来，有研究探讨薄膜浇铸过程中纤维素纳米晶的差温加热速率。将不同温度的材料放在蒸发的纤维素纳米晶悬浮液下面会在最后的薄膜结构中产生像水印一样的不同反射波长的图案。图案区域与周围的薄膜相比有着不同的厚度和不同的手性晶体间距，加热将导致区域厚度增加和手性晶体间距变大。在纤维素纳米晶薄膜里的热图案可能是由不同的蒸发速率和在悬浮液区域的热运动产生的。这些具有可调彩虹色的纤维素纳米晶光学材料因为产生左旋偏振光，在作为一项防伪措施用于加密方面很有潜力。

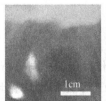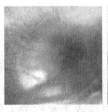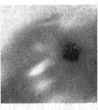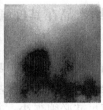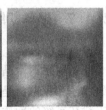

图 12.16　从左往右是在悬浮液中用不断增加的超声能量（0、250J/g、700J/g 和 7200J/g 纳米晶）处理的纤维素纳米晶薄膜

在漫射光下可以看到薄膜表面是正常的。纤维素纳米晶悬浮液样品通过超声速振动单元
130W 20kHz 并有一个直径 6mm 探针的超声发生器声处理：15mL 2%～3%纤维素纳米晶
悬浮液置于 50mL 塑料管，以 60%的最大功率超声处理

　　MacLachlan M. J 和他的团队开发了一系列光激性的介孔无机（硅）光学材料，它们是由纤维素纳米晶合成的一类手性向列液态晶体。受甲虫外壳的彩虹色启发，他们首先研究用纤维素纳米晶的可调手性向列结构制备介孔氧化硅薄膜。正如图 12.17（a）所示，仿生光学纳米材料的反射波长可以在整个可见光谱范围内变化，在合成条件下通过简单地改变进入近红外区。图 12.17（b）显示了介孔氧化硅纳米材料的不同颜色的图片。从样本 S1 到 S4，随着纤维素纳米晶含量的增加，介孔薄膜分别显示出蓝色、绿色、黄色和红色。这些薄膜的颜色归因于材料中纤维素纳米晶形成的手性向列孔结构。而且，加入一滴水会使得薄膜部分变湿，从而变得完全透明，如图 12.17（d）所示。随着干燥条件下水（或者其他常用溶剂）的消除，这些光学纳米材料能够完全恢复彩虹色，导致圆二色性信号可逆降低至 30 毫度［如图 12.17（c）］。此外，通过煅烧和碳化修饰纤维素纳米晶和金属纳米粒子的介孔氧化硅及碳薄膜也有研究。近年来，有报道通过纤维素纳米晶和水凝胶的自组装制备响应的光激性的水凝胶。因为来自于纤维素纳米晶长范围的手性向列次序，这种水凝胶表现出彩虹色，并对不同的刺激快速反应。

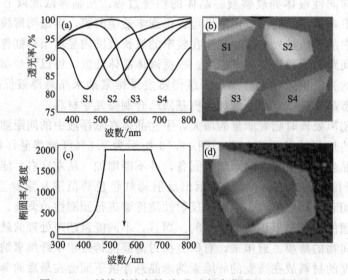

图 12.17　纤维素纳米晶/氧化硅复合薄膜的光学特性

（a）透射光谱；（b）图片显示了介孔薄膜 S1 到 S4（纳米晶含量逐渐增加）的不同颜色；
（c）一个绿色介孔薄膜在用水浸润之前（绿色曲线）和之后（黑色曲线）的圆二色谱；
（d）透明绿色薄膜在加入一滴水之后的图像

12.4.7　聚多糖纳米晶在其他领域的应用

（1）生物成像

　　在生物质纳米晶应用于制备新型功能化材料方面，采用纳米微粒用作医用治疗与分析领域的载体和标记，是目前纳米医学领域的研究热点。已有研究表明，为了不阻碍血液循环，用于载药系统的物质尺寸必须很小，并且是由表面为中性或亲水性的天然化合物组成。而生物质纳米晶如纤维素纳米晶表面的活性基团为药物载体的官能团（如荧光基团）的化学连接提供了可能。如对纤维素纳米晶进行化学修饰处理，得到一种可用于细胞标记的表面修饰荧光标记纤维素纳米晶（纳米晶）。

　　如图 12.18 所示，采用一种三步合成的方法，可以实现在纤维素纳米晶的表面以共价键接枝上具有荧光性的荧光素-5′-硫氰酸酯（FITC）分子。对比修饰前后纤维素纳米晶悬浮液。可以明显看出：未标记的纳米晶无色并少许不透明，而以 FITC 标记的纳米晶呈现出黄色透明的溶液。通过紫外波谱照射分析，纯纤维素纳米晶在 200～600nm 的波长范围内没有表现出任何吸收峰。以 FITC 标记过的纳米晶分别在 490nm（FITC 的二价阴离子存在形式）以及 453nm、472nm（FITC 的阴离子存在形式）出现吸收峰。

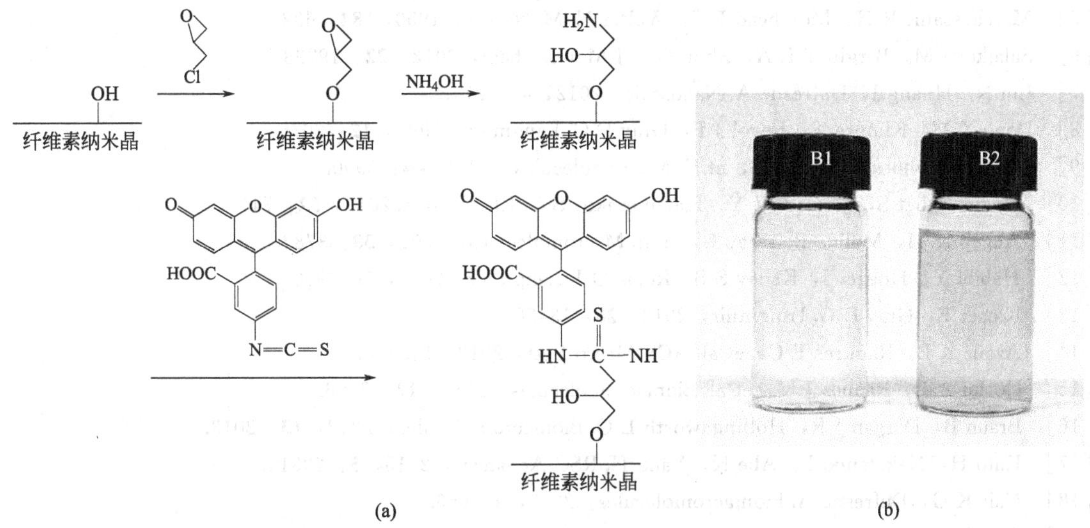

图 12.18　纤维素纳米晶接枝荧光团 FITC 反应步骤（a）及纤维素
纳米晶水悬浮液（0.8%）（B1）与以 FITC 标记的纤维素
纳米晶水悬浮液（0.5%）（B2）的对比

（2）药物载体

尽管纤维素在制药上有长期应用历史，其他类型的纤维素（纳米纤维素）作为特殊赋形剂或者新型药物载体，通过改变药物分解速率，延长药物释放时间，使其在先进药物负载体系的应用方面具有相当大的研究空间。作为给药赋形剂，Burt 等研究了纯纳米纤维素负载水溶性抗生素的能力，以及阳离子纤维素纳米晶负载多种抗癌剂（多西他赛、紫杉醇和依托泊苷）的潜力。除了直接作为赋形剂，纤维素纳米晶也可以作为共稳定剂改善聚合辅料的物化性能和流动性能。以纤维素纳米晶为共稳定剂通过乳液聚合制备的丙烯酸玻璃粉证明是一种合适的赋形剂，它形成了具有低流动时间和降低的余切角的稳定结构。

（3）聚多糖纳米晶在污水处理方面的应用

天然高分子多糖及其衍生物作为一种高效、无毒、价廉、易再生及可生物降解的水处理剂引起了广泛关注。研究表明，纤维素和淀粉纳米晶对重金属离子也有很好的吸附效果。利用有机酸，如柠檬酸、水杨酸、草酸、酒石酸等对稻壳进行酯化改性，可以实现对 Cu^{2+} 和 Pb^{2+} 的吸附。采用一步法，用柠檬酸/盐酸水解微晶纤维素得到具有长度 200～250nm、直径 15～20nm 的纤维素纳米晶（CNC），该种方法得到的 CNC 可被用来做染料吸附剂（亚甲基蓝）和高效絮凝剂。用机械粉碎法得到纤维素纤维，然后用氧化的高碘酸盐和阿仑膦酸钠氨化纤维素纤维获得双膦酸酯纳米纤维素，由于二膦酸基团与钒之间的络合作用及钒阳离子基团与酸阴离子基团间的静电作用，该修饰后的纳米纤维素可除去污水中的钒离子。

（林宁，余厚咏，黄进）

参 考 文 献

[1] Favier V, Chanzy H, Cavaille J. Macromolecules, 1995, **28**: 6365.

[2] Betrozzi C, Kiessling L. Science, 2001, **291**: 2357.

[3] Samir M, Alloin F, Dufresne A. Biomacromolecules, 2005, **6**: 612.

[4] Battista O A, Coppick S, Howsmon J A, et al. Ind Eng Chem, 1956, **48**: 333.

[5] Marchessault R H, Morehead F F, Walter N. M. Nature, 1959, **184**: 632.

[6] Salajková M, Berglund L A, Zhou Q , J Mater. Chem, 2012, **22**: 19798.

[7] Lin N, Huang J, Dufresne A. Nanoscale, 2012, **4**: 3274.

[8] Dong X M, Kimura T, Revol J F, Gray D G. Langmuir, 1996, **12**: 2076.

[9] Ureña-Benavides E E, Ao G, et al. Macromolecules, 2011, **44**: 8990.

[10] Shafiei-Sabet S, Hamad W Y, Hatzikiriakos S G. Rheol. Acta. 2013, **52**: 741.

[11] Angellier H, Molina-Boisseau S, et al. Macromolecules, 2005, **38**: 3783.

[12] Habibi Y, Hoeger I, Kelley S S, Rojas O J. Langmuir, 2010, **26**: 990.

[13] Kloser E, Gray D G. Langmuir, 2010, **26**: 13450.

[14] Azouz K B, Ramires E C, et al. ACS Macro Lett, 2012, **1**: 236.

[15] Goffin A-L, Raquez J-M, et al. Biomacromolecules, 2011, **12**: 2456.

[16] Braun B, Dorgan J R, Hollingsworth L O. Biomacromolecules, 2012, **13**: 2013.

[17] Kato H, Nakatsubo F, Abe K, Yano H. RSC Advances, 2015, **5**: 29814.

[18] Nair K G, Dufresne A. Biomacromolecules, 2003, **4**: 666.

[19] Angellier H, Molina-Boisseau S, Lebrun L, Dufresne A. Macromolecules, 2005, **38**: 3783.

[20] Mélé P, Angellier-Coussy H, Molina-Boisseau S, Dufresne A. Biomacromolecules, 2011, **12**: 1487.

[21] Padalkar S, Capadona J R, Rowan S J, Weder C, Won Y-H, Stanciu L A, Moon R J. Langmuir, 2010, **26**: 8497.

[22] Cirtiu C M, Dunlop-Brière A F, Moores A. Green Chem, 2011, **13**: 288.

[23] Ma H, Burger C, Hsiao B S, Chu B. Biomacromolecules, 2012, **13**: 180.

[24] Thielemans W, Warbey C R, Walsh D A. Green Chem, 2009, **11**: 531.

[25] Way A E, Hsu L, Shanmuganathan K, Weder C, Rowan S J. ACS Macro Lett, 2012, **1**: 1001.

[26] Blaker J J, Lee K-Y, Mantalaris A, Bismarck A. Compos. Sci. Technol, 2010, **70**: 1879.

[27] Zhou C, Shi Q, Guo W Terrell L, Qureshi A T, Hayes D J, Wu Q. ACS Appl Mater Interfaces, 2013, **5**: 3847.

[28] Capadona J R, Shanmuganathan K, Tyler D J, Rowan S J, Weder C. Science, 2008, **319**: 1370.

[29] Shanmuganathan K, Capadona J R, Rowan S J, Weder C. ACS Appl Mater, Interfaces 2010, **2**: 165.

[30] Rusli R, Shanmuganathan K, Rowan S J, Weder C, Eichhorn S J. Biomacromolecules, 2010, **11**: 762.

[31] Mendez J, Annamalai P K, Eichhorn S J, Rusli R, Rowan S J, Foster E J, Weder C. Macromolecules, 2011, **44**: 6827.

[32] Lin N, Huang J, Dufresne A. Nanoscale, 2012, **4**: 3274.

[33] Fox J D, Capadona J R, Marasco P D, Rowan S J. J Am Chem Soc, 2013, **135**: 5167.

[34] Biyani M V, Foster E J, Weder C. ACS Macro Lett, 2013, **2**: 236.

[35] Fox J, Wie J J, Greenland B W, Burattini S, Hayes W, Colquhoun H M, Mackay M E, Rowan S J. J Am Chem Soc, 2012, **134**: 5362.

[36] Alloin F, D'Aprea A, Kissi N E, Dufresne A, Bossard F. Electrochim Acta, 2010, **55**: 5186.

[37] Lalia B S, Samad Y A, Hashaikeh, R. J Solid State Electrochem, 2013, **17**: 575.

[38] van den Berg O, Schroeter M, Capadona J R, Weder C. J Mater Chem, 2007, **17**: 2746.

[39] Chen C，Yang C，Li S，et al. Carbohydrate Polymers，2015，**134**：309.

[40] Beck S，Bouchard J，Berry R. Biomacromolecules，2011，**12**：167.

[41] Zhang Y P，Chodavarapu V P，Kirk A G，Andrews M P. J Nanophotonics，2012，**6**：063516.

[42] Shopsowitz K E，Qi H，Hamad W Y，MacLachlan M J. Nature，2010，**468**：422.

[43] Kelly J A，Shukaliak A M，Cheung C C Y，Shopsowitz K E，Hamad W Y，MacLachlan M J. Angew Chem Int Ed，2013，**52**：8912.

[44] Dong S，Roman M. *J Am Chem Soc*，2007，**129**：13810.

[45] Sirviö J A，Hasa T，Leiviskä T，et al. Cellulose，2015，**23**：689.

[20] Chen J, Yang J, Liu G, et al. Carbohydr Polym, 2016, 151: 158-206.

[21] Bai B S, Dobele G, Dizhbite T, et al. Bioeconomics etc., 2011, 123-135.

[22] Zhao Y P, Chisenhall W D, Kim H C, Andrews M R, et al. Biophys.

[23] Shopovika K I, Gjill H, Bernad W V, Vakeljasben M J. Nature, 2016.

[24] Mako J A, Shokeshbern, Belle H, et al. ......

[25] ...... hallucon, 2015, 13: 2010.

[26] ...... , ... , ... , ... , ...

第 13 章
木质素及改性材料

木质素是植物细胞的主要成分之一，与纤维素和半纤维素黏结在一起，是地球上仅次于纤维素含量的天然有机高分子，据估计全球每年木质素生物合成新增量约 6×10^{14} t。木质素分子结构复杂，是最难认识和利用的天然高分子之一。尽管如此，木质素仍凭借其天然可再生、生物相容性等优点，以及源于造纸工业的副产品而成本低廉的优势，被认为是一类优良的生物质化工原料，其在材料领域的综合利用备受关注。木质素已经用于制备酚醛树脂、聚氨酯、环氧树脂和离子交换树脂等材料，并作为填料改性了橡胶、聚烯烃、聚酯、聚醚、淀粉、蛋白质等化石资源基和生物质基高分子材料，成功地研发出工程塑料、胶黏剂、发泡材料、薄膜、纤维和纳米纤维、水凝胶等极具应用潜力的新材料。用作表面活性剂、絮凝剂等，能应用于石油开采、沥青乳化、井泥浆稀、废水处理、水煤浆及染料分散、混凝土减水及助磨、肥料、农药缓释、抗病毒和抗肿瘤医药原料、药物载体等方面。由于木质素具有复杂的多级结构，其材料研发方面缺少系统的理论支撑，因此亟待在木质素材料复合、成型加工等关键技术上获得突破。图 13.1 描述了木质素可能发生的化学反应及制备材料的途径。目前，在全球对生物质资源综合利用高度关注并期望将其替代化石资源的趋势下，木质素基新材料的研究和开发面临着机遇和挑战，加强对木质素及其改性材料结构和性质的认识，探索出开发木质素高价值应用的新思路，将有助于推动木质素在材料领域的应用价值。

本章就木质素结构和反应性能，以及制备材料的研究进行系统归纳，为生物质资源利用，自然界第二丰度有机天然高分子——木质素的研究和利用提供思路和借鉴。

13.1 木质素的结构与性质

13.1.1 木质素的多级结构

木质素由高度支化的聚合物分子组成，这些分子以苯基-丙烷类单体的形式通过烷基-烷基、烷基-芳基、芳基-烷基等化学键连接在一起。根据甲氧基的数量和位置不同，可以将单体分为对羟基苯基型（H）、愈疮木基型（G）和紫丁香基型（S）（见图 13.2）。不同来源的木质素中这三类单体的比例不同，针叶木以 G 型单体为主，阔叶木以 G-S 型为主，草本植物一般同时包含这三种类型。

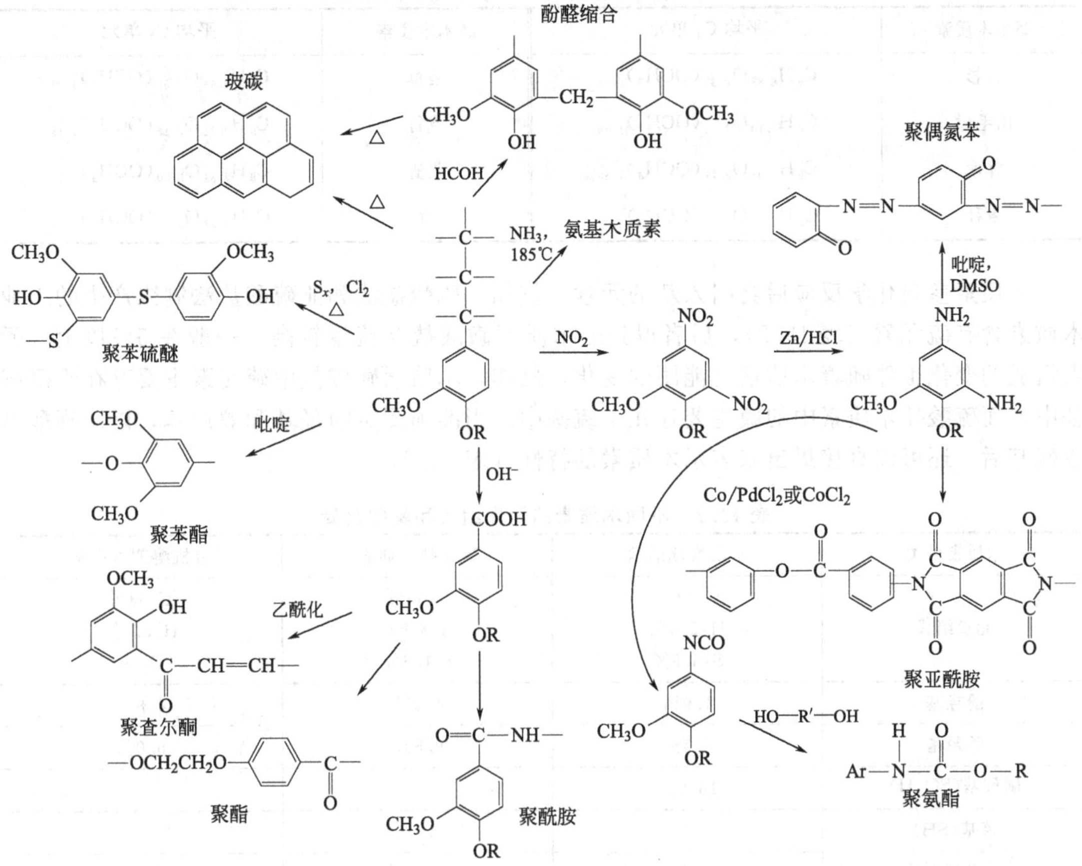

图 13.1 木质素化学反应及可能制备材料途径的示意图

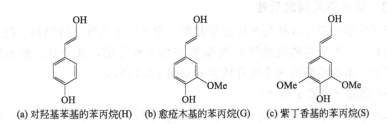

(a) 对羟基苯基的苯丙烷(H)　(b) 愈疮木基的苯丙烷(G)　(c) 紫丁香基的苯丙烷(S)

图 13.2 木质素中存在的三种基本结构单元

13.1.1.1 木质素的元素组成

天然木质素主要由碳、氢、氧三种元素组成，其中碳元素含量比纤维素和半纤维素要高得多。通常，针叶材和阔叶材木质素的含碳量分别为 $60\%\sim65\%$ 和 $56\%\sim60\%$，而纤维素的含碳量仅 44.4%。一般认为木材木质素不含氮元素，但禾草的木质素中含有少量氮，可能是植物细胞中残留蛋白被共同提出。从麦秆、稻草和芦竹制备的 MWL 含氮量分别为 0.17%、0.26% 和 0.45%。

通过木质素的元素组成可以计算出木质素的 C_9 单元（或称 C_9 通式），即除去甲氧基的苯丙烷（$C_6\sim C_3$）单元的碳作为标准，再加上与每个 C_9 相对应的氢原子、氧原子和甲氧基数。表 13.1 列出几种不同来源的磨木木质素平均 C_9 单元的元素组成。

表 13.1　磨木木质素平均 C_9 单元的元素组成

磨木木质素	平均 C_9 单元	磨木木质素	平均 C_9 单元
云杉	$C_9H_{8.83}O_{2.37}(OCH_3)_{0.96}$	稻草	$C_9H_{7.44}O_{3.38}(OCH_3)_{1.03}$
山毛榉	$C_9H_{7.10}O_{2.41}(OCH_3)_{1.36}$	芦竹	$C_9H_{7.81}O_{3.12}(OCH_3)_{1.18}$
桦木	$C_9H_{9.03}O_{2.77}(OCH_3)_{1.58}$	蔗渣	$C_9H_{7.34}O_{3.50}(OCH_3)_{1.10}$
麦秆	$C_9H_{7.39}O_{3.00}(OCH_3)_{1.07}$	竹	$C_9H_{7.33}O_{3.81}(OCH_3)_{1.24}$

木质素参与化学反应后会引入新的元素，例如，硫酸盐法和亚硫酸盐法制浆产生的工业木质素含有硫元素（表 13.2），后者得到的木质素磺酸盐含硫量较高，一般在 5% 以上。元素组成的变化也伴随着木质素官能团的变化，例如，木质素磺酸盐中硫元素主要存在于磺酸基中，而硫酸盐木质素中的硫主要存在于巯基中。当准确测定酚羟基和醇羟基，以及磺酸基或巯基后，还可以直接提出来表示木质素的特性（表 13.2）。

表 13.2　不同木质素的元素组成和基团含量

木质素种类	木质素磺酸盐	硫酸盐木质素	有机溶剂木质素
元素组成	C:53% H:5.4% S:6.5%	C:66% H:5.8% S:1.6%	C:63% H:5.5% S:—
酚羟基	1.9%	4.0%	4.8%
醇羟基	7.5%	9.5%	5.0%
磺酸基(SO_3H)	16.0%	—	—
巯基(SH)	—	3.4%	—
甲氧基(OCH_3)	13.5%	14.0%	19.0%

13.1.1.2　结构单元间的连接

木质素苯丙烷单元通过各种化学键连接起来，形成了木质素三维结构。经研究证明，结构单元间连接类型主要分为醚键连接和碳-碳键连接两种类型，其中醚键是木质素结构单元间主要的连接键，木质素结构的主要连接方式如图 13.3 所示。

(1) $β$-O-4 型键（或者 $α$-O-4）

芳基丙三醇-$β$-芳基醚结构［图 13.3(a)］是最重要的木素分子结构单元。桦木木质素有 62% 的 $β$-O-4 键存在，云杉木质素则为 49%～51%。Nimz 以及榊原等从水解产物中分离出具有肉桂醇、醛、甘油醛等侧链的 $β$-芳基醚二聚体基 3～4 聚体。Olcay 在进行云杉 MWL 加氢分解时，得到 21.8% 苯丙烷单体（换算为 C_6-$β$-O-C_3）。

(2) 4-O-5 型（二苯醚）

Freudenberg 从云杉木质素高锰酸钾氧化物中分离出了 4-O-5 和 1-O-5 类的二苯基醚结构的化合物。Larsson 等由高锰酸钾氧化产物中分离出了两种 4-O-5 型三聚体［图 13.3(g)］，此外也分离出了二苯基醚型结构在侧链脱离时产生的 1-O-4 型的分解酸。Nimz 等将山毛榉木质素用硫代醋酸处理后。根据高锰酸钾氧化产物得率用外插法推算出云杉木质素中有 0.035～0.04/C_6～C_3 个，桦木木质素有 0.065/C_6～C_3 个二苯醚结构，而 Nimz 推算山毛榉木质素为 0.015/C_6～C_3 个。Li 等用核磁共振以及硝基苯氧化方法证明松树木质素中有这种键型存在。

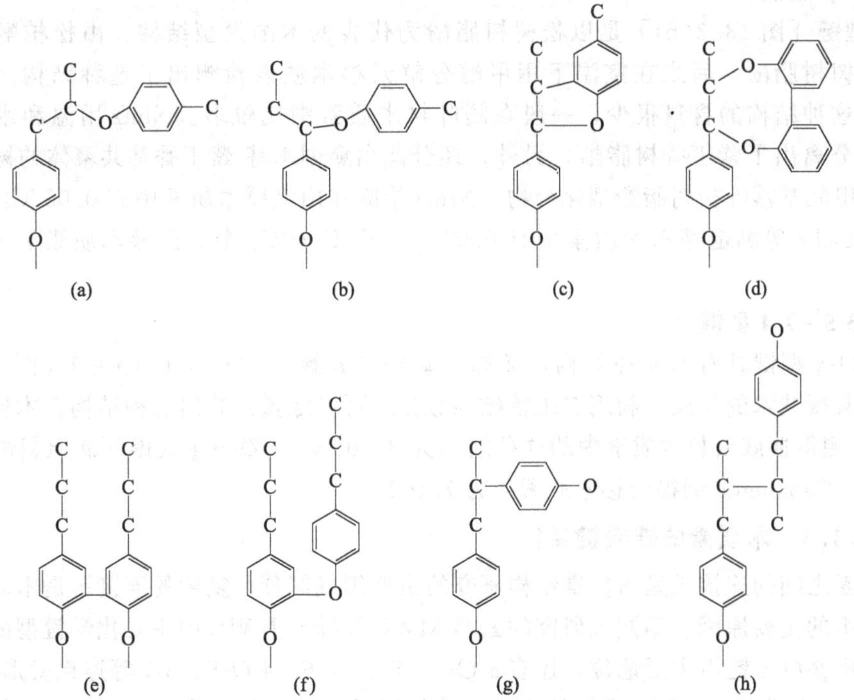

图 13.3　木质素苯丙烷单元间的主要连接键型

(3) β-5 型键

β-5 型键以苯基香豆满型结构为代表 [图 13.3(c)]，其模型物可以由松柏醇脱氢聚合得到，用温和的水解液可以得到具有肉桂醇和醛的侧链以及二氢化松柏醇侧链的二聚体及含有 β-1 键的三聚体。Adler 用相同的水解方法，使 β-5 结构转化为环状 1,2-二苯乙烯的苯基香豆满结构，利用其特征紫外吸收最大值 310nm，推断在云杉木质素中约有 0.11/OMe β-5 结构，其中有 0.03/OMe 为开环型 β-5 结构 (β')。Miksche 等由前述的高锰酸钾氧化分解产生异半蒎酸，推断桦木木质素中有 $0.05/C_a$ β-5 型结构，云杉木质素中有 $0.09\sim0.12/C_6\sim C_3$ 个 β-5 个。开环 β-5 型 (β') 结构在桦木木质素中为 $0.01/C_6\sim C_3$ 个，云杉木质素中有 $0\sim0.03/C_6\sim C_3$ 个。另外，Nimz 推断在山毛榉木质素中有 $0.06/C_6\sim C_3$ 个苯基香豆满。

(4) β-1 型键

Nimz 分离经温和水解得到的山毛榉和云杉原本木素的降解产物得到了二芳基丙烷二醇。Freudenberg 等发现有 β-1 结构 [图 13.3(g)]，并提出了这种结构是 C_6-C_3-C_6 型的，是游离基偶合时伴随侧链脱氢而产生的。Nimz 得到在山毛榉木质素中为 $0.15/C_6\sim C_3$ 个，云杉和山毛榉木质素中为 $0.02 C_6\sim C_3$ 个。

(5) 5-5 型键 （联苯）

Aulin-Erdman 曾用 $\Delta\varepsilon_i$ 法做过这一结构的定量试验，指出在云杉 BNL 中至少有一个游离酚羟基大于 5-5 单元 [图 13.3(e)]，为 $0.06/C_6\sim C_3$ 个。Pew 根据紫外光谱研究的结果提出有 $0.25/C_6\sim C_3$ 个或更高数值的论断。其后的学者陆续推断出桦木木质素为 $0.045/C_6\sim C_3$，云杉木质素为 $0.095\sim0.11/C_6\sim C_3$ 个，山毛榉木质素为 $0.023/C_6\sim C_3$ 个。由此可看出，不同木质素得到的 5-5 型键推测值存在相当大的差别。

(6) β-β 型键

β-β 型键 [图 13.3(h)] 是以松树树脂酚为代表的木酚素型结构。由松柏醇脱氢聚合能得到松树树脂酚，后来在室温下用甲醇分解云杉木质素检测出了这种结构。但针叶材木质素中这种结构的含量很少，一般在阔叶材木质素中比较多。Nimz 用温和水解法从山毛榉材中分离出了紫丁香树脂酚，另外，还分离出愈创木基-紫丁香基共聚体的树脂酚及 α-羰基的二甲氧基落叶松树脂酚型化合物。Nimz 推断在山毛榉木质素中有 $0.05/C_6 \sim C_3$ 个 β-β 键。Miksche 等测定桦木木质素中有 $0.03 \sim 0.05/C_6 \sim C_3$ 个，云杉木质素有 $0.02/C_6 \sim C_3$ 个。

(7) 5-5′-O-4 型键

5-5′-O-4 型键具有八元环结构，又称二苯唑二氧新（dibenzodioxocin）[图 13.3(d)]，由于核磁共振技术的发展，利用二维核磁共振技术可以定量计算出这种结构在木质素中的含量。Sette 测得挪威云杉木质素中的这种结构为 $3/100\ C_9$。Zhang 获得红麻原料的木质素为 $5/100\ C_9$。Capanema 测得云杉木质素的为 $7/100\ C_9$。

13.1.1.3 木质素的连接键特征

木质素之间的连接键是木质素结构研究的主要组成部分，复杂的连接键是木质素难于溶解于溶剂中的主要原因。不同人研究的云杉 MWL 和桦木 MWL 中主要化学键型的含量见表 13.3，其中 β-O-4 键占主要地位，还有 α-O-4、5-5、β-β、4-O-5、β-1 等连接键形式。Capanema 对于山毛榉和桉木的木质素结构中的连接键进行了比较（表 13.4），发现它们在连接键方面差别很小，但是木质素的结构单元之间的比例有差别，桉木原料 *E. globules* 和 *E. grandis* 总木素 S/G 值差别较大，后者的 G 型木质素是前者的近三倍。

表 13.3　云杉和桦木磨木木质素中主要键型的含量

键 型[①]	云杉 MWL /100 C₉ 单元	桦木 MWL 100 C₉ 单元
A(芳基甘油-β-芳基醚,β-O-4)	48	60
C(非环苯甲基芳基醚,α-O-4)	6~8	6~8
D(苯基香豆满,β-5,α-O-4)	9~12	6
E(八元环结构)	2.5~11	1.5~4.5
F(联苯结构,5-5)		
G(二芳醚结构,4-O-5)	3.5~4	6.5
H(1,2-二芳基丙烷,β-1)	7	7
I(β-β 连接的结构)	2	8
合　计	86~92	92~94

① 按照结构分类，每种结构含有主要键型，在括号里，八元环含有双醚键。

表 13.4　山毛榉和桉木的木质素连接键特征

连接方式	山毛榉	蓝桉	巨叶桉
β-O-4(总)	65	56	61
α-O-4 非环		20	
γ-O-烷基(总)			23
5-5′	2	3	3

续表

连接方式	山毛榉	蓝桉	巨叶桉
4-O-5′	1.5	1.5/10	3/6
6(2)-缩聚：G 或 S		4/10	3/3
S：G：H		84：14：2	62：36：2

植物原料经过化学制浆处理后，获得的纸浆中仍然含有木质素，这种木质素叫做残余木质素，发现残余木质素中的连接键与磨木木质素有一定差别，主要是木质素中的缩聚结构有所增加，如表 13.5 所示。

表 13.5　残余木质素的连接键特征

键型	二聚体结构	连接键含量/%	键型	二聚体结构	连接键含量/%
β-O-4	苯丙烷 β-芳基醚	45～48	α-O-4	苯丙烷 α-芳基醚	6～8
5-5	二苯基和二苯唑二氧新	4～25	5-O-4	二芳基醚	4～8
β-5	苯基香豆满	9～12	β-β	β-β 连接的结构	3
β-1	1,2-二芳基丙烷	7～10			

13.1.2　木质素的物理性质

13.1.2.1　分子量及其分布

木质素的分子量及其分布是其重要性质之一，随着测定方法的发展，有不同测定方法，如黏度测量法、尺寸排阻色谱法、凝胶渗透色谱法（GPC）、光散射法、蒸气压渗透法和超速离心法。由于色谱技术的成熟，用 GPC 方法测定木质素的分子量和分子量分布为人们普遍认可。表 13.6 列出了几种常见木质素和可溶性木质素的分子量及分布。

表 13.6　常见木质素的分子量及分布

木质素	平均分子量	多分散性
磨木木质素,有机溶剂木质素,蒸汽爆破木质素,酸解木质素,硫酸盐木质素	$(2～5)×10^5$	2.5～25
有机溶剂木质素	$2.7×10^3～1.1×10^4$	1.8～2.4
桦木木质素	$(1.9～2.4)×10^4$	3.83～5.87
麦草碱木质素	2100～3100	1.9～4.2

对于制备磨木木质素而言，原料的球磨对于分子量有较大的影响。球磨时间越长，生物质的重均分子量（M_w）下降越多，但是数均分子量变化不大，然而多分散性则降低很多。

13.1.2.2　分子形态及超分子特征

随着现代仪器分析技术的发展，人们对木质素形状的认识经历了一个由表及里、由浅入深的过程。早期的研究人员主要根据 X 射线衍射数据将木质素描述成一种复杂的、无定形的、三维网状高分子。后来借助于电子显微镜和原子力显微镜，可以直接观察到磨木木质素呈球状或块状，原子力显微镜除了提供形貌数据外，还能测量颗粒的三维尺寸。Goring 等用 TEM 观察到木质素磺酸盐颗粒呈碟状，单分子层厚度约 2nm，Houst 用原子力显微镜研究氧化镁表面的木质素磺酸盐吸附层，测得其厚度为 1.5～3nm，Liu 等测得的木质素磺酸盐颗粒直径为 60~90nm，在云母上成膜的平均厚度为 2.14nm。

木质素的超分子结构因其化学结构及所处的环境而不同。来自不同原料的木质素超分子结构不同，而同种原料的木质素，在干态和在溶剂中的超分子结构也不同。乙酰化硫酸盐木质素在三氯甲烷中的扩散，发现木质素粒子呈椭球状，其长轴与短轴之间的比值（称为轴比）大约为 18。硫酸盐木质素（M_w 为 4500）在 0.1mol/L 的 NaOD 溶液中的流体力学半径（R_h）约为 2.29nm。Norgren 和 Lindström 等人测得质量分数为 1% 的木质素在浓度为 0.1mol/L 的 NaOH/NaOD 溶液中的流体力学半径为 1.0~2.2nm。因为木质素在某些溶液中可能发生缔合，处于缔合状态的木质素与木质素单个分子的形态有很大差别，因此，很难只用某一种方法测得分离木质素的准确形状和实际大小。每一种研究方法都有各自的适用范围和局限性。表 13.7 列出了不同木质素形状、尺寸及其研究方法。

表 13.7 溶液中木质素粒子尺寸和形状研究方法及结果

木质素种类	溶剂	尺寸和形状评估	分析方法
枫树木质素（甲醇-盐酸法及氢氧化钠-乙醇法分离）	各种有机溶剂	3au×16au×100au，椭圆形粒子，形状因子 7.5	黏度法，铺展法，Langmuir 槽法
磨木木质素，二氧六环木质素，硫酸盐木质素	水中分散	膜厚度 1.7nm，每个硫酸盐木质素分子面积 2.1~2.4nm^2	铺展法，Langmuir 槽法
温和方法溶解的碱木质素	NaHCO$_3$-NaOH 缓冲液，pH9.5	微凝胶粒子被线团分子链包围，介于无规线团和刚性球体之间	沉降法，黏度法
云杉 Björkman 木质素	吡啶	当 M_w＝7150 时，R_h＝2nm	沉降法，黏度法
二氧六环木质素	0.2 ~ 4mol/L NaOH 溶液	球形粒子的有效 R_h＝2.2~2.3nm	特性黏数，电位返滴定
松木二氧六环木质素	溶剂：DMSO、DMF、二氧六环、吡啶	尺寸 110~157nm，或者 9~23nm，取决于溶剂和分子量	黏度法，光子相关光谱（PCS）
巯基乙酸木质素	吡啶-DMSO-H$_2$O	表观 R_h＝0.97~2.09nm，假定为网络内部坚固、表面疏松 Einstein 球体	自旋标记法，黏度法
有机溶剂木质素	水溶液，pH3~10	pH＝10 时尺寸 40nm，pH＝3 时尺寸 150nm，70% 粒子 2~50nm	过滤法，光子相关光谱（PCS）
硫酸盐木质素	0.1mol/L 碱溶液	膨胀因子 2.5~3.7，膨胀的无规线团构象，不考虑长链支化效应	凝胶色谱，超速离心
硫酸盐木质素	1.0mol/L NaOD，缓冲液	普通 R_h＝2.05~2.28nm，聚集体 R_h＝38nm（在 D$_2$O 中，pH＝6.5）	自扩散，脉冲梯度场自旋回波核磁共振（PGSE-NMR）
硫酸盐木质素	0.1mol/L NaOH/NaOD	R_h＝1.0~2.2nm（M_w＝1600~12100）	自扩散，PGSE-NMR

木质素种类	溶剂	尺寸和形状评估	分析方法
乙酰化二氧六环木质素	三氯甲烷	$R_h = 0.5 \sim 1.31$nm，扁椭圆，轴比≤18	自扩散，PGSE-NMR
阔叶材硫酸盐木质素	DMSO，DMF，甲基纤维素，吡啶	尺寸 $2.4 \sim 2.7$nm 或 $120 \sim 350$nm，取决于分子量	光子相关光谱（PCS）

13.1.2.3　木质素的缔合特性

木质素的缔合现象是阻碍人们对木质素认识和利用的原因之一。天然木质组织中木质素存在缔合状态的超级组装结构，制备获得的木质素分子量不一致，分子量分布宽与测定条件下木质素的缔合有关系。Terashima 等认为木质素在沉积过程中形成有序结构。Agarwal 等认为在云杉中木质素的苯环倾向于与细胞壁平行排列。Atalla 提出木质素的预聚体与多糖基底之间有很强的缔合相互作用。

木质素的缔合有内因和外因。内因主要是木质素内的官能团，包括苯环（$1/C_9$）、羧基（$1/C_9$）、酚羟基（$0.6/C_9$）、醇羟基（$0.48/C_9$）。影响木质素缔合的外在因素有溶剂种类、碱度、浓度、离子组成、有机添加物、时间和温度等。木质素分子缔合机理有四种：①分子间的氢键；②有规立构的缔合；③疏水键；④静电缔合。二级化学键和长程范德华力是发生缔合行为的主要原因。

磺酸盐木质素在水溶液中呈现出阴离子聚电解质的特性，硫酸盐木质素在碱性溶液中也可看作是聚电解质。硫酸盐木质素的 Zeta 电位随 pH 值的降低而降低，其等电点在 pH 值为 1.0 处。硫酸盐木质素在稀碱溶液中的团聚现象，并且在高离子强度下，升高温度会导致硫酸盐木质素不可逆地团聚；在 175℃和 pH12 条件下，硫酸盐木质素溶液由于团聚作用，还会发生相分离；在 pH 值为 12～13 时，添加少量 $CaCl_2$ 会导致硫酸盐木质素剧烈地聚沉。木质素分子在溶液或溶剂中的缔合有不同的表现，在酸性条件下木质素分子倾向于缔合形成共聚物，在碱性条件下则比较稳定。木质素大分子在不同的溶剂中缔合程度也不同会导致分子量分布不同。增加木质素浓度或者增加溶液中的盐浓度都会促进木质素大分子的缔合。在碱性溶液中，硫酸盐木质素分子发生缔合，其缔合程度受 pH 值的影响，并具有可逆性。大分子量的木质素分子在 pH 13.5～12 之间有严重缔合，而在低 pH 值时则没有缔合；小分子量木质素在 pH13 以上没有缔合，在 pH 10～13 有缔合，而在 pH10 以下则没有缔合。这种现象与木质素的酚氧离子质子化等电点有关，在木质素的等电点时，木质素倾向于缔合；而酚氧离子质子化的等电点与其 K_a 值有关，木质素的分子量越大，K_a 值越高，所以高分子量木质素倾向于在高 pH 值时发生缔合。当 pH 值为 13.8 时，硫酸盐木质素的缔合对于分子量分布产生显著影响，木质素基本没有渗出。从表 13.8 中也可以看出，木质素的浓度越高，木质素的缔合越强；在木质素溶液中加入盐，离子强度增大，木质素的缔合也增强。

在木质素溶液中添加一些有机化合物，如尿素、甜菜碱、十二烷基磺酸钠（SDS），木质素的相互排斥系数降低，木质素的缔合减少。木质素乙酰化后缔合程度也会减少，用 GPC 测定出来的分子量数值较小。表 13.9 显示，木质素经溴乙酰乙酰化处理，反应时间长，木质素乙酰化完全。木材的木质素乙酰化后的分子量数值下降多，说明木材原木质素比非木材原木质素的缔合更多。

表 13.8　高浓度木质素的缔合①

木质素的浓度 /(g/L)	pH 值			
	13.8	13.0	12.0	10.0
10	—	1.0	0.479	0.77
25	0.940	0.848	0.604	0.364
50	0.846	0.748	0.740	0.696
100	0.744	—	—	—
50+I②	0.440	—	—	—

① 通过柱渗出的木质素（g/L）。

② 木质素浓度是 50g/L，加盐 NaCl 浓度为 3mol/L。

表 13.9　木质素乙酰化后的分子量变化

木质素来源	衍生化时间 /d	M_w /(g/mol)	M_n /(g/mol)	D	M_w 起始 /M_w 终
云杉	0	83200	10000	8.3	8.9
	30	9350	3350	2.8	
红木	0	65200	7760	8.4	6.5
	10	10000	3700	2.7	
枞木	0	49500	7700	6.4	4.9
	10	10100	3740	2.7	
南方松	0	57600	9760	5.9	5
	20	11400	4200	2.7	
桉木	0	23400	6500	3.6	2.9
	10	8100	2890	2.8	
麦草	0	10100	2730	3.7	1
	10	10090	2650	3.8	

13.1.2.4　木质素的其他物理性质

(1) 表观物理性质

天然木质素在可见光区域内没有最大吸收峰。人工分离制备的磨木木质素一般是淡黄色粉末，其显色是由一系列发色基团造成的（图 13.4）。由心材制备的木质素由于含有单宁和黄酮类杂质，因而呈现较深的颜色。

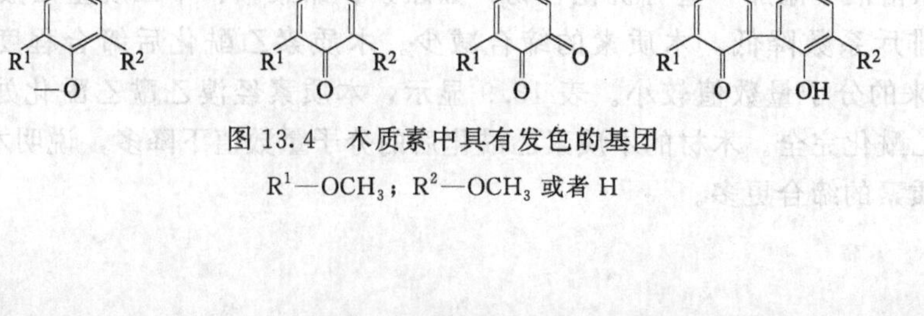

图 13.4　木质素中具有发色的基团
R¹—OCH₃；R²—OCH₃ 或者 H

硫酸盐法和亚硫酸盐法制浆废液中的木质素含有多种发色基团，往往呈现棕色或棕红色。纸浆中的残余木质素的颜色实际上也是由类似的发色基团结构形成，纸浆的种类不同，颜色也有所差别。

木质素的表观颜色是其吸收紫外区光波造成的，各种木质素制备物的紫外光谱很相似（图 13.5）。典型的针、阔叶材木质素的紫外光谱，通常在 270～280nm 间及 200～208nm 间各有一极大吸收值，在 230nm 处有一肩峰，在 310～350nm 间有一较弱吸收，260nm 处有一极小吸收；禾本科木质素除具有上述特征外，在 312～315nm 附近还有一吸收峰或肩峰。

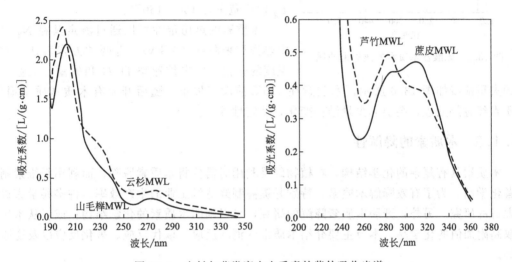

图 13.5　木材与草类磨木木质素的紫外吸收光谱

不同原料或者不同溶剂来源的木质素，紫外光谱的吸光系数也有较大差别。典型针叶材木质素的紫外吸光系数为 18～20L/(g·cm)，温带阔叶材木质素的紫外吸光系数低于针叶材，一般为 12～14L/(g·cm) 左右，热带阔叶材和草本科植物木质素则与针叶材接近。工业木质素由于结构发生较大变化，紫外吸光系数与同种来源的 MWL 差别很大，硫酸盐木质素的紫外吸光系数比同种来源的木质素磺酸盐高得多。

（2）溶解性

木质素从原料中溶解出来，无论是木材原料，还是非木材原料，都必须经过适当的化学处理，例如酸、碱、有机溶剂、氧化脱木素等，因此木质素的溶解性与分离木质素的方法有关。木质素的溶解分三类：①在有机溶剂中不溶解，例如亚硫酸盐木质素、水解木质素等；②在乙醇、甲醇、苯酚和二氧六环等有机溶剂中溶解；③在水中溶解，例如木质素磺酸盐。木质素的溶胀或者溶解与其分子量及溶剂的极性有很大关系。溶剂与木质素的羟基相互作用，与木质素的结合内能（希尔德布兰德参数，Hildebrand's parameter，d_H）和分子内氢键有很大关系。

用离子液体可以直接从木材原料中溶解出木质素。离子液体具有咪唑碱阳离子，能够溶解木素、木粉等。用离子液体 [Mmim][MeSO_4] 和 [Bmim][CF_3SO_3] 能够最大限度地溶解工业木质素。木质素的溶解可以用希尔德布兰德参数相似来解释，因为 IL 和木质素的 d_H 分别为 24.9 和 24.6。

（3）热性质

从木质素的热学性质来看，由于木质素具有多变的化学组成以及复杂的结构，它的玻璃

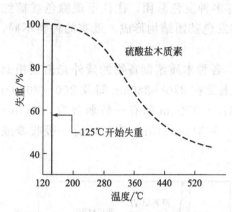

图 13.6 硫酸盐木质素的热失重曲线

化转变温度比合成高分子宽；因此测定木质素的 T_g 值依赖于其热处理历史。Goring 报道了不同木质素的 T_g 温度范围在 127～227℃ 之间，Back 报道木质素的 T_g 值在 123～187℃ 之间；而 Hatakeyama 报道二氧六环溶出木质素的 T_g 值为 127～147℃，Irvine 报道桉木的磨木木质素 T_g 为 137℃，Glasser 报道松木的工业木质素 T_g 为 167℃。针叶木木质素的模型物——引杜林（Indulin）进行热处理，其 T_g 温度范围是 150～160℃。

木质素的热稳定性可以通过测定其在 N_2 气氛中热失重来衡量（TGA）。有两种方式表达失重随温度的变化，即失重速率 DTG 和失重。工业木质素的失重曲线如图 13.6 所示，木质素在 125℃ 前没有失重，随后开始有木质素质量损失。木质素经过热处理，会引起少量结构变化，稳定性提高。

13.1.3 木质素的降解性

木质素具有复杂的化学结构，在植物纤维利用时需要将木质素脱除，而利用纤维素制浆或者化学品。为了有效降解木质素，特别是提高制浆造纸工业的生产效率，许多科学家进行了大量的研究。另外，开展木质素降解的研究，可以阐明木质素的化学结构；或者从木质素制取高附加值的化学品。本节主要介绍木质素的消除反应、取代反应、氧化反应以及还原反应等。

13.1.3.1 消除反应

(1) 木质素 α-羟基结构的消除反应

具有 α-羟基的酚型木质素在碱性介质中发生的消除反应类似于 β-消除，由于存在苯环的共轭效应，实际上消除的 H 来自 ζ 位（第 6 位），见图 13.7。木质素分子中 α-羟基脱除，同时酚羟基上的 H 一起消除，产生水，木质素上形成次甲基半醌结构。这个结构会继续与介质中的亲核试剂（HS⁻）加成，然后再发生邻位亲核取代，使 β-芳基醚键断裂。

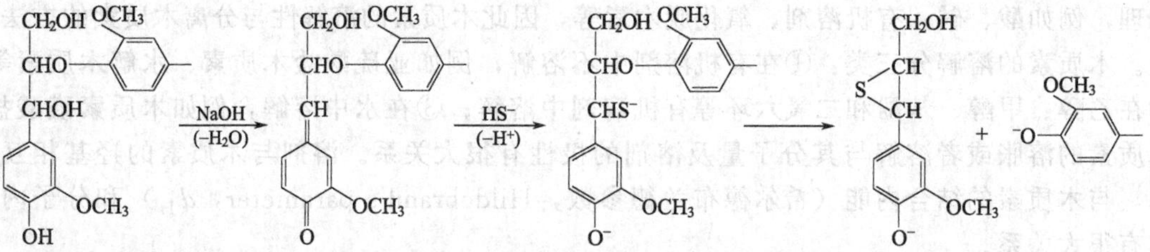

图 13.7 碱性溶液中木质素的醚键断裂

(2) 木质素 α-芳基醚结构的消除反应

在酸性介质中，α-芳基醚结构木质素可以发生消除反应。α-芳基醚基团离去，形成碳 α-位正离子中间体，或者次甲基醌中间体，这两种可能的中间体可以与亚硫酸根加成，形成具有 α-磺酸基的木质素，这种木质素具有水介质中的可溶解性，见图 13.8。

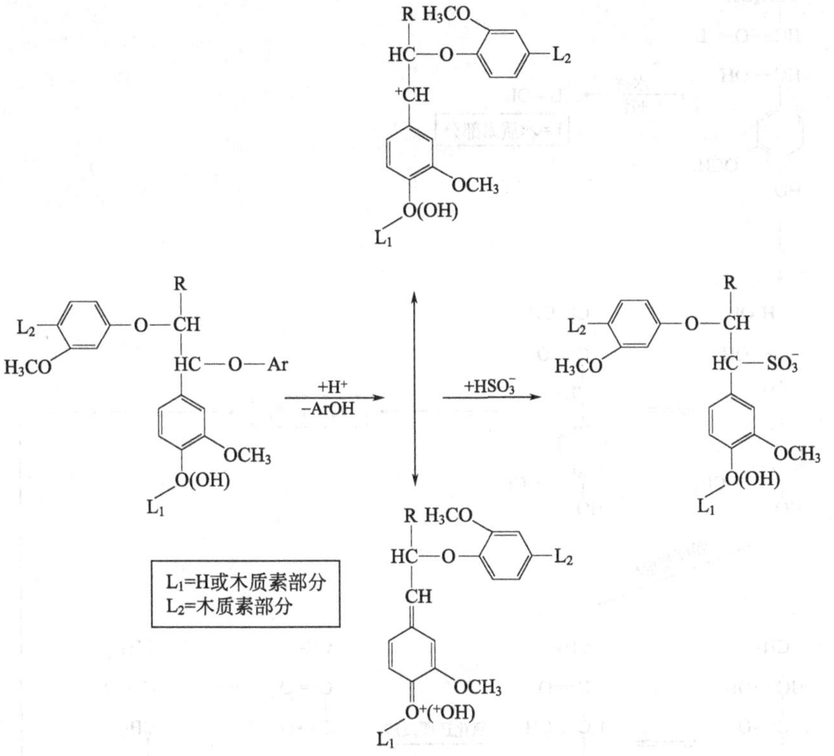

图 13.8　α-芳基醚结构的断裂及后续磺化反应

(3) 木质素 α-羰基结构的磺化反应

具有 α-羰基结构的木质素在酸性条件下，发生 γ-位消除反应（－H_2O），形成 γ-位正碳离子中间体，然后与亚硫酸根离子加成，形成木质素磺酸盐，见图 13.9。

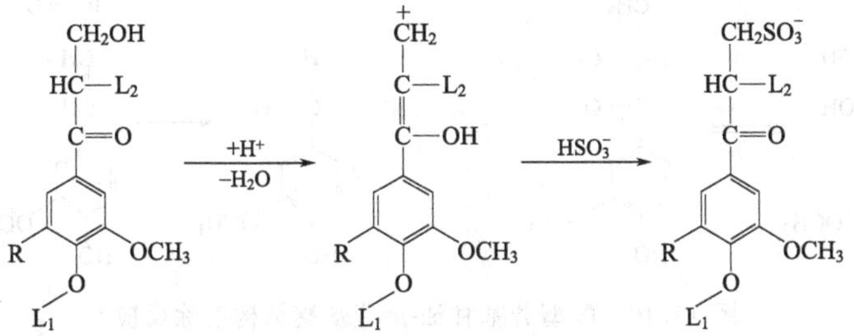

图 13.9　α-羰基结构的木质素酸性磺化反应

(4) 木质素 α-羟基酚型芳基甘油-β-芳基醚结构的消除反应

具有 α-羟基酚型芳基甘油-β-芳基醚结构木质素在酸性条件下，首先发生 β-芳基醚断裂，即 β-位的醚键消除，离去的部分又形成了酚型的木质素；而酚型芳基甘油部分脱除了 α-羟基，形成 C_α-C_β 双键。具有 C_α-C_β 双键以及 C_β 羟基的结构又发生重排，产生 C_β-羰基，即形成 β-酮结构，进一步反应可能形成缩聚结构。这些中间体发生 1,3-位重排，则可能形成α-羰基、β-羟基的结构；以及后续氧化反应，可以产生松柏醛，以及香兰素等降解产物，或者被氧化形成 α-、β-双酮结构（图 13.10）。

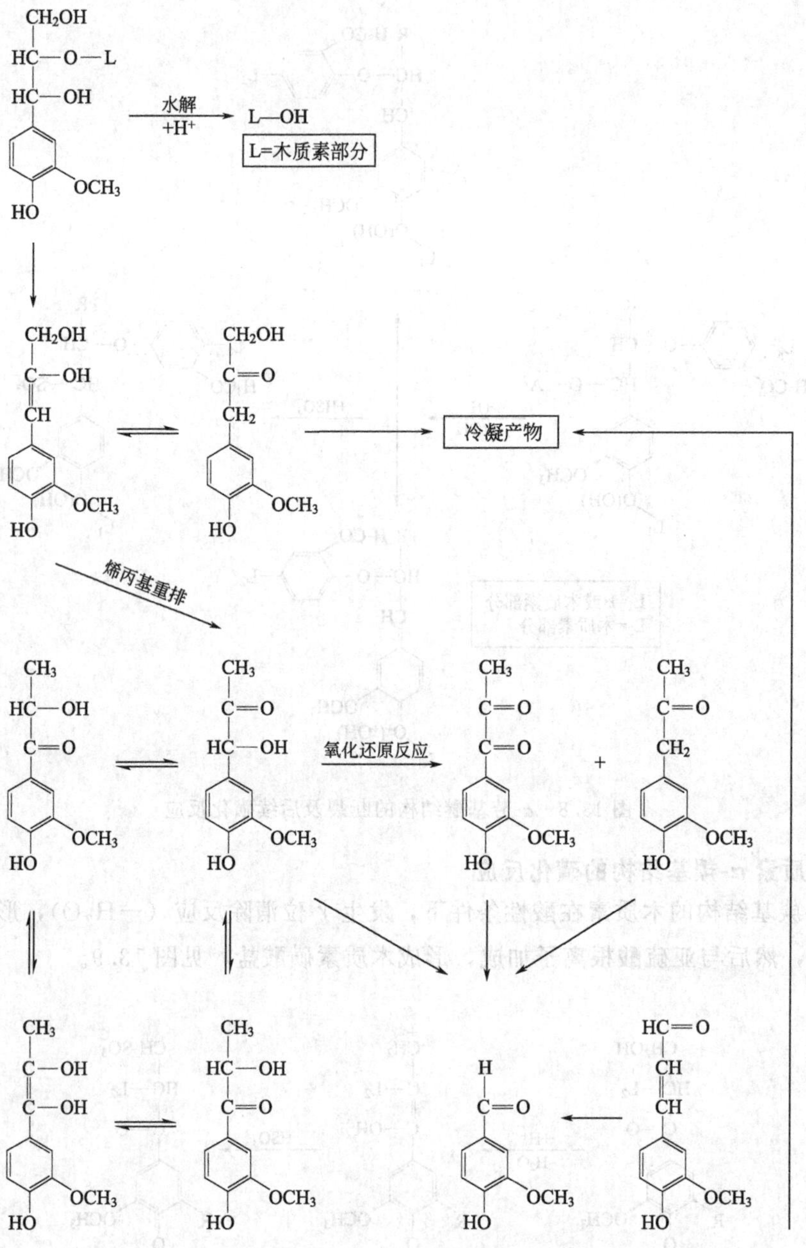

图 13.10 酚型芳基甘油-β-芳基醚结构消除反应

13.1.3.2 亲核取代

(1) α-羟基邻位亲核取代

非酚型 β-芳基醚键在碱性条件下，发生裂解反应，即芳醚键断裂，形成芳基-甘油结构（图 13.11）。

上述芳醚键断裂后，可能发生重排形成 β-酮基，随后继续进行羟醛缩合反应，形成具有 C_α-C_β 双键的结构形式（图 13.12）。

(2) 芳甲基醚键断裂反应

木质素中存在的甲氧基在亲核试剂的作用下发生亲核取代反应，形成酚羟基基团，同时

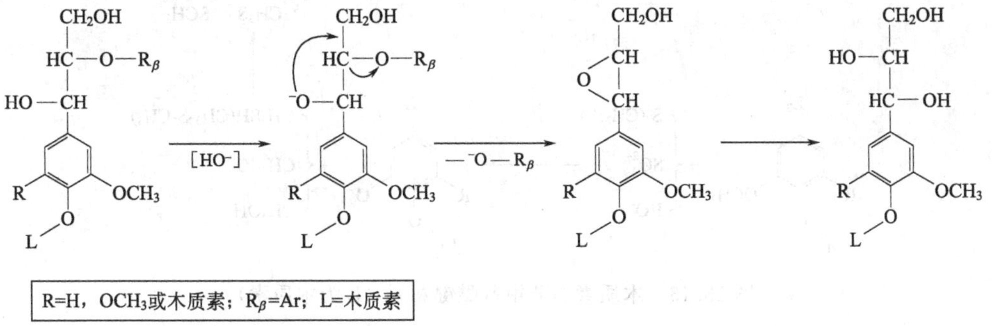

R=H，OCH₃或木质素；R_β=Ar；L=木质素

图 13.11　非酚型 β-芳基醚键发生裂解反应

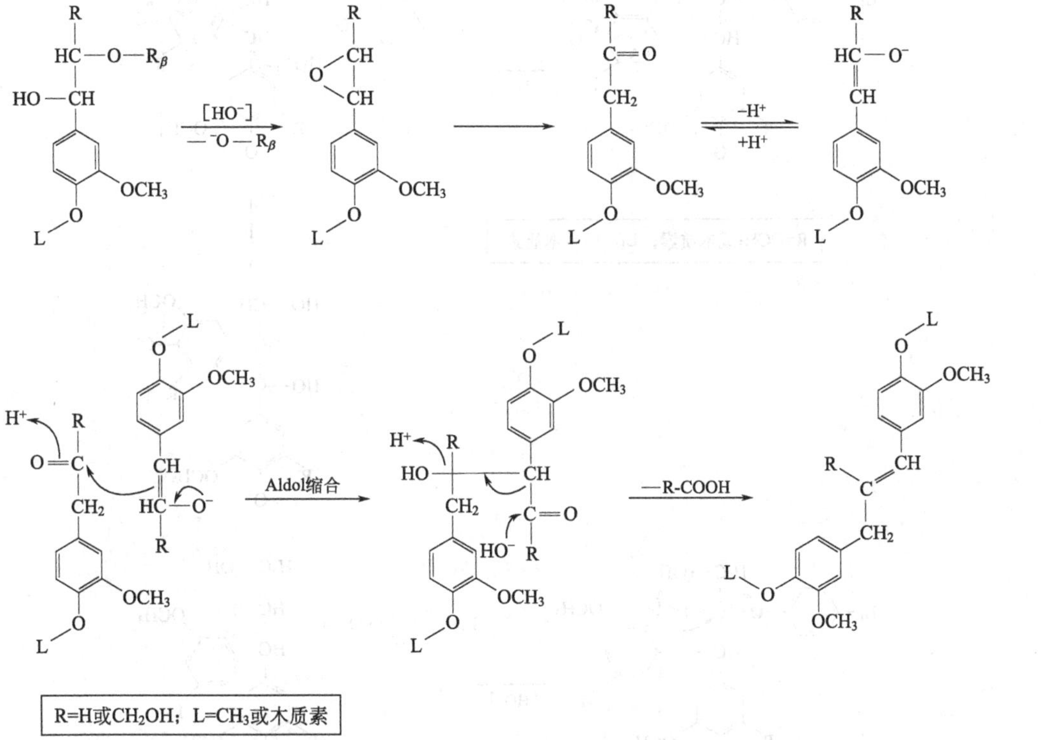

R=H或CH₂OH；L=CH₃或木质素

图 13.12　非酚型 β-芳基醚断裂后的重排和缩合反应

形成甲醇、甲硫醇或者甲硫醚、甲基磺酸，甲硫醚还易氧化成过硫醚（图 13.13）。这些亲核试剂包括氢氧根离子、亚硫酸根离子、硫离子或者甲基巯基离子。

（3）缩聚结构的木质素的反应

　　具有 α-1 或者 α-5 缩聚结构的木质素的 β-位具有 β-O-4 型醚键，这种结构的木质素在碱性环境中发生邻位亲核取代进攻，使 β-O-4 键发生断裂。具有 α-1 缩聚结构的木质素部分产生 β-1 缩聚结构的木质素，而具有 α-5 缩聚结构的木质素反应后形成 β-O-4 和 α-1 的五元环结构（图 13.14）。

（4）γ-位羰基的氧化引起芳醚键断裂

　　在具有 γ-位羟基和 α-O-芳基醚键的 β-O-4 结构的木质素中，使用 AQ-HAQ 反应体系，则 γ-位羟基被氧化成为羰基，由于其具有较强的吸电子效应，因此发生 β-消除反应，使 α-

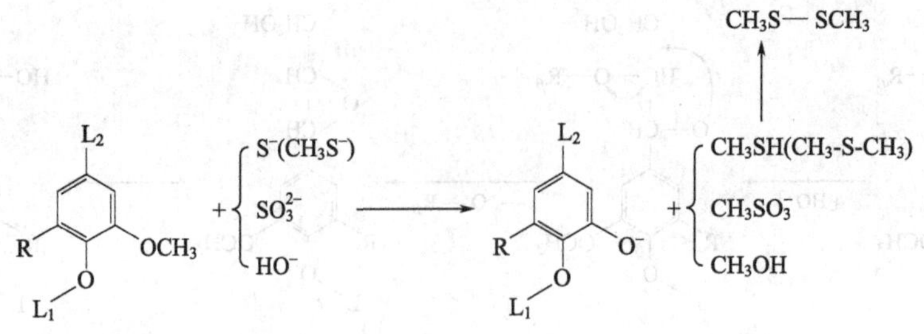

图 13.13　木质素的芳甲基醚键断裂（L 为木质素）

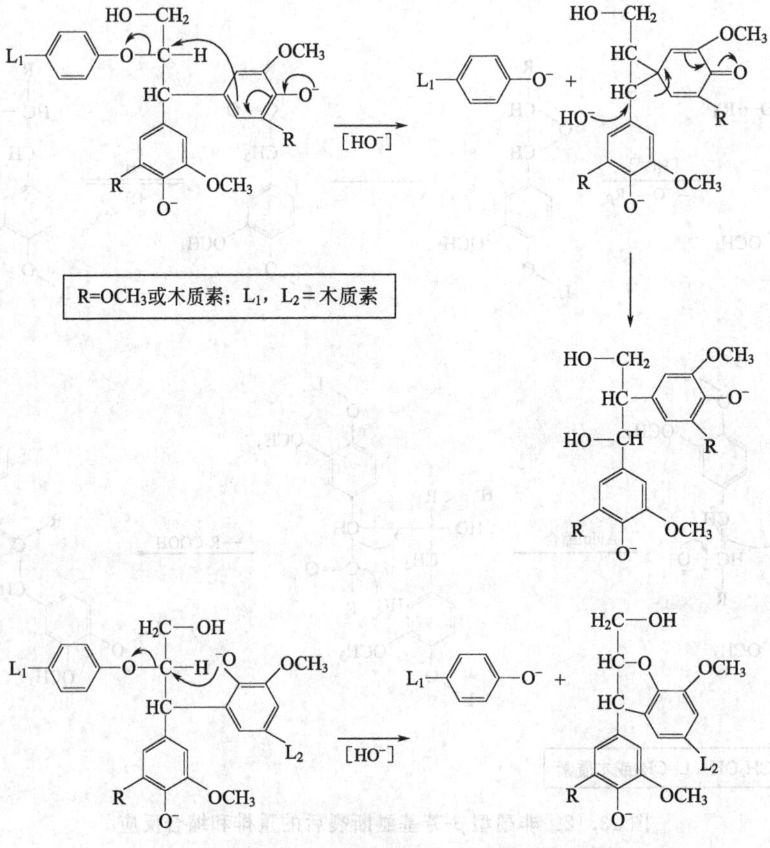

R=OCH₃或木质素；L₁，L₂＝木质素

图 13.14　β-O-4 型缩聚结构中 β-芳醚键断裂

芳基醚键断裂，然后进行逆羟醛缩合（Aldol）反应，产生苯乙醛和苯甲醛结构的木质素片段（图 13.15）。

13.1.3.3　氧化降解

(1) 木质素碱性硝基苯氧化

最早报道碱性硝基苯氧化木质素产生大量香草醛的是德国人 Freudenberg，后来 Lautsch 等继续了这一工作。该方法现在仍被广泛用作确定木质素或木质素特性的手段。该方法将硝基苯和 2mol/L 氢氧化钠溶液加入木质素试料或木粉中，在 180℃，加热数小时进行氧化，然后测定氧化的产物。

硝基苯氧化时，如果对位已被醚化，例如在藜芦基核的单元，其侧链的氧化则很难进

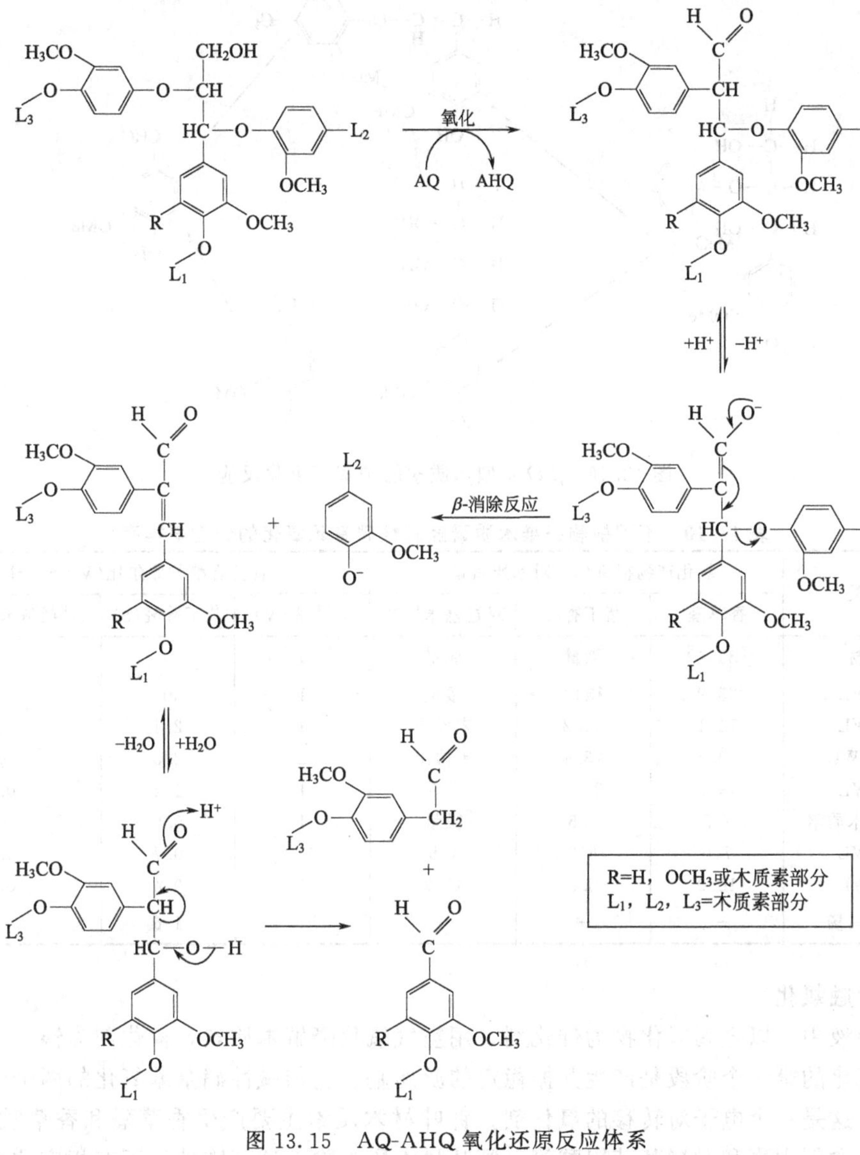

图 13.15　AQ-AHQ 氧化还原反应体系

行，因此对位必须是游离的。这说明氧化要经过亚甲基醌中间体。在碱介质中由于醚键断裂而产生游离酚羟基后，侧链的氧化才易于进行。β-O-4 型单元在碱作用下脱去甲醛，继之醚键断裂，再发生侧链氧化（见图 13.16）。

　　一般，针叶材木质素经硝基苯氧化主要得到香草醛，其得率为木质素总量的 22%～28%，另外尚有少量对羟基苯甲醛以及其他氧化产物（根据树种不同）；阔叶材木质素主要产物为香草醛和紫丁香醛；草本木质素主要为香草醛、紫丁香醛和对羟基苯甲醛。木质素的酚型单元经硝基苯氧化，产物得率较高；而非酚型结构单元经过氧化后，首先转化为酚型单元，然后也可生成上述三种醛。

　　由总醛得率可以判断木质素缩聚程度以及芳基醚键连接的多少，总醛得率低，说明缩聚程度高，而芳基醚连接少；总醛得率高则与之相反。不同植物纤维木质素经碱性硝基苯氧化的芳香醛得率见表 13.10。

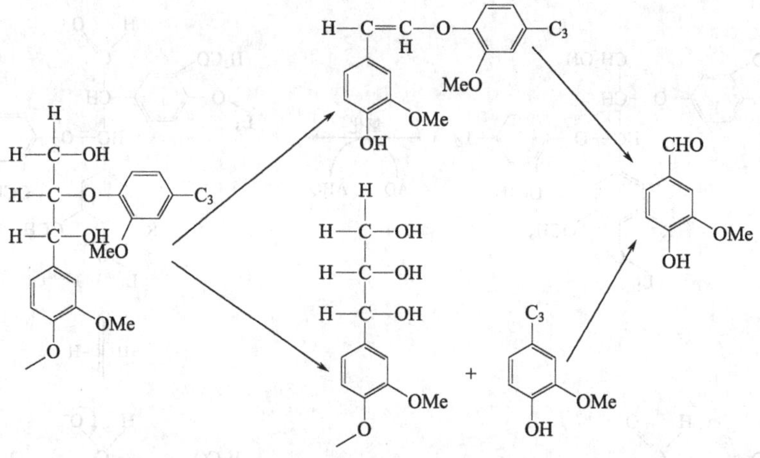

图 13.16　*β-O-4* 型木质素的硝基苯氧化反应

表 13.10　不同植物纤维木质素经碱性硝基苯氧化的芳香醛得率

植物种类	氧化产物得率(%,对木质素量)			各芳香醛的摩尔比(V∶S∶H)		
	香草醛	紫丁香醛	对羟基苯甲醛	香草醛(V)	紫丁香醛(S)	对羟基苯甲醛(H)
云杉木材	33.4	微量	微量	1	0	0
云杉 MWL	33.9	微量	微量	1	0	0
桦木 MWL	14.1	34.2	未检出	1	2.4	0
枫香树 MWL	10.3	23.4	未检出	1	2.3	0
毛竹 MWL	19.0	25.7	7.9	1	1.4	0.4
毛竹硫酸盐木质素	7.2	4.5	微量	1	0.6	0
麦草 MWL	7.0	6.2	1.5	1	0.7	0.3
稻草 MWL	16.0	6.8	11.7	1	0.4	0.9
三倍体毛白杨	—	—	—	1	1.6	0.02

(2) 接触氧化

在碱溶液中，以金属氧化物为催化剂，用空气氧化降解木质素，催化剂为银、汞、铜等氧化物。氧化的第一个阶段是产生共振稳定的游离基。它与碱性硝基苯氧化的两个电子转移过程不同，这是一个电子对转移的氧化剂。针叶材木质素主要产生香草醛和香草酸。此外，还有乙酰基愈创木酮和对羟基苯甲酸等。阔叶材木质素除上述产物外，还有相应的紫丁香族同系物。此外，作为这一氧化方法的特征，还可分离出 4,4′-二羟基-3,3′-二甲氧基查尔酮、4,4′-二羟基-3,3′-二甲氧基苯偶酰、二愈创木基乙二醇酸、4,4′-二羟基-3,3′-二甲氧基二苯甲酮和二甲酰二羟基二甲氧基二乙基芪等 (图 13.17)。

木素溶解在离子液体中，通过氧化产生高附加值的芳香醛，包括香兰素、紫丁香醛和对羟基苯甲醛 (见图 13.18)。木素可以 100% 转化，总醛得率近 30%。

Pd 附载在氧化铝上为催化剂，催化氧化蔗渣木素。芳香醛的总得率达到 12%。溶剂制浆杨木木素 (LOB) 在 La/SBA-15 催化下，利用过氧化氢为氧化剂获得芳香醛，反应10min，紫丁香醛浓度达到 1.47g/L，其转化得率为 15.66%。反应 25min，香兰素浓度0.78g/L，转化得率 9.94%，还有部分香兰酸和紫丁香酸。

13.1.3.4　还原降解

木质素的氢解始于 1940 年。当时有两个目的：一是受煤液化法刺激的工业目的，可以

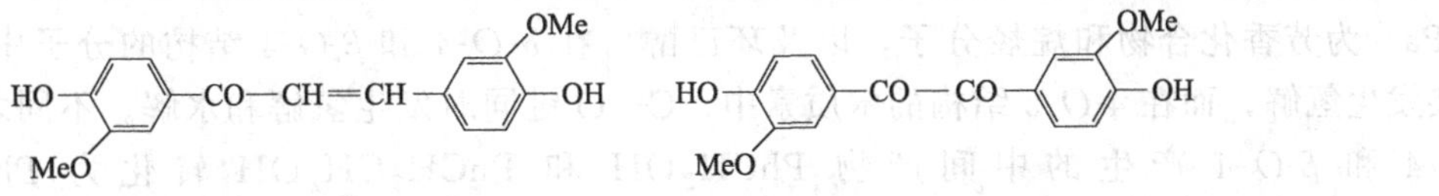

4,4′-二羟基-3,3′-二甲氧基查尔酮　　4,4′-二羟基-3,3′-二甲氧基苯偶酰

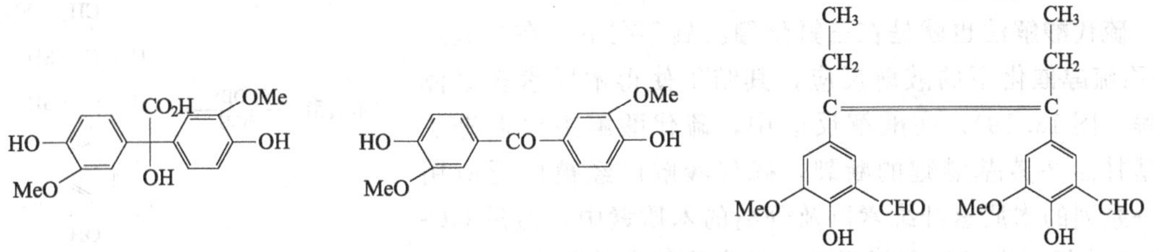

二愈创木基乙二醇酸　　4,4′-二羟基-3,3′-二甲氧基二苯甲酮　　二甲酰二羟基二甲氧基二乙基芪

图 13.17　木质素接触性氧化所得主要产物

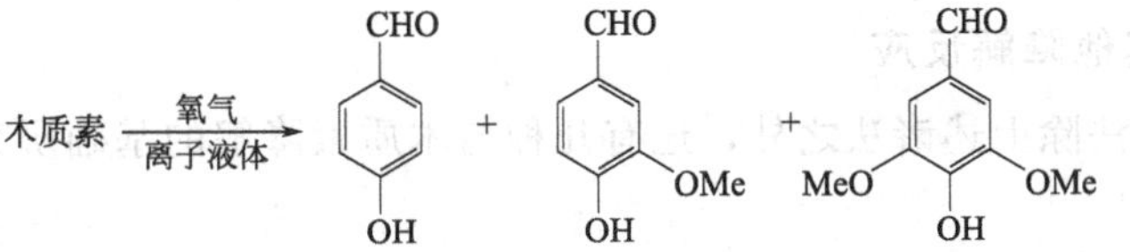

对羟基苯甲醛(H)　　香草醛(V)　　紫丁香醛(S)

图 13.18　木质素在离子液体中的氧化示意

获得能源产品；二是用于阐明木质素结构，所以氢解研究十分活跃。后者得到了高得率的苯丙烷和环己基丙烷衍生物。这些结果与在液氨中用金属钠裂解木质素所得的结果，共同确定了木质素是由 $C_6 \sim C_3$ 结构单元构成的。

(1) 高温高压氢解

木质素的高压催化氢解以制取化学药品（特别是酚类）的试验很早以前即已进行。Schwers 关于木质素的氢解综述中引用了这些工作。以前由于石油化学合成的酚价格低廉，所以用木质素氢解法是不经济的。但是，由于最近石油价格上涨，为对付将来化石燃料的枯竭，故而对木质素氢解有再考虑的必要。尤其是与环境保护有关的制浆废液为对象，在美国正在重新考虑。当然，日本当前这方面的研究也很盛行。大岛和鹿岛等用盐酸水解木质素和亚硫酸盐纸浆废液为对象，氧化铁为催化剂，在 $400 \sim 450$℃，氢压 $200 \mathrm{kgf/cm^2}$ 的条件下，反应 $0.5 \sim 1 \mathrm{h}$，从废液的木质素磺酸中获得了 33.6% 的轻油（酸性油 16.7%，中性油 16.9%）和 23.3% 的重油。水解木质素的酚类得率为 40%。此外，硫化系统加氢法的研究也在进行中。榊原等用乙醇-氢氧化钠将硫酸水解木质素和亚硫酸盐纸浆废液在 $300 \sim 350$℃下反应 10h，得到得率为 80% 以上的油状物。他认为其中大部分是环己烷衍生物。这一方法的特点是不需要催化剂，只利用活泼氢加氢降解。此外也曾试验过多种催化剂。其中尤以羰基金属（Fe、Ni、Co）为优。在 $380 \sim 400$℃时加氢降解 $30 \sim 90 \mathrm{min}$，水解木质素可得到 $23\% \sim 36\%$ 得率的可蒸馏酚类。

(2) 水相中催化氢化裂解

Ni-催化芳基醚在水相中氢化裂解，可以产生烃类化合物，有可能在木质素基能源产品中有重要应用价值。

在硅支撑的 Ni 为催化剂上，水相介质中发生断裂，木质素直接氢解（120℃，氢压 6×10⁵Pa）为芳香化合物和烷烃分子，以及环己醇。在 *α-O*-4 和 *β-O*-4 结构的分子中，C—O 直接发生氢解，而在 4-*O*-5 结构的木质素中，C—O 键同时发生氢解和水解。不同之处在于 *α-O*-4 和 *β-O*-4 产生的中间产物 PhCH₂OH 和 PhCH₂CH₂OH 转化为 PhCH₃ 和 PhCH₂CH₃；而 4-*O*-5 连接的木质素产生的苯酚经加氢转化为环己醇。

(3) 硫代酸解

硫代酸解法也就是在三氟化硼乙醚存在下，在二氧六环-乙硫醇催化下的酸解反应，其结果使得木质素多聚体降解（图 13.19）。在酸解反应中，硫代酸解主要促进了芳基甘油-2-芳基醚键的断裂，硫代酸解已经被广泛应用于一系列的木质素纤维素以及分离的木质素中，通过 GC-MS 的分析，也已经获得了对主要产物的身份鉴定。

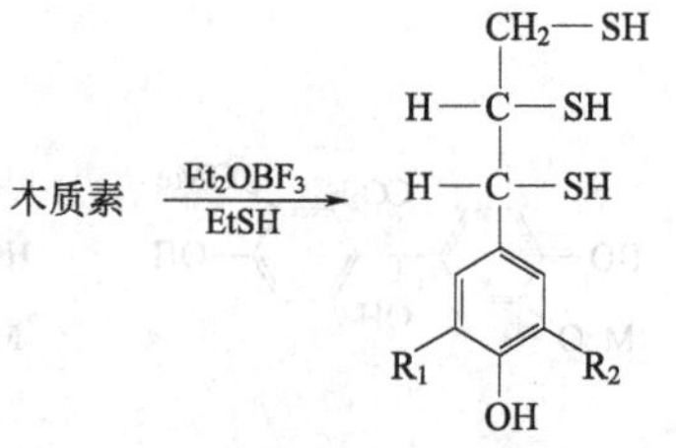

图 13.19 木质素的硫代酸解反应

把硫代酸解同雷尼镍脱硫技术结合去鉴定云杉木质素的特征，从中获得的主要二聚体产物的结构被研究并通过了 GC-MS 鉴定。存在于这些产物中的碳-碳键与存在于木质素中的 *β*-5、5-5 和 *β*-1 键相关。

13.1.3.5 其他降解反应

木质素分解方法除上述诸法之外，还有几种与木质素降解的基础研究和木材应用领域有关的特殊方法。

(1) 金属盐催化下醚键裂解

木质素模型化合物溶于离子液体中，在过渡金属盐的存在下，可以使 *β-O*-醚键断裂，产生愈疮木酚和 Hibbert 酮（图 13.20）。

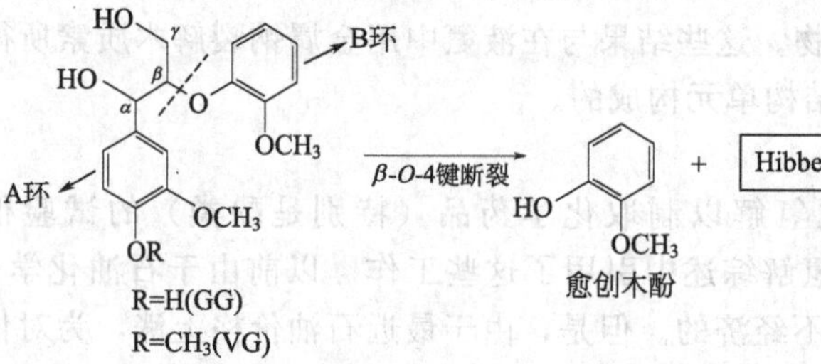

图 13.20 木质素模型化合物 *β-O*-4 键裂解

不同的金属盐对催化转化情况的模型不同，反应温度对于反应转化率有重要影响，提高温度，木质素模型物的转化率提高（见表 13.11）。

表 13.11 温度对木质素模型化合物降解的影响

化合物	温度/℃	转化率/%	愈疮木酚/%	烯得率/%
FeCl₃	110	54	8	18
	130	91	20	0
	150	99	31	0
CuCl₂	110	46	7	7
	130	92	22	4
	150	100	31	0

续表

化合物	温度/℃	转化率/%	愈疮木酚/%	烯得率/%
AlCl₃	110	89	25	6
	130	100	24	0
	150	100	49	0

（2）DFRC 对木质素的降解反应

在木质素化学中，对于木质素的 β-O-4 醚键，要找到一个温和的、可选择的和有效率的方法断裂，长期以来一直是最重要的研究目标之一。在化学制浆期间，多聚木质素的有效降解，还有对于存在于木质素中各种各样的键的分析，都要求对此键进行断裂。Lu 和 Ralph 发现新的降解方法 DFRC（Derivatization Followed by Reductive Cleavage）。此法是先在乙酰溴中进行衍生化和植物细胞壁溶解，接着发生在常温下使醚键断裂的还原反应，经此法后的降解单体再被 GC-MS 和 NMR 光谱学鉴定。DFRC 提供了在木质素中选择性地对 α-、β-芳基醚键的断裂，从而形成了研究木质素特征的一些理论。采用 DFRC 方法得到的是简单单体，其产率比用交替的氧解方法更高，其二聚体的结构，已经用 GC-MS 方法进行了鉴定（图 13.21）。

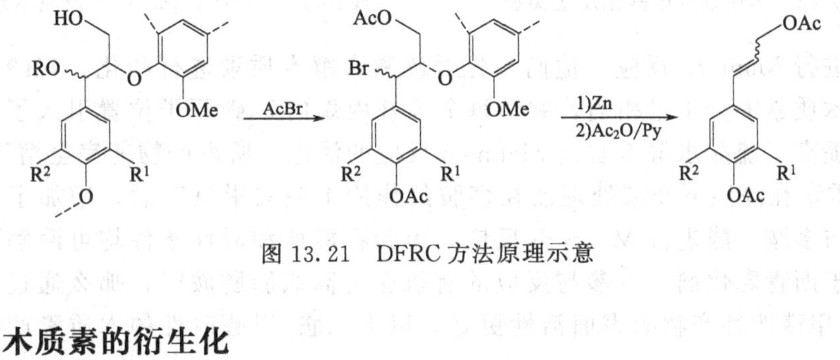

图 13.21　DFRC 方法原理示意

13.1.4　木质素的衍生化

13.1.4.1　羟甲基化改性

羟甲基化反应是在碱性或者酸性介质中木质素与甲醛的反应。工业碱木质素可溶于碱性介质中，当 pH 值大于 9 时，苯环上游离的酚羟基可以发生离子化，同时酚羟基邻、对位反应点被活化，可与甲醛反应，引入羟甲基，因碱木质素苯环上的酚羟基对位有侧链，只能在邻位发生反应，但是草类碱木质素中含有紫丁香基型木质素的结构单元，两个邻位均有甲氧基存在，不能进行羟甲基化。木质素羟甲基化的反应类型主要有 Leder-Manasse 反应、Tollens 反应和 Prins 反应三种类型（见图 13.22）。

13.1.4.2　胺甲基化改性

胺甲基化反应（Mannich 反应，图 13.23）是指胺类化合物与醛类、含有活泼氢原子的化合物所进行的缩合反应，该反应的基本特点是活泼氢化合物中所含有活泼氢原子被氨甲基取代。木质素中由于苯环与 p 键的 p-π 共轭作用，具有一定的亲核作用，容易受到亲电的 Mannich 试剂的进攻。酚类的胺甲基化反应具有木质素基活性炭一定的规律，在酚羟基的邻位无取代基的情况下，即使对位未被取代，胺甲基化反应也主要发生在邻位。只有当邻位被取代基占据时，反应才发生在对位。

目前，木质素胺甲基化改性反应的报道很多。Matsushita 等用硫酸水解木质素与二

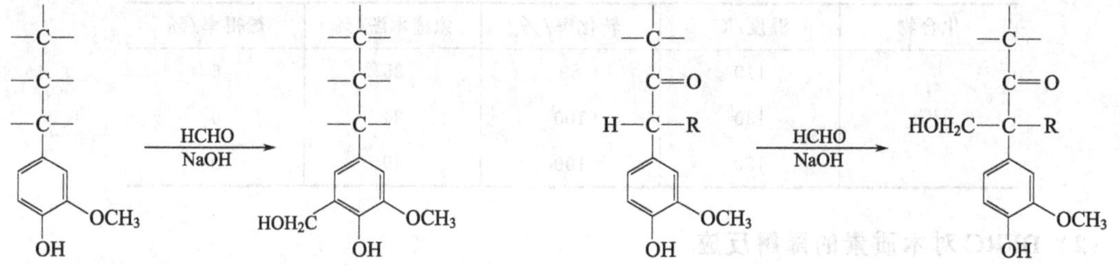

(a) Leder-Manasse反应

(b) Tollens反应

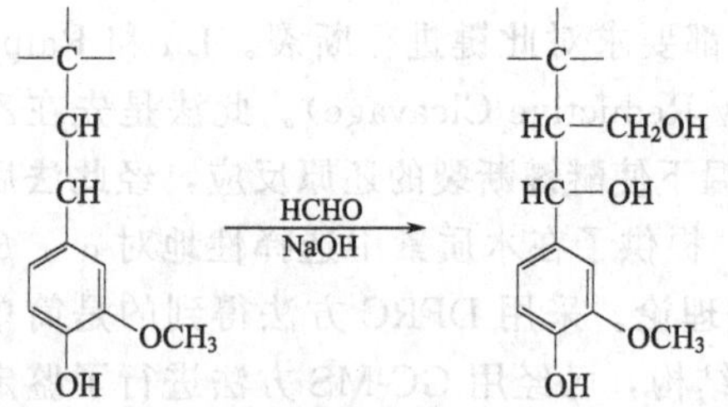

(c) Prins反应

图 13.22 木质素羟甲基化反应类型

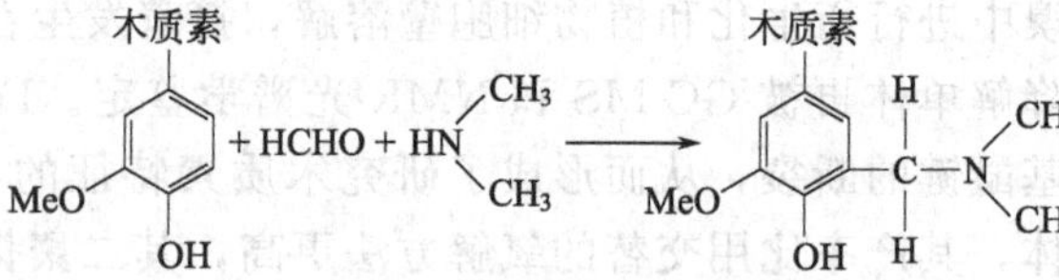

图 13.23 木质素 Mannich 反应示意图

甲胺、甲醛进行 Mannich 反应。他们首先对硫酸水解木质素进行酚化，其酚化产物的分子量与磨水木质素的分子量相当，并在每个苯基丙烷的 α-碳原子位置引入了 1 个对羟基苯基，这样提高了硫酸水解木质素 Mannich 反应的活性，所得产物能完全溶于水。Schilling 等将木质素在高温下经碱处理或在多胺的作用下脱去甲氧基后，增加了木质素的酚羟基，然后与多胺、醛进行 Mannich 反应，得到在酸性和碱性条件均可溶解的改性木质素胺，被用于沥青乳化剂。当参与反应的有机胺为高级脂肪胺时，那么通过 Mannich 反应得到的胺/甲醛改性产物的表面活性更好，以十二胺/甲醛改性的木质素产物的表面活性最好。

13.1.4.3 烷基化改性

木质素因其分子上缺乏较理想的亲油亲水性官能团，而而在有机相和水相中的溶解度均不高，表面活性也很差。通过磺化、氧化降解等反应，可增强其亲水性能。使用一氧化碳和氢气在高温高压和催化剂存在下经过对木质素的还原降解反应，然后通过烷氧化反应，可增强其亲油性。通过还原反应把木质素制得烷氧化油溶性表面活性剂，用于表面活性剂驱油体系。在制备反应过程中，首先把木质素在高温高压条件下经过还原降解得到分子量较小的木质素单体，然后在 $125\sim175℃$ 下与环氧化合物反应 2h，反应式如图 13.24。其反应产物经过分析表明，在高温高压条件下，还原降解后的木质素分子量有明显的降低，分子量范围从 $3000\sim15000$ 降低到 $150\sim1000$，木质素平均分子量也只有 300 左右。实验结果证明这样有利于提高木质素的反应活性，木质素羟基的含量也有提高。

以表面活性剂为目标的烷基化改性多以木质素裂解物为反应物。Košíková 等使用溴代十二烷在吡啶的催化作用下对榉木木质素进行烷基化改性，他们使用的木质素也是经过热裂解的降解物，改性得到的表面活性剂、乳化性和分散剂极佳，并且具有可生物降解性。硫酸盐木质素经过酯化反应也可以得到新的亲油基团。云杉木质素 α-碳原子上的羟基在温和条件下 $(20\sim35℃)$ 经对甲苯磺酸催化可发生酯化反应。Li 和 Sarkanen 则使用硫酸二甲酯

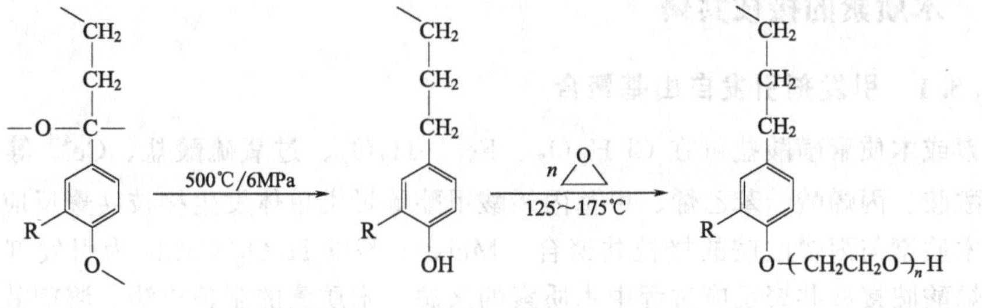

图 13.24 木质素烷氧化反应

或硫酸二乙酯在碱性（pH11～12）二氧六环/水体系中对硫酸盐木质素进行烷基化改性（图 13.25）。

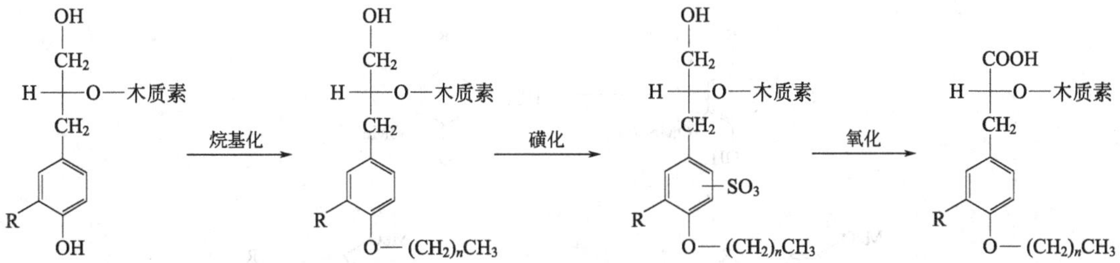

图 13.25 两性木质素制备反应

13.1.4.4 季铵盐改性

利用环氧氯丙烷与三甲胺盐酸盐在碱性条件下反应，合成环氧值较高的环氧丙基三甲基氯化铵中间体，再以此中间体合成木质素季铵盐表面活性剂，其反应式见图 13.26。高级脂肪胺改性木质素产物的表面活性较好，表面张力为 17mN/m，较木质素 43mN/m 明显降低。

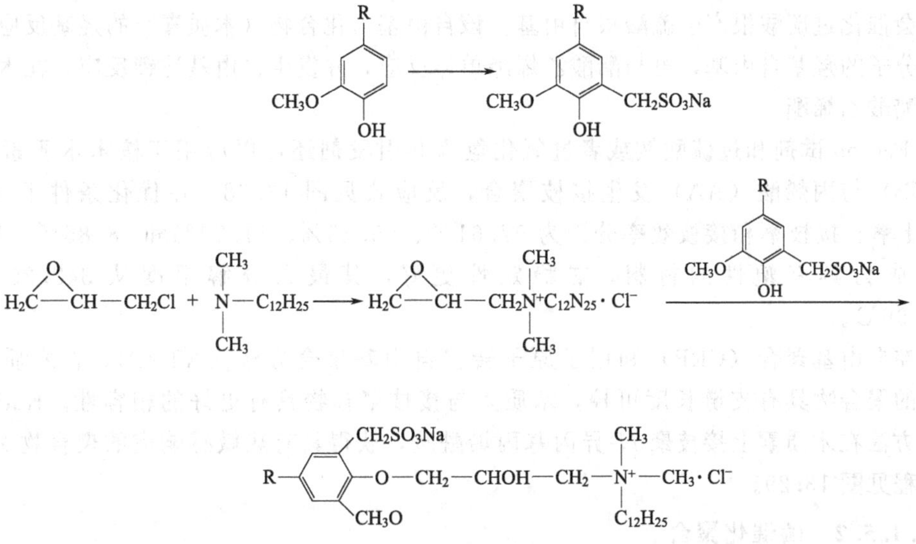

图 13.26 高级脂肪胺改性木质素季铵盐

13.1.5　木质素的接枝共聚

13.1.5.1　引发剂引发自由基聚合

木质素或木质素磺酸盐可在 $Cl-H_2O_2$、$Fe^{2+}-H_2O_2$、过氧硫酸盐、Ce^{4+} 等引发剂引发下与丙烯酰胺、丙烯酸、苯乙烯、甲基丙烯酸甲酯等烯类单体发生接枝共聚反应，其中研究最多的是木质素与丙烯酰胺的接枝共聚合。Meister 等以 $H_2O_2-CaCl_2$ 为引发剂，研究了木质素与丙烯酸胺接枝共聚反应过程中木质素的来源、木质素的制备方法、溶剂效应、协同引发对接枝的影响，并提出了反应机理假设：过氧化氢在极性溶剂中氧化氯离子生成氯原子，氯原子从木质素单元中夺取质子生成木质素自由基，引发接枝聚合，如图 13.27 所示。

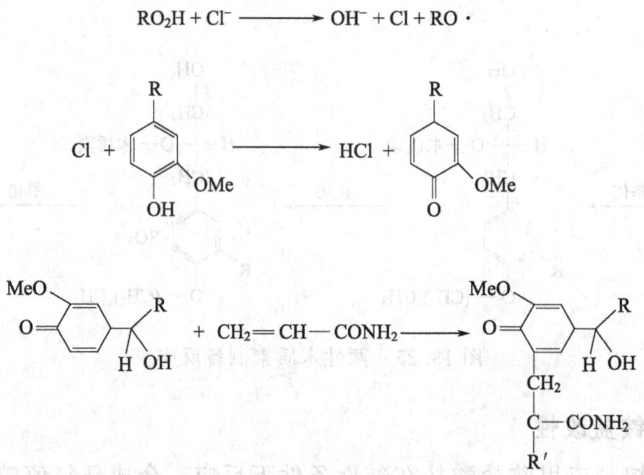

$$RO_2H + Cl^- \longrightarrow OH^- + Cl + RO\cdot$$

图 13.27　木质素自由基引发接枝聚合
R—木质素部分；R′—聚合物其他部分

Panesar 研究了醋酸乙烯酯与木质素的接枝反应，该体系是以过硫酸钾和 Fenton 试剂为双引发剂，聚醋酸乙烯酯接枝到木质素上。过硫酸根经热分解作用产生硫酸根自由基，亚铁离子也会催化过硫酸根产生硫酸根自由基，该自由基与化合物（木质素）的羟基反应形成木质素大分子的羟基自由基，再与醋酸乙烯酯单体反应，并发生自由基连锁反应，在木质素上接枝聚醋酸乙烯酯。

以 Fenton 试剂和过硫酸铵或者过氧化氢为共引发剂还可以应用于桉木木质素磺酸钙（HLS-Ca）与丙烯酸（AA）发生接枝聚合，反应式见图 13.28。在优化条件下其得率、AA 转化率、接枝率和接枝效率分别为 97.61%、95.23%、71.29% 和 78.85%。HLS-Ca 接枝后成为具有塑性的材料，热稳定性更好，其最大分解温度从 348.29℃ 提高到 374.96℃。

可控自由基聚合（CRP）利用了原子转移自由基聚合方法（ATRP），在木质素上接枝得到的聚合物具有支链长度可控，木质素与接枝聚合物具有更好的相容性。Kadla 利用 ATRP 方法在木质素上接枝聚 N-异丙基丙烯酰胺，获得具有热敏感响应的聚合物 2，具体反应过程见图 13.29。

13.1.5.2　酶催化聚合

酶催化下木质素的接枝反应具有条件温和的特点。参与木质素聚合的酶，同时也是可以

$$Fe^{2+} + H_2O_2 \longrightarrow Fe^{3+} + HO^- + HO\cdot \qquad (1)$$

$$Fe^{2+} + HO\cdot \longrightarrow Fe^{3+} + HO^- \qquad (2)$$

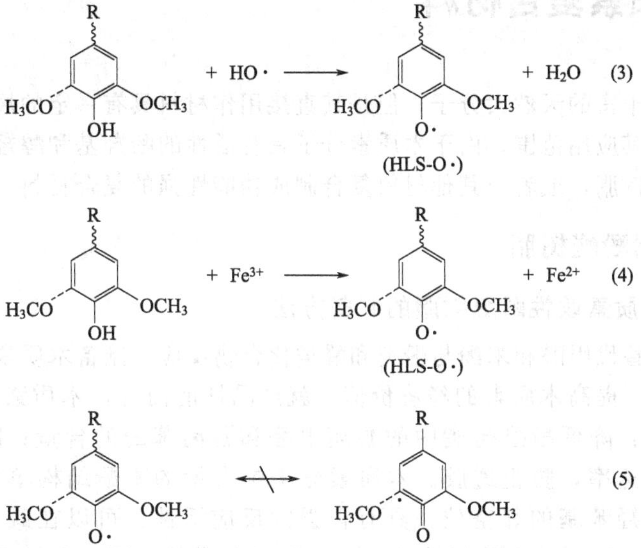

HLS-O· + nM $\longrightarrow$ HLS-OM$_n$· $\longrightarrow$ 链扩增 $\longrightarrow$ 共聚物 (6)

HO· + nM $\longrightarrow$ nM· $\longrightarrow$ 均聚物 (7)

图 13.28 桉木木质素的接枝聚合反应

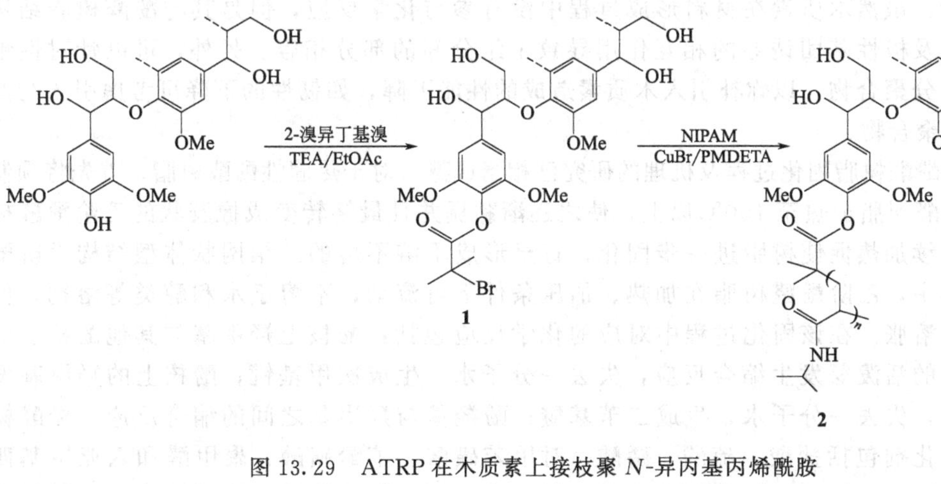

图 13.29 ATRP 在木质素上接枝聚 N-异丙基丙烯酰胺

降解木质素的酶，主要有木质素过氧化物酶、锰过氧化物酶和漆酶，其中漆酶催化下木质素的接枝反应研究较多。漆酶可使木质素产生自由基（主要是酚氧自由基），但漆酶产生的酚氧自由基不足以与丙烯酰胺侧链发生聚合，必须与某些过氧化物 [如叔丁基过氧化氢（t-BHP）和异丙苯过氧化氢等] 共同起作用，才能得到较高的接枝产率。t-BHP/漆酶催化下，木质素磺酸盐与丙烯酰胺、丙烯酸接枝反应。在木质素磺酸盐-丙烯酰胺体系中，木质素磺酸盐所占质量比从 5% 提高到 40% 时，接枝率从 9.83% 降到 8.23%。Yu 通过漆酶/t-BHP 催化丙烯酸在木质素磺酸盐（LS）上接枝聚合，在 N,N-亚甲基双丙烯酰胺存在下，合成超吸水的水凝胶（LS-*g*-AA），吸水能力达到 2000mg/g（凝胶）。

13.2 木质素复合材料

木质素虽然是丰富的天然大分子，但是其直接用作材料具有一定的局限性，需要进行适当改性，才能扩大其应用范围。由于木质素分子具有活性的酚羟基和醇羟基，因此可以改性合成聚氨酯、酚醛树脂，或者与其他材料复合制成功能性强的复合材料。

13.2.1 木质素酚醛树脂

13.2.1.1 木质素改性酚醛树脂的制备方法

木质素可分别替代甲醛和苯酚与酚类和醛类化合物反应，制备木质素改性酚醛树脂，可以有效地降低成本，提高木质素的经济价值。就产品性能而言，木质素合成酚醛树脂在以下两方面具有优势：降低酚醛树脂中的游离甲醛和游离苯酚的含量；降低酚醛树脂的固化温度，加快固化速率，防止透胶。木质素分子中大量的苯酚结构单元，特别是愈创木基的对羟苯基和对羟苯基的邻空位，具有很强的反应活性，可以在碱性条件下作为酚与甲醛发生缩合反应。同时，木质素结构单元上还富含醛基，可在酸性条件下与苯酚反应。木质素作为原料复合改性酚醛树脂主要有三种方法：①通过调节酸碱性来控制木质素与苯酚或甲醛的反应次序，以制备酚醛树脂；②木质素与甲阶酚醛树脂发生共聚交联反应制备组分间具有较好亲和性的改性酚醛树脂；③木质素参与酚醛树脂的固化反应过程，与酚醛树脂分子链形成接枝共聚物，起扩链作用。此外，木质素还可以直接通过共混改性酚醛树脂，虽然木质素在材料形成过程中没有参与化学反应，但是其与酚醛树脂结构的相似性以及极性基团诱导的相互作用导致了组分间的部分相容。另外，可以针对性地引入第三组分聚合物，以弥补引入木质素造成的性能下降，如韧性的下降可考虑引入与其相容的柔性聚合物。

目前，酚醛树脂固化过程及机理的研究已相当成熟。对于热固性酚醛树脂，首先将预制备的甲阶酚醛树脂加热至 100℃以上，使之逐渐黏稠并且最终转变成橡胶状的乙阶酚醛树脂，然后继续加热促使树脂进一步固化，直至形成不溶不熔的三维网状体型结构丙阶酚醛树脂。其中，乙阶酚醛树脂在加热、加压条件下可流动，不溶于水和醇类等溶剂，但可在丙酮中溶胀。在该固化过程中对应的化学反应包括：酚核上羟甲基与其他酚核上的邻位或对位的活泼氢发生缩合反应，失去一分子水，生成次甲基键；酚核上的羟甲基发生缩合反应，失去一分子水，生成二苄基醚；酚羟基与羟甲基之间的缩合反应。酚醛树脂常用的固化剂包括盐酸、硫酸、磷酸、对甲苯磺酸、苯酚磺酸、聚甲醛和六亚甲基四胺等，其中以六亚甲基四胺使用最广泛，其特点在于：固化快速，使模压件在高温具有较好的刚度并且模压周期短，顶出脱模时翘曲小；制备的树脂制品稳定、硬、可研磨；固化时不产生小分子水。

利用木质素代替部分苯酚制备酚醛树脂的工艺如下：首先，将苯酚和木质素在室温下充分搅拌；然后，分三步加入甲醛溶液（浓度为 37%～41%），先加入一定量的甲醛溶液，后两步加入甲醛溶液的温度分别为 65℃和 80℃；接着，加入催化剂（NaOH），在 92～95℃下反应 3h。通过测量凝胶化时间、流动时间、固含量、pH 值和密度等参数，对甲醛/酚的摩尔比、NaOH 浓度、反应时间等工艺条件进行优化。增加甲醛浓度将减少凝胶时间，当酚/醛摩尔比为 1∶1.7 时凝胶时间达到最大。增加 NaOH 用量使凝胶时间变长，但 NaOH 过量会导致甲醛发生自缩合反应。木质素的存在降低了体系中酚羟基的结构与甲醛的反应活性，会使体系固化时间延长，即降低了固化速率。随着反应时间的延长，体系的流动时间和固含量逐渐增加，当其数值保持不变即表明反应结束。通常，木质素改性酚醛树脂的固化温度与对应的纯酚醛树脂体系的固化温度相同。应用该思路和方法，利用木质素成功地与苯酚、甲醛和糠醛混合反应，制备了甲阶酚醛树脂。整个制备过程如下：首先，对熔融的苯酚加入碱性催化剂（30% KOH 水溶液）和木质素，在设定温度下搅拌反应；然后，滴加定量的甲醛和糠醛混合液，反应一定时间后，在 70～80℃下减压脱水出料，得到黑色黏稠液体，测定其固含量和黏度。结果表明，随着反应温度、反应时间、甲醛加入量和催化剂用量的增加，固含量和黏度均增加；随着糠醛用量的增加，树脂黏度降低。根据综合平衡法和极差的大小得出影响黏度和固含量的主次顺序是：反应温度＞反应时间＞甲醛加入量＞糠醛加入量＞pH 值。对该木质素改性甲阶酚醛树脂加入固化剂（50%硫酸水溶液）进行 DSC 测试，结果显示随着固化剂用量的增加，完全固化的温度升高，固化时间延长。同时，由于该改性树脂的分子量分布没有未改性的酚醛树脂均一，在相同的固化剂用量下固化不完全，交联密度低，因此耐热性不如未改性的酚醛树脂。

13.2.1.2　木质素改性酚醛树脂的结构与性能

酚醛树脂因具有原料易得、成本低廉、耐热性好、力学强度高、性能稳定等优点，而获得广泛应用。对于木质素改性酚醛树脂，有效地降低了酚醛树脂的生产成本和酚醛树脂中的游离甲醛和游离苯酚的含量，但木质素用量增加通常会导致木质素改性酚醛树脂的性能略有下降。当木质素含量适量时，不仅能够保持材料原有的力学性能和热稳定性，而且明显提高了绝缘性和高温下的模量。在碱性条件下，用木质素磺酸盐代替苯酚合成的酚醛树脂胶黏剂，其最高可替代 70% 的苯酚，同时对黏结等性能没有太大的影响。当用硫酸盐木质素代替 50% 的苯酚时，制得酚醛树脂的黏性、贮藏性和黏合能力均达到最佳。木质素最高可替代苯酚的用量是 75%，完全代替苯酚是极为困难的，主要是由于木质素分子体积大、芳环上的位阻大，因此无论与苯酚、甲醛还是甲阶酚醛树脂反应，都存在反应活性不足的缺点，甚至还会阻碍苯酚与甲醛的正常缩合。为此，通常采用对木质素进行脱甲基化和羟甲基化改性，以提高其反应活性。脱甲基化就是将木质素芳环上的甲氧基转化为酚羟基；而羟甲基化则是在碱性条件下将木质素与甲醛反应生成羟甲基，包括木质素芳环上的羟甲基化和芳环侧链上的羟甲基化。例如，将麦草碱木质素（WSSL）羟甲基化改性后，按 50% 的比例代替苯酚制备木质素改性酚醛树脂，其黏结强度见表 13.12。未经改性的 WSSL 代替苯酚制备的木质素改性酚醛树脂胶黏剂的黏结强度只有 1.51MPa，而羟甲基化改性的 WSSL 部分代替苯酚后能制备出黏结强度达 2.13MPa 的改性酚醛树脂。同时，经过碱活化的羟甲基化 WSSL 具有生产工艺简单、无需分离提纯的优点，利用其改性酚醛树脂的固化温度低、速度快，产品黏结强度能达到 2.04MPa，并且产品中残留的甲醛和苯酚含量都远低于国家标准，有效地克服了酚醛树脂用作胶黏剂的缺陷。

木质素改性的酚醛树脂可以应用于造纸、保温材料等领域。木质素改性的酚醛树脂和阳离子淀粉与木粉配合进行浆内添加抄造定量为 $60g/m^2$ 的纸张，同时用 100%化机浆抄造纸张。在木质素-酚醛树脂添加量为 1.5%、木粉添加量为 20% 时效果较好，所抄纸张松厚度提高 36.9%，抗张指数和白度有一定下降，但整体影响不大。采用木质素磺酸钙的氧化降解产物替代苯酚 50％ 制备甲阶酚醛树脂，进一步制备性能良好的酚醛泡沫；研究木质素的引入对甲阶酚醛树脂和酚醛泡沫保温材料性能的影响。

表 13.12 不同方法制备的木质素改性酚醛树脂的黏结强度

胶黏剂的合成方法	黏结强度/MPa
碱活化羟甲基化 WSSL 替代苯酚	2.04
未经改性 WSSL 直接代替苯酚	1.51
羟甲基化 WSSL 代替苯酚	2.13

13.2.2 木质素聚氨酯

木质素作为多元醇改性聚氨酯体系，主要基于木质素的羟基与异氰酸酯之间的化学反应；而当采用复合改性方法时，木质素组分与聚氨酯基质之间的化学反应程度则与引入木质素复合的阶段密切相关。但是，无论木质素是作为反应原料还是改性组分，研究均表明木质素改性聚氨酯还是水性聚氨酯材料可以通过改变异氰酸酯类型、NCO/OH 摩尔比、第三组分软段复配、木质素类型和分子量等多种因素调控材料的性能。对于木质素改性的酚醛树脂体系，是利用木质素在碱性条件下作为酚与甲醛反应或在酸性条件下作为醛与苯酚反应；对于木质素改性环氧树脂体系，需要对木质素的羟基进行化学修饰，形成参与环氧化反应的官能基，固化制得三维网络结构的热固性材料。通常采用溶液浇铸的方法制备组分间相容性良好的木质素改性热固性材料。此外，木质素还可作为共混组分与这三种热固性材料复合（此时木质素与聚合物基质没有化学反应或化学反应程度相当低），改善材料的力学、热稳定、抗辐射、抗氧化等性能。木质素改性聚氨酯、酚醛树脂、环氧树脂等热固性材料采用的方法遵循对应的聚合物基质固化成型的方法，即聚合物线型分子在一定温度、压力和催化剂作用下形成不溶不熔的交联网络结构的材料。根据不同材料的体系，选用适配的固化剂类型，固化剂在设定温度、压力条件下引发交联反应，此过程分为三个阶段：第一阶段为凝胶阶段，对应加入固化剂后，体系变成凝胶状态、失去流动性；第二阶段为硬化阶段，对应体系由凝胶状态到脱模；第三阶段为完全固化阶段，该阶段中产物进一步固化，成为坚硬、稳定的固体，通常在室温下进行，完全固化时间需要数小时到数周。其中，凝胶阶段对复合材料的成型工艺起着决定性作用，固化剂及促进剂的用量直接影响到凝胶时间。固化剂用量越少或固化温度越低，凝胶时间越长；固化体系体积越大，凝胶时间越短。本章针对木质素改性热固性材料的聚氨酯、酚醛树脂、环氧树脂三个重要体系，分别从反应体系的组成、制备方法、工艺优化、结构与性能的关系等方面进行阐述。

13.2.2.1 木质素改性聚氨酯及水性聚氨酯的制备方法

木质素分子上的活性羟基可与异氰酸酯在有机溶剂中反应制备体型结构的热固性聚氨酯材料，可用于制造工程塑料、弹性体及各种软质、半硬质、硬质泡沫材料等，其性能与木质素类型及分子量、异氰酸酯类型、NCO/OH 摩尔比等因素密切有关。聚氨酯的制备过程通常分为预聚物合成、扩链反应、固化三个阶段。利用木质素改性聚氨酯，木质素主要以两种方式引入：①木质素及其衍生物直接代替多元醇与二异氰酸酯进行反应；②与聚氨酯预聚体进行复合改性。第一种方式以硫酸盐木质素与六亚甲基二异氰酸酯（HDI）反应制备木质素改性聚氨酯为例，首先，将硫酸盐木质素溶于吡啶，在氮气保护下加入 HDI 进行反应，反应后去除未反应完的 HDI 和吡啶；最后流延固化制得木质素改性聚氨酯材料。反应体系的 NCO/OH 摩尔比是决定最终形成聚氨酯网络交联密度的重要因素，并决定了材料的力学性能和热性能等。由于木质素具有相对较高的刚性，通常由其改性的聚氨酯材料模量高，但韧性较差。因此，通常采用引入相对柔性的多元醇聚合物的方法，期望赋予改性材料更优越的综合性能。引入低分子量的聚氧化乙烯制备木质素改性聚氨酯，聚氧化乙烯与 HDI 的反应速率更快，且随着 NCO/OH 摩尔比的增加，杨氏模量和断裂强度升高，断裂伸长率则先增加后减小。木质素溶解性等的制约以及与异氰酸酯基反应的羟基活性的不确定性，更多地是采用木质素作为填料在预聚物扩链（或交联）阶段复合改性聚氨酯的方式进行制备。这种方式对应的木质素与异氰酸酯基反应的概率明显降低，因此木质素组分与聚氨酯基质的相容性是需要重点考虑的问题。例如，在合成蓖麻油基聚氨酯的过程中，将硝化木质素在扩链或交联时引入，制备了具有接枝互穿网络结构的改性材料。

聚氨酯材料的水性化成为主流趋势，因此木质素改性水性聚氨酯材料的研究也逐渐受到重视。根据水性聚氨酯的制备过程，图 13.30 示出可引入木质素组分复合改性的方式。依据引入木质素所处的阶段，由于对应的具有反应活性的异氰酸酯基数目不同，直接影响到木质素与水性聚氨酯基质之间可能反应的程度；而且，不同阶段对木质素组分的溶解性能也各有要求，扩链阶段由于是有机溶剂体系而要求木质素组分在丙酮、四氢呋喃等使用的溶剂中具有好的溶解性，乳化或乳化完成后引入木质素组分则要求其在水溶液中具有好的溶解性或分散稳定性。以硝化木质素改性水性聚氨酯为例，由于硝化木质素在丙酮和水中具有较好的溶解性，因此采用了如图 13.31 所示的全部三种复合方式，制备硝化木质素改性水性聚氨酯材料。方式Ⅰ将硝化木质素在扩链阶段加入；方式Ⅱ在加水乳化时引入硝化木质素；方式Ⅲ将硝化木质素与乳化完成后的水性聚氨酯乳液混合，两者之间几乎没有化学键接，硝化木质素填充于基质中，并只能通过形成物理相互作用促进其与基质的相容性。由于该体系中硝化木质素与水性聚氨酯之间的化学键接是构建以硝化木质素为中心的星形网络结构的关键，而且硝化木质素趋向于自聚集形成超分子微区，因此三种方式制备的木质素改性水性聚氨酯的乳液粒子和膜的结构各不相同，示意图可参见图 13.30。三种方式对制备的改性材料的力学性能具有显著影响，真实力学强度和伸长率的顺序为Ⅰ＞Ⅱ≫Ⅲ（图 13.31）。木质素的溶解性决定了可采用的引入方式，当使用不溶解于有机溶剂但水溶性好的木质素磺酸盐时，则只能采用上述的方式Ⅱ和Ⅲ。

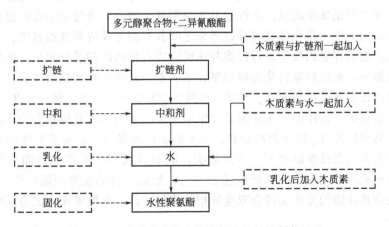

图 13.30　木质素改性水性聚氨酯材料的制备过程

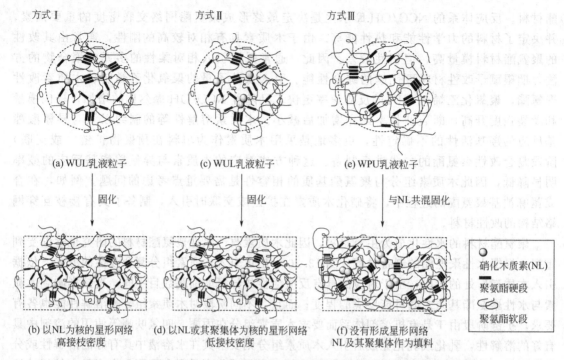

图 13.31　三种方式制备的木质素改性水性聚氨酯的乳液粒子和膜的结构示意

　　综上所述，制备木质素改性聚氨酯和水性聚氨酯材料，可根据使用木质素组分的类型及相应的物理性质，调控木质素与基质之间的反应程度，实现最佳的复合改性效果。同时，可通过改变聚酯或聚醚多元醇的类型和分子量、木质素的分子量，设计 NCO/OH 摩尔比，选择使用不同类型的异氰酸酯和不同官能度的扩链剂或交联剂等硬段组成，引入第三组分软段复配等方式，对木质素改性聚氨酯和水性聚氨酯材料的性能予以调控。

13.2.2.2　木质素改性聚氨酯及水性聚氨酯的结构与性能

　　聚氨酯和水性聚氨酯材料存在涉及软段和硬段两个方面的多种可调控的因素，而且对其复合改性时可在引入组分的类型及引入方式等方面进行设计，均对制备的改性材料的结构和性能有明显的影响。首先，木质素作为多元醇制备聚氨酯，主要依靠其醇羟基与异氰酸酯的反应。然而，木质素因为其三维致密网络结构的特征而导致羟基被笼蔽，无法参与反应；另一方面，酚羟基与异氰酸酯的反应活性远低于醇羟基。因此，通过化学修饰提高木质素上醇羟基的数量及反应活性，是保证其与异氰酸酯之间具有充分反应程度的基础。实践证明，利用甲醛、环氧乙烷或环氧丙烷等进行羟烷基化反应或利用己内酯接枝共聚，能提高笼蔽的羟基参与反应的概率，把酚羟基转化为醇羟基。木质素的羟基活性和数目以及高分子量级分的增加，均促使改性材料的模量和 T_g 增加；提高 NCO/OH 摩尔比导致—NCO 相对过量，增加了体系的交联程度。使用相对柔顺的二异氰酸酯硬段或引入多元醇聚合物软段，制备力学性能优良且不易碎的低 T_g 的聚氨酯材料。由木质素作为多元醇制备聚氨酯的方式还可用于与其他聚合物复合制备高性能材料。研究表明，该 IPN 材料中交联点之间的分子量随木质素含量的增加而减小，当木质素含量超过 25% 时，形成完善的互穿网络结构，其拉伸性能、动态力学性能和热性能的变化都符合双连续相结构的特征，木质素完全成为其中的聚氨酯网络的组成部分。

　　木质素在聚氨酯预聚物扩链阶段引入，是木质素改性聚氨酯材料的另一种方式，其中部分的木质素也可能在共混、固化的过程中与聚氨酯组分形成了化学键接，因此也可认为木质素作为多羟基聚合物部分代替了聚醚或聚酯多元醇软段。木质素与弹性体基质之间存在相互作用，而且该相互作用的程度小于二氧化钛填充改性的聚氨酯体系。利用极少量的硝化木质素（NL）与聚氨酯（PU）复合，基于两者之间的化学反应形成了接枝-互穿聚合物网络结构（见图 13.32），有效地提高了拉伸强度和伸长率。在低木质素含量（小于 9.3%）的改性聚氨酯体系中也出现了强度和伸长率的同步提高，强度、韧性和伸长率分别增加到 370%、470% 和 160%，而且在 4.2% 木质素含量时，材料的热力学性质最佳。对于木质素复合改性端羟基聚丁二烯（HTPB）基聚氨酯体系，木质素改性 HTPB 基聚氨酯材料的交联密度随着木质素含量及 NCO/OH 摩尔比的增加而增加。

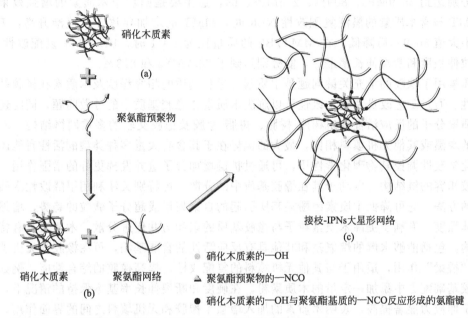

图 13.32　线型聚氨酯预聚物与硝化木质素形成接枝-IPNs 的过程，由（a）→（b）→（c）

　　木质素衍生物能够根据其在不同溶剂中的溶解性能，以图 13.31 所示的三种方式改性水性聚氨酯材料。当硝化木质素含量为 3.0% 时，得到的材料的实测强度与断裂伸长率是纯水性聚氨酯材料的 1.8 倍。该材料的真实力学强度为 71.3MPa，比纯水性聚氨酯材料提高了 3.6 倍。然而，较高的硝化木质素含量和硝化木质素与聚氨酯之间较低的接枝率导致材料强度与伸长率的降低及模量的提高。同时，利用木质素磺酸盐改性水性聚氨酯材料，因木质素磺酸盐的亲水性而使其不能在扩链阶段进行复合。但是，引入木质素磺酸盐可能与聚氨酯硬段间发生化学接枝和物理交联，形成以木质素磺酸盐或其超分子微区为中心的星形网络结构。木质素磺酸盐在星形网络结构中的分散程度、形成超分子微区的程度、其与聚氨酯间的化学和物理相互作用以及这些因素对聚氨酯基质软-硬段微相相分离结构的影响是决定改性材料力学性能的重要因素。

13.2.3　木质素填充改性橡胶

　　木质素既有芳香环刚性的基本结构，又有柔顺的侧链，含有众多具有反应活性的官能基团，是一类具有较大比表面积的微细颗粒状的亚高分子物质，因此，可以广泛地替代炭黑作为补强剂填充改性橡胶。木质素分子上的羟基不仅能和橡胶中共轭双键的 π 电子云形成氢键，还可以与橡胶发生接枝、交联等反应，从而起到增强的作用。对比木质素和炭黑填充改性橡胶材料的性能，发现木质素能实现高含量填充而且填充后密度降低，而且木质素填充改性橡胶光泽度更好，耐磨性和耐屈挠性增强，耐溶剂性提高。同时，硫黄改性木质素还能加快硫化橡胶的硫化速率，并且有效地防止了喷硫现象的产生。木质素与其他填料进行复配更有利于提高改性橡胶的综合性能。例如，利用制浆黑液（BL）和蒙脱土（MMT）经脱水制备的橡胶填料（BL-MMT），与丁腈橡胶（NBR）复合制备的改性材料。研究发现，含木质素的黑液直接改性的 NBR 材料显示出两个玻璃化转变温度（T_{g1} 和 T_{g2}），归属于 NBR 的 T_{g1} 为 $-27.4℃$，相比纯 NBR 降低了 2.5℃，归属于木质素的 T_{g2} 为 42.7℃（纯木质素 T_g 为 46℃）；改性材料的拉伸强度、伸长率、300%模量、硬度与纯丁腈橡胶相比有了较大的提高，分别达到 25.9MPa、809%、2.6MPa、64，这主要是归功于木质素的增强效果。当引入 MMT 与含木质素的黑液复配改性 NBR 时，MMT 的增加导致 T_{g1} 逐渐升高，T_{g2} 在升高至最大值 50.9℃后降低。在 MMT/BL 的质量比为 1∶1 时，BL-MMT 复配改性 NBR 材料的拉伸强度和断裂伸长率最好，能分别达到了 28.7MPa 和 813%。

木质素用于橡胶的填充关键问题是木质素与橡胶基质的相容程度及木质素在橡胶基质中的分散性。通过工艺改良和化学改性可以解决木质素在橡胶基质中的分散问题，同时还可以利用木质素分子的反应活性构筑树脂-树脂、树脂-橡胶及橡胶交联的多重网络结构。木质素与常用的炭黑或其他无机填料相比，最大的优势在于其含有大量多种类型的活性官能团，易于通过化学改性调控其物理化学性质，可通过扩链增加分子量并发挥更好的增强作用，或形成与橡胶相容的链结构，以利于其在橡胶基质中的分散。可特别关注利用甲醛改性木质素这种简单的方法，它可降低木质素因酚羟基所引起的自聚集形成超分子微粒的趋势，增强木质素的本体强度，有利于提高木质素粒子与橡胶基质的亲和力并促进分散。木质素具有特殊的化学结构，包括能够水解的烷氧基和其他具有反应活性的官能基团，可在橡胶与无机填料之间起着"桥梁"作用，适用于与其他无机填料的复配改性，提高橡胶的综合性能。例如，在天然橡胶基础配方中添加一定量的木质素粉，在硬度和断裂伸长率基本保持的情况下，拉伸强度和定伸应力显著提高，表明木质素的加入增强了橡胶和无机填料之间的界面作用，使体系形成牢固的网络。将丁苯橡胶（SBR）与原位制备的木质素-层状双氢氧化物（lignin-LDH）络合物经熔融共混法制得 SBR/lignin-LDH 改性橡胶，研究表明 lignin-LDH 在 SBR 基质中的分散性良好，改性橡胶的拉伸强度、断裂伸长率、300%模量和硬度均显著提高。通过透射电镜可观察到木质素的存在促进了蒙脱土在 NBR 基质中的分散，并且随着木质素/蒙脱土配比的增加，分散性更好。另一方面，木质素颗粒尺度越小并且在橡胶基质中的分布越均匀，表明其与橡胶基质间的相容性越好，相互之间物理化学作用程度越高，相应的增强效果越突出。目前，通常采用共沉、干混、湿混等工艺制备木质素填充改性橡胶，借助搅拌和射流等装置利用产生的剪切力细化木质素颗粒，同时水等小分子也可抑制木质素粒子之间因氢键作用导致的黏结聚集。但是，在木质素的分离纯化过程中，强的表面相互作用将导致木质素微细颗粒的团聚结块。因此，必须进行碱活化分散和化学改性，以使木质素产生更加疏松的颗粒结构，更有利于在混炼时剪切变细。通过动态热处理、羟甲基化等技术，能实现木质素粒子在橡胶基质中纳米尺度的分散。

在木质素填充改性橡胶体系中，引入醛和二胺等小分子与木质素的活性官能基团反应，可将各个木质素分子桥联形成木质素网络，该网络能与橡胶网络相容，形成双重网络的一体化结构。在柔软的橡胶网络中形成了贯穿较完整、坚硬的木质素网络结构，改善了橡胶的力学、磨耗和撕裂性能，同时赋予其优良的耐油和耐老化性能。

　　木质素还可凭借其特殊的受阻酚羟基结构，提高木质素填充改性橡胶的热稳定性。在木质素改性天然硫化橡胶体系中，当木质素含量达到 20phr（每百份橡胶）时，木质素改性天然硫化橡胶的最大热分解温度（T_{max}）由纯天然硫化橡胶的 358.3℃提高到 388.3℃，继续添加木质素至 30phr，此时木质素改性天然橡胶的 T_{max} 有所下降，因此木质素含量为 20phr 改性橡胶的热稳定性最好。同时发现，将木质素与商业用橡胶抗氧化剂（如 IPPD）联合使用，用于改性橡胶显示出比单纯使用木质素更好的抗氧化性能。仅用 1phr IPPD 与 1phr 木质素改性橡胶，通过其在空气中 80℃下热氧化老化 1d、3d、7d、10d、17d 的测试结果表明比添加 4phr 木质素具有更好的抗热氧化老化能力，在第 17d 时仍能保持较好的拉伸性能。

13.2.4　木质素共混改性聚烯烃

　　木质素及其衍生物能够与聚乙烯（PE）、聚丙烯（PP）、聚氯乙烯（PVC）、聚甲基丙烯酸甲酯（PMMA）、聚乙烯醇（PVA）、乙烯-醋酸乙烯酯共聚物（EVA）等高分子进行共混，在保持甚至提高材料性能的同时有效地降低成本。在共混体系中，木质素具有刚性粒子增强的作用，并且对材料的热稳定、光降解等性能有一定的影响。

　　木质素含有大量的极性官能团，与非极性的 PE 和 PP 之间相容性不好，不能有效提高复合材料的力学性能。为了改善木质素与 PE、PP 的相容性，主要是采用添加适当的增容剂的方法，以改善共混体系的微观相态结构或者在两者熔融共混时添加催化剂，促使两者之间发生化学反应。对于木质素改性 PE 材料，木质素的添加提高了材料的击穿电压，但是复合材料的力学性能有所降低。因此可通过与钛酸酯配合使用的乙烯-丙烯酸共聚物作为增容剂来提高复合材料的力学性能，此时木质素的最高含量可达 30%，改善了木质素改性聚烯烃材料的力学性能。熔融共混时可以应用催化接枝技术增容木质素改性 PE 材料，通过小分子催化剂使两相间发生化学反应，界面作用的提高赋予材料更好的力学性能。制备木质素改性低密度聚乙烯（LDPE）/EVA 复合材料时，研究了不同种类木质素及增容剂对复合材料的影响。结果发现，木质素含量为 20% 时效果较好，材料的拉伸强度达到 25.88MPa，较未添加木质素时提高了 9%；另再加入 10% 的马来酸酐接枝低密度聚乙烯（LDPE-*g*-MAH）增容剂时，材料的拉伸强度达到 35.66MPa，较未加的提高 26.6%；LDPE-*g*-MAH 的添加显著提高了复合材料的相容性并改善了其力学性能；如果在木质素改性 LDPE 复合材料中加入作为增容剂的马来酸酐接枝的高密度聚乙烯（HDPE-*g*-MAH）或者马来酸酐接枝的聚丙烯（PP-*g*-MAH），不仅可以提高材料的界面黏结强度，增加其力学性能，而且有助于木质素与 LDPE 之间更好的分散。对于木质素改性 PP 材料，可以通过加入 PP 接枝共聚物作为增容剂或先对木质素环氧化、酯化或烷基化，均可极大地改善组分间的相容性，特别是马来酸酐改性木质素可以与 PP 进一步发生酯化反应。改性的木质素对 PP 的力学性能、抗老化性能、热稳定性、阻燃性能、导电性质和在光、热、氧下的降解行为有着显著的影响，使 PP 的结晶速率明显提高，在力学性能方面也优于碳酸钙或滑石粉等无机填充剂且密度更低。研究发现，利用木质素提高 PP 的抗氧化性，满足材料使用性能的要求，但效果是否突出主要取决于木质素在 PP 基质中的分散性。木质素在 PP 基质中的分散性与两者之间的相容性具有一定程度的对应关系，相容性可间接通过木质素聚集体在 PP 基质中的尺寸进行描述，研究发现当木质素的分子量和羟基含量都较低时，相容性最佳。

　　PVC、PVA 和 PMMA 等分子中含有大量极性基团，它们与木质素之间具有较好的相容性。由于木质素的受阻酚结构可以捕获自由基而使链反应终止，因而提高了木质素改性

PVC 材料的热稳定性和抗紫外线降解性能。PVA 与木质素磺酸钠共混并使用硼砂作为交联剂制得的可生物降解薄膜，具有良好的耐水性和力学性能，如拉伸强度达到了 43.98MPa，并且改性薄膜的组分间相容性良好，在耐热性方面也好于纯的 PVA。虽然在 PVA 与木质素共混体系中能够观测到明显的两相结构，但是由于体系中两组分间可形成强氢键作用，因此共混体系 PVA 相中存在着部分木质素与 PVA 分子相互作用。同时，该体系中木质素的分子内氢键也并非完全损害材料的性能，基于分子内氢键形成的木质素超分子微区对改性材料的性能的增强起着重要作用。木质素成分的引入提高了 PVA 材料的热稳定性和光化学稳定性。将增塑木质素与氯乙烯-醋酸乙烯酯共聚物进行共混，体系的相容性较好，改性的力学性能及形态与木质素的粒径和分布有关。通常添加 25%～40% 的木质素会导致材料变脆。但在两种增塑剂作用下将含量高达 85% 木质素与聚醋酸乙酸酯共混，通过溶液流延法仍能制得力学性能良好的木质素改性热塑性材料，该材料的拉伸强度和杨氏模量随木质素分子量的增加而增加，分别可达到 25MPa 和 1.5GPa，玻璃化转变温度为 29.9℃。此外，用丙酮萃取甘蔗渣中的木质素（ASLF），再将其与聚醋酸乙烯酯（PVAc）共混。由于 ASLF 加入，ASLF/PVAc 改性材料的 T_g 增加，尤其在 ASLF 含量为 5% 和 10% 时，T_g 增加得最为明显。这表明分子链之间的相互作用可能会增加 ASLF-PVAc 间的相容性。添加木质素的 PVAc 薄膜具有抗紫外线降解能力。

13.2.5 木质素/天然高分子复合材料

当木质素或者改性木质素在增塑剂作用下，可以与淀粉、蛋白质等天然高分子复合，开发出可完全生物降解的热塑性塑料。

13.2.5.1 木质素改性淀粉材料

对于木质素改性淀粉材料，木质素的引入会影响材料的形态、表面性质、吸水性、力学性能以及热力性质等。由木质素填充改性淀粉制得的薄膜材料，其力学性能、热稳性及耐水性都随着木质素含量的增加而增加。特别是力学性能，引入木质素促使材料的拉伸强度提高、刚性增加，但伸长率有所降低。通过光学显微镜观测到木质素粒子作为填料被均匀地分散在淀粉连续相基质中，并被基质较好地包覆。该木质素改性淀粉材料的溶胀行为具有 pH 值依赖性，其溶胀值随 pH 值的增加而增加。木质素磺酸盐和硫酸盐木质素可分别填充改性淀粉制备薄膜材料。由于木质素磺酸盐与淀粉的相容性较好并具有一定的增塑作用，因此添加 10% 木质素磺酸盐就能改善木质素改性淀粉膜材料的拉伸性能，但对耐水性没有明显影响。对于较疏水的硫酸盐木质素，在相对湿度为 58% 时添加 20% 的硫酸盐木质素，改性薄膜的断裂伸长率和应力得以保持；但当相对湿度为 71% 时，添加 30% 的硫酸盐木质素导致改性薄膜的伸长率明显下降。由此可见，引入木质素能在一定程度上降低淀粉基改性薄膜的亲水性，即提高了其耐水性。同时，还发现硫酸盐木质素的小分子量级分表现出与木质素磺酸盐类似的增塑作用。此外，还可利用由有机改性木质素磺酸盐制备的层状双氢氧化物（LDH/LS）作为淀粉材料的增强填料，研究发现其在淀粉基质中能达到纳米尺度的均匀分散。LDH/LS 的添加量为 1% 时，改性材料的杨氏模量、拉伸强度、断裂伸长率同步提高，并且阻隔氧和水的性能增加。为了进一步降低淀粉材料的亲水性，采用酯化的木质素（5%）改性热塑性淀粉，模压成型制得木质素改性淀粉材料，其拉伸强度比纯淀粉材料提高了 32%，特别是吸水性明显降低。同时，电子辐射也被应用于进一步提高木质素改性淀粉薄膜的耐水性能。例如，400kGy 电子束照射木质素改性淀粉膜材料，增加了薄膜的表面粗糙度及多孔性。虽然造成模量、拉伸强度、断裂伸长率等力学性能参数出现一定程度的降低，但是明显提高了薄膜表面的疏水性能，水接触角由未经电子束照射时的 31°最高增加到 59°。

13.2.5.2　木质素改性蛋白质材料

对于木质素复合改性蛋白质材料，木质素的引入同样能够影响材料的形态、力学性能和热力学性能等。例如，木质素磺酸盐可在甘油增塑剂的作用下与大豆蛋白熔融共混通过热压成型制得片材。加入适量的木质素磺酸钙 (LS) 能提高大豆蛋白塑料的强度和伸长率，LS 含量为 30％时，拉伸强度达到最大；而在 40％时，伸长率达到最高。这主要因为共混体系中多个大豆蛋白质分子束缚于具有多极性基团的 LS 分子上，形成以 LS 分子为中心的物理交联网络结构。而碱木素（AL）显示出比 LS 更明显的增强效应，但其改性的机理不同。拥有较少极性基团并且缺少离子基团的 AL 无法形成类似的物理交联网络，强度的提高主要来源于 AL 的刚性。同时，AL 更疏水的本质使材料抗水性得以提高。由 AL 衍生化的羟丙基木质素（HL）凭借其伸展的支链，能够与大豆蛋白基质产生更多的联系和更强的相互作用，仅添加 2％的 HL 就可使大豆蛋白材料在保持伸长率的情况下拉伸强度提高 1.13 倍（见图 13.33）。随着 HL 含量的增加，HL 聚集形成

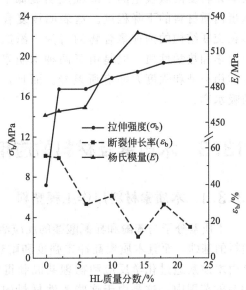

图 13.33　羟丙基木质素复合改性大豆蛋白质塑料力学性能的变化曲线

纳米尺度的超分子微区。值得注意的是，HL 分子接枝的聚氧化丙烯支链之间的空间排斥作用，提供了超分子微区内部可渗入其他聚合物链的可能性。利用戊二醛交联羟丙基木质素/大豆蛋白体系，材料的拉伸强度可达 23MPa，而伸长率保持在 20％左右。利用二苯基甲烷二异氰酸酯（MDI）原位增容硫酸盐木质素填充的大豆蛋白体系，组分间形成共聚物和交联结构，提高了材料的伸长率。由此可见，适度的交联有利于材料的增强，其中共聚物和交联结构富集的微区成为促使力学性能提高的应力集中点。

除了大豆蛋白质之外，还尝试利用木质素改性其他植物或动物来源的蛋白质，构建全天然高分子基热塑性材料。引入木质素的目的仍然是为了提高蛋白质类生物基塑料的耐水性、力学性能和热加工窗口。鱼蛋白质粉、硫酸盐木质素和甘油经密炼后热压成型，明显地提高了鱼蛋白质基塑料的拉伸强度和模量，吸水率可降低 40％以上。引入硫酸盐木质素后，共混体系在加工温度时的黏度下降，明显地扩展了热加工窗口，提高了加工性能。对于玉米蛋白质，利用碱木素和木质素磺酸钠两种类型的木质素分别对其与增塑剂聚乙二醇（质量比 75∶25）的热塑性体系进行熔融共混改性，经热压成型的片材显示出比纯热塑性玉米蛋白质材料更优越的力学性能和高的疏水性。仅添加 1％的碱木素，就使改性材料的强度比纯热塑性玉米蛋白质材料提高了 150％，吸水率降低了 33％。强度的提高和吸水率的降低主要归因于：在碱木素/玉米蛋白质复合体系中，玉米蛋白质的二级结构被部分破坏，进而导致了碱木素分子的官能基团与玉米蛋白质的氨基酸单元之间形成了强的氢键作用。低含量的木

质素更易于诱导玉米蛋白质的结构发生改变，此时木质素与玉米蛋白质之间的强氢键作用破坏了玉米蛋白质 α-螺旋（α-helix）、β-折叠（β-sheet）、β-转角（β-turn）等二级结构的分子内和分子间相互作用。当碱木素的含量过高时，由于蛋白质分子之间的相互作用强于蛋白质-木质素之间的相互作用，导致了碱木素与玉米蛋白质两组分之间的相分离。由此可见，玉米蛋白质的构象受添加的木质素及其含量影响，并且与改性材料的力学和热学性能直接相关。木质素的添加导致玻璃化转变温度降低，并且当木质素含量较低时，玻璃化转变区域模量的下降程度明显低于木质素含量较高的体系，甚至低于纯热塑性玉米蛋白质材料的下降程度。这表明该复合体系中木质素含量的高低分别对应于类似无定形和交联结构的两种聚合物的行为。添加木质素磺酸钠的体系呈现出与碱木素体系相似的力学和热学性质，但是由于两种木质素官能基团的差别，导致分子水平可能形成的相互作用类型和强度方面有所差异。而且，碱木素较高的疏水性本质更利于降低改性材料的吸水率。

13.3 木质素及材料的应用

13.3.1 木质素材料用作工程塑料

木质素分子与苯酚和异氰酸酯的反应活性，是开发木质素改性聚氨酯和酚醛树脂型工程塑料的基础，而且木质素高冲击强度和耐热的本征特性也符合工程塑料的基本要求。大部分由木质素通过化学反应和物理共混制得的工程塑料，木质素添加量均被限制在 25%～40% 的范围内，这是由于这些改性材料的三维交联网络结构以及木质素分子的芳香结构和体型网络、反应形成的氨酯基团及聚氨酯硬段微区等因素通常导致材料变脆所致。通过羟烷基化改性改善了木质素的黏弹性，制得的羟丙基木质素可作为热固性工程塑料的预聚物。同时，研究发现在木质素改性材料的网络结构中引入聚醚和类似橡胶的软段组分，可得到增韧的热固性塑料。这些作为增韧单元的软段结构在材料受力变形时具有塑性响应，使脆性明显下降，玻璃化转变温度相对较低。例如，将聚乙二醇（分子量为400）引入羟丙基化木质素改性聚氨酯的体系中〔使用了六亚甲基二异氰酸酯（HDI）和甲苯二异氰酸酯（TDI）两种类型的二异氰酸酯〕，研究了聚乙二醇的添加量对改性材料玻璃化转变温度和力学性能的影响。随着聚乙二醇含量的增加，羟丙基木质素改性聚氨酯（HDI 和 TDI 两个体系）的玻璃化转变温度随之降低。对于 HDI 体系，羟丙基木质素改性聚氨酯材料的杨氏模量和拉伸强度均随聚乙二醇含量的增加而下降，当聚乙二醇含量为 17.8% 时，由其与羟丙基木质素复配改性的聚氨酯材料的模量降低 $\frac{1}{4}$～$\frac{1}{3}$，伸长率增加了 5 倍左右；但对于 TDI 体系，聚乙二醇的添加对改性材料的力学性能影响较小，这是由于 TDI 具有较高的刚性。由此证明，引入柔顺性的多元醇聚合物可以在一定程度上解决由木质素组分的刚性所导致改性材料的脆性问题。上述研究开拓了木质素工业应用的思路，丰富了调控木质素改性材料性能的手段，增强了采用木质素与其他原材料制备工程塑料的竞争力。

接枝共聚改性能将木质素和接枝聚合物链的性质有效地相结合，是开发木质素改性工程塑料的又一途径。接枝共聚物的性能主要取决于接枝聚合物链和木质素的分子量、接枝聚合物链的化学结构和数量以及木质素与接枝链之间的键接类型。这些木质素接枝共聚物既可作为木质素与其他热塑料共混物的增容剂，还能直接制备高性能材料。最近，成功制备出高木质素含量的热塑性材料，其中木质素组分分别是 85％的硫酸盐木质素和 100％烷基化木质素。例如，将硫酸盐木质素、聚醋酸乙烯酯（分子量为 9.0×10^4）共混，并以二甘醇 3,4-安息香酸和茚为增塑剂（硫酸盐木质素、聚醋酸乙烯酯和增塑剂的质量比为 16：2：1），通过溶液流延成型制得硫酸盐木质素含量为 85％的材料。该材料的拉伸强度和拉伸模量随木质素重均分子量的增加而增加，分别达到 25MPa 和 1.5GPa，其玻璃化转变温度为 29.9℃。同时，由硫酸盐木质素经醚化反应制备的烷基化木质素（包括甲基化和乙基化），在未使用任何相容脂肪族聚酯作增塑剂的情况下以二甲基亚砜作溶剂，流延成型制得烷基化木质素含量为 100％的材料，其拉伸强度和拉伸模量分别为 37MPa 和 1.9GPa。与表 13.13 所列的石油基聚合物塑料的性能相比较，可以看出这两种高木质素含量的材料拥有与现行通用的石油基聚合物塑料相比拟的力学性能。

表 13.13　高木质素含量材料与通用的石油基聚合物的拉伸强度和拉伸模量的对比

聚合物类型	拉伸强度/MPa	拉伸模量/GPa
低密度聚乙烯	14	0.22
高抗冲聚苯乙烯	28	2.1
聚丙烯	35	1.4
85％硫酸盐木质素材料	25	1.5
100％烷基化木质素材料	37	1.9

13.3.2　木质素材料用作泡沫和薄膜材料

木质素作为一种增强剂或反应主体添加到各种现有发泡体系中制备木质素改性发泡材料，甚至可直接利用造纸工业的含木质素的黑液制备木质素改性聚氨酯发泡材料，为造纸黑液的合理利用、降低其对环境的污染提供了可行的途径。但是，目前单独以木质素为原料开发的发泡材料报道还是较少见的。木质素的加入能改善泡沫材料的力学性能（压缩强度、拉伸强度和杨氏模量）、热稳定性、孔径大小及其均一性、发泡密度以及孔隙率等，并且可节约泡沫材料的生产成本。

木质素结构单元的苯环和侧链上存在大量的醇羟基可以代替多元醇作为原料合成聚氨酯发泡材料。例如，利用造纸黑液中提取的碱木质素代替部分聚醚多元醇与异氰酸酯反应制备碱木质素改性硬质聚氨酯发泡材料，研究发现，木质素的添加提高了聚氨酯型发泡材料的力学性能，并且在碱木质素代替 15％的聚醚多元醇时，改性泡沫材料的拉伸强度和弯曲强度分别达到了 0.925MPa 和 0.36MPa，均优于聚醚型聚氨酯工业发泡材料的拉伸强度（0.147MPa）和弯曲强度（0.196MPa）。此外，以硅树脂为表面活性剂，少量水作为发泡剂，二月桂酸二丁基锡为催化剂，木质素和糖类物质（木质素的添加量仅为 1％）作为增强剂制得增强型聚氨酯发泡材料。研究表明，随着木质素含量的增加，改性聚氨酯发泡材料的密度明显增加；压缩强度以及弹性模量随密度的增加而呈现出线性增加。改性发泡材料中聚氨酯基的无定形结构表明木质素在聚氨酯的网络结构中起到了增强作用。同时，木质素也可用于制备完全可生物降解的木质素改性发泡材料，利用碱木质素、木质素磺酸钠分别与玉米蛋白质在增塑剂聚乙二醇（分子量为 400）的存在下通过熔融混合制得热塑性生物基共混物，然后以 CO_2 和 N_2 混合物为发泡剂，在 50～60℃下制得木质素改性玉米蛋白质发泡材料。在碱木质素含量为 1% 时，木质素改性泡沫材料相较于纯玉米蛋白质发泡材料具有更多的泡孔且更均一，泡沫材料的密度由 $0.53g/cm^3$ 降至 $0.45g/cm^3$，但是，对于高含量的碱木质素（10%）改性体系以及木质素磺酸钠（1% 和 10%）改性体系，改性体系的整体起泡性受到抑制。

　　木质素的分子结构中存在着高活性的醇羟基官能团，其能与构建聚氨酯体系不可或缺的二异氰酸酯组分发生反应，因此在制备木质素改性聚氨酯发泡材料时，木质素的羟基被认为是材料形成的关键。在增塑剂（硅氧烷表面活性剂）、催化剂（二月桂酸二正丁基锡）及发泡剂（水）存在下，将木质素磺酸钠分别溶解于二甘醇、三甘醇和聚乙二醇（分子量 200）与多亚甲基多苯基异氰酸酯（PMDI）中制备木质素改性聚氨酯硬质发泡材料。因木质素组分含量 0～33% 的变化，改性发泡材料的外观从亮棕色转变为深棕色，表观密度范围在 $0.08～0.12kg/m^3$ 之间，扫描电镜观测到孔径在 $100～300\mu m$ 之间。该木质素改性聚氨酯发泡材料体系，在 80～140℃ 范围内均呈现明显的玻璃化转变行为，木质素磺酸盐含量的增加或分子中氧乙烯单元数的降低，均使改性聚氨酯发泡材料的玻璃化转变温度（T_g）升高。特别对于聚乙二醇/木质素改性发泡材料体系，其 T_g 与木质素磺酸盐含量呈线性关系。与此同时，将木质素磺酸钠、糖蜜和聚乙二醇共混与 PMDI 反应制备热固性聚氨酯发泡材料。随着木质素磺酸盐的增加，改性发泡材料的 T_g 并没有发生显著的变化，但表观密度略有增大（范围在 $0.06～0.09g/cm^3$），10% 应变时的压缩强度、屈服强度及压缩弹性也随之增加。

将溶解于聚乙二醇（分子量为 200）的木质素与二异氰酸酯反应制备聚氨酯发泡材料，研究发现可以通过改变聚合物中木质素的含量来改变材料的性能。随着木质素含量的增加，改性发泡材料的玻璃化转变温度和压缩强度均增加，热分解温度却降低。利用微波技术并以水作为发泡剂，将液化的硫酸盐木质素在聚丙二醇和蓖麻油两种多元醇作为扩链剂的条件下，控制 NCO/OH 摩尔比小于 1，制得高弹性的软质聚氨酯发泡材料。这类软质木质素改性发泡材料如图 13.34 所示。

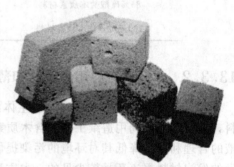

图 13.34　高弹性的木质素改性聚氨酯泡沫材料

13.3.3　木质素材料用作胶黏剂

　　木质素分子上众多的极性基团能参与形成物理相互作用，赋予其良好的黏结性，可以直接用作胶黏剂。因此，制浆工业中含有木质素的废液也具有相对较高的黏度和黏结性，被直接用作胶黏剂的原料。例如，将含有木质素磺酸钠的制浆废液在氢氧化钠存在下与甲醛共热，再与苯酚在 80～110℃ 下反应 1h，制备出可用于微粒木板、硬木板和夹板的胶黏剂。以含有木质素的废液开发木质素-酚醛树脂胶黏剂的主要驱动力是能明显降低制备材料的成本，实践证明使用亚硫酸盐废液和牛皮纸黑液作为原料制得的产品的成本均比酚醛树脂的要低。其中，亚硫酸盐废液中的木质素磺酸与苯酚和甲醛通过缩聚，可制得特别适合于生产纤维板的胶黏剂。不同的来源和分离方法造成木质素化学结构的多样性，进而影响到木质素基胶黏剂的综合性能。通常，通过接枝共聚的方法消除木质素结构多样性的影响，使木质素表面结构趋向均一。目前，木质素/聚合物胶黏剂体系中最有前途的是制备木材胶黏剂的热固性树脂，主要包括木质素-脲醛树脂（L-UF）、木质素-聚氨酯（L-PU）和木质素-酚醛树脂（L-PF）三个体系。

脲醛树脂成本低，是目前用量最大的木材胶黏剂，但是脲醛树脂胶黏剂也存在致命的缺点：耐水性差以及残余的甲醛含量过高，制约了它的应用范围。利用木质素代替脲醛树脂，不仅减少了脲醛树脂的生产成本，而且可以提高脲醛树脂的耐水性，降低产品中游离甲醛的含量。早期研究较多的是直接将木质素与脲醛树脂共混制备木质素-脲醛树脂。通常，含木质素的硫酸盐废液可替代 10%～50% 的脲醛树脂，甲醛的释放量减少 10%～18%。这是由于硫酸盐废液中的木质素与脲醛树脂发生了化学反应，形成更稳定的化学结构固定了甲醛。利用硫酸盐废液制备木质素-脲醛树脂胶黏剂，并研究其干态和湿态的剪切强度，结果表明其适用于夹板的生产。尽管木质素直接与脲醛树脂共混的方法简单易行，但是废液的添加量太少，并且制得的胶黏剂黏结强度较低，因此，通常先对木质素进行改性，然后再与脲醛树脂混合制备木质素-脲醛树脂胶黏剂，常用的改性方法主要包括羟甲基化改性、氧化改性、磺化改性等。例如，利用甲醛对木质素进行羟甲基化改性，再与脲醛树脂混合制备胶黏剂，其游离的甲醛含量低于 1%，对眼睛和皮肤无刺激，胶黏强度高，性质稳定。

聚氨酯是一类胶合性能、耐化学药品性能、耐冲击和耐低温性能优良的反应型胶黏剂，但是成本很高，并且传统的聚氨酯胶黏剂的缺点是难以降解和回收利用的，对环境造成了较大的污染。而木质素-聚氨酯胶黏剂具有相对较高的稳定性，在环境保护和人体健康方面具有明显优势。木质素的加入不仅可以降低聚氨酯的成本，还可以使聚氨酯生物降解，但又不至于降解过快。木质素衍生物与聚酯/聚醚多羟基化合物及多种类型的多异氰酸酯（包括环己二异氰酸酯、亚甲基多二异氰酸酯、甲苯二异氰酸酯）反应制得木质素聚氨酯胶黏剂。同时，羟烷基化硫酸盐木质素、有机溶剂木质素、蒸汽爆破木质素和硫酸木质素分别与交联剂（如多亚甲基-多亚苯基异氰酸酯和含甲氧基的甲基三聚氰胺）反应制备乳液和溶剂型木材胶黏剂。该木质素-聚氨酯胶黏剂用于木材的黏接，其剪切强度和木材失效率可与间苯二酚-甲醛树脂和环氧树脂的效果相比拟，见表 13.14。酚醛树脂类胶黏剂具有黏结强度高、耐水、耐热和耐腐蚀等优良的性能，但是酚醛树脂类胶黏剂的成本太高，不适合大规模的工业生产。通常，利用分子中既有酚羟基又有醛基的木质素改性酚醛树脂胶黏剂，既可节约苯酚的使用量，又可减少甲醛的残余量。为了克服木质素的反应活性较低，阻碍苯酚与甲醛正常聚合的缺点，通常先对木质素进行改性，再制备改性木质素-酚醛胶黏剂。木质素的改性方法主要有脱甲基化和羟甲基化。经羟甲基化改性的黑液与低聚合的酚醛树脂共混制备木质素-酚醛树脂胶黏剂可以较大幅度降低胶黏剂成本，减少甲醛释放。

表 13.14　木质素-聚氨酯用于木材黏接时与其他胶黏剂的性能比较

胶黏剂类型	剪切强度/MPa	木材失效率/%
木质素-聚氨酯胶黏剂	16.0	60±35
间苯二酚-甲醛树脂	15.9	92±2
环氧树脂	16.1	30

木质素在合成生物质基胶黏剂中的应用，已受到越来越多的关注，但由于木质素存在结构复杂、大分子多分散性以及物理化学性质不均一的缺点，这使得木质素的利用受到一定程度的限制。木质素树脂与大豆蛋白中的活性基团交联反应以及木素自身交联反应，并形成互穿网络结构，因此合成的胶具有防水性能。因为木质素加入，熟化胶的热稳定性提高；且由于有交联反应和互穿网络结构，使材料的表面空洞和裂纹更少，因此可以减少水

分子渗入。该胶在木材成型热压中应用，添加 10% 的木质素，可以使夹板的强度提高 1 倍（图 13.35）。

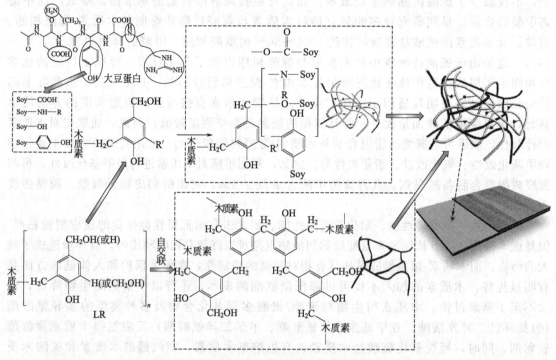

图 13.35　大豆蛋白与木质素制备黏合剂用于夹板

13.3.4　木质素及其衍生物用作絮凝剂

　　木质素本身具有一定的絮凝能力，中性亚硫酸盐蒸煮废液可以用作阴离子絮凝剂，具有絮凝效果；草类木质素直接处理味精废水，有较好的效果；用其去除高酸度的分散染料废水，处理效果优于 PAC 和 PAM 絮凝。但是通常情况下，草类木质素性能较差，不宜直接使用。然而由于木质素的结构中含有芳香基、醇羟基、羧基、醚键和共轭双键等活性基团，使其具有良好的改性潜力，可改变木质素的构型、增大分子量及引进具有较强絮凝性能的官能团，以提高絮凝能力。

　　针叶木硫酸盐木质素经硝酸氧化后，再磺甲基化获得磺甲基化的针叶木硫酸盐木质素（OSKL），用作絮凝剂除去阳离子染料。用 300mg/L 的 OSKL 处理可以除去 99.1% 的染料，COD 下降 90%。从热机浆经高碘酸处理提取的木质素，然后经 30% 的硝酸氧化，氧化的木质素可以除去乙基紫和基础蓝阳离子染料。

　　木质素在醛基和氨基化合物存在下可以发生 Mannich 反应，从而使木质素具有氨基，制备木素基絮凝剂（lignin-based flocculant，LNF）。LNF 可以增强腐殖酸的絮凝和除去。LNF 和硫酸铝或者聚合铝具有共絮凝效果，可以用作阳离子絮凝剂同时去除废水中的偶氮染料（酸性黑、活性红和直接蓝），废水的 COD 减少 89%，污泥产生量低于 5.4%，活性亮蓝 KN-R 以及线性烷基苯磺酸染料去除率分别达到 99% 和 96%。应用于生化处理后的造纸废水，出水 COD 去除率为 69%，色度去除率为 88%。

　　含有羧基、磺酸基等基团阴离子的木质素分子上再引入阳离子基团，赋予木质素大分子具有两性离子，从而具有更佳的絮凝效果。在污泥脱水方面，经过两性高分子絮凝剂处理的污泥，沉淀性能好，且滤饼含水率低。在去除金属离子方面，由于两性高分子内阴、阳离子基团能与金属离子发生螯合作用，而在等电点时又可将其释放出来。利用上述性质可将金属离子分离回收，而且两性高分子又可反复使用。两性高分子内的阴、阳离子能与废水中有色物质、腐殖质、表面活性剂等低分子量的有机物发生络合螯合作用，因此在印染废水处理、脱墨废水、食品加工废水、微污染给水处理等有机物的去除方面有应用价值。

木质素两性离子，与铝酸钠进行复配，处理制药废水，废水中的 COD、SS 和色度的去除率分别为 61.2%、96.7% 和 91.6%。

13.3.5　木质素及其衍生物的其他用途

水凝胶（hydrogel）是一类能吸水溶胀、可保持大量的水分且不会溶解的具有三维交联网络结构的聚合物材料。实践证明，引入木质素可以改变温度敏感型水凝胶的最低临界溶解温度，赋予水凝胶溶剂敏感性、pH 值敏感性或吸附功能。常用的制备木质素改性水凝胶的方法有木质素与亲水性单体接枝共聚、交联；或木质素以互穿、半互穿形式融入水凝胶基体。

乙酸木质素与 N-异丙基丙烯酰胺在交联剂（N,N'-亚甲基双丙烯酰胺）和引发剂（H_2O_2）存在下，反应制得温敏型木质素水凝胶。该木质素改性温敏水凝胶的 LCST 约在 31℃，快速分解温度在 400~410℃。乙酸木质素与 N-异丙基丙烯酰胺的体系还通过紫外线辐照制得具有多孔网络结构的温敏型水凝胶，孔径尺寸和温敏性由乙酸木质素/N-异丙基丙烯酰胺的质量比决定。随着乙酸木质素体/N-异丙基丙烯酰胺质量比的增加，该木质素改性水凝胶的 LCST 下降。

木质素还有望赋予其改性水凝胶的 pH 敏感和溶剂敏感等性质。乙酸木质素溶于 NaOH 溶液中，再与聚乙二醇缩水甘油醚进行交联，制成木质素改性水凝胶，在乙醇水溶液中发生溶胀，当乙醇与水的体积分数为 50% 时，溶胀率达到最大。硫酸盐木质素先与苯酚反应，然后再在碱性条件下进一步与间苯二酚反应制得木质素-苯酚-间苯二酚树脂，最后加入交联剂戊二醛交联制备水凝胶。将这种木质素改性水凝胶交替浸泡在水和乙醇中，出现溶胀和收缩交替变化的现象。

有机溶剂型木质素（AWL）通过熔融纺丝制备的木质素纤维可作为碳纤维材料的前驱体。由 AWL 制得的碳纤维的力学性能与其直径有关，一般其直径为 $(14\pm1.0)\mu m$，断裂伸长率、拉伸强度和弹性模量分别为 (0.98 ± 0.25)%、$(355\pm53)MPa$ 和 $(39.1\pm13.3)GPa$，达到碳纤维的"通用"等级标准。木质素与甲醛、苯酚反应制得甲阶木质素酚醛树脂，然后用湿法纺丝制得木质素改性酚醛树脂纤维，再进一步预氧化和碳化处理制备出碳纤维。研究发现，木质素的添加量直接影响到碳纤维内部微孔的孔径（见图 13.36），而且木质素的加入提高了纤维的热稳定性，降低了热降解程度。

木质素改性酚醛树脂除了通过纺丝制成纤维并转化为碳材料之外，还能以膜结构的形式作为前驱体制备具有良好吸附功能的碳膜材料，而且木质素在改性酚醛树脂中的含量可用于调控碳膜的微/纳孔结构。当木质素含量为 8% 时［见图 13.37(a) 和 (b)］，碳膜上孔的微米尺寸为 1.1~2.6μm，纳米尺寸为 120~320nm；当木质素含量为 14% 时［见图 13.37(c) 和 (d)］，碳膜中形成直径 80~830nm 的纳米孔；当木质素含量为 20% 时，碳膜的孔径呈两极化趋势，但是此时碳膜的吸附性能最好，对于木质素含量为 8% 和 14% 碳膜材料的吸附性能相差不大。

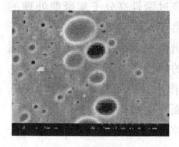

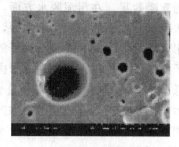
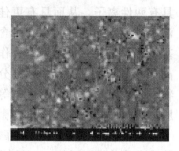

(a) w(木质素)8%　　　　　　　(b) w(木质素)14%　　　　　　　(c) w(木质素)20%

图 13.36　木质素酚醛树脂碳纤维截面的 SEM 照片

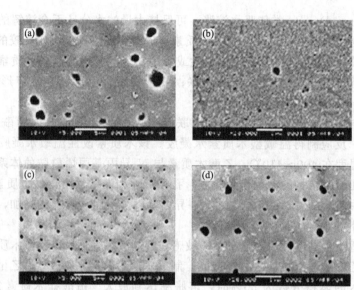

图 13.37　两种不同含量木质素基碳膜的 SEM 照片
(a) 8％木质素，放大倍数 5000；(b) 8％木质素，放大倍数 20000；
(c) 14％木质素，放大倍数 5000；(d) 14％木质素，放大倍数 20000

13.4　结论和展望

　　木质素是自然界第二丰富的有机高分子，由于结构复杂在反应和加工过程发生化学变化，因此在理论上和实践中对于木质素的认识和应用存在不足。然而本章从木质素在材料方面的研究和可能应用，说明木质素值得人们深入研究。期望在不久的将来，人们对于木质素的研究不仅是其丰度大、可再生以及生物相容性，而是具有优异性能，在黏合剂、表面活性剂、絮凝剂、增强剂以及塑料、橡胶、工程材料领域都有应用。

（付时雨，李兵云，黄进）

参 考 文 献

[1]　张俐娜.天然高分子改性材料.北京：化学工业出版社，2006.

[2]　Lora JH，Glasser WG. Recent industrial applications of lignin：a sustainable alternative to nonrenewable

materials. Journal of Polymers and the Environment，2002，**10**（1-2）：39-48.

[3] Wang J，Manley RSJ，Feldman D. Synthetic polymer-lignin copolymers and Blends. Progress in Polymer Science，1992，**17**：611-614.

[4] Feldman D，Lcasse M，Beznaczuk LM. Lignin-polymer systems and some applications，Progress in Polymer Science，1986，**12**：271-299.

[5] 黄进，付时雨. 木质素化学及改性材料. 北京：化学工业出版社，2014.

[6] Nimz H. Beech Lignin—Proposal of a constitutional scheme. Angewandte Chemie International Edition in English，1974，**13**（5）：313-321.

[7] JahanMS，Chowdhury DAN，Islam MK，et al. Characterization of lignin isolated from some nonwood available in Bangladesh. Bioresource Technology，2007，**98**（2）：465-469.

[8] LinSY，LeboSE. Lignin：Kirk-Othmer Encyclopedia of Chemical Technology. New York：John Wiley &. Sons，2000.

[9] Froass PM，Ragauskas AJ，Jiang J. Nuclear magnetic resonance studies. 4. Analysis of residual lignin after kraft pulping. Ind. Eng. Chem. Res. ，1998，**37**（8）：3388-3394.

[10] Atalla R，Agarwal UP. Raman microprobe evidence for lignin orientation in the cell walls of native woody tissue. Science，1985，**227**（4687）：636-638.

[11] NorgrenM，EdlundH，WågbergL. Aggregation of lignin derivatives under alkaline conditions. Kinetics and aggregate structure. Langmuir，2002，**18**（7）：2859-2865.

[12] Hatfield R，FukushimaRS. Can lignin be accurately measured Crop Science，2005，45（3）：832-839.

[13] Kilpeläinen I，Xie H，King A，et al. Dissolution of Wood in Ionic Liquids. J. Agric. Food Chem. ，2007，**55**（22）：9142-9148.

[14] Lee SH，Doherty TV，LinhardtRJ，et al. Ionic liquid-mediated selective extraction of lignin from wood leading to enhanced enzymatic cellulose hydrolysis. Biotechnology and Bioengineering，2009，**102**（5）：1368-1376.

[15] Dong D，Fricke AL. Intrinsic viscosity and the molecular weight of kraft lignin. Polymer，1995，**36**（10）：2075-2078.

[16] Cui C，SadeghifarH，SenS，et al. Toward thermoplastic lignin polymers；Part II：Thermal polymer characteristics of kraft lignin derivatives. BioResources，2013，**8**（1）：864-886.

[17] 詹怀宇主编. 制浆原理与工程. 北京：中国轻工业出版社，2012，344-387.

[18] McCarthy JL，Islam A. Lignin Chemistry，Technology，and Utilization：A Brief History. Lignin：Historical，Biological，and Materials Perspectives，ACS，1999，2-99.

[19] Sjöström E. Wood chemistry：fundamentals and applications. London：Academic Press Limited，1993，114-161.

[20] Chen CL. Nitrobenzene and cupric oxide oxidations：Methods in lignin chemistry. Springer Berlin Heidelberg，1992：301-321. New York：Academic Press，1985：141-160. straw lignin and compared to cupric（Ⅱ）oxidation. Industrial Crops and Products，1995，**4**（4）：241-254.

[21] Hedges JI，Ertel JR. Characterization of lignin by gas capillary chromatography of cupric oxide oxidation products. Analytical Chemistry，1982，**54**：174-178.

[22] Goñi M A，Montgomer S. Alkaline CuO oxidation with a microwave digestion system：Lignin analyses of geochemical samples. Analytical Chemistry，2000，**72**：3116-3121.

[23] Zakzeski J，Jongerius AL，WeckhuysenBM. Transition metal catalyzed oxidation of Alcell lignin，soda lignin，and lignin model compounds in ionic liquids. Green Chemistry，2010，**12**：1225-1236.

[24] Collinson SR，Thielemans W. The catalytic oxidation of biomass to new materials focusing on starch，cellulose and lignin. Coordination Chemistry Reviews，2010，**254**：1854-1870.

[25] Harris EE，D'Ianni J，Adkins H. Reaction of Hardwood Lignin with Hydrogen. J. Am. Chem. Soc. ，

1938，**60**（**6**）：1467-1470.

[26] Harkin JM. Recent developments in lignin chemistry：Naturstoffe. Springer Berlin Heidelberg，1966：101-158

[27] Binder JB，Gray MJ，White JF，et al. Reactions of lignin model compounds in ionic liquids. Biomass and Bioenergy，2009，**33**（**9**）：1122-1130.

[28] Jia S，Cox BJ，Guo X，et al. Hydrolytic Cleavage of β-O-4 ether bonds of lignin model compounds in an ionic liquid with metal chlorides. Ind. Eng. Chem. Res. ，2011，**50**（**2**）：849-855.

[29] Lu F，RalphJ. Derivatization followed by reductive cleavage （DFRC Method），a new method for lignin analysis：protocol for analysis of DFRC monomers. J. Agric. Food Chem. ，1997，**45**（**7**）：2590-2592.

[30] Lu F，RalphJ. The DFRC method for lignin analysis. Part 3. NMR studies. Journal of Wood Chemistry and Technology，1998，**18**（**2**）：219-233.

[31] Malutan T，Nicu R，Popa VI. Contribution to the study of hydroxymetylation reaction of alkali lignin. Bioresources，2008，**3**（**1**）：13-20.

[32] OuyangX，KeL，QiuX，et al. Sulfonation of alkali lignin and its potential use in dispersant for cement. Journal of Dispersion Science and Technology，2009，**30**（**1**）：1-6.

[33] Campbell AG，Walsh AR. The present status and potential of kraft lignin-phenol-formaldehyde wood adhesives. The Journal of Adhesion，1985，**18**（**4**）：301-314.

[34] Schilling P，Brown PE，Greek G，et al. Cationic and anionic lignin amines. US Patent 4775744，1988.

[35] Li Y，Sarkanen S. Alkylated kraft lignin-based thermoplastic blends with aliphatic polyesters. Macromolecules，2002，**35**：9707-9715.

[36] Meister JJ，Li CT. Synthesis and properties of several cationic graft copolymers of lignin. Macromolecules，1992，**25**：611-616.

[37] Kim YS，Kadla JF. Preparation of a thermoresponsive lignin-based biomaterial through atom transfer radical polymerization. Biomacromolecules，2010，**11**（**4**）：981-988.

[38] Khan F. Photoinduced graft-copolymer synthesis and characterization of methacrylic acid onto natural biodegradable lignocellulose fiber. Biomacromolecules，2004，**5**（**3**）：1078-1088.

[39] MaiC，MajcherczykA，HüttermannA. Chemo-enzymatic synthesis and characterization of graft copolymers from lignin and acrylic compounds. Enzyme and Microbial Technology，2000，**27**：167-175.

[40] 蒋挺大. 木质素. 北京：化学工业出版社，2008.

[41] 欧阳新平，战磊，陈凯等. 木质素改性酚醛树脂胶粘剂的制备. 华南理工大学学报，2011，**39**（**11**）：22-26.

[42] 胡立红. 木质素酚醛泡沫保温材料的制备与性能研究. 中国林业科学研究院博士论文，2012.

[43] Privas E，Leroux F，Navard P. Preparation and properties of blends composed of lignosulfonated layered double hydroxide/plasticized starch and thermoplastics. Carbohydrate Polymers，2013，**96**：91-100.

[44] Oliviero M，Verdolotti L，Di Maio E，Aurilia M，Iannace S. Effects of supramolecular structures on thermoplastic zein-lignin bionanocomposites. Journal of Agricultural and Food Chemistry，2013，**59**：10062-10070.

[45] Chen YR，Sarkanen S. From the macromolecular behavior of lignin components to the mechanical properties of lignin-based plastics. Cellulose Chemistry Technology，2006，**40**：149-163.

[46] Schmitt LG，Hollis JJW. Non-toxic，stable lignosulfonate-urea-formaldehyde composition and method of preparation thereof. US 50754021991. 1991-12-24.

[47] 张芝兰，陆雍森. 木质素混凝剂的性质及其应用研究. 水处理技术，1997，**23**（**1**）：38-44.

[48] He W M，Zhang Y Q，Fatehi P. Sulfomethylated kraft lignin as a flocculant for cationic dye. Colloid Surface A，2016，**503**：19-27.

[49] Couch R L，Price J T，Fatehi P. Production of Flocculant from Thermomechanical Pulping Lignin via Nitric Acid Treatment. Acs Sustain Chem Eng，2016，**4**（**4**），1954-1962.

[50] 朱建华. 木质素阳离子表面活性剂的合成及应用. 精细化工，1992，**9**（**4**）：1-3.

[51] Feng QH，Chen FG，Wu HR. Preparation and characterization of a temperature-sensitive lignin-based hydrogel. Bioresources，2011，**6**（**4**）：4942-4952.

[47] Coosh E L, Crcw J T, Prcchl P, Productio and Flocculatio... Fam 7 Bernovicchemical Polymer Lignin Sta Sulfs Acid Gcsatmcnt. Aov Strstrdic Chrm. Eng. 2014, 4 (3): 1361-1366...

[50] 李清泉. 木素磺酸钠复合药剂的分散及凝聚作用. 应用化学, 1994, 4 (3)...

[52] Stcwovchi, Cborv J V, Ni J W B. Prcg ration on chacgtermixct of a compagatisgy-positistiry-graftr-based xcpgght pisxcr-supra-mrcm [?]. B-ciomacromcacdcrs...

第14章

天然橡胶及应用

天然橡胶是一种重要的战略物资，与煤炭、钢铁、石油并称为四大基础工业原料，广泛用于航空航天、重型汽车、飞机轮胎和医疗卫生等领域。天然橡胶具有多种优良的性能，如高弹性、高强度、高绝缘性、优良的耐磨性等，其中最为突出的是应变诱导结晶性能及其所产生的高强度，这使得天然橡胶在常态下为弹性体，受到外力作用时，就会产生应变诱导结晶抵抗外力的破坏作用，这种特性是目前大多数合成橡胶无法比拟的。天然橡胶的综合物理力学性能至今不可替代。目前，世界上的橡胶制品多达 7 万多种，其中涉及天然橡胶的就有 4 万多种，体现在人类现代生活的方方面面。比如：一辆载重汽车需要 240kg 橡胶，一架喷气式飞机需要 600kg 橡胶，一辆轻型坦克需要 800kg 橡胶，一艘 3.5 万吨的军舰需要 68t 橡胶。这些例子中，天然橡胶都占据了很大比例，其中轮胎工业就占据了天然橡胶 70% 的消费市场，用途极为广泛。

14.1　天然橡胶的发展历史

14.1.1　国内外天然橡胶发展历史

据文献记载，1924 年在德国出土的始新世晚期的褐煤沉积层中的橡胶化石，是迄今为止发现的最古老的橡胶样品。考古学家曾于 1989 年在墨西哥的奥尔梅克遗址挖掘出 12 个橡胶球，其中的两个经过放射性 ^{14}C 测定被证实为公元前 1600 年前的文物，这是迄今为止所发现的最早的人造橡胶制品，距今已经有 3500 年历史。

最早发现天然橡胶的欧洲人是意大利航海家哥伦布，他发现生活在海地的印第安人在玩橡胶弹球游戏，哥伦布将橡胶球带回欧洲，使得欧洲人第一次接触到了天然橡胶。意大利历史学家皮特·马特·德安吉拉在 1530 年出版的著作《新的世界》中首次对天然橡胶的性状进行了描述。法国科学家康达敏，在其著作《南美洲内地旅行志》中第一次有意识地研究了天然橡胶，比如橡胶树可以流淌胶乳，名字为 Heve，当地印第安人将之命名为 "cahuchu" 或者 "caoutchouc"，意思为 "会哭泣的树"。佛朗索瓦·弗雷斯诺于 1755 年发表了第一篇真正意义上的有关天然橡胶的研究论文，里面详细描述了天然橡胶的物理性能，以及它在西方世界的应用前景。天然橡胶方面最伟大的发明当属美国著名发明家查尔斯·古德伊尔于 1839 年发明的硫化天然橡胶，极大地促进了天然橡胶工业的发展。

我国天然橡胶种植始于 1904 年。当时被孙中山先生誉为 "边寨伟男" 的民主革命志士、云南土司刀安仁先生，在云南盈江县新城凤凰山建起了我国第一个橡胶园。到 1949 年新中国成立，我国先后建立大小胶园 200 余个，种植天然橡胶 3000 公顷，年产干胶不过 200t。新中国成立后，到 2015 年，经过三代农垦人 60 多年的艰苦努力，我国天然橡胶种植面积达到 1700 万亩，居全球第四位，产量 87 万吨，居全球第六位，实现了我国天然橡胶产业历史跨越式大发展。

14.1.2　天然橡胶大分子结构与性能的认知历程

天然橡胶的分子结构认知过程也经历了 100 多年的历史。1826 年，法拉第给出经验式为 C_5H_8。多年以后 Weber 发现天然橡胶可与溴反应，并给出经验式 $C_5H_8Br_2$。后来有人通过干馏的方式得到两个产物，Euler 等人确定沸点范围在 $34\sim37℃$ 的产物为异戊二烯；Perkin 确定沸点范围在 $175\sim176℃$ 的产物为二戊烯。二戊烯是异戊二烯的二聚体，后者加热到 $270℃$ 可以发生可逆反应转化为前者。

1861 年，英国化学家格雷哈姆创立胶体化学，并认为天然橡胶是异戊二烯小分子的物理聚集，而不是化学共价键的结合。1904 年哈里斯提出了天然橡胶环状结构的假说，认为两个异戊二烯分子结合形成二甲基环辛二烯，彼此再通过双键中碳原子的"副价力"的作用，进行自聚而形成直链缔合物。但是毕克斯认为天然橡胶分子是环状结构单元并靠"部分副价力"结合成直链的见解是缺乏根据的，他提出天然橡胶是通过异戊二烯分子之间的"主价键"（即共价键）作用形成的聚合物，但他仍倾向形成的是没有端基的环状聚合物，但至少是八聚环式以上的结构单元。

1920 年，施陶丁格提出了著名的大分子学说。他认为天然橡胶等高分子聚合物都是由数目巨大的单体小分子通过共价键的重复连接而形成的线性长链分子。鉴于施陶丁格在高分子领域中的卓越贡献，他获得了 1953 年诺贝尔化学奖。

1928 年，Meyer 和 Mark 利用 X 射线衍射研究拉伸状态下天然橡胶的性能，并提出天然橡胶是顺式异构体的观点。这一观点随后被 Bunn 在 1942 年所证实，并揭示了拉伸结晶天然橡胶的大分子结构以及相应的结晶参数。

1969 年，F. Lynen 揭示了天然橡胶的生物合成历程，并给出天然橡胶的微观结构，他提出天然橡胶大分子一端是二甲基烯丙基团，然后连接 n 个异戊二烯单元形成天然橡胶大分子长链，最后以焦磷酸酯端基（OPP）封端，见图 14.1。

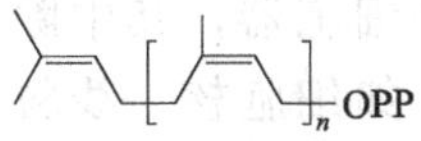

图 14.1　F. Lynen 给出的天然橡胶分子结构

1989 年，Tanaka 利用现代核磁技术分析了天然橡胶大分子结构。他提出天然橡胶的结构单元不仅仅全是顺式-1,4-单元结构，还存在 $2\sim3$ 个反式-1,4-单元结构与二甲基烯丙基相连，见图 14.2。

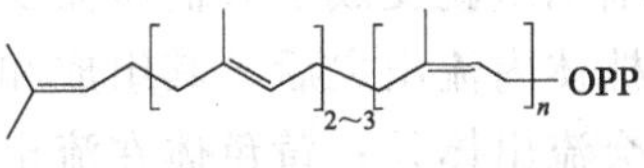

图 14.2　Tanaka 给出的天然橡胶分子结构

随后 Cornish、Puskasa 等发现天然橡胶的大分子结构与含胶植物的品种密切相关，并修正了 Tanaka 给出的天然橡胶大分子微观结构，即按照含胶植物不同，所得到的天然橡胶大分子有可能含有 0～3 个反式-1,4-单元结构，见图 14.3。

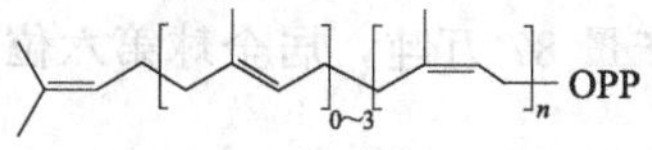

图 14.3　Cornish 等提出的天然橡胶分子结构

此外，科学家们进一步发现，天然橡胶大分子的焦磷酸酯端基会水解形成羟基，形成的羟端基遇到脂肪酸还会进一步形成酯端基。通过 NMR 技术的帮助，人们还在天然橡胶大分子上发现一些反常（abnormal group）基团结构，比如环化基团、环氧化基团、醛化基团和胺化基团，见图 14.4。

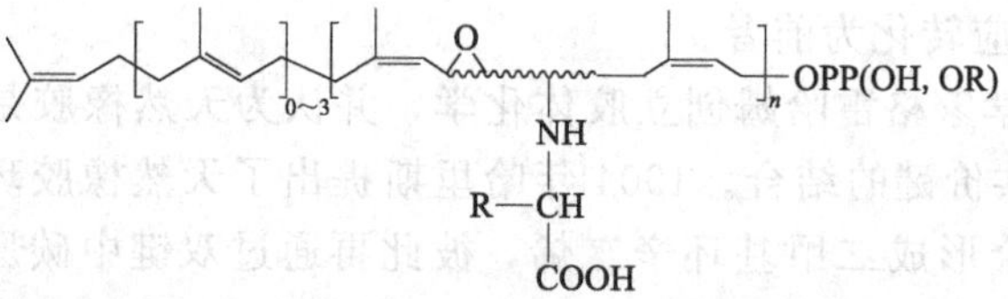

图 14.4　较为复杂的天然橡胶长链大分子结构

14.2　天然橡胶的生物合成、分子结构及制备

14.2.1　天然橡胶的生物合成

14.2.1.1　天然胶乳

天然橡胶树的乳管是天然橡胶树生物合成和贮存天然胶乳的唯一场所。长期以来，人们认为巴西橡胶树胶乳是一种液泡汁。但实际上胶乳是乳管细胞中一种特化了的细胞质。乳管细胞质实际上是一种水和胶体粒子构成的连续相-分散相体系，连续相主要由水和水溶性物质构成；分散相主要是一些细胞器，其中除了含有和普通薄壁细胞相同的成分，如细胞核、线粒体、高尔基体、核糖体和内质网等细胞器外，还有三种特征性细胞器，即橡胶粒子、F-W 复合体和黄色体。如果将胶乳高速离心，可以将胶乳区分成 4 个区带，从上到下分别是橡胶粒子、F-W 粒子、乳清以及黄色体，见图 14.5。

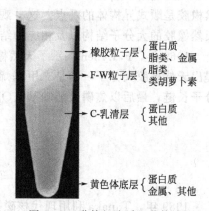

图 14.5　乳管细胞质组分构成

通过割胶，天然橡胶的乳管细胞质就变成了人们所需要的天然胶乳。按说二者应该是同一种物质，但是乳管细胞质从植株体内流出之后，其组成和性状就开始发生改变。比如乳管细胞质中的细胞核和线粒体并不会流出体外；黄色体在流出的过程中会发生破裂，从而改变胶乳的组成和性状。一般新鲜天然胶乳中除了绝大部分水和橡胶烃外，还有许多有机物和无机物，其中非胶组分中含量最多的是蛋白质、类脂物、水溶物、丙酮溶物和无机盐类。其主要成分如表 14.1 所示。

表 14.1 新鲜胶乳的主要成分

成分	橡胶烃	水	非橡胶物质				
			蛋白质	类脂物	水溶物	丙酮溶物	无机盐
含量/%（胶乳计）	20～40	52～75	1～2	1 左右	1～2	1～2	0.3～0.7

14.2.1.2 橡胶粒子

橡胶粒子是橡胶合成的细胞器，数量很大，占到胶乳体积的 20%～50%，大部分粒子是一个具有明显界膜的圆球，直径多在 $1\mu m$ 以下，在粒子膜表面存在橡胶转移酶、橡胶延伸因子（REF）、小橡胶粒子蛋白（SRPP）、焦磷酸酶等与橡胶合成相关的重要酶和调控因子，其主要生物学功能是进行天然橡胶的生物合成和储存。

早期人们认为橡胶粒子是一种带有双层膜-核结构的球形粒子。即橡胶粒子是由橡胶烃构成内核，然后由磷脂包覆在橡胶烃内核表面形成磷脂层，接着再由蛋白质包覆在磷脂层表面形成蛋白质层，磷脂和蛋白质共同构成了橡胶粒子的双层外膜结构。

随着科学技术的飞速发展，人们逐步发现橡胶粒子并不是人们早期所提出的双层膜-核结构，而是一种单层膜-核结构。比如参考 Gomez、Cornish 等研究结果，再结合自己的实际发现，Nawamawat 提出橡胶粒子是由疏水的橡胶烃构成内核，并被亲水的蛋白质/磷脂混合外层所包覆，二者共同构成橡胶粒子的单层膜-核结构。在橡胶粒子外部，蛋白质和磷脂层相互穿插分布在橡胶粒子表面，其中蛋白质部分约占总表面的 84%，磷脂部分约占总表面的 16%，膜厚 20nm；在橡胶粒子内部，橡胶大分子的两个端基（ω-端基和 α-端基）可以自己定位，ω-端基（引发端基）与蛋白质相连接，α-端基（终止端基）与磷脂相连接，见图 14.6。

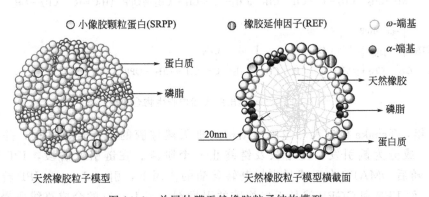

图 14.6 单层外膜天然橡胶粒子结构模型

14.2.1.3 天然橡胶的生物合成

目前人们普遍认为天然橡胶的合成由两个过程组成，第一个过程是前体的生物合成，包括：异戊烯基焦磷酸酯（IPP）、二甲基烯丙基焦磷酸酯（DMAPP）、牻牛儿基焦磷酸酯（GPP）、法尼基焦磷酸酯（FPP）、牻牛儿基牻牛儿基焦磷酸酯（GGPP），这个过程发生在天然橡胶乳管细胞质内；第二个过程是天然橡胶大分子的生物合成，这个过程发生在天然橡胶乳管细胞质内橡胶粒子表面的活性中心上。

其中类异戊二烯物质的生物合成存在两条生物合成途径：第一条途径是甲羟戊酸（MVA）路线，在细胞质中进行；第二条途径是丙酮酸/磷酸甘油醛（MEP）途径，它主要在植物特有的细胞器——质体中进行。

橡胶粒子是天然橡胶生物合成的唯一场所，而天然橡胶大分子的生物合成是在橡胶粒子表面的生物合成活性中心进行的。橡胶大分子的激活、合成以及失活过程是在橡胶粒子表面各种蛋白酶的调控下实现的。随着人们对天然橡胶粒子的结构与生物功能的研究不断深入，科学家们试图进一步探索天然橡胶的生物合成路线，并提出了各自的天然橡胶生物合成路线模型。

1969 年，德国植物生理学家 F. Lynen 利用组织培养、示踪原子等技术研究了植物体内诸如法尼醇、香叶醇及聚戊烯醇等小分子类异戊二烯物质的生物合成路线，根据上述研究结果，Lynen 提出了天然橡胶生物合成路线，即天然橡胶是由二甲基烯丙基焦磷酸酯引发 n 个异戊烯基焦磷酸酯单体形成天然橡胶大分子链，最后以焦磷酸端基封端，见图 14.7。该合成路线一度被奉为天然橡胶生物合成的经典理论。

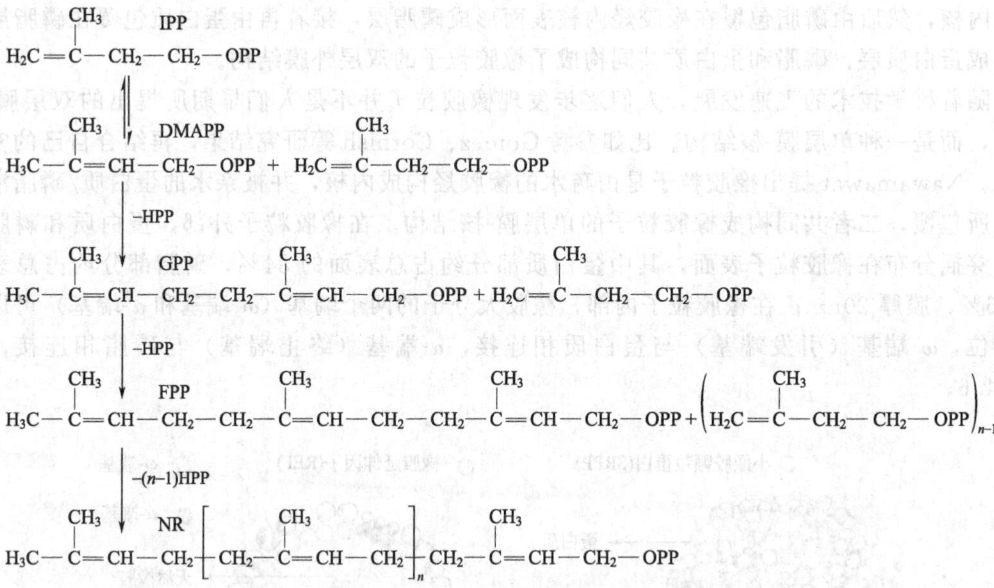

图 14.7　F. Lynen 提出的天然橡胶生物合成路线图

1989 年，Tanaka 根据天然橡胶的结构反推天然橡胶的生物合成过程，并把天然橡胶的生物合成分为链引发、链增长及链终止三个阶段。在链引发阶段，IPP 异构化为 DMAPP，随后 DMAPP 在反式异戊烯基转移酶的作用下，引入 2~3 个 IPP 转变为 FPP 和 GGPP，而 FPP 和 GGPP 就是天然橡胶的引发剂，与 Lynen 的合成路线所提到的 FPP 为顺式结构不同，Tanaka 根据 C^{13} NMR 的结果认为 FPP 和 GGPP 为反式结构；在链增长阶段，FPP 和 GGPP 在顺式异戊烯基转移酶的作用下，引入 n 个 IPP 最终合成出天然橡胶长链大分子，并形成焦磷酸酯端基；在链终止阶段，一部分焦磷酸酯端基会水解形成羟基端基，而其中的一部分羟基端基遇到细胞质中的游离脂肪酸还会形成酯基端基。

Cornish 等通过体外孵化生物合成天然橡胶，发现 DMAPP、GPP、FPP、GGPP 均可以作为天然橡胶生物合成的引发剂，并且橡胶转移酶对于这些引发剂的尺寸大小和空间化学结构并不敏感，但是对于不同分子链长度的引发剂引发生物合成天然橡胶的速率却很敏感。对这些引发剂来说，IPP 被引入天然橡胶大分子的速率随着引发剂链长度的增加而增加，即

DMAPP<GPP<FPP<GGPP。

14.2.2 天然橡胶的超分子结构——支化和凝胶

　　天然橡胶在加工的过程中会导致橡胶粒子破碎，破碎的橡胶粒子膜表面很有可能作为连接点形成天然橡胶的超分子结构——支化结构和凝胶结构。天然橡胶的支化点既可以在 ω-端基形成，也可以在 α-端基形成。在 ω-端基形成的支化点与蛋白质密切相关。在 α-端基形成的支化点与磷脂或者脂肪酸有关，见图 14.8。

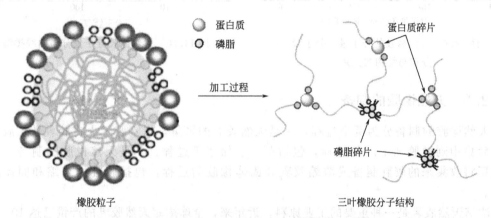

图 14.8 天然橡胶大分子的空间网络结构示意图

　　支化和凝胶的存在会导致天然橡胶的存储硬化现象，这是因为新鲜胶乳经过脱水凝固而得到的天然橡胶，在存储过程中，以 α-端基为主的末端官能团在高黏度的橡胶基体中通过氢键作用、微胶囊作用以及离子键作用不断集聚，形成了支化结构甚至网络结构，从而导致了天然橡胶的存储硬化现象，高温脱水会加速硬化过程。

　　支化点和凝胶的形成会直接造成天然橡胶的分子量变大，分布变宽。一般人们在测定天然橡胶的分子量和分子量分布时，并不会刻意对天然橡胶的测试样本进行"去超分子结构"的处理。而是对所采集的天然橡胶样本进行直接测定，而这些样本中既包括天然橡胶的线性分子结构，也包括带有支化点和凝胶的超分子结构，因此所测定的天然橡胶的分子量和分子量分布应该是这些分子结构的共同体现，见图 14.9。

　　文献报道直接测定的天然橡胶的分子量大多在 3 万～3000 万之间；分子量分布指数在2.8～10 之间。并且天然橡胶的分子量分布普遍具有双峰分布规律，在 20 万～100 万低分子量区域存在一个峰，在 100 万～250 万高分子量区域存在一个峰。天然橡胶的这种双峰分布规律基本上可以用三种曲线进行描述，如图 14.10 所示。

　　1 型是清晰的双峰分布，两峰高度几乎相等，通过这种峰形计算得到的平均分子量偏低；2 型也是清晰的双峰分布，但其在低分子量区域内的峰较低，高分子量区域的峰较高，通过这种峰形计算得到的平均分子量适中；3 型是一肩一峰的分布方式，在低分子量区域中形成一个"肩"或"小山丘"，在高分子量区域形成一个高大的峰，通过这种峰形计算得到的平均分子量偏高。一般高分子量级分被认为是衍生自带有三官能团或者四官能支化点的天然橡胶，低分子量级分被认为是线性分子结构的天然橡胶。然而，基于渗透压和磁核法测定的分子量，发现不仅高分子量级分含有支化分子结构，低分子量级分也含有支化分子结构。

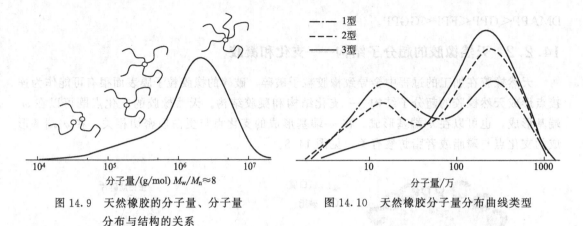

图 14.9　天然橡胶的分子量、分子量
分布与结构的关系

图 14.10　天然橡胶分子量分布曲线类型

14.2.3　天然橡胶的制备

天然橡胶的制备分为两个过程，一是天然胶乳的采集，指割胶工人将胶乳从橡胶林采集之后集中到橡胶加工厂的过程，包括割胶、保存等过程；二是天然橡胶的制备，是指加工厂将收集来的胶乳制备成浓缩胶乳和固体橡胶的过程，包括胶乳的浓缩和固体胶的制备。

浓缩天然胶乳是一种重要的工业原料。近年来，全球浓缩天然胶乳的产量已达 100 万吨/年以上。普通浓缩天然胶乳的产量一般为天然橡胶总产量的 8％～10％。浓缩天然胶乳的制备工艺中浓缩方法是关键，一般有离心法、膏化法、蒸发法和电泳法四种。

标准橡胶是指质量符合"标准橡胶质量标准"的各种天然生胶。在我国，标准橡胶目前只限于采用颗粒胶生产工艺。原料主要为新鲜胶乳，生产过程包括标准橡胶的造粒和干燥两个工艺过程。其中造粒方法主要有锤磨法造粒、剪切法造粒和挤压法造粒。目前，锤磨法造粒已发展成我国标准橡胶生产的主要方法，而挤压法和剪切法则少有应用。干燥方法主要采用热风穿透干燥法。

烟胶片（RSS）是通过烟熏干燥工艺而得到的一种传统天然生胶产品。在标准橡胶出现以前，它是天然生胶最主要的品种，目前仍有生产和市场需求，需求量在 3％左右。其生产过程包括新鲜胶乳的处理、凝固、凝胶块的压片、挂片和滴水、胶片的干燥等工艺。

14.2.4　特种天然橡胶的制备

脱蛋白天然橡胶（deproteinized natural rubber，DPNR）是氮含量和灰分极低的纯化天然胶。其工艺原理是胶乳中的蛋白质被蛋白酶分解为多肽和氨基酸，酶解以后的乳胶在连续蒸气凝固塔内凝固，蛋白质分解物被排出橡胶粒子并在随后的洗胶工艺中去除。脱蛋白天然橡胶作为一种特种橡胶主要用于某些特殊领域，如密封圈、绝缘垫、抗震及振动吸收装置、海底橡胶制品等；此外，另一重要用途是生产医疗保健品，如人工心脏瓣膜等。

黏度稳定天然橡胶是在胶乳或湿的颗粒胶中，加入极少量的贮存硬化抑制剂，使之与橡胶链上的醛基作用，导致醛基钝化，从而抑制生胶贮存硬化，保持生胶有一个稳定的黏度范围，再经凝固、干燥得到黏度稳定的天然橡胶。黏度稳定天然橡胶主要由马来西亚和印度尼西亚生产。易操作天然橡胶是 20％硫化胶乳与 80％新鲜胶乳混合凝固，经干燥、压片制成。分为 SP 烟片胶和 SP 绉片胶。

充油天然橡胶是在胶乳中混合大量填充油（芳烃油或环烷油），经絮凝、造粒、干燥而成。亦可将填充油直接喷洒在絮凝的颗粒上，经混合压块而成。前者称为湿法，后者称为干法。适用于乘用轮胎胎面、管带和胶板等产品，尤其适用于雪地防滑轮胎。充油天然橡胶主要由马来西亚和印度尼西亚生产。

14.3 天然橡胶的结晶及理化性质

14.3.1 天然橡胶的低温结晶

天然橡胶可在 $-60 \sim 13℃$ 范围内可以发生结晶，尤其是低温 $-25℃$ 左右时，天然橡胶会加速结晶，高于 $13℃$ 或低于 $-60℃$ 很难发生结晶。比如，天然橡胶在 $-20℃$ 时结晶约为几小时，$0℃$ 时约为 10 天，$13℃$ 时完全结晶所需的时间约为 1 年。这一特性对于实际应用是有好处的，保证了天然橡胶在适宜的低温条件下仍可具有高弹性。

用"膨胀计法"可以研究等温条件下天然橡胶的低温结晶动力学。图 14.11 是未硫化天然橡胶在 $0℃$ 时发生结晶的体积-时间曲线，呈现反 S 形，这也是聚合物结晶过程的标志性曲线。从图中可以看出，$0℃$ 时未硫化天然橡胶结晶完全约需 280h（10 天左右）时间，体积变化约为 2.2%。硫化天然橡胶的结晶变化与此曲线相似。

用结晶半周期 $t_{1/2}$ 对结晶过程进行描述，它表示天然橡胶样品结晶过程发生一半时所需要的时间。将未硫化天然橡胶的结晶半周期及其倒数与结晶温度作图，如图 14.12 所示。从图中可以看出，在 $-25℃$ 左右时，未硫化天然橡胶的结晶半周期最短，约为 2.4h，温度高于或者低于 $-25℃$，结晶半周期都越来越长。这就说明，未硫化天然橡胶在 $-25℃$ 时结晶速率最快。

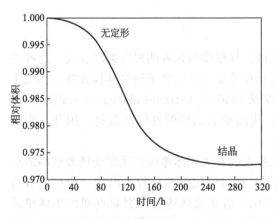

图 14.11 未硫化天然橡胶体积-时间曲线（0℃）

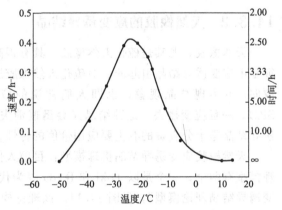

图 14.12 天然橡胶结晶速率随温度变化规律

Bunn 和 Nyburg 最早提出天然橡胶的结晶结构模型，即四根分子链穿过一个晶胞，并且这四根分子链的尺寸几乎相同。Bunn 于 1942 年提出天然橡胶的结晶结构是 4 个具有基本 $ST\overline{S}cisST\overline{S}cis$ 构象的分子链穿过单斜晶胞，晶胞参数为 $a=1.246nm$，$b=0.889nm$，$c=0.810nm$，$\beta=92°$，空间群为 $P2_1/a$。1954 年，Nyburg 对天然橡胶的结晶结构进行了定量分析，他认为，四个具有 $ST\overline{S}cisST\overline{S}cis$ 构象的分子链穿过矩形的晶胞（并非正交晶胞），晶胞参数为 $a=1.246nm$，$b=0.889nm$，$c=0.810nm$，$\beta=90°$，空间群为 $P2_1/a$，其中两个镜面对称的分子链占据着一个结晶点，R-因子为 24.1%。Natta 和 Corradini 认同 Nyburg 的结晶结构分析，并在 1956 年对其进行修正，他们认为空间群应该为 $P2_12_12_1$。1975 年，Corradini 等人又对天然橡胶的结晶结构模型进行了修正，认为分子链构象是在 ST$\overline{\text{S}}$cisST$\overline{\text{S}}$cis 和 ST$\overline{\text{S}}$cisSTScis 之间存在着构象异构，R-因子与 Nyburg 提出的天然橡胶结晶结构模型相一致，如图 14.13 所示。

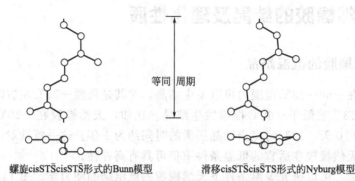

螺旋cisST$\overline{\text{S}}$cisST$\overline{\text{S}}$形式的Bunn模型　　　　滑移cisST$\overline{\text{S}}$cisST$\overline{\text{S}}$形式的Nyburg模型

图 14.13　天然橡胶结晶结构分子模型

研究发现，非橡胶组分具有促进天然橡胶结晶的作用。比如，提纯或者脱蛋白的天然橡胶，其结晶半周期明显变长，结晶速度变慢。除天然橡胶自身含有的非橡胶组分影响之外，加入添加剂也会对天然橡胶的结晶产生影响。比如在丙酮提纯过的烟片胶中加入硬脂酸，会显著降低结晶半周期。

硫化可以抑制天然橡胶产生结晶。这是因为硫化天然橡胶的分子链通过交联键形成了交联网络，分子链运动行为受限，不易进入晶格。交联密度越高，结晶速率越慢，结晶程度越低。

14.3.2　天然橡胶的应变诱导结晶

天然橡胶，尤其是硫化天然橡胶，具有很高的拉伸强度和优异的耐龟裂增长性，这些特征是由应变诱导结晶引起的。对硫化天然橡胶进行拉伸很容易使分子网络结构在外力作用下取向，并出现结晶现象，也即人们常说的应变诱导结晶（strain-induced crystallization，SIC）。一旦应变撤去，这种结晶又会迅速消失，天然橡胶的熵弹性随之恢复。因此，应变诱导结晶是十分宝贵的有重要应用价值的特性。

天然橡胶应变诱导结晶机理模型：目前人们提出的有关天然橡胶产生应变诱导结晶的机理模型有两个，一个是以 Toki 和 Ikeda 等为代表，针对硫化天然橡胶提出的"均相成核应变诱导结晶理论模型"，见图 14.14。该理论模型认为硫化天然橡胶内交联点间的单体单元数目是不同的，既有短分子链聚异戊二烯单元，见图（a）中两个交联点间的粗短曲线，又有长分子链聚异戊二烯单元，见图（a）中两个交联点间的细长曲线；在外力作用下，短分子链聚异戊二烯单元首先达到完全伸展的状态，见图（b）中的粗短直线，并诱导周围取向的分子链进入晶格而产生结晶，见图（c）中的粗短直线周围的灰色阴影部分。一般外力产生的应变越大，造成硫化天然橡胶的伸长率越高，由此导致的完全伸展的短分子链聚异戊二烯单元越多，因而在硫化天然橡胶体内形成的成核剂也越多，其结果就是应变诱导结晶导致的结晶度也越高。Toki 和 Ikeda 等认为与硫化天然橡胶交联点间短分子链聚异戊二烯均相成核导致的应变诱导结晶相比，天然橡胶内的非胶组分对于硫化天然橡胶应变诱导结晶的影

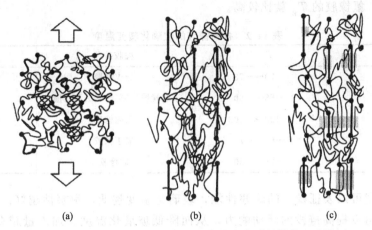

图 14.14 Tosaka 提出的硫化天然橡胶应变诱导结晶理论模型

（a）应变之前；（b）应变之后及开始结晶之前；（c）完全拉伸的分子短链充当晶粒的成核剂

响几乎可以忽略不计。

但是以 Kawahara 等为代表，针对未硫化天然橡胶，提出了"异相成核应变诱导结晶理论模型"，见图 14.15。即天然胶乳粒子在加工的过程中破碎，天然橡胶大分子末端分别连接有蛋白质残基和磷脂基团，并依靠氢键、离子键等连接成空间网络结构。在外力作用下，连接于天然橡胶末端磷脂基团内的脂肪酸以及天然橡胶中的游离脂肪酸充当了成核剂的作用，从而加快了未硫化天然橡胶的应变诱导结晶的速度。

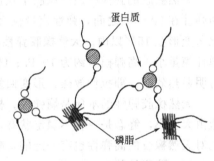

图 14.15 未硫化天然橡胶异相成核应变诱导结晶理论模型

截至目前，无论是 Toki 和 Ikeda 等提出来的"交联点间短分子链聚异戊二烯单元均相成核应变诱导结晶理论模型"，还是 Kawahara 等提出来的"非胶组分异相成核应变诱导结晶理论模型"均有局限。均相模型并不能解释未硫化天然橡胶的拉伸诱导结晶行为，因为未硫化天然橡胶内的天然网络正是靠蛋白质、脂肪酸等非胶组分造成的，显然不能符合非胶组分与拉伸结晶完全无关的论点。异相模型仅仅考虑了蛋白质和硬脂酸等非胶组分对于未硫化天然橡胶应变诱导结晶的影响，并没有考虑在硫化状态下，蛋白质和硬脂酸等非胶组分是否还会对天然橡胶的应变诱导结晶产生重大影响。有关天然橡胶应变诱导结晶机理的研究还将是今后研究的一个热点。相信随着研究的深入和系统，以及研究手段的推陈出新，有关天然橡胶应变诱导结晶的机理会变得越来越清晰。

14.3.3 天然橡胶的性能概述

（1）玻璃化转变

未硫化天然橡胶试样在特定的低温下冷冻会失去弹性，受到外力冲击时会如玻璃般粉碎，称之为玻璃化转变。天然橡胶的玻璃化转变温度（T_g）与分子量无关，与分子链段的大小、橡胶的品种、加工增塑剂的用量等有关。表 14.2 列举了天然橡胶及常用橡胶的玻璃化温度，可以看出，天然橡胶、顺丁橡胶、硅橡胶、乙丙橡胶等的 T_g 比较低。而丁腈橡胶、氯丁橡胶、氟橡胶的 T_g 就比较高。

表 14.2　各种橡胶的玻璃化转变温度

橡胶品种	$T_g/℃$	橡胶品种	$T_g/℃$
天然橡胶	$-70 \sim -73$	异戊橡胶	$-70 \sim -73$
丁苯橡胶	$-58 \sim -60$	丁腈橡胶（25%～30%丙烯腈）	$-40 \sim -47$
顺丁橡胶	$-102 \sim -108$	乙丙橡胶	$-60 \sim -65$
丁基橡胶	$-65 \sim -70$	氯丁橡胶	$-40 \sim -50$
氟橡胶	$-28 \sim -30$	硅橡胶	$-120 \sim -128$

玻璃化温度可以表征橡胶的耐寒性能，玻璃化温度越低，耐寒性越好。一般地，橡胶中配合增塑剂可以提高链段的活动能力，从而降低玻璃化温度。加入量越多，T_g 下降得越大。因此，在橡胶中加入适量增塑剂既方便加工，又降低玻璃化转变温度，提高耐寒性能。

（2）弹性

天然橡胶的弹性在通用橡胶中仅次于顺丁橡胶。例如在 $0 \sim 100℃$ 范围内，天然橡胶的回弹性在 $50 \sim 85$ 之间，弹性模量仅为钢的 1/3000，伸长率可达 1000%，拉伸到 350% 后的永久变形在 15% 以内。天然橡胶弹性具备如下特点：①弹性变形大，最高可达 1000%；②弹性模量小，高弹模量约为 $10^5 Pa$；③弹性模量随热力学温度的升高呈正比增加；④形变时有明显热效应，即拉伸放热；形变回复吸热过程。

天然橡胶弹性的本质是熵弹性。橡胶拉伸时，橡胶分子链由卷曲状态变为伸展状态，熵值由大变小，终态是一种不稳定状态，当外力消除后，就会自发回复到初态。研究表明，内能对天然橡胶的高弹性也有一定的贡献，约占 10%，但这不能改变高弹性的熵弹本质。

（3）溶胀性能

天然橡胶的溶胀遵循极性相似和溶解度参数相近原则。天然橡胶是非极性的，能溶于非极性碳氢化合物溶剂中，如苯、石油醚、甲苯、己烷等；天然橡胶的溶解度参数 $\delta = 16.6$，因此可以溶于甲苯（$\delta = 18.2$）和四氯化碳（$\delta = 17.6$）中，但不溶于乙醇（$\delta = 26.0$）。提高天然橡胶的耐溶剂性能的方法和提高耐腐蚀性能相似，最有效的方法为：①提高交联密度；②提高橡胶与填料之间的相互作用；③降低橡胶制品的含胶率；④对天然橡胶进行化学改性处理，如氯化、环氧化等。

（4）耐化学腐蚀性介质性能

天然橡胶制品在各种腐蚀性介质中使用时，会发生一系列化学和物理变化，导致制品性能变差而损坏。因此，提高天然橡胶制品的耐腐蚀性能具有重要意义。天然橡胶作为不饱和度较高、柔性较大的橡胶，其耐化学腐蚀性能要低于饱和橡胶，如氟橡胶和丁基橡胶等。在硝酸或二氧化氮介质中，天然橡胶会发生硝化和异构化反应。提高交联密度可以有效提高天然橡胶的耐腐蚀性能；选择合适的填充剂可提高胶料的耐腐蚀性能，比如采用炭黑、陶土、硫酸钡、滑石粉和白炭黑等可有效提高天然橡胶的耐腐蚀性能。

（5）电学性能

天然橡胶是非极性橡胶，是一种绝缘性较好的材料。绝缘体的体积电阻率在 $10^0 \sim 10^{20} \Omega \cdot cm$ 范围内，而天然橡胶生胶一般为 $10^{15} \Omega \cdot cm$。一般来说，硫黄用量大，绝缘性变差，添加炭黑能使电绝缘性能降低，特别是高结构、大比表面积的炭黑，用量较大时容易形成导电通道，使电绝缘性能明显下降，因此在电绝缘橡胶中一般不采用炭黑。无机填料，如陶土、滑石粉、碳酸钙、云母粉、白炭黑等会增加胶料的绝缘性能。此外，填料的粒子形状对电绝缘性能，特别是击穿电压强度影响较大。例如片状滑石粉填充胶料的击穿电压强度为46.7MV/m，而针形纤维状的滑石粉为 20.4MV/m。这是由于片状填料在电绝缘橡胶中能形成防止击穿的障碍物，能使击穿路线不能直线进行。

14.4 天然橡胶的物理、化学改性及应用

天然橡胶具有良好的综合力学性能和加工性能。但其耐热氧老化性能、耐臭氧老化性能、耐油性能和耐化学介质性能较差。如能利用天然橡胶的优点，同时通过物理或化学改性技术克服其缺点或赋予其新的性能，用于制造各种橡胶制品，将具有十分重要的意义。

14.4.1 物理改性

天然橡胶最重要的改性手段就是共混改性，即通过机械混合作用，在一定的温度条件和时间尺度下将聚合物熔体、乳液、溶液等与改性物质如纳米颗粒或聚合物等的块体、粉体、液相分散体等进行高度分散混合，最终形成改性聚合物的技术过程。其目的是提高和改进橡胶制品的物理和化学性能，改善橡胶的加工工艺和降低橡胶制品成本。共混改性主要以物理过程为主，但往往伴随着聚合物与改性组分间的界面化学作用。为了与天然橡胶大分子链的直接化学改性方法相区别，特将共混改性简单称为物理改性。主要包括填料共混改性、橡胶共混改性、塑料共混改性等。

14.4.1.1 填料共混改性

传统理论认为橡胶增强剂有三个主要因素：粒径、结构性和表面活性。已有大量的试验研究表明：三个因素中，粒径是第一要素。补强剂的粒径越小，与橡胶的自由体积匹配，自身的杂质效应越小，分裂大裂纹的能力越强；粒径越小，比表面积越大，表面效应越强，限制橡胶高分子链的能力也越强。同时，粒径因素包含着部分活性因素，这是由于：当增强剂的粒径小到 100nm 后，表面原子数目在粒子总原子数目中已占有相当大的比重。由其表面效应（如小尺寸效应、量子效应、不饱和价效应、电子隧道效应等）所引起的与橡胶大分子间作用力的提高，甚至会在一定程度上弥补界面区"常规化学作用力"的缺乏。因此，使用纳米填料对天然橡胶进行共混改性的最重要的目的是提高其定伸应力、耐磨性、小变形下的抗疲劳破坏性能等，除此之外，有时也为了提高其导电性、导热性、抗辐射性等。目前正在应用和正在研究的橡胶纳米增强剂见图 14.16。

炭黑增强橡胶已经有 100 多年的历史了，由于其增强效果好，且价格便宜，至今不可替代。炭黑表面含有羧基、酚基、羰基、醌基等官能团，这些官能团既决定了炭黑的表面活性，又是其进行化学改性的反应点，如自由基对化学吸附影响很大，表面氢比较活泼，容易发生取代反应等，因此在炭黑表面接枝高分子链，是提高炭黑在基质中的分散稳定性，进而改善应用性能的有效途径。炭黑粒子接枝改性的某些方法可以严格控制接枝聚合物的分子量及其分布，因此可以准确地确定分子结构；选择适当条件，可以得到高接枝率的改性炭黑，减少炭黑粒子团聚，并提高与橡胶基体的相容性。

白炭黑作为最接近炭黑的增强填料，可以明显降低橡胶类复合材料的滚动阻力和提高抗

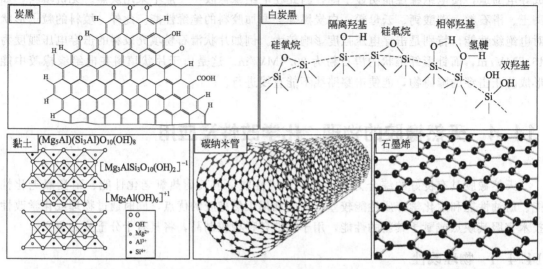

图 14.16　橡胶主要增强剂

湿滑性能，但是与炭黑相比，白炭黑属极性无机填料，直接混入橡胶基体，分散效果很差，而且分散在橡胶中后容易吸附促进剂而影响硫化，幸运的是白炭黑表面存在大量的硅羟基，这为填料表面化学改性增强填料-橡胶的界面作用提供了可能。基于此，20 世纪 90 年代，全球著名的法国米其林轮胎公司采用硅烷偶联剂对白炭黑进行原位改性，改性后的白炭黑能够以纳米尺度均匀地分散在橡胶基体中，同时与橡胶之间产生化学结合，应用于轮胎胎面中，滚动阻力明显降低。

黏土作为橡胶填充剂已有很多年的历史。由于其 80% 以上的粒径在 $2\mu m$ 以下，所以其补强能力尚可，但不及炭黑和白炭黑。随着聚合物基纳米复合材料的发展，科研人员利用黏土结构的特殊性（微米颗粒中含有大量的厚度为 1nm、长宽 100～1000nm 的黏土晶层，彼此间共用层间阳离子而紧密堆积），制备了一系列性能优异的黏土/聚合物纳米复合材料。制备黏土/橡胶纳米复合材料的方法有单体原位反应插层法、端氨基的液体橡胶反应插层法、聚合物熔体加工插层法、聚合物熔融插层法和聚合物乳液插层法。

由于碳纳米管独特的结构、奇异的性能和潜在的应用价值，近年来一直是世界科学研究的热点之一。碳纳米管的径向尺寸很小，直径一般在几纳米到几十纳米，而长度一般在几微米至几毫米，因此碳纳米管被认为是一种典型的一维纳米材料。它具有惊人的韧性和弹性变形能力，韧度是其他纤维的 200 倍，当碳纳米管被高压压扁后，除去外力，又能恢复原状，未被破坏。因此，它或许可以被制成像纸一样薄，用作汽车的减震装置，还有大量的防震橡胶制品中，例如：建筑和桥梁的防地震橡胶垫、大功率电机的防震橡胶垫等。

石墨烯是一种单层碳原子排列而成的片状二维碳纳米材料，有极高的比表面积（$2600m^2/g$），是构成其他石墨材料的基本单元，其极限拉伸强度可达 130GPa，拉伸模量为 1.01TPa，横向电导率高达 $10^6 S/m$，热导率高达 $5000W/(m \cdot K)$，可以作为功能填料来改善橡胶的力学性能、电学性能、热学性能，在橡胶领域表现出极大的潜力。

14.4.1.2　聚合物共混改性

现代科学技术的发展对橡胶制品的性能提出了更复杂、更高的要求，通常单一橡胶已不能满足使用要求。因此，在橡胶工业中出现了橡胶的掺和使用（橡胶或橡/塑并用），以便充分发挥橡胶和塑料的优良性能而克服其不足之处，取得兼收并蓄的效果。橡胶并用就是指两种或两种以上的橡胶（或橡胶与塑料）经过工艺加工掺合在一起，所得到的混合物比单独使用一种橡胶在性能上要优越得多，可以称为天然橡胶共混物。

(1) 橡塑共混相容性判断

选择一种聚合物和另一种聚合物共混改性时，为判断共混工艺的可行性，可以先对这两种聚合物的相容性进行判断。如果这两种聚合物具有一定的相容性或相容性良好，可以直接共混，否则应作增容共混处理。聚合物的相容性可以根据溶解度参数来判断，即"溶解度参数相近相溶"原则，常见聚合物的溶解度参数如表 14.3 所示。

(2) 橡胶共混改性

橡胶的并用开始于 20 世纪 50 年代初，首先应用于橡胶轮胎，采用天然橡胶与丁苯橡胶并用，或天然橡胶与顺丁橡胶并用，或天然橡胶、丁苯橡胶、顺丁橡胶三者并用，这些并用橡胶都可以制得性能良好的轮胎。两种橡胶经过混炼，其相态结构一般为海-岛两相结构，有时也构成双连续相态结构。海-岛相精细分散程度与两种橡胶的相容性密切相关。两种橡胶的相容性好，分散相具有较小粒径，可以均匀分散在连续相中，硫化胶具有优异的物理力学性能；反之，两种橡胶的相容性差，分散相粒径较大，不能均匀地分散在连续相中，硫化胶的物理力学性能较差。在相容性较差的并用橡胶中添加相容性配合剂，有助于改善相容效果。

表 14.3 常见橡胶和塑料的溶解度参数

聚合物	$\delta/(J/cm^3)^{1/2}$	聚合物	$\delta/(J/cm^3)^{1/2}$
天然橡胶	16.1~16.8	低密度聚乙烯	16.3
二甲基硅橡胶	14.9	高密度聚乙烯	16.7
聚异戊二烯橡胶	17.0	聚丙烯	16.5
顺丁橡胶	16.5	聚苯乙烯	18.6
丁苯橡胶		聚氯乙烯	19.4
(B/S=85/15)	17.3	聚乙酸乙烯酯	19.2
(B/S=75/25)	17.4	聚四氟乙烯	12.7
(B/S=60/40)	17.6	聚氨酯	20.4
丁腈橡胶		聚对苯二甲酸乙二酯	21.0
(B/AN=82/18)	17.8	聚酰胺 66	27.8
(B/AN=75/25)	19.1	酚醛树脂	21.4~23.9
(B/AN=70/30)	19.7	脲醛树脂	19.6~20.6
(B/AN=60/40)	21.0	双酚 A 型环氧树脂	19.8~22.2
氯丁橡胶	16.8~19.2	双酚 A 型聚碳酸酯	19.4
乙丙橡胶	16.3	聚异丁烯	16.4
丁基橡胶	16.5	聚甲基丙烯酸甲酯	18.8
氯磺化聚乙烯	18.2	聚偏二氯乙烯	24.9
丁二烯-甲基乙烯基吡啶橡胶	16.9	聚乙烯醇缩丁醛	22.7
聚硫橡胶	18.4~19.2	聚乙烯醇	25.2

(3) 塑料共混改性

橡胶与塑料及合成树脂的共混，也称橡塑并用。天然橡胶是非极性橡胶，虽然本身具有优良的性能，但在非极性溶剂中易溶胀，故其耐油、耐有机溶剂性差；并且天然橡胶分子中含有不饱和双键，耐热氧老化、耐臭氧老化和抗紫外线性能都较差，限制了其在一些特殊场合的应用。橡胶与某些塑料或树脂的机械共混，可以实现对橡胶的改性。天然橡胶的极性较小，并且容易热降解，因此对并用塑料的种类有一定的限制，常和聚乙烯、聚丙烯并用。

14.4.2　化学改性

14.4.2.1　硫化与交联密度

橡胶的硫化是指生胶或混炼胶在能量（如辐射）或外加化学物质如硫黄、过氧化物和二胺类等存在下，橡胶分子链间形成共价或离子交联网络结构的化学过程。橡胶的硫化或交联是一种极为重要的化学改性过程。天然橡胶生胶虽然具有良好的弹性、强度等性能，但在使用过程中需要配合各种配合剂，经过硫化才能满足各种用途的要求。天然橡胶适用的硫化剂有硫黄、硫黄给予体、有机过氧化物、酯类和醌类等。

硫黄通常是含有 8 个硫原子的环状结构 S_8，它在加热条件下会形成共轭 π 键，均裂成双自由基或异裂成离子。对于天然橡胶这类二烯烃类橡胶，其分子链上含有大量的 C=C 双键和烯丙基氢，双键既可以发生离子加成，又可以发生自由基加成反应，烯丙基氢既可以发生离子取代，又可发生自由基取代反应。天然橡胶的硫黄硫化体系按硫黄与促进剂的配比不同，分为普通硫化体系（CV）、半有效硫化体系（S-EV）、有效硫化体系（EV）和平衡硫化体系（EC）几种，各种体系的硫化剂和促进剂用量如表 14.4 所示。

表 14.4　不同硫黄硫化体系的硫黄和促进剂的用量

硫化体系	硫黄/质量份	促进剂/质量份
普通硫化体系	2.0~2.4	1.2~0.5
半有效硫化体系	1.0~1.7	1.2~2.5
有效硫化体系	0.4~0.8	2.0~5.0

普通硫化体系又称传统硫化体系，是采用高量的硫黄与低量的促进剂配合的硫化体系。在硫化胶中，以多硫键为主，多硫键含量可达到 70% 以上。使得硫化胶具有较好的综合物理力学性能，但由于多硫键的键能低，稳定性差，硫化胶的耐热性和耐老化性能相对较差。有效硫化体系是采用高量促进剂和低量硫黄的硫化体系，或使用硫化给予体的体系。在硫化胶以单硫键和双硫键为主。所制备的硫化胶具有较高的抗热氧老化性能，但起始动态疲劳性能差。有效硫化体系常用于高温静态制品如密封制品、高温快速硫化体系。半有效硫化体系是介于普通硫化体系和有效硫化体系之间的硫化体系。硫化结构中以多硫键交联为主，又含有相当数量的双硫键和单硫键。该体系兼具有效和普通硫化体系的优缺点，即硫化胶的拉伸强度、耐磨性、耐疲劳性接近普通硫化体系，生热和压缩永久变形则接近有效硫化体系，硫化返原和耐老化性能介于两者之间。平衡硫化体系实质上是在 CV 硫化体系中加入抗硫化还原剂，控制抗硫化还原剂与硫黄、促进剂在恰当的配比下使硫化胶的多硫交联键的断键速度和再成键速度相平，从而使交联密度处于动态常量状态，避免或减少了硫化返原现象。EC 硫化体系在较长的硫化周期内，具有较好的硫化

平坦性，交联密度基本维持稳定，具有优良的耐热老化性和疲劳性，特别适合大型、厚制品的硫化。

交联网络的结构对硫化胶的性能有重要的影响。交联网络的差异一方面表现在交联密度的不同，另一方面表现在交联网络的分布的差异。交联密度对硫化胶的拉伸强度、定伸应力、硬度、动态力学性能等诸多性能都有重要的影响，过高或过低的交联密度都不利于硫化胶的性能。硫化胶的交联密度主要通过选择合适的交联剂种类和用量进行调节。其主要的表征方法有：①平衡溶胀法；②力学测定法；③核磁共振法（^{1}H-NMR）；④其他方法，除上述方法外，测定橡胶的交联密度的方法还有化学测定法、透射电子显微镜法等。

14.4.2.2 天然橡胶的卤化改性

卤化改性是橡胶化学改性中的一种重要方法，它是通过橡胶与卤素单质或含卤化合物反应，在橡胶分子链上引入卤原子，如氟、氯、溴等。橡胶卤化后，分子链极性增加，提高了弹性体的黏结强度，改善了胶料的硫化性能以及与其他聚合物，特别是极性聚合物间的相容性，从而拓宽了改性空间以及产品的应用领域。

氯化天然橡胶：在天然橡胶的卤化改性中，研究主要集中在天然橡胶的氯化改性方面。氯化天然橡胶（CNR）的研究最早始于 1859 年，1915 年，Peachey 首先取得制造氯化橡胶的工业化专利并 1917 年由 United Alkali 公司实现了工业化生产。天然橡胶的氯化可以采用多种氯化剂，如氯气、液氯、次氯酸、氯气与氯化氢的混合物以及能够产生氯气的试剂如盐酸和碱或碱土金属次氯酸盐等，目前用得最多并实现工业化的只有氯气。天然橡胶的氯化方法一般按其反应体系可大致分为三种：溶液法、胶乳法（也称为水相法）和固相法。

CNR 具有优良的成膜性、黏附性、抗腐蚀性以及突出的快干性和防水性，作为一种重要的涂料，在生产船舶漆、集装箱漆、道路标志漆、汽车底盘漆、建筑及化工设备的防腐防火涂料等领域有着重要的应用。另外，由于 CNR 漆膜具有耐水性好、耐腐蚀性强、耐候性好等特点，它还广泛应用在重大工程涂装中。此外，CNR 在油墨添加剂、纸张、金属、皮革等涂料添加剂中也开始得到应用。

14.4.2.3 天然橡胶的氢卤化改性

氢卤化改性是指卤化氢（如 HCl、HBr 等）与烯烃发生加成反应生成对应的卤代烃。在天然橡胶的氯化改性中，可以通过 HCl 与天然橡胶分子链上的 C═C 双键的加成反应进行氢氯化。天然橡胶的氢氯化改性反应既可以在极性溶剂（如 ClCH$_2$CH$_2$Cl）中进行，也可以直接用天然橡胶胶乳作原料在水乳液中进行。

氢氯化改性反应具有明显的离子加成的性质，即使 HCl 以 $42 \times 10^{-7} \mathrm{m}^3/\mathrm{s}$ 的速度在橡胶稀溶液中于 20℃下鼓泡反应，不到 20min，橡胶中的氯含量就可以达到 30%。在 NR 的氢氯化改性反应过程中，当氯含量达到 30% 时，会发生急剧相转变，反应速率急剧下降，NR 的改性产品的性能也发生急剧变化。当氯含量由 29% 增加到 30% 时，氢氯化天然橡胶的拉伸强度急剧升高，而伸长率骤降至 10% 以下，变为拉伸强度很高的结晶性塑料。

14.4.2.4 天然橡胶的环氧化改性

环氧化天然橡胶（ENR）是在橡胶分子链的双键上接上环氧基而制成。由于引入了环氧基团，橡胶分子的极性增大，分子间的作用力加强，从而使 NR 产生了许多独特的性能，主要有优异的气密性、优良的耐油性、与其他材料间的良好黏合性以及与其他高聚物较好的相容性等。天然橡胶的环氧化研究最早始于 1922 年，但到 20 世纪 70 年代中期，由于石油危机导致合成橡胶价格上涨，对 NR 进行环氧化改性以提高耐油性的研究开始引起广泛关注。80 年代，Gelling I R 等先后制备了不同环氧程度的环氧化天然橡胶（ENR），并形成了 ENR-25 和 ENR-50 两种商品。目前 ENR 的主要品种有 ENR-25、ENR-50 和 ENR-75 等。

14.4.2.5　天然橡胶氢化改性

加氢改性是橡胶改性的重要途径之一，几乎所有的不饱和橡胶都可以进行加氢改性。橡胶的加氢改性主要是 H_2 与橡胶分子链内的不饱和 C =C 双键的加成反应。橡胶经过加氢改性后，由于分子链的不饱和度降低，其耐热、耐氧化和耐老化性能能够得到显著提高。天然橡胶氢化后，橡胶的自黏性降低，塑炼困难，不易包辊，氢化度越高，这种趋势越明显。另外，天然橡胶加氢后，橡胶分子链的不饱和度降低，橡胶的热稳定性、耐臭氧老化性以及耐酸碱腐蚀性能都得到明显提高，且随着氢化度的提高，HNR 的热稳定性不断提高。将 NR 氢化改性后，制品的力学性能也会发生变化。有研究表明，氢化度 100% 的 HNR，与天然橡胶相比，硬度提高，拉伸强度和撕裂强度降低，耐老化性能、永久变形和耐磨性能显著提高。

14.4.2.6　天然橡胶的老化降解及防护

天然橡胶材料及其橡胶制品在加工、贮存或使用过程中，因受外部环境因素的影响和作用，出现性能逐渐变坏、直至丧失使用价值的现象称为老化。引起橡胶老化的因素非常复杂，在不同的因素作用下，老化机理也不尽相同。橡胶的老化主要有热氧老化、臭氧老化、光和热等物理因素引起的老化、疲劳老化等，其中热氧老化是橡胶老化中最常见最普遍的形式。

橡胶的老化现象不能防止，只能采取化学的或物理的方法延缓或阻滞，达到延长橡胶制品使用寿命的目的。橡胶的老化防护可以分为化学防护和物理防护两种。化学防护剂包括：①抗氧剂，又称防老剂防护；②金属离子钝化剂；③抗臭氧剂；④抗疲劳剂；⑤光稳定剂。物理防护剂包括普通石蜡、微晶蜡及橡胶防护蜡。

14.4.3　天然橡胶的应用

由于天然橡胶具有一系列独特的物理化学性能，因此用途广泛。特别是其特有的应变诱导结晶性能，使其在飞机轮胎、工程轮胎、全钢载重子午线轮胎、坦克负重轮胎、大型建筑和桥梁支座等制品中，具有合成橡胶所无法替代的地位。在探空气球和避孕产品上，拉伸结晶性能也是其高质量的保证。除此之外，工业上使用的传送带、运输带、耐酸和耐碱手套，日常生活中使用的雨鞋、暖水袋、松紧带，医疗卫生行业所用的外科医生手套、输血管，农业上使用的排灌胶管、氨水袋，科学试验用的密封、防震设备，甚至火箭、人造地球卫星和宇宙飞船等高精尖科学技术产品都离不开天然橡胶。目前，世界上部分或完全用天然橡胶制成的物品已达 4 万种以上，具体应用领域及比例见图 14.17。

14.4.3.1　轮胎

天然橡胶最大的应用领域是轮胎工业，主要用于飞机轮胎、全钢载重子午线轮胎和工程轮胎等。在这些轮胎中，其不同部件，比如胎面胶、胎侧胶、三角胶、内衬层、带束层等都要全部采用或者部分并用天然橡胶。子午线轮胎的典型结构如图 14.18 所示。

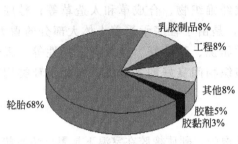

图 14.17 天然橡胶的应用
领域及用量比例

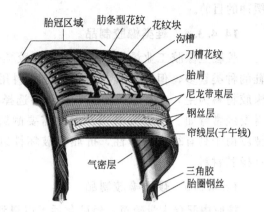

图 14.18 典型子午线轮胎结构

天然橡胶具有一些合成橡胶不具备的优良特性。比如，天然橡胶具有优异的应变诱导结晶特性，这赋予天然橡胶智能橡胶（smart rubber）的属性。首先天然橡胶在常态下为弹性体，可以制作轮胎等弹性制品，但是在大应变条件下，天然橡胶会发生应变诱导结晶特性，使得弹性橡胶（模量为 MPa）瞬间变为硬质塑料（模量为 GPa），模量扩大 1000倍，从而可以抵抗较强的冲击而不破碎。因此飞机轮胎 100% 天然橡胶制造，工程轮胎 90% 天然橡胶制造，载重轮胎 50% 天然橡胶制造。此外，天然橡胶具有优异的金属黏合特性，这个特性在制造子午线轮胎时，使得天然橡胶与金属帘线粘接非常牢固，轮胎的负荷与耐久性能大大增强。这也是造成 20 世纪 70 年代子午线轮胎快速发展，斜交轮胎迅速衰落的主要原因。

14.4.3.2 胶带、胶管和胶布

橡胶输送带是最大型化（最长可达几十公里）、影响力仅次于轮胎的第二大类橡胶复合材料工业制品，号称"平动轮胎"，是冶金、水泥、矿山、煤炭等国家重点产业实现高效连续化物料现场输送必不可缺的关键部件。

胶管为中空可挠性管状橡胶制品，通常都用于在正压或负压条件下输送或抽吸各种气体、液体、黏流体和粉粒状固体等物料，其管状结构主要由内胶层、骨架层（纤维纺织物或金属线材）和外胶层组成。胶料在胶管的整体结构中是很重要的组成部分，主要包括内层胶、外层胶、缓冲胶、擦布胶和胶浆胶等。

胶布是含有织物的橡胶型胶布，是橡胶工业最早的产品之一，是由单层或多层织物表面、中间经涂覆含橡胶成分的胶层或微孔胶层制成，是具有弹性和屈挠性的薄型橡胶制品。

14.4.3.3 减振和密封橡胶制品

橡胶减振制品用于消除或减少机械振动的传递，达到减振、消声和减少冲击所致危害的橡胶制品统称橡胶减振制品。其中包括橡胶减振器、橡胶缓冲器（块、垫）、橡胶连接件、空气弹簧和橡胶护弦等。为纯橡胶或带织物、金属骨架增强的橡胶制品，一般由模压法制备，广泛应用于房屋建筑、机械设备、车辆、舰船和仪表等行业。

橡胶密封制品是以橡胶为主体材料，配合软化剂、硫化剂、填充补强剂等助剂经混炼、硫化等工序加工制作而成。一般用于机械、仪表、管道及建筑构件接合部位，防止外部灰尘、水、气体等侵入机构内部，或防止内部介质泄漏，从而达到密封、隔声、隔热、绝缘及

缓冲的目的。

14.4.3.4 鞋类橡胶制品

胶鞋是橡胶工业最早的产品之一，胶鞋一般由鞋底、鞋帮、鞋面等部分组成。虽然胶鞋的种类繁多，但通常鞋帮、鞋面等材料用合成纤维织物、合成革和人造革等；鞋底以橡胶材料为主，又称橡胶底。鞋底材料选择橡胶，是由于鞋底承受着人体大部分的重力，需要经常弯曲、变形和磨损，因此需要耐磨、耐屈挠、弹性好、穿着舒适特性等。天然橡胶由于具有很高的弹性，抗屈挠破坏性以及与织物间良好的黏合性，因此是鞋类用重点橡胶材料。

14.4.3.5 硬质橡胶制品

橡胶中配合大量硫黄，经硫化后可以得到硬质橡胶。硬质橡胶在室温下是黑色角质状的坚硬物质，按其玻璃化转变温度和物理力学性能看，已经不是橡胶材料而是一种刚性的热固性塑料了。硬质橡胶具有良好的化学稳定性，室温下不易老化，具有优良的耐化学药品性和耐有机溶剂腐蚀性，低的吸水性，很高的拉伸强度和抗折断强度，并有极好的电绝缘性能。硬质橡胶还可以进行切削、钻孔等机械加工和热塑定型。硬质橡胶的主要缺点是脆性大，制品受冲击时容易碎裂；在日光和紫外线的照射下易光老化，使制品表面的介电性能迅速下降；另外，硬质橡胶的软化温度低，色泽不美观，在使用上亦受一定限制。在上个世纪初，硬质橡胶曾经作为刚性高、可以进行机械加工的硬质材料部分替代木材来使用。随着木材工业以及塑料工业的发展，这一用途逐渐销声匿迹。当前，硬质橡胶在大型装备的防腐衬里领域还有一定应用。

14.4.3.6 天然胶乳制品

工业上应用的天然胶乳都是从栽培橡胶植物中采集得到的，绝大部分来自于天然橡胶树，极小部分来自于银胶菊橡胶植物。天然胶乳制品是将金属、陶瓷等专用模型浸入配合胶乳中，停留一定时间后，在模型表面形成均匀的胶膜，经过干燥、硫化等步骤，得到制品。所用胶乳要求具有干胶含量高、黏度低、非胶物质含量少、机械稳定性高等性能。胶乳产品种类较多，按照类别分为手套类、气球类、安全套类、管材类、奶嘴类等。

14.5 其他天然橡胶

14.5.1 银菊橡胶

银胶菊，英文名为 Guayule (*Parthenium argentatum* Gray)，菊科，银胶菊属多年生灌木植物。银菊橡胶 (guayule rubber) 是从银胶菊中提取的天然橡胶，又称墨西哥橡胶，简称银菊胶，为天然橡胶的又一个重要来源。它和三叶天然橡胶的化学结构完全相同，在质量和性能方面也与天然橡胶基本相同。但与天然橡胶不同的是，银菊胶基本不含或者仅含有少量的致敏蛋白，避免了部分过敏群体对天然橡胶蛋白的过敏反应。

14.5.2 蒲公英橡胶

橡胶草 (*Taraxacum kok-saghyz* Rodin，TKS) 又名俄罗斯蒲公英、青胶蒲公英，为菊科蒲公英属的一种多年生草本植物。原产于哈萨克斯坦、欧洲以及中国大陆的新疆等地。

蒲公英橡胶的分子结构与天然橡胶相同，均为顺式-1,4 聚-异戊二烯。蒲公英橡胶分子量和分子量分布也与天然橡胶较接近。蒲公英橡胶的焦烧时间和正硫化时间与天然橡胶相差不大，硫化后转矩也比较接近。蒲公英橡胶的回弹率、撕裂强度、断裂伸长率及拉伸强度均与天然橡胶和银胶菊橡胶的相近，硬度略高于天然橡胶。

14.5.3　杜仲橡胶

　　杜仲胶的化学名称为反式-1,4-聚异戊二烯，是三叶天然橡胶的同分异构体。二者的差别主要在于两个亚甲基位于双键的位置不同，如果两个亚甲基位于双键异侧，则是杜仲胶；如果两个亚甲基位于双键同侧，则是天然橡胶。杜仲胶大分子链具有三大特征：柔链性、含双键、反式结构。柔性链是保证构成弹性链的基础；双键可以硫化；反式结构的有序性使其容易结晶。杜仲胶的结晶性与交联度存在着反映硫化过程不同阶段性能转变的依赖关系，在硫化过程中存在三个阶段。第一阶段，未硫化的杜仲胶是结晶热塑性高分子，存在两种晶型，熔点分别为 62℃和 52℃，是一种低温可塑性材料，可用于无需制模的、可代替石膏的骨科固定夹板，以及牙科填充材料等；第二阶段，低交联度的杜仲胶是硬质热弹性体，是交联网络型结晶材料。受热后具有橡胶弹性，受力可变形，冷却至室温变硬，并冻结在变形态，再次加热可以恢复至原始形状。利用这一特性可将其发展成为一种热刺激性形状记忆功能材料，可用于异型管件接头、医用矫形器等。第三阶段，交联度增至弹性转变临界值（$m=43$，$M_c=2924$），杜仲胶结晶消失变为完全意义上的柔软弹性体，可应用于轮胎、传送带等橡胶制品，这也是人类历史上第一次在结晶熔点以下获得了完全意义上的杜仲胶弹性体，对于杜仲胶的产业化可谓意义重大。

（张继川，张立群，吴晓辉，孙树泉，廖双泉）

参　考　文　献

[1]　Bertrand Huneau. Rubber mChemistry and Technology, 2011, **84**: 425.

[2]　黄宗道. 天堂的种子. 北京: 清华大学出版社, 2000.

[3]　Hosler D, Burkett S L, Tarkanian M J. Science, 1999, **284**: 1988.

[4]　Hurleya P E. Journal of Macromolecular Science: Part A-Chemistry, 1981, **15**: 1279.

[5]　Jules Janick. HortScience, 2013, **48**: 406.

[6]　Mooibroek H, Cornish K. Applied Microbiology & Biotechnology, 2000, **53**: 355.

[7]　Hauser E A. Rubber Chemistry & Technology, 1938, **11**: 1.

[8]　Reader's Digest. Reader's Digest January, 1958.

[9]　林密. 今日海南, 2004, **10**: 20.

[10]　Brydson J B. Rubber chemistry, London: Applied Science Publishers Ltd (Ed), 1978.

[11]　张清建. 自然辩证法通讯, 2006, **28**: 94.

[12]　Dusotoitcoucaud A, Porcheron B, Brunel N, et al. Plant & Cell Physiology, 2010, **51**: 1878.

[13]　Bobilioff W. Anatomy and physiology of H. Brasiliensis, 1930.

[14]　Gomez J B, Subramaniam A. Proc. Int. Rubb. Conf., Kuala Lumpur, 1986.

[15]　刘涤，胡之璧. 植物生理学通讯, 1998, **1**: 1.

[16]　Chiang C K, Xie W, Mcmahan C, et al. Rubber Chemistry & Technology, 2011, **84**: 166.

[17]　Lynen F. J Rubb Res Inst Malaya, 1969, **21**: 389.

[18]　Tanaka Y. Progress in Polymer Science, 1989, **14**: 339.

[19]　Cornish K, Castillón J, Scott D J. Biomacromolecules, 2000, **1**: 632.

[20]　Fuller K N G, Fulton W S. Polymer, 1990, **31**: 609.

[21] 何映平. 天然橡胶加工学. 海口：海南出版社，2007.

[22] Tosaka M，Kohjiya S，Murakami S，et al. Rubber chemistry and technology，2004，**77**：711.

[23] Trabelsi S，Albouy P A，Rault J. Macromolecules，2003，**36**：7624.

[24] Tanaka Y，Kawahara S，Tangpakdee J. Kautsch. Gummi Kunst，1997，**50**：6.

[25] Kawahara S，Kakubo T，Nishiyama N，et al. Journal of applied polymer science，2000，**78**：1510.

[26] 张立群，吴友平. 合成橡胶工业，2000，**23**：71.

[27] Zhang Y，Tan Y W，Stormer H L，et al. Nature，2005，**438**：201.

[28] Zhan Y，Wu J，Xia H，et al. Macromolecular Materials and Engineering，2011，**296**：590.

[29] 杨丹，贾德民，李思东. 合成橡胶工业，2002，**25**：57.

[30] Ray D T，Coffelt T A，Dierig D A. Industrial Crops and Products，2005，**22**：15.

第 15 章
动物蛋白质及材料

自然界中蕴藏着极为丰富的生物大分子或天然高分子，这些材料是大自然赋予人类取之不尽、用之不竭的资源。特别是当今人类正面临着石油及其他不可再生资源日渐枯竭的危机，天然高分子材料因其丰富的来源和可持续性而受到越来越多的关注。在自然界众多的天然高分子材料中，动物蛋白质因具有特殊的生物相容性、生物可降解性、极高的营养价值和优异的综合力学性能而受到人们特别的重视。本章主要介绍丝蛋白质和弹性蛋白质及其性质。

15.1 丝蛋白质

天然动物丝是自然界经由动物经过亿万年的适应与进化而造就的特殊材料，它兼具了强度和人性的完美平衡。虽然高分子科学和材料加工，特别是纺丝技术等已有了长足的发展，但目前即使以最优化的方式所制备的合成纤维，其综合力学性能也无法超越自然界中的动物丝。

自然界中大约有 11.3 万种鳞翅目昆虫及 4 万种蜘蛛能够吐丝，其中研究最多的是蚕和织网型蜘蛛及其丝纤维。

15.1.1 蚕丝及其组成

自古以来蚕丝被誉为"纤维皇后"，是由于蚕丝的组成、结构及成纤机理赋予它天生的各种优良的纤维秉性。蚕丝和棉花、羊毛等纤维不同，它不是起源于细胞，而是由细胞分泌液态丝蛋白，再由蚕"吐"出来"纺"成纤维。蚕丝的主要成分是丝素和丝胶。但由于氨基酸的组成和结构不同，它们又各具不同的特性。

蚕茧丝一般由占质量 70% 左右的丝素蛋白纤维和 25% 左右的丝胶蛋白所组成。蚕茧丝另外 5% 左右的质量是杂质。柞蚕和野蚕茧的表面可能有较多矿物质晶体，通常为草酸钙。当然，蚕丝除了 C、O、H 和 N 等蛋白质元素外，还含有 K、Ca、Si、Sr、P、Fe 和 Cu 等多种元素，如表 15.1 所列。这些元素特别是金属离子的量，在丝腺体不同部位的蛋白质中也有变化，如随中部丝腺体的丝蛋白从后区向前区推进，其间的各种金属离子或增加或减少。

表 15.1 蚕丝纤维（蛋白）中的各种元素含量/ppm[①]

元素	再生桑蚕丝素蛋白	脱胶桑蚕丝	脱胶柞蚕丝-1	脱胶柞蚕丝-2
Si	93	320	160	203
P	419	449	456	786

元素	再生桑蚕丝素蛋白	脱胶桑蚕丝	脱胶柞蚕丝-1	脱胶柞蚕丝-2
S	1498	1282	968	934
Ca	3804	1990	5342	5083
Mn	6	3	177	6
Fe	107	17	23	28
Cu	17	1	5	2
Sr	14	3	11	10
Zn	228	11	30	11

① 1ppm=10^{-6}。

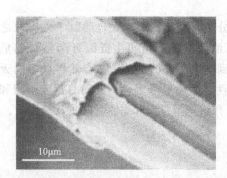

图 15.1 一根桑蚕茧丝的 SEM 照片
可清晰地看见由两股丝素蛋白纤维组成的
核心纤维及外层包覆的丝胶蛋白

目前人们的共识是，蚕体中的后部丝腺体合成丝素蛋白，中部丝腺生成丝胶蛋白。丝素蛋白分泌到腺腔内向中部丝腺推进时，才为丝胶蛋白分层包围（图 15.1）。可见丝素蛋白构成了蚕茧丝的核心纤维，因此对其优异的力学性能起到了关键的作用；而丝胶蛋白则以涂层的方式存在，主要起黏结作用，并被认为对丝纤维力学性能贡献不大。从一个蚕茧中可得到长度为 1000～1600m 的连续（取决于蚕的种类）丝纤维。蚕茧丝呈现出扁平或者椭圆形的截面，包含两根平均直径大于 10μm 的丝素蛋白单纤维；而丝素蛋白纤维的截面通常呈三角形。

15.1.2 蜘蛛丝及其组成

蜘蛛丝是由蜘蛛体内丝腺体所分泌的多种蛋白质水溶胶经脱水后形成的固体纤维。蜘蛛也可以利用更快速形成的悬垂丝将自己悬吊，使其免受与地面碰撞而产生的物理损伤。典型的平面圆形蜘蛛网由各类不同的丝组成，每种丝均由一类单独的腺体产生。

蜘蛛丝的氨基酸的摩尔分数和氨基酸的主链序列与天然聚肽如蚕丝、羊毛和人发有很大的差别。这种差异和组成取决于蜘蛛的种类、食物、气候及其他因素。不同种类的蜘蛛大囊状腺体所产生丝蛋白质的氨基酸种类差异不大，为 17 种左右，各种氨基酸的含量也因蜘蛛的种类不同而有一定差异。其共同点为具有小侧链的氨基酸（如甘氨酸和丙氨酸）的含量丰富，十字圆蛛和大腹圆蛛的这两者含量之和分别达到 59.6% 和 53.2%，与蚕丝的含量 74% 比显得较低。蜘蛛丝中较大的 7 种氨基酸含量约占其总量的 90%，它们分别为甘氨酸（42%）、丙氨酸（25%）、谷氨酸（10%）、亮氨酸（4%）、精氨酸（4%）、酪氨酸（3%）、丝氨酸（3%）。丙氨酸是蜘蛛丝结晶区的主要成分。蜘蛛丝的极性侧链的氨基酸含量大大高于蚕丝。蜘蛛丝的酸性氨基酸分别为天冬氨酸、谷氨酸、丝氨酸和苏氨酸；碱性氨基酸分别为赖氨酸、精氨酸和组氨酸。极性氨基酸的多少直接影响氨基酸的化学性质和分子构向结构。蜘蛛丝中含量较大的极性基团组分为谷氨酸大于 10%，脯氨酸 10% 左右，丝氨酸 5% 左右，占构成蜘蛛丝螺旋肽链结构氨基酸的 30% 左右；形成 β-折叠片层结构的极性氨基酸比例为 5%。

15.1.3　动物丝的力学性能

广义上，动物丝的性能涉及其在物理、化学和生物等众多方面的特征。狭义上，动物丝的性能一般特指其力学性能。作为天然材料的动物丝样品的力学性能具有个体依赖性，不仅不同种类的蚕或蜘蛛丝的力学性能会有所不同，而且同种属的丝纤维也随其产生时的个性化条件表现出不一致的状况。

人们普遍认为天然动物丝力学性能要远优于合成纤维甚至钢等金属材料，实际上是指其综合力学性能。如表 15.2 所列，通常的高性能合成纤维像凯夫拉（Kevlar）纤维和碳纤维等具有超高的模量和断裂强度，但是拉伸延展性很差，呈现出极度的脆性。相反，蜘蛛大囊状腺体丝和强拉蚕丝不仅模量适中，强度也不差，更重要的是其可拉伸性远大于合成纤维。因此，在室温下动物丝的韧性或者说综合力学性能被以为是最好的。

表 15.2　一般环境下动物丝和其他纤维的力学性能比较

纤维种类	密度 /(g/cm³)	弹性模量 /GPa	断裂强度 /GPa	断裂伸长率 /%	断裂能 /(MJ/m³)
桑蚕茧丝	1.3	7	0.6	18	70
桑蚕强拉丝	1.3	15	0.7	30	150
柞蚕强拉丝	1.3	10	0.6	45	150
十字圆蛛大囊状腺丝	1.3	10	1.1	27	160
棒洛妇蜘蛛大囊状腺丝	1.3	8	1.3	35	200
棒洛妇蜘蛛小囊状腺丝	1.3	10	1.1	60	240
羊毛	1.3	0.5	0.2	50	60
尼龙 66	1.1	5	0.95	18	80
凯夫拉 49	1.4	130	3.6	2.7	50
碳纤维	1.8	300	4	1.3	25
高延展性钢丝	7.8	200	1.5	1	6

注：强拉丝是指将蚕丝从成熟蚕的纺器内人工地均匀拉出且其形貌和结构沿丝长轴方向相对均一的丝纤维。

长期以来，人们总是认为蜘蛛丝的力学性能要比蚕丝好许多，但这种看法似乎直到将蜘蛛丝与蚕丝进行相互比较时才成立。实际上，在明确的成丝条件如温度和抽丝速率等情况下，我们可以通过人为匀速拉丝的方法得到所谓的"强拉蚕丝"。实测结果证明，这类强拉单丝纤维的各项力学性能指标不仅高于蚕茧丝，而且也与蜘蛛大囊状腺丝相当。因此，尽管蛋白质的氨基酸组成和序列结构完全不同，但鉴于其主链结构相同（从高分子的角度）且蚕和蜘蛛的吐丝机理一致，蚕丝蛋白同样有能力形成如同蜘蛛丝般性能的蛋白质纤维；换言之，决定动物丝优异力学性能的主要因素，不仅仅是其经过亿万年进化选择而固定下来的丝蛋白重复单元序列和吐丝机理，如丝蛋白构象转变和液晶纺丝等，动物对丝蛋白成纤所进行的宏观过程如"8字形"吐丝结茧或动物本身的行为等，对丝纤维的性能也有相当重要的影响，进而提示着我们若能很好地设计或控制蚕的吐丝条件和行为，就能够得到综合力学性能与蜘蛛丝媲美的蚕丝。

15.1.4　动物丝及丝蛋白的降解

在日常生活中，人们发现真丝织物不能在阳光直射的情况下晾晒，还不能高温熨烫，不然就会变色变脆而失去真丝固有的穿着特性；也知道如何通过燃烧法来鉴定相应日用品的原料是天然蚕丝（蛋白质纤维），还是合成纤维制品。实际上，这一切都与动物丝的降解有关。

对丝纤维的降解研究可追溯到 20 世纪中叶。通过详细的对比，人们发现，若将染色后的蚕丝织物放置在相对湿度不同的环境中晾晒，其降解的情况并不一致：暴露在 5 月的阳光下 8 天后，相对湿度为 0 时，绸布的拉伸强度仅降低了 18% 左右；相对温度为 100% 时，则降低了 70% 以上。

动物丝蛋白的降解包括了丝制品在光、射线和热等环境因素下的老化以及丝和丝蛋白材料在酸、碱、微生物和酶等化学或生物因素下的分子量变小和结构变化（degradation）。常见的对其降解程度及降解产物的表征包括质量损失、形貌变化、力学性能变化以及降解产物追踪分析等。

(1) 光和射线降解

天然动物丝及其丝蛋白在光照条件下主要受到其中紫外线影响，丝蛋白分子链中的氨基酸残基特别是带有生色团的色氨酸、苯丙氨酸和酪氨酸吸收能量后发生光化学反应，导致肽键断裂，使丝及丝蛋白的成分和结构发生变化，宏观上表现为丝织品的脆化和黄化。有研究表明，天然丝的黄化指数与其中的羰基含量呈现线性关系，这可以解释为天然丝的高度光敏性来自于其主要成分中的甘氨酸、丙氨酸、酪氨酸和丝氨酸等，这些氨基酸残基参与到光氧化反应中，形成了含有羰基的生色基团而使丝变黄。

最近，有研究发现了紫外线照射下丝胶蛋白对丝蛋白纤维降解的保护作用。在紫外线的 UV-A（315～400nm）、UV-B（280～315nm）和 UV-C（200～280nm）三个波段中，由于大气臭氧层对短/中波段紫外线的大量吸收，日光中通常是以 UV-A 为主，UV-B 为辅。丝胶蛋白可以吸收 UV-A，从而对丝纤维由 UV-A 诱导的光化学反应有着很强的屏蔽作用，减少了丝纤维本身的光降解，同时也保护了蚕蛹不受紫外线的伤害。

在受到光照之后，丝纤维除了会泛黄之外，其力学性能也会随之大幅度下降。当将动物丝放在电磁射线如γ射线等照射的情况下，也能造成其形貌和性能上的变化，其黄化指数随辐照强度有所增加，并在 100kGy 以上达到平衡；而纤维的力学性能如强度和断裂伸长率等则有大幅度下降，为对照样品的一半左右，其热稳定性也有所减小。最近有证据表明，当丝纤维中含有水分时，微波能使丝纤维升温而造成丝蛋白的热降解。在干燥情况下，微波本身并不足以影响动物丝纤维的力学性能，因此在有微波使用要求的干燥场合下，丝纤维仍然可以成为被包埋在复合材料中的增强纤维。

(2) 热降解

天然动物丝在遇热时，首先会在 60～120℃ 左右逐步失去"自由水"和"结合水"，随着温度进一步升高，280℃ 附近开始出现明显的热分解。不同的动物丝及丝蛋白因含有的氨基酸种类和含量的不同而继续热降解，在有氧条件下的高温分解产物通常包括二氧化碳和二氧化氮等。

除了在气体氛围中的热降解，丝蛋白在水热条件下更容易发生降解。曾有研究人员将桑蚕丝蛋白粉末投入到含有盐酸或氢氧化钠溶液的反应釜中，采用微波辅助水热法研究了其在热效应下分解为氨基酸的过程，通过对降解产物进行氨基酸分析，比较了常规水热降解和微波辅助水热降解速率以及最终降解所得氨基酸产物成分的差异。结果表明，微波辅助的水热条件下，丝蛋白粉末的降解速率大大高于常规的水热条件降解。

(3) 水解

对丝蛋白常用的水解方法一般为酸水解法（碱水解可能太快而只能得到氨基酸），即先加入盐酸后加热水解，再以氢氧化钠中和，随后进行脱盐处理，在盐分及杂质被完全脱除的情况下，经浓缩、冷冻干燥，制备成黄褐色粉末。这种粉末略带甜味，其中约有 60% 的氨基酸和 40% 的低聚肽。但此类水解条件依然剧烈，产物特别是低聚肽难以控制，产率也较低，产物实际的用途并不大。

在制备再生丝蛋白水溶液的过程中，往往需要对蚕丝进行相应的脱胶、溶解和透析甚至浓缩等，其中不可避免地会以升温的方式（特别是在除去丝胶和溶解的阶段）实施，因此，由于或长或短地经历了水解和热降解过程，任何通过溶解丝纤维途径得到的再生丝蛋白分子量总会低于其天然或理论上的分子量。

15.1.5　动物丝及丝蛋白的应用

(1) 动物丝基复合材料

动物丝纤维常被用作增强相与热固性的环氧树脂基体复合，以形成耐冲击性能良好的板材或方形管，用作汽车或摩托车部件材料则有可能提高其碰撞安全性。例如，丝纤维与热塑性塑料如聚丁二酸丁二醇酯（PBS）复合的材料的制备，不过为了保证制备过程中纤维混合的均匀性，所用的一般是短丝。

蚕丝作为增强纤维的优势还在于其是纤细的长丝且可编织。相比于植物纤维或玻璃纤维的增强体，蚕丝织物在复合材料中所占据的比例（纤维与基质）完全有可能更多，如此，才能保证复合材料具有更高的力学性能，特别是压缩性能。

另外，再生丝蛋白水溶液与其他大分子或无机物混合，浇铸成型后能形成另外一大类共混或复合材料，其性能或可兼具各组分的优点，亦或产生协同效应。

(2) 丝蛋白基光/电功能材料

动物丝蛋白凭借其良好的力学性能、生物相容性、降解性以及易加工制作和结构可调等诸多优点，在生物医药方面具有广泛的潜在应用价值。近年来，随着学科间交叉渗透的深入，人们还发现丝蛋白在光、电和磁等理化性质方面也具有独特的性能，并开发出了一系列高科技领域的光、电和磁器件。这些工作一方面拓展了动物丝这种传统可再生材料的应用范围，另一方面也将赋予光、电和磁等器件通常所不具备的生物相容性。同时，结合丝蛋白温和的加工条件，还可以引入生物活性物质并保持或延长其生物活性，将在一定程度上改变传统光/电/磁材料的定义及应用范畴。

丝素蛋白膜有很好的透光性，在 2004 年，就有人将绿色荧光蛋白"嵌入"在丝蛋白膜中，使之具有非线性光学的特征。最近几年，采用类似于软印刷的技术，将丝蛋白溶液旋涂、浇铸或直接喷墨打印到具有表面二维和三维微/纳米图案的基底上，从而在丝蛋白膜上复制出具有几十纳米分辨率的相应图案（图 15.2），并制成一系列基于丝蛋白材料的光学器件，如衍射光栅、滤光片、棱镜、棱镜阵列、二维衍射光学器件、光子晶体和波导管等。最近，基于对丝蛋白的结构与水溶性或水不溶性之间关系的深入理解，还能够通过电子束曝光，以相应的正性或负性方法将再生桑蚕丝蛋白制备成分辨率更高的阵列。

采用纳米印刷术制备的丝蛋白自感应光流体器件，不但能保持 50nm 以下的最小分辨率，而且克服了简单浇铸法在自然干燥过程中的一些缺陷，并可以实现快速生产，在与生物相关的光电检测等应用领域显示出诱人的前景。例如，利用丝蛋白纳米图案中的光子晶格具有的二维纳米点阵图案且不同点阵常数可呈现不同颜色的特性，能够制备基于丝蛋白光学器件的功能性传感器，可用于葡萄糖浓度检测。而经对氨基苯甲酸化学接枝改性后的丝蛋白光流体器件可用作 pH 传感器。

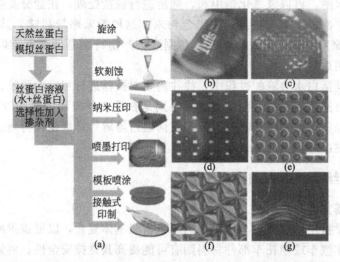

图 15.2　用由天然蚕茧而得的丝蛋白制备光子/电子器件的过程示意图（a）；基于丝蛋白材料的
光学/光子元素和器件：透过直径为 1cm 的菲涅耳（Fresnel）透镜的图像（b）；透过−6×6 微型
透镜阵列的图像（c）；暗场下具有周期性二维纳米孔洞阵列的丝蛋白膜（d）；周期性二维纳米
孔洞阵列（点阵常数为 400nm）的 SEM 图像（e）；具有丝蛋白微型棱柱阵列的 SEM
图像（f）；喷墨打印而成的丝蛋白波导图像（g）

　　结合丝蛋白很好的生物相容性及温和（水溶液及室温）的加工条件，掺杂药物和生物活性物质如细胞和酶等后，丝蛋白基材料可实现生物功能性和光学性质的转换，并用于生物检测，如掺杂血红蛋白后，基于丝蛋白的器件能用于检测氧气浓度，甚至还实现了集肿瘤检测、治疗以及信息反馈于一体的植入式丝蛋白基器件，其能对肿瘤部位进行成像，然后将所载药物可控释放，并对药物释放情况及治疗的效果展开监测。

　　在丝蛋白基体中添加纳米无机物所制备的有机/无机杂化材料，不仅其力学性能得到增强，而且还被赋予了很多新的功能。如通过旋涂辅助的层层组装法所制备的丝蛋白/蒙脱土复合膜具有很高的透明度，若将蒙脱土纳米片换成银纳米片密集排列的 Langmuir 单层膜，则可得到如同银镜般的高反射膜，其所特有的柔韧性在与生物相关的光学和光子学领域中有特殊的应用价值。

　　若将纳米膜状的单晶硅晶体管或超薄的电极阵列转印到经旋涂或浇铸制备的丝蛋白膜上，可得到柔韧且可调节溶解或降解吸收的可植入型生物医用电子器械，与肌体表面接触后则能成为一种高性能的丝蛋白基复合柔性电子器件，将其植入柔软的动物大脑后能对大脑神经信号进行监测，可用于疾病的临床诊断和治疗。而将具有微纳结构的金属图案或石墨烯结构通过打印、掩膜转移、浇铸以及直接转移等技术手段复制到丝蛋白膜上，可制成传感器，用于跟踪监测食品的质量，或贴附于牙齿上进行呼吸监测和细菌检测。

　　总之，随着对丝蛋白结构与性能关系的深入理解，人类完全有可能以动物丝蛋白为基础材料，制备更多环境友好、可持续且生物质相容的高科技光/电子器件。

（3）仿生骨材料

　　在生物矿化原理指导下的仿生材料制备中，骨替代材料的研发有着极为广阔的发展空间和应用潜能。天然骨的主要成分是胶原蛋白和羟基磷灰石（HPA），但人们总希望以更价廉易得且具有更好力学性能的蚕丝及其再生蛋白与羟基磷灰石结合，进而得到能够实际使用的"人造骨"材料。

早期人们曾简单地将蚕丝粉末与纳米羟基磷灰石通过化学的方法制成复合材料，在进行了一系列测试和改性研究的基础上，讨论了羟基磷灰石纳米颗粒的晶型和形貌在蚕丝蛋白介入下发生的变化及其有序排列。随后，采用溶液介入的方式，通过丝蛋白与羟基磷灰石微晶之间的相互作用，同样制得了具有一定性能的丝蛋白/羟基磷灰石复合材料。

当羟基磷灰石在蚕丝纤维等丝蛋白固体基质上沉积时，两者界面结合力的大小将直接影响到复合材料的使用性能。由于丝胶蛋白有诱导羟基磷灰石成核生长的作用，因此，带丝胶的蚕丝在与羟基磷灰石复合方面具有一定的优势。当然，将经过接枝改性的蚕丝纤维用作羟基磷灰石生长的基质材料，是很多研究者选择的方法。有人曾对烧结的羟基磷灰石在接枝了不同功能性基团的蚕丝表面涂覆进行了研究；为增加羟基磷灰石的表面积而增大它与有机基质之间的作用力，还使用了棒状的纳米羟基磷灰石晶体。

鉴于骨组织是一个三维多孔的体系，最近有研究者将基于丝蛋白的多肽和胶原共混，制成较为密实的三维支架，并以此为模板在模拟体液中矿化，得到了含有羟基磷灰石的骨再生体。

通过丝蛋白与羟基磷灰石复合，完全可以作为骨修复材料的潜在原料，具有很好的发展前景，但到目前为止，其适合实际应用的材料报道几乎没有。在此探索过程中，人们逐渐认识到，天然骨骼集强度和韧性于一体的力学性能，不仅仅源于这是一类有机/无机（胶原蛋白/羟基磷灰石）杂化材料，更主要的则是来自胶原蛋白对羟基磷灰石有序诱导结晶和由此导致的羟基磷灰石晶体与胶原蛋白之间的规整排列结构。因此，只有更好地了解丝蛋白诱导磷/钙成为晶体的机理以及对磷钙盐晶型的选择性和晶体形貌的调控性，才能达到最终制备仿生骨材料的目的。

15.2 弹性蛋白质

弹性蛋白是组织中重要的细胞外基质蛋白之一，存在于大动脉血管、肺软细胞组织、弹性韧带、软骨和皮肤等组织中，对这些组织的应力变形和弹性反冲负责。

许多组织的生理学功能要求它们具有弹性。例如，脊椎动物的身体被可变形的皮肤所包裹。在心脏收缩时，心脏的功被血管的膨胀所吸收；在心脏舒张时，血管又做弹性收缩，以便维持血压并保证组织的充盈。这些弹性性质主要是由于在细胞外基质中存在的弹性纤维。

弹性纤维由两种主要成分构成：无定形弹性蛋白和微原纤维。弹性蛋白是弹性纤维的主要组分，占到了成熟弹性纤维蛋白总量的 90% 以上，并对其弹性性质负责。弹性蛋白不存在明显的重复结构或集合模式。因此，它们被称为弹性纤维中的无定形组分。细胞中合成和分泌的弹性蛋白单体被称为原弹性蛋白，分子量 72～74ku。原弹性蛋白在细胞外基质中经过修饰并被组装为稳定的弹性纤维。弹性纤维通过肽链之间的氧化赖氨酰基间形成的共价交联结构维持稳定。弹性蛋白的交联结构一旦形成，在生物环境下不再逆转。这意味着，胚胎发育过程中形成的弹性蛋白，例如在动脉血管中的弹性蛋白，将伴随我们一生，它们经历亿万次的拉伸和反冲而没有机械疲劳。这是弹性蛋白作为生物材料的最宝贵性质。

15.2.1 弹性纤维的物理化学性质

从不同种属得到的原弹性蛋白具有以下共同特征：分子量为 72000～74000，在高浓度的低碳醇溶液中具有非常高的溶解度，在盐溶液中其溶解度显示负温度系数。当温度提高到

25℃以上时，可以导致原弹性蛋白从溶液中凝聚（coacervation）或相分离。

（1）弹性纤维的基本力学性能

弹性反冲（recoil）是弹性纤维最重要的物理性质之一。弹性纤维的更新度相当低，单一的弹性纤维要工作一生。弹性纤维超常的耐久性暗示，其弹性力不是来自于化学键的张力，而是由于拉伸导致的交联多肽链的构象状态的减少。张力的消除所引起的构象状态的增加提供了弹性反冲所需的自由能。

概念"弹性"表示可逆变形，即改变物体形状所需要的机械能被作为弹性应变能储存，并且所有这些储存的能量将会通过弹性释放。可逆变形中，负载-解负载循环的回弹性为100%。弹性还有一个不是很确切的定义，即施加很小的力就会产生很大的应变，像橡皮筋那样。

为了准确判断弹性纤维的力学性能及该性能与其分子结构的关系，弹性纤维的力学性能被测试并与若干弹性蛋白质相比较。图15.3给出了若干弹性蛋白质的力学测试结果。为了获得有效的结果，这些蛋白材料在测试时的温度和水分状态与其在活体中保持一致。

通过该曲线，可以直接确定每一种材料的拉伸（tensile）强度和拉伸度（extensibility）。每一曲线的上顶端表示材料的失效点。从曲线顶点，可以看到其强度的差别超过100倍，拉伸度的差别超过20

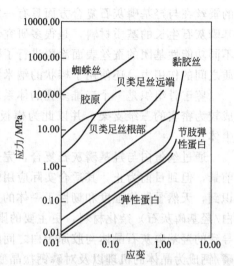

图15.3 几种弹性蛋白质的应力-
应变曲线（以对数表达）

倍。除了胶原，其他材料在应力-应变曲线的起点区域都存在一个线性区间。线性区间的曲线斜度可以用来估算其弹性模量，当应变为1.0时，线性区域对应的应力就是弹性模量值。图中不同弹性蛋白质之间的弹性模量的差异高达10000倍。曲线在水平轴上的投影面积即是该材料的韧性（toughness），但是仅仅适用于线性区域。表15.3给出了由图15.3数据推导的模量、强度、拉伸度和韧性值。

表15.3 由图15.3应力-应变曲线中获取的材料性能数据

材 料	模量 E_{init}/GPa	强度 σ_{max}/GPa	拉伸度 ε_{max}	韧度 /(MJ/m³)	回弹性 /%
弹性蛋白（牛韧带）	0.0011	0.002	1.5	1.6	
节肢弹性蛋白（蜻蜓腱）	0.002	0.004	1.9	4	
胶原（哺乳动物腱）	1.2	0.12	0.13	6	90
贝类足丝，末梢	0.87	0.075	1.09	45	92
贝类足丝，基部	0.016	0.035	2.0	35	90
蛛丝	10	1.1	0.3	160	28
黏胶纤维丝	0.003	0.5	2.7	150	53
凯夫拉纤维（芳纶）	130	3.6	0.027	50	35
碳纤维	300	4	0.13	25	35
高强度钢	200	1.5	0.008	6	

注：引自 Aaron and gosline，1981。

弹性蛋白和节肢弹性蛋白是符合上述两种定义的弹性体，即兼有可逆变形和高回弹性。

其伸长率超过 100%，具有很低的弹性模量。这些性质表明弹性蛋白和节肢弹性蛋白是提供低刚度、高应变和有效能量储存的化合物。

在脊椎动物结缔组织中，弹性蛋白的功能与胶原相联系。在皮肤中，弹性蛋白和胶原共同提供柔软和可逆的形变。弹性蛋白是动脉的主要成分，在动脉血管中，弹性纤维起着伸缩以及储存弹性变形能量的作用。

(2) 环境因素对弹性纤维弹性的影响

弹性蛋白并非在所有条件下都表现出其弹性。其储存应变能量的功能被严格限制在充分水化和低频负载循环的条件下。提高频率、降低水含量或降低温度可以显著降低回弹率，并且将限制弹性蛋白作为应变能储存机构的应用。在干燥情况下，弹性纤维完全失去弹性，变成脆性材料。

弹性蛋白力学性能的实现是由于其含有柔性的分子，它们在伸缩时很容易改变其形状或构象。这一弹性性质受到力学测试时的应变速率的强烈影响。此外，由于弹性蛋白的构象变化只是在水化的蛋白质中发生，因此水化程度同样强烈地影响其弹性性能。最终地，构象的变化主要被热运动所驱动，其弹性性能将被温度影响。图 15.4 提供了若干环境下弹性蛋白的力学行为，包括变化的应变速率、含水率和温度。表明了环境参数对哺乳动物弹性蛋白的动态力学性能的影响。

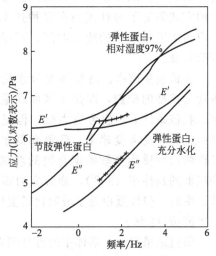

图 15.4 弹性蛋白和节肢弹性蛋白的动态力学性能

弹性蛋白的两条主要曲线在 37℃ 基准温度下构建。节肢弹性蛋白曲线在室温下获得。应力（纵坐标）和频率（横坐标）均以对数表达。

动态检测是在规定频率范围内，对样品进行小振幅、正弦变形检测，以获得动态模量值 E^*。E^* 是动态应力振幅和应变波形的比值。此外，动态位移可分为两个部分。即是储存模量 E' 和损失模量 E''。E' 是与弹性能储存相关的位移，E'' 是与分子摩擦和能量损耗相关的位移。弹性蛋白的 E' 和 E'' 是检测频率的函数。

"充分水化弹性蛋白"的曲线与弹性蛋白在生物条件下的表现完全吻合。所谓生物条件是充分水化、温和的温度（37℃）和较低频率（心脏的变形频率是 1~3Hz）。当频率为 1Hz时，充分水化的弹性蛋白的回弹率为 90%，E' 的量值较 E'' 大两个数量级，表明弹性蛋白在心血管的各种变形速率下的高回弹性。然而，当频率上升到 1Hz 以上时，E' 只有缓慢地上升，E'' 则有迅速的增长，表明弹性蛋白的玻璃态转变。在频率为 100Hz 时，回弹率只有50%。弹性蛋白的水化度降低，例如相对湿度为 97% 时，情况变得更糟。这是由于分子运动性的损失引起了弹性性能的显著损失。

弹性蛋白的这一性能可以解释其在蜂鸟飞行系统中的缺失。蜂鸟是一种小型飞鸟，在飞行过程中，其翅膀以极高的频率扇动。但是，蜂鸟所含有的弹性蛋白并没有被用于其飞行系统中。合理的解释是，由于在其翅膀的拍打频率（40~70Hz）中，弹性蛋白的回弹率太低。

类似的情形在昆虫的飞行系统中存在。昆虫不含弹性蛋白，而是含有另外的类橡胶蛋白质——节肢弹性蛋白。它被在某些昆虫的翅膀的铰合部发现。昆虫的节肢弹性蛋白的动态性能与弹性蛋白非常相似。节肢弹性蛋白的 E' 和 E'' 的曲线基本上平行于充分水化的弹性蛋白的相应曲线，显示节肢弹性蛋白像弹性蛋白一样不能作为高频工作的昆虫飞行系统的有效的弹性能量储存材料。节肢弹性蛋白在昆虫翅膀铰合部的存在被限制在那些以适度的频率扇动翅膀飞行的昆虫中。蝗虫和蜻蜓在其翅膀中含有大量的节肢弹性蛋白，但是其翅膀频率在25Hz以下，此时的节肢弹性蛋白的回弹率高于70%。

(3) 弹性纤维的耐疲劳性和储能性

弹性蛋白是一种极不寻常的蛋白质，它在动物的整个生命周期中不发生代谢。发育过程中合成的弹性蛋白在组织的整个生命过程中始终保持在适当位置。所以弹性蛋白是一种极其耐久的材料。

图15.5给出了关于弹性蛋白耐久性的实验结果，所用的材料是纯化的猪动脉弹性蛋白。疲劳测试以恒定应变速率的方式测定了弹性蛋白在多种速率下的行为。通过发现与应力水平相联系的疲劳时间，可以预测在活体应力下的疲劳寿命。

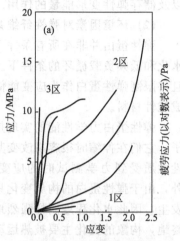

图15.5　纯化的猪动脉弹性蛋白的统计疲劳寿命

在低应变速率、高温和充分水化的条件下，弹性蛋白表现为典型的橡胶，即是1区曲线显示的低刚度，高延伸率。在该条件下，疲劳应力低，但是断裂延伸率高、疲劳时间长。在高应变速率、低温和低水化度条件下，给出的弹性蛋白性质为坚硬的聚合物的玻璃，具有非常高的刚度和很低的延伸率（3区），疲劳应力很高，但是断裂延伸率很低、疲劳时间很短。在测试条件适中时，弹性蛋白处于玻璃化转变区，表现为坚韧、半刚性聚合物，在高应力和高应变下发生疲劳（2区）。

研究结果显示：活体中的弹性蛋白纤维表现出的功能非常接近于其疲劳寿命容许的应力极限的上限。为了估计弹性蛋白在自然状态下的疲劳寿命，需要汇集多个样品在低应变速率、高温和充分水化条件下表现的数据。

研究结果还显示：弹性蛋白具有很高的弹性能量储存能力。计算得到，弹性蛋白的弹性能量储存能力大约是95J/kg。而弹簧钢是115J/kg。这意味着像弹性蛋白这样柔弱的材料竟有与弹簧钢几乎同样的弹性能量储存能力，表明弹性蛋白是一个高性能的弹性材料。

15.2.2　弹性蛋白的制备和分析

获得可溶性的弹性蛋白是弹性蛋白制备和分析工作的前提。由于广泛的交联结构，在不足以引起肽键断裂的条件下，成熟弹性蛋白完全不溶。传统的方法是化学溶解法。现在这种方法已经被直接获得的可溶性原弹性蛋白所取代。

(1) 不溶性弹性蛋白的溶解

早期使用的弹性蛋白提取方法不够专一并且相当粗暴。例如对皮肤、动脉血管等含弹性纤维组织以0.1mol/L NaOH在98℃温度下提取30~60min或者重复自溶，直至没有新的蛋白被溶出。通过这样过程获得的不溶解的残余物被认为是弹性蛋白。然而，这样粗暴的处理可能导致弹性蛋白中不可忽视的肽键断裂以及微原纤维蛋白组分的破坏。

若干较为温和的提取方法得到发展。在这些方法中，弹性蛋白的多肽链基本保持完整，同时获得了被认为是来自于微原纤维的蛋白级分。其中一个被经常使用和引述的方法是这样的，组织首先用5mol/L的胍溶液抽提，除去其中存在的胶原、糖蛋白和蛋白聚糖，接着用高纯度的细菌胶原酶水解和除去不溶解的胶原。在这一阶段，弹性纤维包括无定形物和微原纤维组分。外周微原纤维再以含有疏基乙醇的 5mol/L 胍溶液溶解，剩余的不溶解物就是弹性蛋白。获得的可溶性蛋白富含酸性氨基酸、亲水性氨基酸以及半胱氨酸。该级分是蛋白质的复杂混合物，其中某些源自于微原纤维。

尽管用胍溶液提取的不溶性弹性蛋白的氨基酸组成与用热碱法提取的很相似。但是，较温和方法对于从弹性蛋白含量较低的组织中充分除去杂蛋白和糖蛋白不是非常有效的。因此在另外的提纯方法中又增加了一些步骤，这些步骤包括用去污剂洗涤，用对弹性蛋白不敏感的蛋白水解酶，例如胰蛋白酶处理，与甲酸溶液反应等。根据起始组织的不同，选择某些修正方法可以获得较传统的热碱处理法更高的弹性蛋白纯度。

(2) 可溶性原弹性蛋白的获得

在关于营养物中痕量金属对生物发育影响的研究中，人们意外发现：缺铜饲养将会使得动物弹性纤维中原本不溶性的弹性蛋白组分溶解，进而导致动物产生动脉瘤等缺陷，这些缺陷被归结为弹性蛋白中交联结构的缺乏。这一发现开启了获得可溶性弹性蛋白的新途径。这种可溶性的弹性蛋白称为原弹性蛋白。

缺铜饲养可以抑制弹性蛋白中交联结构产生的原因在于：铜的缺乏抑制了赖氨酰氧化酶的活性。而赖氨酰氧化酶催化赖氨酰转化为醛赖氨酰的反应是交联得以发生的前提条件。只有转化成为醛基，赖氨酰的侧链才具备了必需的反应活性。因此，抑制了赖氨酰氧化酶的活性，实际上就是抑制了交联结构的形成。失去了交联结构的弹性蛋白分子因此变得容易溶解。通过对动物饲以 β-氨基丙腈，也可以获得可溶性原弹性蛋白。因为 β-氨基丙腈也是赖氨酰氧化酶的抑制剂。天然的 β-氨基丙腈存在于山黧豆中，以山黧豆饲养动物也可导致可溶性弹性蛋白的产生。可溶性原弹性蛋白已经从缺铜饲养或山黧豆中毒动物的组织中分离得到，该原弹性蛋白已用于首次完整的弹性蛋白氨基酸序列的测定中。如此获得的可溶性原弹性蛋白被胰蛋白酶选择性切割并通过离子交换色谱分离，结果得到了两种胰蛋白酶水解肽，一个较小，一个较大。用 Edman 降解法测定了其主要的氨基酸序。较小的肽富含丙氨酸，来自于将要形成交联的区域；较大的肽富含疏水氨基酸，来自于弹性表现的区域。

15.2.3 弹性蛋白质材料的应用

在大自然中，贻贝采用丝状纤维作为分子冲击弹跳系统，以经受海洋波浪的推拉；蜘蛛则分泌出高弹性蛋白质用来结网，以捕获自投罗网的昆虫，蜘蛛自个儿却悠然自得，安全地挂在网上。研究人员分辨出了构成这些弹性分子的基本特性。并设法将其用于医学、材料科学甚至军用项目的开发中，例如人造丝可用于制造质量极轻、像钢一样坚韧的防护服。科学家现已开发出弹性硬蛋白聚合物，用于动脉移植或作为吸能不透声的材料。弹性蛋白质分子拥有几乎像钢一样的高强抗拉力。例如蜘蛛网丝恢复原有形状的能力仅为 35%，但其强度却很高。强度和有限的弹性相结合，才使蜘蛛网能拦住飞行的昆虫。因此，当人们设计新材料时，弹性蛋白质会给人带来更多启示。

对蛋白质弹性的研究导致新型弹性体聚合物的开发。美国材料科学家尤赖对弹性硬蛋白的研究已深入到特殊氨基酸疗列，从而能聚合成可实际应用的合成材料。在为美国海军进行的研究工作中，已开发出一系列用弹性硬蛋白制成的聚合物，可有效吸收由潜艇机械发出的声音。

在加拿大多伦多病童医院，凯利等人已合成出由弹性硬蛋白组成的聚合物，该聚合物可做成医用薄膜和导管。他们已生产出重组蜘蛛丝蛋白质，并成功地将其拉制成丝。之后，开发出商业拉丝工艺，并生产出足够的合成丝，用于制造医学临床用器件，如合成韧带和手术缝线。

（姚菊明，蔡玉荣）

参 考 文 献

[1] Yao J M, Asakura T. Silks, In Encyclopedia of Biomaterials and Biomedical Engineering (Eds., Wnek, G. E. and Bowlin, G. L.). New York: Marcel Dekker, Inc., 2004, 1363-1370.

[2] Magoshi J, Magoshi Y, Nakamura S, Mechanism of fiber formation of silkworm//Kaplan D. Silk Polymers, ACS Symposium Series, Washington DC: American Chemical Society, 1994.

[3] LiuY, Yu T, Yao H, et al. J Appl Polym Sci, 1997, **66** (**2**): 405-408.

[4] Zhou L, Chen X, Shao Z, et al. J Phys Chem *B*, 2005, **109** (**35**): 16937.

[5] Shao Z, Vollrath F. Nature, 2002, **418** (**6899**): 741.

[6] Salamone J C. Polymeric Materials Encyclopedia. Boca Raton FL: CRC Press, 1996.

[7] 邵正中，张丽娜. 蚕丝蜘蛛丝及其丝蛋白质（精）. 北京：化学工业出版社，2015.

[8] Madsen B, Shao Z Z, Vollrath F. Int J BiolMacromol, 1999, **24** (**2-3**): 301.

[9] Perez-Rigueiro J, Elices M, Llorca J, et al. J ApplPolymSci, 2001, **82** (**8**): 1928.

[10] Shao Z, Vollrath F. Nature, 2002, **418** (**6899**): 741.

[11] Fu C, Porter D, Chen X, et al. AdvFunct Mater, 2011, **21** (**4**): 729.

[12] Egerton G S. Text Res J, 1948, **18** (**11**): 659-669.

[13] Elliott D F. Biochem J, 1952, **50** (**4**): 542.

[14] Zhang X, Wyeth P. Sci China Chem, 2011, **54** (**6**): 1011.

[15] Lu Q, Zhang B, Li M, et al. Biomacromolecules, 2011, **12** (**4**): 1080.

[16] Wang J N, Liu Z W, Yang Y X, et al. Text Res J, 2012, **82** (**17**): 1799.

[17] Teshome A, Onyari J M, Raina S K, et al. J ApplPolymSci, 2013, **127** (**1**): 289.

[18] Li M Y, Zhao Y, Tong T, et al. Polym Degrad Stab, 2013, **98** (**3**): 727.

[19] Taddei P, Arai T, Boschi A, et al. Biomacromolecules, 2005, **7** (**1**): 259.

[20] Numata K, Cebe P, Kaplan D L, Biomaterials, 2010, **31** (**10**): 2926.

[21] Lawrence B D, Wharram S, Kluge J A, et al. MacromolBiosci, 2010, **10** (**4**): 393.

[22] Reed E J, Viney C, J Mater Res, 2014, **29** (**07**): 833.

[23] Teshome A, Onyari J M, Raina S K, et al. J ApplPolym Sci, 2013, **127** (**1**): 289

[24] Ude A, Ariffin A, Azhari C. Fibers Polym, 2013, **14** (**1**): 127.

[25] Eshkoor R, Oshkovr S, Sulong A, et al. Compos Part B: Eng, 2013, **55**: 5.

[26] Buasri A, Chaiyut N, Loryuenyong V, et al. J Optoelectron Adv *M*, 2014, **16** (**7-8**): 939.

[27] Shah D U, Porter D, Vollrath F. Compos Part A: ApplSciManufac, 2014, **62**: 1.

[28] Putthanarat S, Eby R, Naik R R, et al. Polymer, 2004, **45** (**25**): 8451.

[29] Perry H, Gopinath A, Kaplan D L, et al. Adv Mater, 2008, **20** (**16**): 3070.

[30] Omenetto F G, Kaplan D L. Nat Photonics, 2008, **2** (**11**): 641.

[31] Parker S T, Domachuk P, Amsden J, et al. Adv Mater, 2009, **21** (**23**): 2411.

[32] MacLeod J, Rosei F. Nat Mater, 2013, **12** (**2**): 98.

[33] Kim St, Marelli B, Brenckle M A, et al. Nat Nanotechnol, 2014, **9**: 306.

[34] Amsden J J, Domachuk P, Gopinath A, et al. Adv Mater, 2010, **22** (**15**): 1746.

[35] Amsden J J, Perry H, Boriskina S V, et al. Opt Express, 2009, **17** (**23**): 21271.

[36] Tsioris K, Tilburey G E, Murphy A R, et al. AdvFunct Mater, 2010, **20** (**7**): 1083.

[37] Tao H, Kainerstorfer J M, Siebert S M, et al. P NatIAcadSci USA, 2012, **109** (**48**): 19584.

[38] Kharlampieva E, Kozlovskaya V, Gunawidjaja R, et al. AdvFunct Mater, 2010, **20** (**5**): 840.

[39]　Kim D H，Viventi J，Amsden J J，et al. Nat Mater，2010，**9**（**6**）：511.

[40]　Tao H，Brenckle M A，Yang M，et al. Adv Mater，2012，**24**（**8**）：1067.

[41]　Nemoto R，Wang L，Aoshima M，et al. J Am Ceram，Soc，2004，**87**（**6**）：1014.

[42]　Cai Y R，Jin J，Mei D P，Xia N X，Yao J M. J Mater Chem，2009，**19**：5751.

[43]　Wang L，Nemoto R，Senna M. J Mater Sci Mater Med，2004，**15**（**3**）：261.

[44]　Takeuchi A，Ohtsuki C，Miyazaki T，et al. J Biomed Mater Res A，2003，**65**（**2**）：283.

[45]　Furuzono T，Kishida A，Tanaka J. J Mater Sci Mater Med，2004，**15**（**1**）：19.

[46]　Korematsu A，Furuzono T，Yasuda S，et al. J Mater Sci Mater Med，2005，**16**（**1**）：67.

[47]　Marelli B，Ghezzi C E，Alessandrino A，et al. Biomaterials，2012，**33**（**1**）：102.

[48]　Gosline J，et al. Elastic Proteins：Biological Roles and Mechanical Properties，in：Elastomeric Proteins，Peter R. Shewry et al（eds）. The royal Society，Cambridge University Press，London，2002，17.

[49]　Aaron B B，gosline J M. Biopolymers，1981，**20**：1247.

[50]　Gosline J M，French C J. Biopolymers，1979，**18**：2091.

第 16 章
植物蛋白质及材料

在各种天然聚合物中，蛋白质类物质具有来源丰富、成本低廉、可加工性、可再生性及可生物降解性等突出特点，因此由其加工而成的天然蛋白质基绿色材料可望被发展为未来石油基聚合物的主要替代品种之一。利用现有高分子加工设备，通过物理、化学、生物的方法对蛋白质进行改性，制备出一系列具有优良性能的新型环境友好蛋白质材料，已成为当今生物降解高分子领域的研究热点之一。

16.1 常见的天然植物蛋白质

在自然界中，蛋白质的主要来源是植物和动物，大豆蛋白、玉米蛋白和小麦蛋白来源于植物，而胶原蛋白、鱼蛋白、丝蛋白、角蛋白和牛奶蛋白则来源于动物。植物蛋白通常从含油种子（例如大豆）或者谷物（小麦、玉米）中得到，并且通常为油类和淀粉加工的副产物。蛋白质基本上是由 20 余种氨基酸构成，侧链带有活性官能基，能够进行化学修饰。蛋白质具有复杂而繁琐的立体结构，可以描述为一级、二级、三级和四级结构。一级结构是指由氨基酸按照一定序列以肽键相连构成的蛋白质分子骨架。在一级结构中，包含形成固定交联位点的共价键，如二硫键。蛋白质中的二级结构因分子链中酰胺基间氢键作用而变得稳定，它包括 α-螺旋和 β-折叠两种蛋白质空间结构组件。α-螺旋是蛋白质所有螺旋中最重要的结构，这主要归因于它具有最大数目的分子间氢键作用。但这种结构在溶液中并不能足够稳定地存在，它可以解缠为一种自由的、无方向性的分子链，缠绕的螺旋结构稳定性需要有二硫键和/或三级结构的存在。β-折叠结构通常由两条或多条伸展的多肽链侧向集聚，通过相邻肽链主链上的 N—H 和 C=O 之间有规则的氢键形成锯齿状片层结构。三级结构是多肽链在二级结构的基础上进一步相互作用而形成。这些相互作用包括范德华力、氢键作用以及由溶剂间相互作用引起的非极性侧链间作用和静电作用。四级结构则是指由多条多肽链在三级结构的基础上相互作用形成的结构，疏水作用和范德华力是稳定四级结构的主要作用力。蛋白质的各级结构对于外界条件响应程度不同，对蛋白质的性质及功能影响也不同。例如，破坏二、三、四级结构，使蛋白质链伸展，有利于提高胶黏剂的黏接强度和蛋白质材料的力学性能。

16.1.1 大豆蛋白质

大豆主要由油脂、蛋白质、碳水化合物、粗纤维和水分等组成，其中大豆蛋白质（soy

protein）是大豆的主要组分，主要以直径为 $5\sim20\mu m$ 的球状体存在于大豆细胞内。根据加工过程和蛋白质组分含量的不同，可分为大豆分离蛋白（SPI，蛋白质含量大于 90%）、大豆浓缩蛋白（SPC，蛋白质含量 70%）、大豆粉（SF，蛋白质含量 50%）和大豆渣（SD，蛋白质含量约 10%），前三者是主要产物，而大豆渣是副产物。大豆粉经进一步分离纯化，获得大豆浓缩蛋白或大豆分离蛋白以及大豆渣。提取 SPI 或 SPC 以后的残渣——大豆渣占大豆总量的 15%～20%，主要成分是纤维素、大豆蛋白质和其他不溶性碳水化合物。由于大豆渣价格低廉，富含—OH、—COOH 和—NH$_2$ 等基团，能完全生物降解，因此具有一定的加工利用价值，可用于制备生物降解材料。采用超速离心分离法并根据沉降系数可将大豆蛋白质分为 2S、7S、11S 和 15S 四个级分（数字系数是 20℃时水中的特征沉降系数；S 表示沉降系数单位），同时每一个级分本身又是不同蛋白质的复合体。大豆分离蛋白由 90% 的蛋白质组成，它的主要成分是大豆球蛋白（11S）和 β-缔合大豆球蛋白（7S），在 SPI 中分别占 34% 和 27%，较少的组分是 2S 和 15S。2S 属于水溶性蛋白，如 γ-球蛋白，15S 可能是大豆球蛋白的二聚物。大豆球蛋白是贮藏蛋白，存在于子叶细胞的蛋白质基体中。7S 组分是一种三聚糖蛋白，分子量为 $140\sim170kDa$，三种组分分别是 α（57kDa）、$\acute{a}$（58kDa）和 β（42kDa）。11S 组分是由多种寡聚多肽构成的，分子量为 $340\sim375kDa$，主要是两个并列的六元环结构，每个环又包含了由许多二硫键连接的酸性（35～37kDa）和碱性（20kDa）多肽。大豆蛋白质等电点 pH 约为 4.5，而球蛋白和结合糖蛋白分别为 6.8 和 4.8。等电点时蛋白质溶解度最低。7S 和 11S 中都含有可以形成二硫键的半胱氨酸残基。

大豆蛋白质由甘氨酸、天冬氨酸、天冬酰胺、谷氨酸、谷氨酰胺、精氨酸、赖氨酸、组氨酸、丝氨酸、苏氨酸、酪氨酸、胱氨酸、丙氨酸、亮氨酸、异亮氨酸、缬氨酸、脯氨酸、苯丙氨酸、蛋氨酸和色氨酸 20 种氨基酸以肽键结合而形成，其主要组成元素为 C、H、O、N、S、P，还含有少量 Zn、Mg、Fe、Cu 等。大豆蛋白质的结构也包括一、二、三和四级结构（图 16.1）。在一定 pH 值、温度和剪切力作用下，大豆蛋白质的二、三、四级结构会发生不同程度的变化，使原本包藏在球形结构内部的疏水基团等暴露出来，蛋白质分子链变得伸展，进而改变蛋白质的性质，有利于材料的加工成型及性能的提高。

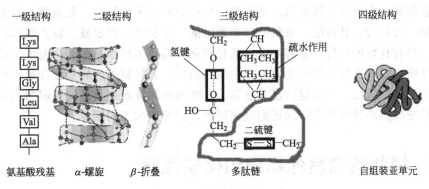

图 16.1　蛋白质的各级结构

16.1.2　玉米蛋白质

玉米蛋白是玉米淀粉生产中的主要副产物，它含有 60% 以上的蛋白质，主要是醇溶蛋白和胚蛋白。玉米胚蛋白占玉米总蛋白含量的 35%，包括谷蛋白、球蛋白、白蛋白以及少量的醇溶蛋白，与玉米醇溶蛋白（zein）在氨基酸组成及理化特性等方面均有许多差异。玉米醇溶蛋白是玉米中主要的贮藏蛋白，约占玉米总蛋白含量的 40％。玉米醇溶蛋白由蛋氨酸、丙氨酸、缬氨酸、亮氨酸、脯氨酸、羟脯氨酸、苯丙氨酸、天冬氨酸、谷氨酸、羟谷氨酸、组氨酸、精氨酸、丝氨酸、色氨酸等氨基酸组成，其中包含了人体必需的 8 种氨基酸，即赖氨酸、色氨酸、胱氨酸、缬氨酸、苏氨酸、亮氨酸、苯丙氨酸和异亮氨酸，并且含量比较平衡。组成玉米醇溶蛋白的主要元素为 C、H、O、N、S、P 等。玉米醇溶蛋白性质不仅与氨基酸组成有关，还与分子形态和结构密切相关。实验证明，玉米醇溶蛋白的分子形状是棒状结构，分子轴比为（25∶1）～（15∶1）。玉米醇溶蛋白在溶液中显示出高度的旋光性，说明它含有较多的 α-螺旋体。α-螺旋体是由多肽主链上酰氨基间的氢键形成的，最为稳定。尽管玉米醇溶蛋白的氨基酸组成不平衡，但它具有独特的溶解性，玉米醇溶蛋白的特殊分子形状及侧链组成决定了它能够形成透明、柔软、均匀的保鲜膜，是理想的天然营养保鲜剂。根据玉米蛋白的溶解性质，可分为 α、β、γ、δ 四种主要类型的醇溶蛋白。玉米醇溶蛋白在凝胶电泳中可以移动形成两条主带，说明玉米醇溶蛋白不是一种单一均匀的蛋白质，并将这两条主带分别命名为 α-玉米醇溶蛋白与 β-玉米醇溶蛋白，经测定 α-玉米醇溶蛋白的分子量为 21kDa，β-玉米醇溶蛋白的分子量则更大。α-玉米醇溶蛋白在溶液中的构象和三维空间研究结果表明其分子结构具有高的轴径比。此外，玉米醇溶蛋白的溶解性主要是针对不同种类的分子聚集，即聚集分子量比单个 α-玉米醇溶蛋白分子量大很多，所以必须考虑不同蛋白质的混合物或二聚物的配合物。

16.1.3 小麦蛋白质

小麦蛋白在整个小麦面粉中含量为 10％～15％，而面筋蛋白则是小麦蛋白的主体，占到 80％左右。小麦面筋蛋白主要是由麦醇溶蛋白和麦谷蛋白组成的高度水化物，含有 75％～85％的蛋白质。从化学组成上看，小麦面筋蛋白主要由分子量较小、呈球状、具有较好延伸性的麦胶蛋白（43.02％）和分子量较大、呈纤维状、具有较强弹性的麦谷蛋白组成（39.10％），此外还含有其他蛋白（4.41％）、糖类（10％～15％，主要是淀粉）、脂肪和类脂（2％～8％）、矿物质灰分（0.5％～2％）等。小麦面筋蛋白质的氨基酸组成有门冬氨酸、丝氨酸、脯氨酸、丙氨酸、缬氨酸、亮氨酸、异亮氨酸、苯丙氨酸、色氨酸、组氨酸，谷氨酸、苏氨酸、谷氨酸、甘氨酸、胱氨酸和半胱氨酸、蛋氨酸、酪氨酸、赖氨酸和精氨酸。由于麦谷蛋白具有良好的弹性，麦醇溶蛋白的黏性强并富有延展性，因而小麦蛋白综合了这两类蛋白的性质。麦麸作为小麦中主要的蛋白储存场所，经机械处理后导致含量相对丰富的半胱氨酸之间形成二硫键。二硫键的形成是强的、黏弹性和体积庞大面团形成的主要原因。因此，二硫键交联点必须要用合适的还原剂来还原，造成膜加工的困难。

16.2 植物蛋白质的物理和化学性质

16.2.1 蛋白质的物理性质

16.2.1.1 溶解性

蛋白质的溶解性是对其进行材料加工，尤其是溶液中加工或成型的基础。蛋白质溶解度是指特定环境下，100g 蛋白质中能溶解于特定溶剂中的最大质量，包括蛋白质分散度指数（PDI＝水分散蛋白质/总蛋白质）和氮溶解度指数（NSI＝水溶氮/总氮）两种表示方式。通常情况下，PDI 值要略大于 NSI 值。蛋白质的溶解度与其加工工艺、溶液的酸碱性、离子强度、共存物等有关。酸碱度、离子强度、温度、加热时间、共存物以及超声波处理都可以引起蛋白质在水溶液中发生可逆或不可逆的聚集-解聚转变。例如，经加热或其他处理后蛋白质的水溶性降低，其胶凝性、乳化性、起泡性等其他许多性能也同时下降。

水溶液的 pH 对大豆蛋白质的溶解性影响很大。大豆分离蛋白在溶液的 pH 值为 9 以上时，几乎都能溶解于水中，NSI 值接近 100%；当 pH 值为 4.64（大豆分离蛋白的等电点）时，其溶解度最小，NSI 值约为 10%。这是分离、提纯 SPI 的依据。玉米醇溶蛋白具有独特的溶解特性：不溶于水，亦不溶于无机酸类，在高级醇类中溶解力差，而乙醇与异丙醇则是其最好的溶剂。玉米醇溶蛋白溶解特性与其氨基酸组成有关，其分子中存在着大量的疏水性氨基酸，如亮氨酸、脯氨酸、苯丙氨酸、丙氨酸，这是其不溶于水的根本原因。玉米醇溶蛋白分子中缺乏带电氨基酸，如赖氨酸、精氨酸、天冬氨酸，这是它需要高 pH 值才能溶解于含水体系以及在低浓度盐溶液中就有沉淀倾向的原因。其他蛋白质的溶解性与许多因素有关，如小麦面筋蛋白的溶解性与自身化学组成有关，提高其溶解性的方法有物理和化学的方法。物理方法包括搅拌、超声波处理、γ 射线处理等；化学方法包括离子型表面活性剂、脂肪酸及其钠盐、蛋白质侧链的化学改性、酶处理等。

16.2.1.2　吸水和保水性

蛋白质的吸水性是其又一重要物理性质，是指在一定湿度下，蛋白质（干基）达到吸水平衡时的含水量。蛋白质对水有较高的亲和性，如 100g 大豆分离蛋白可吸收约 35g 水。通常情况下，蛋白质分子的表面覆盖着一层键合水（大约 2～3 个水分子/蛋白质残基），这一部分水可以认为是蛋白质结构的内在组成部分。在环境湿度较高的情况下，蛋白质键合水层的外侧还包裹着与蛋白质没有直接键合的自由水。因此，蛋白质与水的相互作用可分为吸水性和保水性两种基本作用方式，前者是"化学结合"，而后者是"物理截留"。测量大豆蛋白质吸水性和保水性的方法有平衡水蒸气吸收法和液体水吸收法，而主要的定量参数是水活性（a_w）、水吸收容量（WIC）和露点（T_d）。蛋白质制品具有良好的保水性需具备以下三方面条件：蛋白质颗粒复水后能充分溶胀但不溶解，蛋白质颗粒复水后具有很高黏度以及蛋白质可形成凝胶网络。溶胀程度是蛋白质是否具有良好保水性的一个重要指标。蛋白质与水的作用能越大、肽链平均分子量越大，则溶胀程度越大。同时，肽链平均密度小（即肽链间空隙越大），也有利于提高溶胀程度。通过键接亲水基团增加肽链亲水性、利用二硫键交联增加链长度以及变性使球蛋白分子转变为松散的无规线团结构等措施，也有助于提高蛋白质的溶胀特性。此外，蛋白质分子中的可电离基团对溶胀程度也有影响。除了蛋白质本身的结构因素之外，pH 值、盐离子浓度和温度也是重要的影响因素。例如，在等电点附近蛋白质的溶胀性能差、黏度低；随着 pH 值升高，溶胀性能和黏度均增大；在蛋白悬浮液中加入 NaCl 将抑制溶胀并降低黏度。

16.2.1.3　凝胶性

当变性的分子聚集形成一个有规则的蛋白质网状结构时，此过程称为凝胶作用。蛋白质网状结构的形成是蛋白质-蛋白质和蛋白质-溶剂（水）之间相互作用以及相邻多肽链吸引力和推斥力之间一个平衡的结果。蛋白质凝胶形成的前提是蛋白质分子、分子束或者聚集体之间和蛋白质和水分子之间的相互作用使体系形成三维网络结构。凝胶形成可分为两个过程。第一步是初步变性的发生，将导致黏度上升和结构变化，蛋白质分子肽链解开，形成"预凝胶"。第二步是变性分子的形成时期。变性是指微环境发生变化时分子原有的特殊构象将发生转变，导致蛋白质的物理、化学及生物学特性发生变化。变性并不改变蛋白质的一级结构，仅引起二、三、四级结构的变化。以大豆蛋白为例，在这一过程中，由大豆蛋白内的二硫键、氢键、疏水键作用使解开的肽链间重新交联形成网络，此过程不可逆。第二步比第一步要慢一些，这样才能形成较好的凝胶网络结构。影响大豆蛋白凝胶形成的因素主要有 7S 和 11S 成分、大豆蛋白的组成、变性程度、温度、pH 值、离子强度和蛋白质浓度等。大豆蛋白质中，只有 7S 和 11S 组分才有凝胶化性，而且 11S 组分凝胶的硬度、组织性明显高于 7S 凝胶。这可能是由于两种组分所含的巯基和二硫键数量及其在凝胶形成过程中的变化不同所致。

食用蛋白凝胶大致可分为加热凝胶和钙等二价金属盐凝胶。另外，加热凝胶又可分为加热后冷却凝胶和加热状态凝胶。前者多为可逆性的。加热凝胶是先将蛋白质结构形成解离状态，然后使这些蛋白质分子相互处于平衡而形成。非可逆性凝胶则是通过加热，蛋白质分子由二硫键之类的共价键连接时形成。与此相比，可逆性凝胶中，蛋白质分子间的氢键、离子键、疏水键的作用较大。钙凝胶中，Ca^{2+} 的作用很大。凝胶的结构为立体网络结构，其中含水。凝胶的特征是黏度、可塑性、弹性均较高。蛋白质形成凝胶后，不但是水的载体，而且还是风味剂、糖或其他配合物的载体。这种性质对蛋白质在食品中的应用是有益的。

16.2.1.4 热性质

玻璃化转变温度（T_g）是高分子聚合物的特征温度之一，以 T_g 为界高分子聚合物呈现不同的物理性质。在 T_g 温度以下，高分子材料为塑料；在 T_g 温度之上，高分子材料为橡胶。从工程应用角度而言，玻璃化转变温度是工程塑料使用温度的上限，是橡胶或弹性体的使用下限。其测量表征方法有差示扫描量热（DSC）和动态力学热分析（DMA），由于测量原理的差异，由 DSC 测量的玻璃化转变温度较由 DMA 得到的玻璃化转变温度高。以甘油增塑的大豆分离蛋白塑料为例，通过 DSC 对玻璃化转变温度进行了研究，结果表明，当甘油含量从 25%（质量分数）增加到 40%（质量分数）时，大豆蛋白塑料均有两个玻璃化转变温度 T_{g1} 和 T_{g2}，分别对应于材料的富甘油区和富蛋白区。随着甘油含量从 25%（质量分数）增加到 50%（质量分数），材料的玻璃化转变温度 T_{g1} 下降，玻璃化转变温度 T_{g2} 基本在 44℃附近变化。

16.2.2 蛋白质的化学反应

蛋白质由氨基酸组成，而氨基酸提供了可以发生化学反应的官能基团，如—OH、—NH$_2$、—SH、—COOH、二硫键等，由此决定了蛋白质可以参与许多重要的化学反应。大豆蛋白质中非极性、不活泼氨基酸残基只占 32%左右，而具有极性和活泼性的氨基酸残基占 58%。化学反应可改变蛋白质的一级结构或高级结构，所获得的蛋白质衍生材料或改性材料可克服原有蛋白质加工难、流动性差及易吸水等缺点。同时，合适的化学改性还可使蛋白质具有更多的功能特性并拓展其实际用途。

16.2.2.1 磷酸化反应

蛋白质的磷酸化是有选择性地利用蛋白质侧链的活性基团，如丝氨酸、苏氨酸、酪氨酸的—OH 以及赖氨酸的 ε-NH$_2$，分别接上一个磷酸基（—PO$_3$）。磷酸化的位置取决于反应的 pH 值，采用的磷酸化试剂有 P$_2$O$_5$/H$_3$PO$_4$、环状磷酸三钠（Na$_3$P$_3$O$_9$，STMP）、三聚磷酸钠（Na$_5$P$_3$O$_{10}$，STP）、三氯氧磷（POCl$_3$）等。重合磷酸盐可与蛋白质的—OH 或—NH$_2$ 反应，蛋白质分子中自由羟基的活性较低，只有在 pH＞9 的环境中才能显示较高活性；而氨基的活性较大，在中性到碱性的条件下都可以反应。如果把反应条件控制在弱碱性（pH7～9）时，则只有氨基表现活性，羟基就不起反应。

16.2.2.2　酰化反应

常见蛋白质的酰化反应是乙酰化和琥珀酰化，在碱性介质中乙酸酐或琥珀酸酐的酰基与蛋白质氨基酸上的氨基反应完成。酰化试剂不仅要选择性地与一种功能基团反应，而且要与所有亲核基团发生反应，这些基团包括氨基（N-末端的 α-NH_2 和赖氨酸的 ε-NH_2）、酪氨酸的苯酚环、丝氨酸和苏氨酸的—OH、组氨酸的咪唑基等。中性的乙酰基或阴离子型的琥珀酸酐结合到蛋白质分子中，亲核的残基上引入大体积的乙酰基或琥珀酸根后，增加了蛋白质的净电荷，使分子更伸展，解离为亚单位的趋势增强，蛋白质等电点降低，最终使蛋白质在弱酸、中性和碱性溶液中的溶解度增加，同时乳化能力也获得了改善。随着酰化试剂量的改变，蛋白质的功能特性也将改变。蛋白质的种类不同，酰化反应条件也不同。

琥珀酸酐或乙酸酐易与大豆蛋白质发生酰化反应。乙酰化 SPI 分子量大约为 26kDa，不需增塑剂就能在 115℃直接热压成型，其拉伸强度约为 2.21MPa，断裂伸长率可达 100％左右；湿态强度大约为 0.8MPa，断裂伸长率为 20％。采用棕榈酰氯、壬烯基丁二酸酐和十二烯基丁二酸酐分别酰化修饰麸质蛋白、玉米蛋白、大豆蛋白和豌豆蛋白。酰化修饰为这些蛋白质提供了充分的塑化取代基，使材料能够熔融并热塑成型，而且高取代度有利于提高加工性能。此外，酰化改性使得到的蛋白质衍生物具有较高的疏水性和抗水性。如琥珀酰化能够使大豆蛋白质氨基阳离子转变为阴离子残基，从而改善疏水性。

16.2.2.3　酯化反应

对蛋白质端基和侧链上羧基进行酯化可以减少亲水性羧基的数目，并改变其离子特性和电荷分布。如蛋白质的羧基在适宜的条件下能被含少量盐酸的甲醇酯化。这种处理会导致两种类型的次级反应：谷氨酰胺和天冬酰胺残基的氨基甲醇醇解和 N—O 重排。在 pH 值为 7～10 之间，甲酯被缓慢水解。甲酯化作用减少了蛋白质中的阴离子基团，增加了等电点。用甲醇或乙醇进行小麦蛋白的酯化，小麦蛋白的流变学特性发生变化。随着酯化度的增加，小麦蛋白的流变特性变松弛时间明显缩短。酯化改性也是提高天然高分子疏水性和热塑性的有效化学改性手段。酯化改性制备的 SPI 塑料在拉伸强度、断裂伸长率和耐水性三方面都提高，酯化程度越高，提高的程度也越大。

16.2.2.4　脱酰胺反应

对面筋蛋白进行脱酰胺反应可以增大蛋白质分子内静电排斥作用，降低分子中形成氢键的能力，大大改善其溶解度、乳化性能以及流变性质等。脱酰胺化学改性可通过酸法和碱法进行。酸性条件下，去酰胺反应是直接水解蛋白质酰胺键中的氨，脱氨形成羧酸。关于碱催化去酰胺改性的报道较少，这种方法虽然反应速率较高，但蛋白质中的氨基酸发生消旋作用，使必需氨基酸的 L-对映体减少和消化率降低，并产生具有毒性的赖丙氨酸，因此研究较少。

16.2.2.5　糖基化反应

糖改性蛋白质是一种化学改性方法，它是指一定条件下糖与蛋白质发生羰氨缩合反应（Maillard 反应），生成蛋白质-糖共价化合物。它是蛋白质分子中氨基酸侧链的自由氨基和糖分子还原末端的羰基之间的反应，与原始蛋白质相比，该化合物在溶解性、乳化性、抗氧化性、抗菌性以及热稳定性等方面有明显改善。此外，糖基化反应还可以提高蛋白质的热稳定性和乳化特性以及降低某些蛋白的过敏反应性。

16.2.3 蛋白质的接枝共聚

蛋白质的接枝共聚改性已经被成功地用于多种蛋白质类型，例如大豆蛋白质接枝聚苯乙烯、聚丙烯酸甲酯和聚甲基丙烯酸乙酯等。接枝共聚能够有效地改善蛋白质的性能。甲基丙烯酸缩水甘油醚（GMA）分子中的环氧基与 SPI 氨基或羟基反应接枝到大豆蛋白质分子上，形成碳碳双键。继而加工过程中，单体（苯乙烯和马来酸酐）与大豆蛋白质分子上的碳碳双键发生原位聚合，形成接枝或交联聚合物。因此，通过这些多官能团物质的改性作用，大豆蛋白质塑料的力学性能得到显著改善。

选用 8mol/L 的尿素溶液作为溶剂，加入 β-巯基乙醇作为大豆蛋白质的解折叠剂和反应的链转移剂，以硫酸铵（APS）为引发剂对大豆蛋白质接枝丙烯酸甲酯（MAA）单体。其中，β-巯基乙醇对接枝共聚反应的发生起了关键作用。β-巯基乙醇诱导大豆蛋白质分子双硫键断裂而促使分子链伸展，将埋于分子内部更多的活性羧基和巯基展现出来，同时大豆蛋白质双硫键断裂产生的大量—C—SH 基团极易与硫酸铵引发剂作用产生活性自由基，这些活性自由基诱导了接枝聚合反应。大豆蛋白质与丙烯酸甲酯接枝共聚机理的描述如下：

① β-巯基乙醇诱导大豆蛋白质双硫键断裂以及分子链伸展

$$\begin{array}{c} S\text{——}S \\ | \quad\quad | \\ \text{—Cy} \quad \text{—Cy—} \end{array} + 2\begin{array}{c} CH_2SH \\ | \\ CH_2OH \end{array} \rightleftharpoons 2\begin{array}{c} SH \\ | \\ \text{—Cy—} \end{array} + \begin{array}{c} H_2C\text{—}S\text{—}S\text{—}CH_2 \\ | \quad\quad\quad\quad | \\ CH_2OH \quad CH_2OH \end{array}$$

② 自由基形成：$APS + SPI \xrightarrow{k_d} APS^- + SPI^{\cdot}$

③ 链引发：$SPI^{\cdot} + MAA \xrightarrow{k_i} SPI\text{—}MAA^{\cdot}\text{—}$

④ 链增长：$SPI\text{—}MAA\text{—}^{\cdot} + MAA \xrightarrow{k_p} SPI\text{—}MAA_2^{\cdot}\text{—}$

$SPI\text{—}(MAA)_{n-1}\text{—}MAA\text{—}^{\cdot} + MAA \xrightarrow{k_p} SPI\text{—}(MAA)_n\text{—}MMA\text{—}^{\cdot}$

⑤ 链终止：$SPI\text{—}(MAA)_n^- + \text{—}(MAA)_m\text{—}SPI \xrightarrow{k_{tc}} \text{Grafted SPI}$

聚合反应的反应速率可用以下公式进行计算：

$$R_p = k_p(k_d/k_{tc})[SPI]^{1/2}[APS]^{1/2}[MAA]$$

式中，k_d 是自由基形成速率常数；k_i、k_p 和 k_{tc} 分别是链引发、增长和终止速率常数。由此可见，R_p 与 $[APS]^{1/2}$ 和 $[MAA]$ 成正比。

16.3　天然植物蛋白质材料

蛋白质塑料的研究可以追溯到 20 世纪 30～40 年代，Henry Ford 将大豆蛋白质与酚醛树脂混合用于生产汽车部件。20 世纪 90 年代，随着人类对资源和环境的逐渐重视，世界各国对蛋白质材料的研究又重新崛起。蛋白质改性材料的力学性能和耐水性均得到了明显改善，并能保持其生物降解性，可用于开发蛋白质塑料及其他新材料产品。比如，可以制备各种一次性用品，杯、瓶、玩具等家庭用品，育苗盆、花盆等农林业用品，各种工艺、旅游和体育用品，泡沫塑料防震垫，功能薄膜，药物载体等，在日用、工业、农业、环境和生物医用等领域具有广阔的应用前景。

16.3.1 增塑和变性蛋白质材料

纯大豆蛋白质塑料的加工温度为 200℃ 左右，与其分解温度相近，必须加入增塑剂以降低其加工温度，避免降解。同时，添加增塑剂可以克服纯大豆蛋白质材料较脆的弱点，改善材料力学性能。常用大豆蛋白质塑料增塑剂是低挥发性小分子，增塑剂与蛋白质分子相互作用增加蛋白质自由体积，改变蛋白质的三维空间结构，减少分子间吸引力，增加链活动性，从而提高材料的延展性。常用增塑剂除了包括水和甘油、丙二醇、乙二醇等多元醇及其衍生物、醇胺、酰胺等小分子外，还包括中分子增塑剂，如辛酸、棕榈酸等。与小分子增塑剂相比，中分子增塑剂不会从蛋白塑料内挥发，而且不能被水取代。大豆蛋白质在添加小分子增塑剂的基础上加入部分疏水性增塑剂如己内酯，还可同时提高材料的力学性能和抗水性。力学性能是蛋白塑料最重要的性能，它决定材料能否最终应用于实际中。SPI 塑料的力学性能与增塑剂的种类、含量及物理或化学改性方法、改性程度、制备方法等相关。对于多元醇增塑的大豆蛋白质塑料，热压膜具有较高的透光性，而溶液流延膜具有较好的韧性和阻水性能。表 16.1 汇集了典型 SPI 塑料与环氧树脂、聚碳酸酯的贮能模量（G'）、杨氏模量（E'）和玻璃化转变温度（T_g）数据。

表 16.1 大豆蛋白质塑料与石油基塑料的性能比较

材料	$G'(25℃)/GPa$	E'/GPa	$T_g/℃$
干态大豆蛋白塑料	1.76	4.40	150
湿态大豆蛋白塑料	0.22	0.53	150
25% 甘油增塑的大豆蛋白塑料	0.21	0.52	−50
环氧树脂	1.20	3.00	145
聚碳酸酯	0.93	2.10	155

水是大豆蛋白塑料常用的小分子增塑剂，低含水量（约 5%）的大豆蛋白质模压材料具有大约 50MPa 的高拉伸强度和 5% 左右的断裂伸长率，但是由于缺乏足量的水作为增塑剂和润滑剂，SPI 的挤出或热压加工都非常困难。适量的水才能保证对 SPI 具有良好的增塑效果，改善大豆蛋白塑料的加工性能，使之能够在相对较低的温度下顺利挤出或模压成型。模压温度对水增塑的 SPI 塑料力学性能和吸水性的影响很大。在一定温度下，SPI 可以形成熔体，且熔体的流动行为与水分依赖关系很大。例如，在 140℃ 下，当水分为 20%～41% 时，熔体流动特性为各向异性，而水含量为 54%～70% 时，熔体流动的连续性好，流动特性较均一，自由水起润滑剂的作用。然而，由于水的沸点低且易挥发，因此极少将水单独作为蛋白塑料的增塑剂，它经常与其他增塑剂共同使用，调节蛋白塑料的加工性能和力学性能。

甘油是蛋白质塑料最有效的增塑剂之一。甘油增塑的原理是甘油的—OH 基团与蛋白质的—NH_2、—NH—、—COOH 等基团发生相互作用，减少了大豆蛋白分子间及分子内氢键等的作用，大大提高了大分子及其链段运动能力，从而增加了材料的柔顺性，并提高其加工性能。比如，将 100 份的 SPI 与 80 份的水和一定量的甘油混合并平衡过夜，可直接螺杆挤出得到大豆蛋白塑料片材。随着甘油含量从 10 份增加到 50 份，材料的杨氏模量从 1.2GPa 下降到 144MPa，拉伸强度从 40.6MPa 下降到 1.5MPa，而断裂伸长率从 3% 提高到

185%。50份SPI和50份甘油混合物也存在一个较宽的加工窗口，一定温度和压力下可注射成型，且随着注射温度的提高，材料的延展性提高。

此外，其他多羟基醇也可以作为大豆蛋白质的增塑剂。与同等含量的小分子增塑剂相比，使用大分子量的增塑剂可以提高材料的拉伸强度和模量。上述不同种类及不同含量的多元醇增塑剂普遍地使材料的玻璃化转变温度降低，而用T_g更高的糖类作增塑剂，则会使材料的T_g升高。增塑剂的分子量、浓度和羟基基团的位置都会影响增塑效果，含有不同碳原子和羟基数目的多元醇对蛋白质的增塑效果不同。

由蛋白质所处环境发生变化导致其分子原有的特殊构象发生变化，并导致蛋白质的物理特性、化学特性、功能特性及生物学特性发生变化的现象，通常称为蛋白质的变性。有的变性是可逆的，有的则是不可逆的。引起大豆蛋白质变性的因素是多方面的，包括物理因素和化学因素导致的变性。

物理改性可使蛋白质的构象发生改变，分子链变得伸展，改变蛋白质的高级结构和分子间聚集方式，进而提高其流动性、溶解性、发泡性、乳化性、凝胶性和黏度等物理性质。常用的物理改性方法有加热、冷却、高压、超声波处理、辐射、剪切等。大豆蛋白质受热情况下55~60℃之间开始变性，在此基础上，温度每升高10℃，变性作用的速度约提高600倍。大豆球蛋白在热变性后降温，其二级结构，特别是α-螺旋结构未能恢复，而事实上发生的是未折叠或已经展开的肽链生成了无序结构，导致蛋白质溶解度降低。

大豆蛋白处于一定的化学环境中也会产生变性，常见的是酸碱变性和有机溶剂变性，如酸、碱、有机溶剂、尿素、盐酸胍（GuHCl）、Na_2SO_3、十二烷基磺酸钠（SDS）、十二烷基苯磺酸钠（SDBS）等均可用于大豆蛋白的改性。尿素是一种常用的蛋白变性改性剂，它的主要作用是将蛋白质链段打开及破坏链段间的氢键作用，从而提高链段的柔韧性。在热加工过程中，尿素修饰的蛋白具有高度的缠结和交联结构，有利于力学性能的提升。尿素改性的大豆蛋白质胶黏剂也比未改性的大豆蛋白质具有更好的剪切强度和耐水性。GuHCl和SDS的作用也是解缠蛋白质链段，解缠程度可以通过试剂的浓度来控制，从而使蛋白质的溶解性、黏度等性质得到改善。

16.3.2 交联改性蛋白质材料

交联反应是最常见的蛋白质的改性方法之一，双官能度以及多官能度小分子可与蛋白质发生分子间交联反应。戊二醛、乙二醛、甲醛、环氧氯丙烷等是常用的交联剂。交联改性能克服大豆蛋白膜较脆的缺点，增强大豆蛋白塑料的弹性。用醛类交联时，由于生成的醛亚胺中的碳氮双键与碳碳双键形成共轭体系的稳定结构，从而可提高材料的疏水性。交联位点可能发生在赖氨酸和组氨酸的碱性基团上，也可能发生于半胱氨酸巯基基团上。然而，醛类具有一定的毒性，不适合用于食品包装塑料或生物医学塑料。京尼平（Genipin，Gen）是栀子苷经β-葡萄糖苷酶水解后的产物，是一种优良的天然生物交联剂，其毒性比戊二醛低1万分之一。在酸性或中性条件下，大豆蛋白质分子中的氨基亲核进攻京尼平分子中的烯碳原子，接着二氢吡喃环开环形成醛基，新形成的醛基又被第二个氨基进攻。随着交联剂用量的增加，其交联度增加，吸水率和水蒸气透过系数（WVP）下降。少量Gen（约1%）加入使得膜的力学性能得到改善，拉伸强度和断裂伸长率都得到提高。玉米蛋白具有优良的成膜性，但较脆，限制了其膜的应用，并且在水溶液中具有聚集的倾向。经1-乙基-（3-二甲基氨基丙基）碳酰二亚胺盐酸盐（EDC）和N-羟基丁二酰亚胺（NHS）交联改性后，上述缺点均得到改善，其强度也得到极大提高。玉米蛋白与EDC和NHS交联改性示意图如图16.2。辐射对大豆蛋白塑料性能也有影响，辐照的剂量影响大豆蛋白的物理化学性质，极低的辐射剂量就能够破坏大豆蛋白分子的有序结构、降解、交联，甚至多肽链的聚集。用于分散在碱液中的 SPI 的交联剂还有可溶性铜盐、铬盐、锌盐或脂肪族环氧化物等。

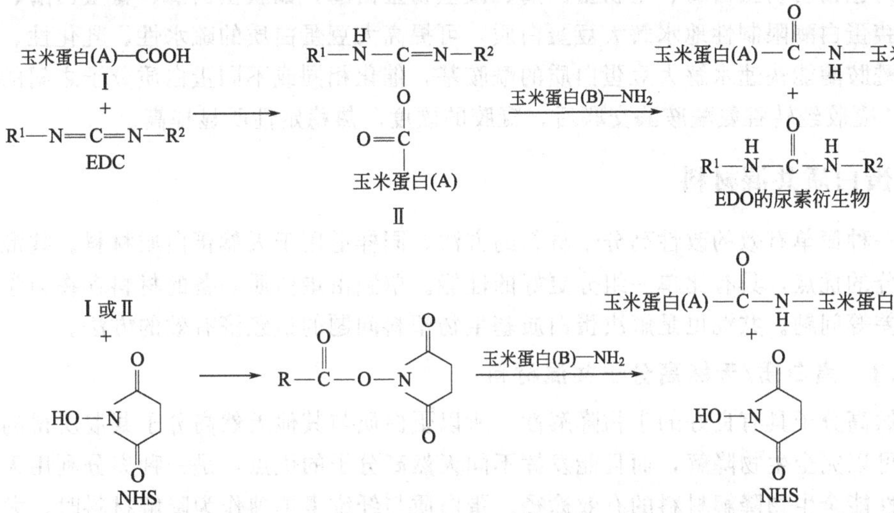

玉米蛋白(A)—COOH
Ⅰ
+
R^1—N=C=N—R^2
EDC

$\xrightarrow{\quad}$

R^1—N—C—N—R^2 (H, O)
玉米蛋白(A)
Ⅱ

$\xrightarrow{\text{玉米蛋白(B)—NH}_2}$

玉米蛋白(A)—C—N—玉米蛋白(B) (O, H)
+
R^1—N—C—N—R^2 (H, O, H)
EDO的尿素衍生物

Ⅰ 或 Ⅱ
+
HO—N （NHS，带两个 C=O 的环）
NHS

$\xrightarrow{\quad}$

R—C—O—N （带两个 C=O 的环） (O)

$\xrightarrow{\text{玉米蛋白(B)—NH}_2}$

玉米蛋白(A)—C—N—玉米蛋白(B) (O, H)
+
HO—N （NHS，带两个 C=O 的环）
NHS

图 16.2　玉米蛋白分别与 EDC 和 NHS 交联过程示意图
A、B 分别指代两种玉米蛋白分子；R^1 和 R^2 代表交联剂的烷基

　　具有能与蛋白质反应的聚合物或预聚体也可用于交联改性蛋白质材料。在双醛淀粉/SPI 体系中，双醛淀粉增加了 SPI 膜的强度，分别提高和降低了 SPI 膜在水中的抗崩解性和溶解性。利用一缩二乙二醇二缩水甘油醚（EGDE）作交联剂，水性聚氨酯（WPU）为增塑剂，可制备具有较好力学性能和抗水性的大豆分离蛋白塑料。将聚氨酯预聚物与大豆蛋白、大豆粉或大豆渣分别进行挤出反应，然后经热压成型，可以获得力学性能和耐水性显著改善的复合材料。该过程是利用聚氨酯预聚体上的—NCO 活性基团在一定温度与剪切力作用下，与蛋白质分子链上的—NH_2、—NH—及—OH 反应形成脲键和氨酯键。其特点在于没有添加其他任何小分子增塑剂，依靠交联反应形成的聚氨酯柔性分子链的增塑和增韧作用，赋予了材料良好的可加工性，并改善了蛋白质和纤维素组分的力学性能、热学性能和耐水性能，保持了生物降解性。此外，还可以利用异氰酸酯、蓖麻油与大豆蛋白质或大豆渣直接挤出反应，避免了聚氨酯聚预物的合成过程，一步法制备大豆蛋白质聚氨酯或大豆渣聚氨酯复合材料。同时，将 SPI、大豆浓缩蛋白、大豆粉等与表面活性剂、扩链剂、聚多元醇、二异氰酸酯和水等混合，在模具中制得聚氨酯泡沫塑料。其中，—NCO 基团与大豆蛋白质中的—NH_2、—OH 等基团反应，形成脲键或氨酯键，提高了材料的耐热性能和耐水性。由此可见，在大豆蛋白质中引入一定量的具有良好反应活性的—NCO 基团是提高材料耐水性的一种有效方法。大豆分离蛋白还可替代部分聚合物多元醇制备高回弹聚氨酯软泡。蛋白质的氨基、羟基等基团与异氰酸酯反应，加入蛋白质后材料的交联点增加，使材料的密度增加，尺寸稳定性增加，舒适因子和压陷硬度提高，回弹率降低，断裂伸长率降低。利用双官能度的 PCL 与六甲基二异氰酸酯（HDI）形成的预聚物来改性玉米蛋白（zein），它可以克服干玉米蛋白膜作为包装材料较硬及吸水后强度变低的缺点。固态 NMR 结果表明玉米蛋白中至少有四种氨基酸（谷氨酸、谷氨酰胺、酪氨酸、组氨酸）与预聚物反应，主要形成氨酯键。热分析结果表明，玉米蛋白基体和聚氨酯成分之间有微相分离。与商业玉米蛋白材料相比，改

性使材料的韧性和耐水性得到明显提高，含10％聚氨酯预聚物的改性玉米蛋白的断裂伸长率增加了约15倍，但断裂强度仅仅减小1/2。

蛋白质还可通过酶法改性交联。通过酶部分降解蛋白质，或增加其分子内或分子间交联。常用的酶包括动物蛋白酶、植物蛋白酶、微生物蛋白酶，如胰蛋白酶、胃蛋白酶、木瓜蛋白酶等。胰蛋白酶限制性地水解大豆蛋白质，可提高大豆蛋白质的疏水性、乳化性、溶解性。转谷氨酰胺酶能快速水解大豆蛋白质的酰胺基，催化相同或不同蛋白质分子之间的交联与聚合。SPI凝胶经转谷氨酰胺酶交联后，凝胶的硬度、热稳定性明显提高。

16.3.3 蛋白质共混材料

共混是一种简单有效的改性高分子材料的方法，同样适用于天然蛋白质材料。共混材料可结合各组分的优点，具有比单一组分更好的性能。单独由蛋白质制备的材料存在力学强度低、耐水性差等问题。共混也是解决蛋白质基生物塑料问题的最经济有效的方法。

16.3.3.1 蛋白质/天然高分子共混材料

由于天然高分子具有良好的生物降解性，所以蛋白质与其他天然高分子共混所得的复合材料，不仅可以完全生物降解，而且能发挥不同天然高分子的优点，是一种充分利用天然高分子开发高性能全生物降解材料的有效途径。蛋白质与纤维素单独作为降解材料时，尤其蛋白质在水中和湿润状态下强度低，甚至无法保持原形，而通过水溶液流延干燥制成的共混膜材料却具有良好的干、湿强度。这可能是在干燥过程中，纤维素中的—OH与蛋白质的—NH$_2$、—COOH等产生强烈的相互作用。在NaOH/尿素或NaOH/硫脲水溶液体系中，成功制备了纤维素/大豆蛋白质复合膜，大豆蛋白质含量对复合材料的结构和性能都有明显影响。用离子液体（IL，AmimCl）作助溶剂也可制备不同组成的纤维素/SPI共混膜。在任何混合比下纤维素与SPI都有较好的相容性。随纤维素含量的增加，共混膜的拉伸强度、断裂伸长率、防水性、热稳定性都得到提高，而水蒸气透过率降低，所有膜都有良好的CO$_2$/O$_2$阻隔性。纤维素短纤维在保持模压SPI塑料较好耐水性的同时，也提高了它的强度。不同长度和含量的贮麻纤维对SPI模压塑料增强效果不同。不同加工成型方法和长度的檀麻纤维对大豆蛋白塑料有不同的增强功效，模压方法比注塑更有利于提高热分解温度和抗冲击强度，纤维长度、含量的增加有利于提高蛋白质塑料的模量、抗冲击强度、热分解温度。印第安草纤维经过一定的表面处理也可增强大豆蛋白塑料，拉伸强度和弯曲强度分别达到约16MPa和28MPa，而弹性模量也提高到2.2GPa左右。NaOH溶液浓度和处理时间对草纤维的表面修饰及其在蛋白质材料中的增强作用影响很大。经过碱处理，草纤维表面的半纤维素和木质素被溶解，纤维间黏接能力减弱，表面羟基数目增加，促进了纤维和大豆蛋白质的相容性，使得纤维在大豆蛋白基体中分散更均匀，从而提高纤维的增强效率。流延法制备羧甲基纤维素CMC/SPI可食膜，CMC与SPI之间发生了梅拉德反应，降低了SPI的结晶性。CMC与SPI相容性良好，形成了均一的单相共混膜，共混膜具有单一的玻璃化转变温度。随CMC含量的增加，共混膜的力学性能及防水性提高。此外，CMC的加入延长了材料的降解时间。

同时，利用工业木质素通过熔融共混方法填充改性大豆蛋白塑料，热压成型得到一系列抗水性能提高的共混片材。适量木质素磺酸盐能同时提高大豆蛋白塑料的拉伸强度和伸长率。这主要因为共混体系内存在多个大豆蛋白分子束缚于多极性基团的木质素磺酸盐分子上，形成以木质素磺酸盐分子为中心的物理交联网络结构。该网络结构降低了吸水率并保持了材料的湿态力学性能，提高了抗水性。碱木素在复合材料中显示出更明显的增强作用和抗水性，这分别来源于碱木素的刚性和相对较高的疏水性。利用 MDI 原位增容牛皮纸木质素填充的大豆蛋白体系，形成牛皮纸木质素-大豆蛋白共聚物和交联结构，增加了共混体系中组分间的缠接而提高了材料的伸长率，同时适度的交联有利于材料的增强。共聚物和适度交联网络的形成降低了材料的吸水率，同时共聚物和交联结构富集的微区成为促使力学性能提高的应力集中点。利用对木质素磺酸盐-大豆蛋白共混物进行增强改性，加剧了体系内微相分离程度，并利用纤维素分子的刚性及其聚集的结晶区明显提高了材料的强度，纤维素微区与木质素磺酸盐/大豆蛋白混合物微区之间存在较强的黏结作用，抑制了大豆蛋白组分的溶胀并进一步降低了吸水率。将羟丙基木质素共混入大豆蛋白并用戊二醛交联，甘油增塑后热压得到具有纳米尺度微区的复合片材。其中，羟丙基木质素微区尺寸约 50nm，均匀分布在蛋白质基质中。复合材料的拉伸强度提高到 23MPa，而断裂伸长率保持在 20％ 左右。同时，研究发现羟丙基木质素因长支链的体积排斥而使形成的超分子纳米相能让聚合物链穿入其中。

淀粉也属于在小分子作用下可热塑加工成型的天然高分子，因此将淀粉与蛋白质复合制备热塑性材料一直受到关注。玉米蛋白/淀粉体系抗水性随着淀粉含量的增加而下降，当添加 8％ 的淀粉含量时，由醇洗分离玉米蛋白制备的膜的水蒸气渗透性与商用玉米蛋白相当。羧甲基魔芋葡甘聚糖（CMKGM）能够极大地提高大豆分离蛋白力学性能、阻隔水汽性能、热稳定性。随着 CMKGM 含量的增加，强度和断裂伸长率均增大，透水性下降。大豆蛋白质还可与天然橡胶通过机械共混或溶液共混的方法得到高韧高弹的蛋白质材料。壳聚糖与蛋白质复合材料在可食用膜材料和生物医用材料等领域具有重要的应用和价值。此外，海藻酸与大豆蛋白复合可以制备具有药物释放功能的微球。通过熔融共混或者溶液流延的方法可制备大豆蛋白质/琼脂共混膜，琼脂含量和制备方法都可影响共混膜的结构和性能。与热压膜相比，溶液流延膜界面更加均一，力学性能更高。由于琼脂形成的刚性三维网状结构，随琼脂含量的增加，流延膜的拉伸强度提高。

以蛋白质为基体制备的膜能有效阻碍氧、油脂及芳香化合物，但防水性差。通过与部分油脂，如油酸、蜂蜡等共混，可极大程度上改善蛋白质的防水性能和水蒸气透过率。通过向甘油增塑的大豆蛋白质塑料中添加少量蓖麻油，材料在湿态下的强度和断裂伸长率同时增加。

16.3.3.2 蛋白质/合成高分子共混材料

合成高分子通常为疏水性且其力学性能高，热稳定性好，易于加工。因此，将其与蛋白质共混可提高蛋白质材料的力学性能和疏水性。但疏水性的合成高分子与亲水性蛋白质的相容性差，通常需要加入一些增容剂如马来酸酐接枝物、异氰酸酯等来改变界面黏合性能，但不同的改性材料，不同的加工过程所得改性效果各不相同。

SPI 可以与聚酯、改性聚酯或聚氨酯等合成高分子共混制备可生物降解型塑料。其中，聚酯包括经酸酐、聚乙烯醇内酰胺（PVL）或 MDI 改性的聚己内酯或其他聚酯，由此制备的塑料耐水性显著提高。酸酐、PVL 或 MDI 在体系中具有良好的增容作用，而且可通过调节 SPI 和酸酐、PVL 或 MDI 的质量比而优化力学性能。以聚（2-乙基-2-唑啉）（PEOX）为增容剂，利用双螺杆挤出制备聚乳酸（PLA）/大豆蛋白质材料，PLA 提高了蛋白质的热流动性，降低了蛋白塑料的吸水性，并且 SPC/PLA 复合体系比 SPI/PLA 复合体系具有更好的共连续相结构和力学强度。PEOX 增容的基础上，进一步向体系中加入聚二苯基甲烷二异氰酸酯（PMDI）作为共增容剂，可促使 SPC 与 PLA 之间形成更强的界面键合作用，并导致更高的力学强度和更低的吸水率。将大豆浓缩蛋白与 PLA 用双螺杆挤出，然后添加化学发泡剂（CBA）挤出，可制备蛋白质共混泡沫。发泡温度及发泡剂用量对泡孔密度和泡沫密度影响都很大。以甘油醋酸酯（TA）为增塑剂的 SPI/PLA-TA 共混材料还可用于 NPK 肥的缓释。与纯 NPK 样品相比，SPI/PLA-TA-NPK 显示出更好的释放效果，可以颗粒或容器形式用于植物生长过程肥料的供给。

聚乙烯醇（PVA）是一种可生物降解的石油基高分子材料，具有优异的化学稳定性、光学及力学性能，以及好的成膜性。将 PVA 与蛋白质共混可弥补蛋白质材料力学性能差的缺陷。当今 SPI/PVA 共混膜的制备主要是溶液流延法，能耗高、效率低，不适宜工业化生产。在水存在下用熔融法可制备甘油增塑的 SPI/PVA 共混膜。PVA 的羟基和 SPI 的酰胺基形成新的氢键。虽然共混膜有一定程度的相分离，但 SPI 相能均匀地分散于 PVA 相中，两相相容性好，使所得共混材料具有优异的力学性能。SPI 含量为 30％时，共混膜的拉伸强度为 10MPa，断裂伸长率大于 970％。此外，共混膜的热稳定性和氧气阻隔性能都高于纯 PVA 膜。利用 3-巯基丙酸对 PVA 进行酯化可制备大分子硫醇。将其用于小麦蛋白质共混改性后，改性 PVA 上的巯基与蛋白质上的二硫键发生交换反应，因而可增容蛋白质与 PVA 两相。与纯小麦蛋白质相比，共混物断裂强度增加 76％，伸长率增加 80％，模量增加 25％。而传统甘油山梨醇等增塑剂增加韧性的同时，强度和模量减小。

水性聚氨酯与大豆蛋白质有一定的亲和性，可替代传统的小分子增塑剂增塑大豆蛋白质塑料。聚丙二醇（PPG）型水性聚氨酯与大豆蛋白质以质量比 2∶8 混合热压得到塑料片材，该材料的透光率为 70％左右，拉伸强度和断裂伸长率分别达到 18MPa 和 50％。增加水性聚氨酯的含量，可使材料从塑料变成弹性体，断裂伸长率可提高至 150％；同时材料的湿态强度最高可保持在 7MPa 左右。与聚氨酯共混时，聚氨酯软硬段比例也会影响共混材料的性能。随着 WPU 中软段长度的增加，共混材料拉伸强度、断裂伸长率、抗水性增加。此外，还有其他高分子可以用来复合改性蛋白质，如聚乙酸乙烯酯、聚丁二酸丁二酯（PBS）等。对于 PBS/PSPI（塑化大豆分离蛋白）＝70∶30 的共混材料，同向（CTR）双螺杆挤出得到的共混材料与反向双螺杆（CR）挤出得到的共混材料相比，力学性能提高，其中断裂伸长率提高约 55％，热降解的起始和终止温度提高约 10℃。CTR 过程中剪切速率及径向运动增强，更好地破坏了 PSPI，同时也使 PBS 与 PSPI 得到更好的混合，形成酰胺基和酯基间相互作用，增强了共混材料的整体结构。将 SPI 与聚己二酸/对苯二甲酸丁二酯（PBAT）熔融共混制备一种生物降解塑料，材料的拉伸强度及断裂伸长率随 SPI 含量的增加而降低，由 0％SPI 含量时的 17MPa，1067％降为 28.6％SPI 含量时的 6MPa，447％。但在 SPI 含量高达 28.6％时材料仍具有良好的韧性。并且该共混膜具有良好的降解性能。在土壤中 SPI 比 PBAT 更易降解，因此，含 SPI 的共混材料较纯 PBAT 降解更快。

通常，由于蛋白质的不可热塑性，将蛋白质加入聚合物基体中会降低韧性。将大豆蛋白质（55％）与聚氧化乙烯（PEO）复合，由于二者相似的结构以及表面强极性基团可影响 PEO 结晶，所得共混膜具有一个完全无定形结构和超高的弹性。并且与纯 PEO 膜相比，共混膜的离子电导率增加。大豆蛋白质不同组分之间由疏水键和氢键相连，经过 Li^+ 变性后，二级结构和四级结构之间的键合作用被破坏，形成伸展链结构。Li^+ 紧密吸附在蛋白质表面带有负电荷的酸性基团上，导致不同蛋白质分子链相互排斥。因此加入 PEO 后，蛋白质分子链更倾向于被 PEO 所包覆，而非蛋白质分子链相互接触。PEO 上富电子区域与 Li^+ 相互吸引，或者与蛋白质分子链上氨基阳离子作用，破坏 PEO 原有结晶，形成一个完全无定形结构，因而 PEO 和蛋白质分子链之间的相互交联缠绕导致了共混材料的高弹性，材料的断裂伸长率达到 742%，并且表现出高的非线性弹性行为。

蛋白质在干态下具有高的模量，使其可作为增强填料增强弹性体或塑料。如将大豆粉加入至苯乙烯-丁二烯-苯乙烯三嵌段共聚物、BR/SBR 等材料中，复合材料模量明显上升，因此蛋白质可作为一种环境友好的填料，替代传统的炭黑填料。

16.3.4 纳米复合蛋白质材料

无论是小分子增塑蛋白质，还是其他高分子材料通过共混改性蛋白质，所获得的材料在力学性能、耐水性方面还不尽人意。随着纳米技术的发展，基于蛋白质的纳米复合材料也被研究开发。前面介绍的木质素改性大豆蛋白塑料时，羟丙基木质素在大豆蛋白基质内形成的超分子纳米微区，其实质就是纳米复合改性。此外，用于改性蛋白质塑料的纳米粒子主要包括结构各异的无机纳米粒子和天然聚多糖纳米粒子两类。

将刚性纳米 SiO_2 粒子共混入大豆蛋白质基质中，增强效果明显，特别是当纳米 SiO_2 含量低于 8%（质量分数）时，材料的强度、模量和伸长率同时提高。材料力学性能的提高主要归因于纳米团簇的均一分散以及各种强的界面相互作用。如图 16.3(c) 所示，纳米复合材料内存在三种对强度有贡献的相互作用力：大豆蛋白基质内原有的相互作用、纳米 SiO_2 与大豆蛋白基质间的界面相互作用和纳米 SiO_2 自身之间的相互作用。如同其他纳米粒子，纳米 SiO_2 不可避免地在基质内团聚形成簇和大尺度微区，然而幸运的是低含量时自聚基团簇位于纳米尺度且均一分散 [图 16.3(a) 和 (b)]，使纳米粒子能与大豆蛋白基质充分接触并形成强的界面黏附。纳米粒子间的相互作用强于 SPI 基质与纳米粒子的界面相互作用，同时材料能承受的应力低于共价键的键能并且可在所有界面上转移。最强的界面黏附力将决定复合材料的强度，所以增强作用主要归因于适度聚集的纳米团簇。同时，伸长率的同步增加归因于拉伸过程中团簇内相互串联的纳米粒子逐渐沿拉伸方向排列直到片材断裂。此外，还可以硅酸钠为前驱体，通过原位合成的方法制备纳米 SiO_2/SPI 复合材料。层状硅酸盐被剥离或插层的片层对聚合物材料具有明显的增强作用，因此也可用于纳米复合改性大豆蛋白质塑料。最通用的层状硅酸盐——蒙脱土（MMT）通过溶液共混和熔融热压后，当 MMT 含量低于 12% 时能在大豆蛋白质基质中几乎被完全剥离，使成型的大豆蛋白质塑料的强度和模量明显提高，在一定程度上弥补了增塑使蛋白质塑料强度和刚性降低的问题，并提

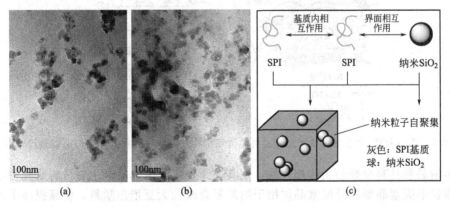

图 16.3 纳米 SiO_2 在质量分数分别为 4%（a）和 8%（b）时大豆蛋白纳米复合材料的透射电镜照片以及纳米 SiO_2/大豆蛋白纳米复合材料内的相互作用及纳米粒子在基质内的分布的示意图（c）

高了热稳定性。研究表明，MMT 的剥离和插层主要受益于蛋白质分子表面上正电荷富集区与带负电 MMT 片层间的静电吸引以及蛋白质的—NH 与 MMT 的 Si—O 之间的氢键相互作用。MMT 片层与大豆蛋白质球蛋白分子在剥离和插层状态下的结合情况见图 16.4。基于同样的原理和方法，利用累托石（REC）纳米复合改性大豆蛋白质塑料，剥离和插层的 REC 片层也起到了增强的作用。此外，纳米黏土还被用于纳米复合改性结冷胶修饰的大豆浓缩蛋白，成功地提高了材料的力学性能、热性能和抗湿性能。当采用碳纳米管改性大豆蛋白塑料时，碳纳米管将与大豆蛋白分子发生缠结或让其穿入管内（见图 16.5），由此体系的强度可能由碳纳米管与大豆蛋白之间的界面作用、管内壁与渗穿入大豆蛋白分子之间的相互作用和伸出管外的大豆蛋白分子链段与基质的相互作用共同决定。两种结合方式受碳纳米管直径的影响，进而产生了不同的力学性能。研究发现，直径 $10\sim15nm$ 的碳纳米管在添加量为 0.25%（质量分数）时具有最佳的力学性能，此时强度和伸长率同步提高。这主要归因于较小直径和低填充量有利于碳纳米管与大豆蛋白分子之间发生缠结以及碳纳米管的均一分散。当碳纳米管直径增大时，大豆蛋白分子渗透入管道内，促进了基质内有序结构形成并且借助伸出管外的分子链段与基质相互作用，进而提高了材料强度。埃洛石（HNT）又名多水高岭石，是一种具有独特空管状结构的层状硅酸盐。将 HNT 添加到大豆浓缩蛋白/黄麻织物绿色复合材料中后，除其明显增强作用外，还可提高材料的阻燃性。

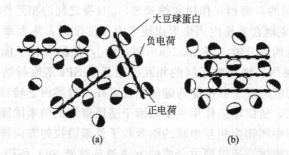

图 16.4　大豆球蛋白与剥离（a）和插层（b）MMT 片层之间静电相互作用示意图

其中，大豆球蛋白的白色区域代表正电区，而黑色区域代表负电区

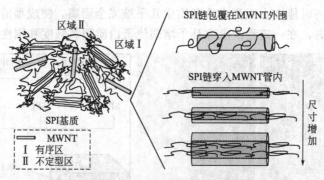

图 16.5　碳纳米管/大豆蛋白纳米复合材料的微观结构及二者间的相互作用情况以及尺寸的影响

聚多糖晶须具有良好的生物相容性，使其成为蛋白质纳米复合生物材料研究中的新纳米填料。棒状甲壳素晶须和纤维素晶须用于纳米复合改性大豆蛋白塑料，明显提高了力学强度和耐水性。研究发现，拉伸强度和耐水性的提高是由于在晶须与晶须之间以及晶须与大豆分离蛋白基质之间通过分子间氢键形成了三维网络结构。相对于氢键网络，化学交联网络具有更好的强度和稳定性。通过硅烷偶联剂改性可在纤维素纳米晶表面引入氨基。将改性纤维素

纳米晶加入至含有乙二醇二缩水甘油醚（EGDH）交联剂的大豆蛋白质膜中，氨基与环氧基团之间形成的交联网络可进一步增强纳米晶与蛋白质基体之间的相互作用，因而与未改性纳米晶相填充相比，增强效果明显提高，同时热稳定性和抗水性也得到改善。除了棒状结构的聚多糖晶须外，由淀粉中提取出结构截然不同的片层纳米晶也被用于改性大豆蛋白塑料。将低填充量的淀粉纳米晶与 SPI 复合制得的全生物降解纳米复合材料，也能使拉伸强度和杨氏模量得到提高。然而，纳米复合材料的抗水性并没有得到显著改善，这是由于淀粉纳米晶比甲壳素晶须和纤维素晶须的亲水性强，同时低填充量没有促使三维网络结构形成。淀粉纳米晶较强的自聚集趋势是限制其高填充量添加的主要原因，此外还降低了与大豆蛋白质基质的有效接触面积，甚至破坏了大豆蛋白基质原有的有序结构，导致强度和模量降低。用具有更大长径比的微米/纳米尺度竹纤维（MBF）与大豆浓缩蛋白复合后，断裂应力和杨氏模量明显提高。除了利用聚多糖的天然纳米结构改性蛋白质材料外，直径 200～800nm 的人工电纺纤维素纳米纤维也被用于改性大豆蛋白塑料。纤维素纳米纤维以互穿网络的形式分散在大豆蛋白质基质中，而且两者在界面上形成强相互作用。制得的材料具有 75% 的光学透过率，而且强度和模量随着纤维素纳米纤维含量的增加而持续提高。同时，材料的水溶胀率从106% 下降到 22%，表明抗水性显著提高。除添加其他纳米填料外，蛋白质本身也可制备纳米填料，并用于增强蛋白质基体。通过化学改性制备了 N-邻苯二甲酰化大豆蛋白质（PAS），由于分子链上极性基团的减少以及苯环的空间位阻效应，PAS 不可热塑。将其填充到甘油增塑蛋白质基体中，填料与基体化学结构相似，因此两相表现出良好的相容性，所得复合材料透光性较强，增强效果明显。

16.4　植物蛋白质材料的应用

16.4.1　蛋白质降解材料

蛋白质具有很高的模量和强度，具有作为工程塑料的潜力。通过小分子增塑使蛋白质的加工性能和韧性得到改善，能够进行热塑加工，使其成为继淀粉之后又一类具有应用潜力的天然可降解塑料。然而，蛋白质对水的敏感性以及增塑后强度和模量的急剧下降，限制了蛋白质塑料的实际应用。16.3 节详细介绍的关于蛋白质的各种增塑材料及其交联改性材料、共混材料和纳米复合材料，其中大多数材料均是潜在的蛋白质降解塑料的品种，此处不再重复。对蛋白质材料进行改性的目的是获得强度和韧性的平衡以及高的抗水性，例如交联可提高强度和抗水性，与疏水聚酯共混可提高抗水性和弹性，与反应性聚氨酯预聚体复合可提高韧性以及引入某些纳米粒子可同步提高强度和伸长率，对蛋白质材料表面进行聚氨酯涂覆处理可改善材料表面的防水性和力学性能等。在对蛋白质进行物理和化学改性产生高性能的同时，成型加工工艺是蛋白质塑料广泛应用的又一决定因素。对于许多蛋白质共混体系通常通过挤出工艺复合，而后通过热压和注塑等成型工艺制成片材等。通过对玉米蛋白塑料加工成型工艺的研究，已经建立了片材连续挤出和挤出吹膜工艺。虽然这些研究促进了蛋白质塑料的发展，但是目前还无法根本上解决蛋白质塑料实际应用中的加工性能和耐水性问题。但是，研究发现对蛋白质进行酰化改性可望同时解决这两个关键问题。利用棕榈酰氯、壬烯基丁二酸酐和十二烯基丁二酸酐酰化改性麸质蛋白、玉米蛋白、大豆蛋白和豌豆蛋白，能使得到的蛋白质衍生物熔融并热塑成型，而且因蛋白质种类及修饰类型的不同以及增塑剂的辅助作用下可分别挤出加工成型为细丝、片材和纤维。虽然大多数蛋白质酰化衍生物直接制备的材料易脆且强度低，但在加入 10％甘油后能制得柔顺、韧性高的材料。这类酰化蛋白质衍生物具有较高的疏水性和抗水性，不仅保持了蛋白质的生物降解性，还解决了制约蛋白质材料广泛应用的不能热塑成型和低抗水性的问题。

蛋白质还用于与橡胶共混，开发高韧性的弹性体材料。研究发现，疏水性和可生物降解的天然橡胶中含 3％蛋白质和 97％聚异戊二烯，该蛋白质以共价键与聚异戊二烯主链相连。因此，将大豆蛋白与天然橡胶共混，天然橡胶内与聚异戊二烯键接的蛋白质成分可以作为聚异戊二烯与大豆蛋白之间的相容剂。通过使用小型的挤出机、双辊机和热压机，制备出天然橡胶/大豆粕的硫化共混材料。研究结果表明，与脆的亲水性大豆粕材料相比，含 50％蛋白质的天然橡胶/大豆粕共混材料具有良好的弹性和耐水性。大豆粕和天然橡胶之间具有一定的相容性，天然橡胶成分很好地分散到大豆粕基体中，两者之间存在有效的相互作用。正是由于这种相互作用的存在，共混材料中橡胶成分的玻璃化转变温度升高。这种蛋白质/天然橡胶共混材料虽然具有极大的应用潜力，但是必须首先提高材料的耐磨性能，并实现强度和韧性之间的平衡。采用原位合成的方法将大豆分离蛋白填充到聚氨酯-酯嵌段共聚物（PEU）中，所得共混材料不仅具有高的弹性，而且蛋白质还可加速 PEU 的降解，因而可通过控制蛋白质的含量控制材料的降解速率。将改性大豆蛋白质与大豆油基聚氨酯共混还可制备全大豆基半互穿网络材料。共混材料的实际密度低于理论值，说明改性蛋白质的分子链穿插到了聚氨酯的网络之中。共混材料只存在一个玻璃化转变温度并且透光性良好，显示出较好的相容性。随着蛋白质含量增加，材料拉伸强度升高而断裂伸长率降低，因此在高蛋白质含量（>40％）时表现为增韧的塑料，而在低蛋白质含量时表现为增强的弹性体。

16.4.2 可食性薄膜和包装材料

由于大多数天然蛋白质本身就是人类的营养食品之一，因此用蛋白质为原料制备的材料在食品包装领域占据重要地位。蛋白质薄膜能够达到可食性薄膜对阻氧和力学性能的要求。蛋白质由于其密堆积结构以及有序的氢键网络，因此具有优异的氧气阻隔性能，保证食物不被氧化降解，延长保存期限。但是，由于大多数蛋白质分子中具有较多的亲水基团，因此在湿态下力学性能变差，而且这类薄膜热封性能不够好。为了获得更高性能的蛋白质可食性包装膜，通常用纤维素等聚多糖与蛋白质复合，同时添加交联剂、鞣制剂、抗菌剂、抗氧化剂、增塑剂及其他添加剂等。在众多可食性蛋白质薄膜中，只有玉米醇溶蛋白在不需要添加交联剂和鞣制剂的条件下可以制得具有好的阻湿性的薄膜，满足可食性薄膜的使用要求。目前，以蛋白质为基质的可食用膜品种主要有大豆分离蛋白膜、玉米醇溶蛋白膜、小麦面筋蛋白膜和乳清蛋白膜等。大豆分离蛋白可食性包装膜是由美国农业研究局南部地区研究中心研究开发成功的。将大豆分离蛋白与甘油、山梨醇等对人体无害的增塑剂相混合，可制成有着多种用途的可食性包装膜，它们具有良好的强度、弹性和防潮性以及一定的抗菌消毒能力。这种膜在使用时具有能保持水分、阻止氧气进入和确保脂肪类食品的原味等优点，而且其本身食用营养价值高，同时易于处理，完全符合环保要求。对甘油增塑的大豆蛋白质可食性膜来说，甘油含量和湿度的增加将增加薄膜的水蒸气吸收速率和透过速率。将大豆蛋白质与琼脂、蓖麻油、羧甲基纤维素、魔芋葡甘聚糖、白明胶、海藻酸等天然高分子共混还可制得力学、阻隔、阻湿性能优良的可食性薄膜。SPI/白明胶＝1∶3 时，共混材料的断裂强度最大，为纯白明胶膜的 1.8 倍，纯 SPI 膜的 2.8 倍。尽管共混材料的性能相对于纯白明胶和纯 SPI 有所提高，但其对水仍然十分敏感。将小麦面筋蛋白溶于乙醇，加入甘油等增塑剂制得可食性包装膜。该类膜韧性较强、半透明，具有良好的隔绝氧气和 CO_2 能力，但防潮、防湿性能较差。玉米醇溶蛋白因氨基酸末端带有亮氨酸、丙氨酸、脯氨酸等非极性憎水基团而具有较高的疏水性。将玉米醇溶蛋白溶于乙二醇或异丙醇溶液，以甘油、丙二醇或乙酰甘油作增塑剂制得可食性包装膜。玉米醇溶蛋白可食性包装膜具有成膜速度快、高温高湿下贮藏稳定、可靠的安全性、对氧气和 CO_2 隔绝性和防潮性极好等特点。以乳清蛋白为原料和甘油、山梨醇、蜂蜡等为增塑剂研制的各种乳清蛋白可食性包装膜具有透水、透氧率低，强度高的特点。由于蛋白质可食性薄膜的应用研究已经相对成熟，开发的产品众多，此处就不再逐一罗列。

通过交联或者共混、制备多层膜等方法，可改善蛋白质的脆性及亲水性。大豆蛋白质薄膜具有好的阻氧性和阻隔紫外线特性，可用于防紫外线包装材料。但作为一种生物材料，大豆蛋白质在湿态下易于受到细菌侵蚀。通过向蛋白质中加入二氧化钛、银等纳米粒子可增加材料的抗菌性。通过纳米填充可进一步提高蛋白质的阻氧性能，如添加 10％纳米氮化硼可使大豆蛋白质透氧性能降低 1/6。将大豆蛋白质与聚乙烯醇共混后也可得到热封性能优良的包装膜。当共混膜中聚乙烯醇含量大于 15％时，材料热封性能良好，热封强度随 PVA 含量增加而增加。然而材料制备过程中所添加的甘油在高温下迁移至材料表面，有损于热封强度。并且温度达到 204℃后甘油挥发造成薄膜美观性变差，因此此类材料最佳热封温度约为 200℃。将大豆分离蛋白质作为内层、聚乳酸作为外层的三层膜，其力学性能可与高密度聚乙烯和低密度聚乙烯媲美。此外，其水蒸气透过率与蛋白质相比降低 1/40，氧气透过率与聚乳酸相比降低 1/26。相对于大豆蛋白质，玉米蛋白由于含有较高含量的非极性氨基酸而相对疏水。在聚丙烯表面进行玉米蛋白涂层可明显改善 PP 的水蒸气和氧气阻隔性能。

16.4.3　蛋白质纤维和纳米纤维

随着生活水平的提高以及人们环保意识的增强，"绿色"纺织品成为迫切的生活需求。绿色纤维的主要特点是资源可再生，可重复利用，生产过程清洁环保；在使用和穿着过程中对人体安全、健康；废弃后能自然降解。蛋白质纤维分为天然蛋白质纤维（如羊毛、蚕丝、兔毛等）和再生蛋白质纤维两大类。再生蛋白质纤维是以天然蛋白质为原料，经特殊加工制成的具有纺织用途的纤维，常见的有玉米蛋白纤维、大豆蛋白纤维等。

最早的玉米蛋白质纤维产生于 1948 年，名为维卡拉（Vicara），于 1975 年由美国弗吉尼亚州一家化学公司正式将其商品化。维卡拉纤维是玉米蛋白质纤维的代表，它是利用玉米残渣以 70％的异丙醇提取的黄色玉米醇溶蛋白质，再将其溶于氢氧化钠溶液，经过滤、脱泡后，再以湿法纺丝制成。此种纤维可耐 154.4℃高温，其断裂伸长率和强度在标准状况下分别为 32％和 1.2g/d，湿态下的断裂伸长率为 35％，但强度只有 0.7g/d。可用于制作外衣、内衣及运动衣等，还可用于土壤补强材料、种子保育袋、渔网等。由于植物和动物蛋白质具有无毒无害，生产全过程对空气、水等环境均无污染，产品的废弃物易生物降解，因此是绿色纤维。采用干纺方法，利用聚羧酸（柠檬酸和丁烷四羧酸）取代甲醛作为交联剂制备无醛玉米蛋白纤维，使用的聚羧酸交联剂无毒，且对加工过程不敏感。得到的纤维具有高弹性、抗油性、优良的可染性及在沸腾乙酸溶液中具有良好的稳定性，其断裂强度和伸长率分别为 1.0g/d 和 30％，干法纺丝制备玉米蛋白纤维设备流程示意如图 16.6 所示。除了利用溶液纺丝和干法纺丝外，酰化改性玉米蛋白质能通过热塑加工，连续挤出制备无醛蛋白质纤维。该改性手段和热塑加工方法还适用于制备敷质蛋白及其他植物蛋白纤维。图 16.7 示出不同酰化改性的敷质蛋白和玉米蛋白在甘油作用下热塑挤出加工成型的纤维。

大豆蛋白纤维具有天然纤维和化学纤维的综合优点：强度适中、密度小、手感柔软、光

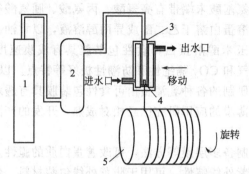

图 16.6 干纺法设备流程示意图

1—氮气瓶；2—压力缓冲系统；3—纺丝罐；4—过滤及单孔纺丝喷头；5—干燥室

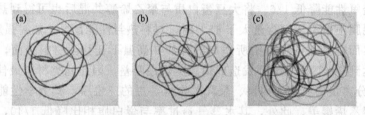

图 16.7 通过热塑加工制备的酰化改性的蛋白质纤维

（a）十二烯基丁二酸酐酰化改性的麦质蛋白/10％甘油，纤维直径 0.8mm；（b）壬烯基丁二酸酐酰化改性的麦质蛋白/10％甘油，纤维直径 0.42mm；（c）壬烯基丁二酸酐酰化改性的玉米蛋白/10％甘油，纤维直径 0.55mm

泽柔和，具有优良的吸湿、导湿、保暖性能，亲肤性好，抑菌功能明显，特别是抗紫外线性能大大优于棉、蚕丝等天然纤维。纯蛋白纤维湿强度低，可纺性较差，不管是由湿法纺丝还是挤出成型制备的纤维，都表现为脆性，其韧性远小于商品化纺织纤维，故无实用价值，制约了其在纺织行业的推广应用。大豆蛋白质可通过与其他合成或天然高分子共混，经湿纺制备纤维，甚至经电纺为纳米纤维。常规大豆蛋白质/聚乙烯醇共混纺丝包括如下工艺：将大豆蛋白质溶解于水中，配制浓度为 15％的蛋白质，室温下黏度为 40Pa·s；NaOH 溶液控制体系的 pH=11.5，并加入磺酸盐水溶液对大豆蛋白质进行处理；磺酸盐可与氨基反应，生成—NHCSSH，能阻止蛋白质溶液的凝胶化并且增加其弹性。纤维纺丝线包括纺丝设备，凝结、交联、洗涤槽和一个拉伸单元。凝结槽中的凝固剂选择 1mol/L 硫酸钠饱和溶液，温度保持 50℃。卷绕后，凝胶化的纤维被送入含 8％甲醛的交联槽中，在室温下保存 3h，然后交联过的纤维被拉伸牵引。在大豆蛋白质浓溶液中加入甘油、Zn^{2+}、Ca^{2+}、乙酸酐、乙二醛、戊二醛、碱、尿素等添加剂也可制备大豆蛋白纤维。如将大豆分离蛋白、甘油、水按 45∶15∶40 的比例混合，室温平衡 24h 后在 96℃下以 20r/min 的速度从一个八孔（孔径为 368μm）模具中挤出。挤出法制备得到的产物中，将 45％大豆分离蛋白、15％甘油以及 40％水混合挤出，经戊二醛、乙酸酐混合物交联处理并牵伸至原长 150％后，这种纤维具有最好的物理性质。同时，湿法制备得到的产物中，将 pH 值为 12.1、大豆分离蛋白含量为 19.61％的碱性混合物经含有 3.3％NaCl、3.3％$ZnCl_2$ 以及 3.3％$CaCl_2$ 的 4％HCl 溶液凝固，并用 25％戊二醛修饰处理后牵伸至原长 170％的纤维具有最好的物理性质，断裂伸长率达 5％左右，弹性达 2mm。通过甲酸溶解湿态纺丝可制备大豆蛋白质/聚乙烯醇共混纤维。共混纤维呈多孔结构，且只出现一个玻璃化转变温度，显示出良好的相容性。共混纤维的韧性和弹性较纯蛋白质纤维也有较大改善。

　　将小麦谷蛋白溶于 8mol/L 尿素和 1％亚硫酸钠溶液中，经注射器和针头挤出到 10％亚硫酸钠和 10％硫酸混合凝固浴中，牵引、退火定型后可得到谷蛋白纤维。此类纤维的断裂强度约 115MPa，断裂伸长率 23％，杨氏模量 5GPa，力学性能与羊毛相近，优于纯大豆蛋白质和纯玉米蛋白质纤维。尽管该纤维结晶度和取向度低于羊毛，但仍可在高温弱酸弱碱条件下稳定存在。

　　由蛋白质通过电纺制备的纳米纤维，不仅可用作纳米增强的纤维材料，还特别适用于药物载体、组织工程支架等生物材料。电纺玉米蛋白纤维的缺点是其干强和湿强比较低，浸入水中容易成膜，限制了其广泛应用。为此，分别采用柠檬酸（CA）和次磷酸钠（SHP）作为交联剂和催化剂，与普通电纺纤维相比，CA 交联的电纺纤维其干强和湿强分别提高了 15 倍和 10 倍，在水中仍可保持纤维的稳定结构，在温度和相对湿度分别为 50℃和 90％的条件下，经过 16 天后玉米电纺纤维依然保持 70％强度，从而在生物医用及其他领域具有重要应用。将环糊精加入到玉米蛋白纺丝溶液中，溶液黏度增加，静电纺丝过程中纺丝性能提高，得到的纳米纤维珠粒状结构减少。环糊精的空腔结构可嵌入抗氧剂、香料、抗菌剂等小分子，因此此类复合纳米纤维可用于活性食品包装材料。以水为共溶剂将大豆分离蛋白和 PVA 溶解在水中，经电纺工艺纺丝、凝固后可以制得 SPI/PVA 纳米复合纤维。这类复合纤维具有较好的力学性能和降解性能，SPI 的含量不超过 50％时复合纤维力学性能较好。在土壤中的降解结果表明，复合纤维力学性能纯 SPI 在 26 天左右降解完全，而纯 PVA 在 26 天后只降解 3.7％，所以，SPI 的引入可以调控复合纤维的降解速度。在聚乙二醇存在下，还可制备大豆蛋白质/木质素共混纳米纤维，并且随木质素含量的增加纤维直径增加。

　　近来，有研究发现通过静电纺丝制备的大豆蛋白质纳米毡对 $PM_{2.5}$ 和 PM_{10} 表现出高的过滤效率（大于 99.00％和 99.50％）。扫描电镜显示，纤维毡可拦截这些颗粒物（图 16.8）。同时，这些蛋白质纤维毡对甲醛和一氧化碳表现出高的去除效率（62.5％和 85.70％），这些数值远高于商业的 HEPA 过滤材料（5％）。蛋白质的化学结构中，60％以上的氨基酸都含有活性官能团，这些基团如—OH、—COOH、—NH_2、—NH_3^+、—CH_3 等能够与空气中的污染物产生强相互作用，如氢键、偶极-偶极相互作用、疏水作用等，截留空气中颗粒物质和有毒气体，特别对于醛类可与蛋白质上的活性基团进行反应而彻底除去。并且该类材料使用完毕后安全生物降解，不产生二次污染。

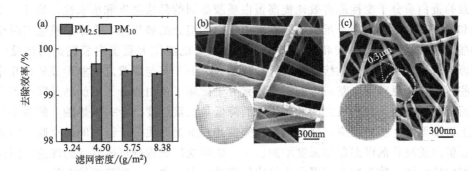

图 16.8　大豆蛋白质纳米毡的过滤效率（a）以及过滤污染空气前后的 SEM 照片（b），（c）

16.4.4　蛋白质胶黏剂

　　蛋白质胶黏剂是指以蛋白质为主体的胶黏剂，属于天然胶黏剂。其中，蚌类蛋白质因具有耐水的强黏接性能而引人注目，引发了众多以植物和动物蛋白质仿生制备高性能蛋白质胶黏剂的研究。总的来说，蛋白质胶黏剂的优点是原料成本低廉、调制和使用方便、干胶黏接强度较好，具有一定的环境友好特征，能满足一般室内使用的人造板及胶合制品的要求，主要用于人造纤维和植物纤维、纸张和木材的黏接。但是，不耐水和不耐菌虫腐蚀是制约其广泛应用的最大问题。

蛋白质与木材之间的黏接机理主要有三种作用：机械黏接、物理吸附和化学键合。机械黏接主要是蛋白质胶黏剂铺展并润湿底板后，渗透入纤维孔洞并固化，与纤维形成共连续复合结构，起到机械锚定的作用。其中，机械锁定和渗透作用是关键，这就使蛋白质的分子尺寸和分布、底板的表面结构和粗糙程度以及蛋白质分子之间的缠结和交联情况直接影响着黏接强度。明显地，小尺寸的蛋白质分子容易渗透进入纤维孔洞，而较大尺寸的分子则在底板表面。物理吸附则是依赖于蛋白质与木材表面的物理或静电吸引，主要包括氢键和范德华力。由于这些次级键作用只能在很短的距离内发生，因此受木材表面结构、蛋白质结构和组成、表面浸润程度、接触角和外界压力的影响，进而直接影响到黏接强度。化学键合是指在胶黏剂和底板的界面上形成的共价键作用，这是最强和最具耐受力的黏接方式。蛋白质分子上的羟基、巯基、氨基和羧基等在特定条件下均能与纤维素纤维的官能团发生化学键合。值得注意的是，蛋白质的预修饰能通过改变蛋白质分子的构象和表面物理特征来达到增强黏接强度的目的。研究发现，蛋白质分子中的疏水作用决定了交联和缠结，并进而影响到胶黏剂和底板复合区域的形成程度以及黏接质量，含有较多疏水性氨基酸的蛋白质能产生较高的黏接强度和抗水性。因此，大豆球蛋白和玉米蛋白因含有大量的疏水性氨基酸而具有较高的黏接强度和抗水能力。

蛋白质黏合剂的黏合强度主要取决于蛋白质在水中的分散程度、极性/非极性基团的暴露程度以及它们与被黏结物分子间相互作用程度。蛋白质胶黏剂中蛋白质组分的伸展是实现高黏接强度和提高抗水性的关键。这是由于伸展的蛋白质能有效地增加接触面积，而且能够使埋在分子内疏水的氨基酸暴露在外面。通过一定物理、化学作用破坏蛋白质分子的结构，使得极性和非极性基团暴露，可与外界物质形成共价键、离子键等强键合作用力，或增加蛋白质的渗透性形成机械互锁的楔子，增加蛋白质的黏合力。因此，常采用变性的修饰方法改变蛋白质分子的二级、三级和四级结构，实现蛋白质分子的伸展。变性使紧缩的蛋白质分子结构解开或交联，并同时伴随着分子间和分子内相互作用的破坏和重新形成。研究发现，碱处理导致的蛋白质分子变性能有效地提高蛋白质胶黏剂的黏接强度和抗水性。另外，用表面活性剂和含氨基的化合物用于蛋白质胶黏剂中蛋白质组分的解折叠，在添加量适当时也能提高黏接强度和抗水性。用尿素和盐酸胍作为变性剂，也能使大豆蛋白胶黏剂的黏接强度提高。然而，对于能产生较高黏接强度的大豆球蛋白，由于其与尿素之间能形成的相互作用较少，这些存在于大豆球蛋白基质内的游离尿素分子破坏了蛋白质分子的缠结并降低了交联密度，进而减弱了蛋白质与木板之间的作用力而降低了黏接强度。十一碳烯酸上的羧基与大豆蛋白质上氨基可发生接枝反应，使蛋白质链伸展并减少蛋白质分子链之间的交联，因此改性后的大豆蛋白质胶黏剂湿态黏接强度增加。十一碳烯酸的长碳链可阻碍水的渗透，因而改善了胶黏剂的抗水性。酶改性大豆蛋白也是比较常见的方法之一。酶解能够有效地改变蛋白质的结构，甚至打断肽链。使用胰蛋白酶处理大豆蛋白质制备胶黏剂对软枫木具有较大的黏结强度。

蛋白质属于温度和压力敏感的聚合物，固化温度、压力和时间直接影响到胶黏剂中蛋白质的构象、界面的相互扩散以及最终的黏接强度。在应用蛋白质胶黏剂的黏接过程中，有两个重要的因素影响着黏接效果：①在蛋白质胶黏剂与底板表面的紧密接触；②蛋白质胶黏剂的固定。因此，组装时间和压制条件（温度、压力和时间）成为决定黏接强度的重要工艺参数。增加压力有利于增强胶黏剂与底板表面之间界面的接触；延长时间能保证充分浸润底板，有利于蛋白质分子向底板的渗透，增强蛋白质胶黏剂的固定，提高了界面的化学作用；热压温度不仅能促进蛋白质胶黏剂的固定，还能提高界面化学反应的可能性。这些因素都有利于提高蛋白质胶黏剂黏接后的剪切强度。实践表明，蛋白质胶黏剂的固化温度和时间对于黏接性能的影响是相互关联的，通常达到同样的效果较低的固化温度对应于较长的固化时间。此外，pH 值也是影响蛋白质黏接强度的重要因素，在蛋白质等电点附近的 pH 条件将产生最高的拉伸强度。例如，大豆蛋白质胶黏剂的 pH 值在接近大豆蛋白质等电点（pI = 4.6）时的拉伸强度最高，达到 3.29～3.45MPa。

　　研究表明，由大豆蛋白开发的胶黏剂应用于麦秆粒子板的黏接优于或相当于脲醛树脂，而且避免了脲醛树脂的甲醛危害。然而，异氰酸酯胶黏剂用于粒子板的黏接优于大豆蛋白质胶黏剂。为进一步降低成本，大豆蛋白质含量为 50％的大豆粉被用于开发粒子板的胶黏剂。将大豆粉应用于胶黏剂的开发，也需要通过修饰来提高黏接性能。但是，能有效改性大豆蛋白的尿素应用于大豆粉时，必须加入正丁基硫代磷酸三胺（nBTPT），抑制大豆粉中尿素酶的作用。此外，硼酸以及柠檬酸在催化剂次磷酸钠（NaH_2PO_2）的作用下能与大豆粉中的碳水化合物反应，形成交联结构，提高了力学强度并降低了吸水率。获得最佳的力学性质时，拉伸强度、断裂模量和弹性模量分别为 5.6MPa、11.89MPa 和 3350MPa，达到 ANSI 标准，同时抗水性也显著提高。通常，由修饰大豆蛋白质制备的胶黏剂基本上都是液体形式，但是工业应用更倾向于粉末形式。由于伸展的蛋白质分子更有利于黏接，因此在制备粉末蛋白质胶黏剂之前需要在水中预处理使蛋白质链伸展，然后喷雾干燥或冷冻干燥制得粉末。图 16.9 示出不同水含量和干燥方式制得大豆粉胶黏剂粒子的结构。乳胶状胶黏剂的应用市场也非常广泛，由蛋白质制得的乳胶状胶黏剂具有流体特征，固含量可在 20％～70％范围内调节，室温保存期可长达 8 个月并且在储存和应用中没有出现蛋白质-水相分离。目前，这种乳胶状胶黏剂已被广泛地应用于儿童胶水、颜料、木板胶黏剂、纤维复合树脂、翻砂胶黏剂以及包装和标签胶黏剂。此外，针对食品包装的生物降解胶黏剂——聚己内酯/大豆蛋白质热熔胶黏剂也有报道。椰子油可用来增加聚己内酯与蛋白质两相相容性。这种热熔胶黏剂的拉伸剪切强度大约 1.9MPa。

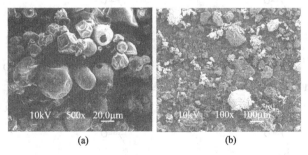

图 16.9　不同处理方式制得的大豆粉胶黏剂粒子结构的扫描电镜照片
（a）过量水中去折叠喷雾干燥得到；（b）少量水中去折叠烘干得到

　　为了提高蛋白质胶黏剂的性能，许多含有羧基、醛基和环氧基的化合物被用于改性，例如柠檬酸、丙三羧酸、戊二醛、1,2,7,8-二环氧辛烷、六亚甲基四胺和聚酰胺-环氧氯丙烷树脂（PAE）等。通常，这些改性的蛋白质胶黏剂的 pH 值控制在蛋白质的等电点附近。

PAE 改性大豆蛋白质胶黏剂取得了明显的成功,力学强度和抗水性能明显高于未经 PAE 修饰的大豆蛋白质胶黏剂的最佳性能。PAE 改性大豆蛋白质胶黏剂产生最高黏接强度的 pH 值约为 5.5,接近修饰蛋白的等电点的 pH 值。在该 pH 值下,干、湿强度分别达到 6.5MPa 和 3.7MPa,木材破坏率分别为 100% 和 72%;即使是沸水处理后,黏接强度仍可达到 2.6MPa,木材破坏率为 64%。该性能优于脲醛树脂(湿强约 3.5MPa、木材破坏率 70%,沸水处理后强度几乎为 0)和酚醛树脂(湿强约 3.5MPa、木材破坏率 81%,沸水处理后强度为 2.7MPa、木材破坏率 72%)。PAE 是阳离子聚合物,与大豆蛋白质的羧基发生离子相互作用形成复合物,见图 16.10。然而,这种离子相互作用是可逆的,受 pH 值的控制。当 pH 值在 4~9 范围内时,大豆蛋白质与 PAE 形成复合物,实际应用的 pH 值控制在 6~8。这是由于 PAE 除与大豆蛋白质离子化的羧基发生作用外,其季铵盐四元环结构还能与大豆蛋白质上的氨基发生反应。国内则是基于 PAE 改性大豆蛋白质胶黏剂,通过引入其他天然高分子组分、无机填料等开发出价格更加便宜、操作性更强的环保胶黏剂。此外,多巴胺和半胱胺也用于修饰大豆蛋白质胶黏剂,期望开发出类似蚌类蛋白质的耐水胶黏剂。贝类蛋白质具有防水、黏合性强的特性,对湿润的表面也有强黏合力,然而其昂贵,不易得。贝类黏附蛋白往往存在大量二羟基苯丙氨酸(DOPA),是贻贝黏附蛋白产生黏结力的主要组分。DOPA 氧化成醌后可与表面各种基团形成共价键而交联,且酚羟基具有很强的金属络合能力,在金属表面形成不可逆金属络合物。通过多巴胺与蛋白质的接枝反应,在蛋白质侧链引入类似于 DOPA 的功能化酚基基团,可明显改善大豆蛋白质胶黏剂的强度和耐水性,并且强度和耐水性取决于酚基基团的含量。此外,通过仿生方法制备的碳酸钙晶体也可增加蛋白质胶黏剂的黏合性能。蛋白质表面的纳米方解石形成方解石阵列,形成于类似壁虎脚的结构,并可插入木材中形成铆钉、互锁结构。而且,胶黏剂中的钙离子、碳酸根离子以及氢氧根离子形成交联作用键合木材与蛋白质。经过三次水浸泡循环后,黏合强度仍然高于 6MPa,显示出良好的防水性和黏合强度。

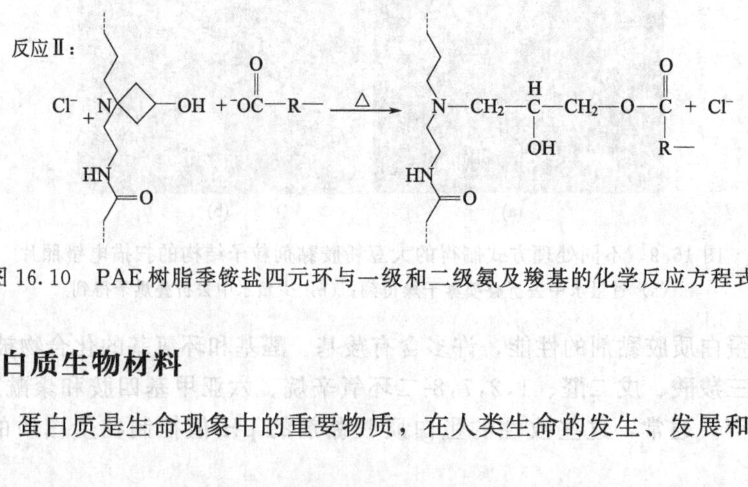

图 16.10 PAE 树脂季铵盐四元环与一级和二级氨及羧基的化学反应方程式

16.4.5 蛋白质生物材料

众所周知,蛋白质是生命现象中的重要物质,在人类生命的发生、发展和衰老过程中扮演着重要角色。外来蛋白质在人体中不仅可以作为重要的营养物质，而且还具有多种生理活性，并可制备为具有各种结构与功能的生物医学材料。蛋白质生物材料的形式主要是多孔支架、纤维、海绵、水凝胶、微球以及涂层等。本节仅重点介绍大豆蛋白和玉米蛋白在生物材料中的应用。

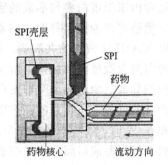

图 16.11　大豆蛋白质和药物共注塑成型技术示意图

　　大豆蛋白质具有降低胆固醇、抑制肥胖、缓解消化道刺激、延缓更年期以及预防癌症、糖尿病和肾病等功能，因此用它作为生物材料的原料能充分发挥这些积极的生理活性与功能。基于大豆蛋白质在甘油和水增塑作用下的热成型性能，通过共注塑成型新技术（如图 16.11 所示）制备出以大豆蛋白为壳层的双层药物载体，该药物载体的核/壳比约为 85/15，壳层为大豆蛋白而核心为药物——茶碱，双层结构有效地延迟了药物的释放时间。控制壳层和核心材料的黏度比，在界面形状的形成过程中起着重要作用，而且外层厚度可以通过选择材料和优化处理过程而精确控制。同时，利用挤出共混塑化和注塑成型工艺，将大豆蛋白乳液和茶碱在交联剂乙二醛和增强剂羟基磷灰石作用下制得大豆蛋白载药体系。对药物释放机理的研究表明，药物的释放受到药物吸收、药物扩散、蛋白质聚合物溶解分散的影响，提高蛋白质交联程度或降低净电荷（挤出时 pH 控制在等电点）都会降低释放速率。在 pH＝7.4 时，茶碱释放 60% 需时约 250min。交联有利于大豆蛋白质药物载体对药物分子的束缚，还影响到载体抵御环境侵蚀的能力，最后决定了药物的控制释放行为。模拟人体消化系统的酶和 pH 环境，甲醛交联大豆蛋白质膜的抗侵蚀能力和药物释放动力学研究表明，消化酶对膜的侵蚀符合一级动力学；而药物分子的释放在初始阶段依赖于溶解性，其后遵循零级动力学。以钙离子为交联剂，制备的海藻酸/大豆蛋白复合凝胶微球兼备了海藻酸 pH 响应性质和大豆分离蛋白的生理活性，可以用作功能集成的药物载体，用于目标为结肠的靶向药物释放。同时，大豆蛋白质的生理活性有助于减缓药物的副作用并起到辅助治疗的功能。同样是基于共混的思路，已获得具有较好生物相容性的纤维素/大豆蛋白质和壳聚糖/大豆蛋白质共混膜。实验表明这两类复合材料适合于多种细胞在其表面生长，具有作为细胞支架、药物控制释放材料的潜能。将聚乙二醇与大豆蛋白质复合制备出具有三维网络结构特征的水凝胶，可用作伤口敷料并能在一定程度上控制药物从敷料中释放的行为。

　　大豆蛋白质具有良好的生物相容性、亲水性和保温性，同时还具有携载药物的功能。除作为药物载体外，还可携载抗菌药物或促进皮肤生长的因子，用于皮肤敷料领域。将纳米 Ag 引入大豆蛋白质中，纳米 Ag 可以改变大肠杆菌和金黄色葡萄球菌的形态，且通过 Ag 和细菌蛋白的巯基之间产生相互作用，以此产生杀菌效果。因此这类复合膜材料在食品包装材料、伤口敷料或医疗器械的包装材料方面具有应用价值。在大豆蛋白质/聚氧化乙烯纳米纤维制备过程中加入功能性药物成分，可制备伤口敷料，此类材料具有良好的透气性和生物相容性。此外，大豆蛋白质在组织工程支架材料、医用海绵、无血清培养原料方面也有较大的应用前景。

　　另一种植物蛋白——玉米蛋白也被用于制备生物材料，主要是药物载体和组织工程支架材料。通过对其结构与性能，尤其力学性能、体外和体内生物相容性的系列评价，表明玉米蛋白材料适合用作组织工程材料。将玉米蛋白支架与羟基磷灰石结合，生物相容性以及造骨细胞在其表面的分化结果显示，由羟基磷灰石包覆的玉米蛋白支架是理想的骨组织工程材料。玉米蛋白质作为药物传递载体的形式主要是凝胶和微球，将果胶与玉米蛋白质复合制得的水凝胶珠可作为药物的结肠靶向传递。玉米蛋白与磷脂混合，形成具有细胞膜双层结构的巨型脂质体囊泡。这种巨型囊泡对表面活性剂——十二烷基磺酸钠十分敏感，但引入胆固醇后变得相对稳定。玉米蛋白因结合了表面活性剂，其脱离囊泡速率受 pH 值的影响。因此，这种由玉米蛋白参与形成的脂质体囊泡可望用于药物传递系统，膜束缚的玉米蛋白对 pH 值的敏感可作为控制释放的刺激条件。与大豆蛋白质相比，玉米醇溶蛋白具有较高的疏水性。以 NaOH 溶液作为共溶剂，将大豆分离蛋白与玉米醇溶蛋白共混制备大豆蛋白质/玉米醇溶蛋白复合微球药物载体。微球在不同 pH 值下溶胀度不同，从而决定其在不同 pH 值下对药物的释放行为不同。两种蛋白质的比例对核黄素的释放速率有明显影响。随着玉米醇溶蛋白含量的增加，核黄素的释放率逐渐降低。并且当大豆分离蛋白/玉米醇溶蛋白的比例为 5∶5 和 3∶7 时，在模拟肠液中呈现近零级释放动力学，因此，这种 pH 敏感性微球适合作为口服保健用品或口服药物的控制释放载体。

16.5 结论和展望

蛋白质存在于一切动植物细胞中，是生物体赖以生存和繁衍的基础。按照功能，蛋白质可以分为生理活性和非生理活性两大类。非生理活性蛋白质是指没有明显生理活性，主要对生物体起保护、支持和能量储存等作用的一类蛋白质，如小麦谷蛋白、角蛋白、大豆蛋白质等。从材料学角度看，非生理活性植物蛋白质是一类性能优良的天然高分子材料，具有廉价、可再生、可降解、生物相容和结构可调等诸多优点，蛋白质作为来源丰富的天然高分子，除了作为传统的营养产品广泛应用外，已经越来越多地应用在新型环境友好材料方面。在这一方面，研究和开发的焦点是利用蛋白质作为塑料、可食用膜、纤维、胶黏剂和生物材料的主要成分。将蛋白质作为塑料，首先需要解决的目标是提高加工性能和抗水性能，同时降低材料的脆性。利用小分子增塑剂能够有效地提高蛋白质塑料的加工性能和韧性，但是小分子在材料内部的稳定性不够好，而且很难平衡韧性和强度之间的关系。而且，小分子增塑剂随时间的增加从材料中逸出，也导致材料性能随时间的变化。因此，将蛋白质与其他合成高分子材料共混，制备出一系列抗水性能和力学性能较好的材料是未来的发展思路之一。特别是利用纳米复合技术，添加少量的纳米粒子可改善其力学性能，甚至能实现强度和伸长率的同步提高。同时，化学改性也是提高蛋白质材料抗水性能的有效方法，最常见的就是交联改性。但遗憾的是交联改性的蛋白质材料通常不易再热塑加工成型。将 2,2-二苯基-2-羟基乙酸（DPHEAc）与大豆分离蛋白质混合并用硫二甘醇作为增塑剂，热压成型制得经水浸泡诱导形成的高抗水性能的生物降解膜。这种抗水蛋白质膜形成过程如下：2,2-二苯基-2-羟基乙酸芳香化的大豆蛋白膜（反应式和膜的结构模型见图 16.12）经水浸泡后形成的二苯基羟基甲烷（DPHM），通过氢键作用在大豆蛋白质链外围形成了疏水的、类似荷叶的、纳米结构的保护层［见图 16.12(b)］。值得关注的是，抗水性能的提高主要归因于与大豆蛋白质链结合的二苯基羟基甲烷的疏水性及其形成的类似荷叶的纳米结构表面的共同作用。这是利用仿生方法提高蛋白质材料抗水性能的成功范例，为提高蛋白质材料的综合性能提供了新的思路。纤维是蛋白质应用最成功的材料形式，目前植物蛋白质人造纤维已被用于多种纺织物品。同时，蛋白质纤维以及通过电纺制备的纳米纤维还被用作生物材料。蛋白质用作生物材料具有先天的优势，具有良好的生物相容性和可降解性，特别是有些动物蛋白质本身就存在于机体中，具有低抗原性。除了纤维和纳米纤维外，蛋白质作为生物材料的主要形式还有海绵、凝胶、膜、微球和敷料等，被广泛地用作药物控制释放载体和组织工程支架材料。值得注意的是，蛋白质作为药物载体，解决了载体材料与蛋白质药物的相容性问题。另外，蚌类蛋白质因具有耐水和强黏接性能吸引了众多关于蛋白质胶黏剂的研究，已经有部分产品展现出实际应用价值。这类以蛋白质物质为主体的天然胶黏剂的广泛应用，可望彻底解决现有醛类胶黏剂的危害，能促进人类健康和保护生态环境。

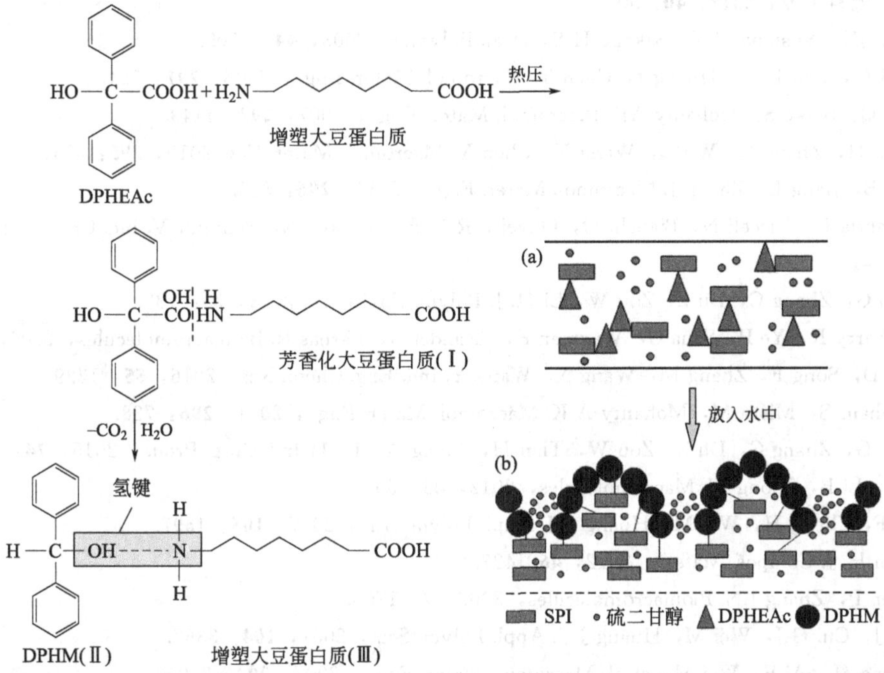

图 16.12　大豆蛋白质芳香化反应式和在水中反应生成二苯基羟基甲烷与大豆蛋白的氨基形成氢键的结构式，以及由热压成型的大豆蛋白膜（a）经水浸泡后形成二苯基羟基甲烷覆盖大豆蛋白在表面形成类似荷叶的纳米结构的示意图（b）

关于蛋白质材料的研究虽然取得了可喜的进展，但是制约蛋白质材料广泛应用的问题，如加工性差和抗水性低等，目前仍然没有完全解决。特别是在蛋白质塑料制品的研究方面，这些问题显得尤为突出。传统的化学改性、共混改性和纳米复合改性方法仍然是主要途径。可有效提高热塑性能和抗水性能的化学改性方法如果能够在加工成型中原位进行，将必然极大地推动蛋白质材料的实际应用。共混改性和纳米复合改性的关键问题是解决疏水性聚合物与蛋白质的相容性问题；同时如果能利用共混组分增强对蛋白质的塑化，可以避免小分子增塑剂所带来的缺陷。此外，通过仿生法获得蛋白质材料的疏水表面和蛋白质胶黏剂的网络结构，必将逐渐成为发展高性能蛋白质材料的又一新方向。

（田华峰，陈云，黄进）

参 考 文 献

[1]　陈云，王念贵.大豆蛋白质科学与材料.北京：化学工业出版社，2014.

[2]　Chen P，Zhang L. Macromol. Biosci.，2005，**5**：237.

[3]　Brandenburg A H，Weller C L，Testin R F. J. Food. Sci.，1993，**58**：1086.

［4］ Yang C，Song X，Sun C，et al. J. Appl. Polym. Sci. ，2006，**102**：4023.

［5］ Garrido T，Etxabide A，Peñalba M，delaCaba K，Guerrero P，Mater. Lett. ，2013，**105**：116.

［6］ Fernández-Espada L，Bengoechea C，Cordobés F，Guerrero A，J. Appl. Polym. Sci. ，2016，DOI：16.1002/APP.43524.

［7］ González A，Strumia MC，Igarzabal CIA. J. Food Eng. ，2011，**106**：331.

［8］ Kim S，Sessa D J，Lawton J W，Ind. Crops Prod. ，2004，**20**：291.

［9］ Wang N G，Zhang L N，Gu J M，J. Appl. Polym. Sci. ，2005，**95**：465.

［10］ 汪广恒，杨水兰，王永宁，陈天露，李培.基于大豆蛋白的高回弹聚氨酯泡沫塑料的制备及性能研究. 塑料工业，2012，**40**：50.

［11］ Wu QX，Yoshino T Y，Sakabe H S，et al. Polymer，2003，**44**：3909.

［12］ Wei M，Fan L H，Huang J，Chen Y. Macromol. Mater. Eng. ，2006，**291**：524.

［13］ Wu Q，Selke S，Mohanty AK. Macromol. Mater. Eng. ，2007，**292**：1149.

［14］ Tian H，Zhang L，Wu Q，Wang X，Chen Y. Macromol. Mater. Eng. 2010，**295**：451.

［15］ Liu B，Jiang L，Zhang J. Macromol. Mater. Eng. ，2011，**296**：835.

［16］ Calabria L，Vieceli N，Bianchi O，Oliveira R V B ，Filho I N，Schmidt V. Ind. Crop. Prod. ，2012，**36**：41.

［17］ Guo G，Zhang C，Du Z，Zou W，Li H. J. Polym. Environ. ，2015，**23**：183.

［18］ Dicharry R，Ye P，Saha G，Waxman E，Asandei A，Parnas R. Biomacromolecules，2006，**7**：2837.

［19］ Xie D，Song F，Zhang M，Wang X，Wang Y. Ind. Eng. Chem. Res，2016，**55**：1229.

［20］ Bonham S，Misra M，Mohanty A K. Macromol. Mater. Eng. ，2011，**296**：788.

［21］ Guo G，Zhang C，Du Z，Zou W，Tian H，Xiang A，Li. H Ind. Crop. Prod. ，2015，**74**：731.

［22］ Ji J，Li B，Zhong W. Macromolecules，2012，**45**：602.

［23］ Ai F，Zheng H，Wei M，Huang J. J. Appl. Polym. Sci. ，2007，**105**：1597.

［24］ Tian H. J. Compos. Mater. ，2012，**46**：427.

［25］ Chen P，Zhang LN. Biomacromolecules，2006，**7**：1700.

［26］ Yu J，Cui G J，Wei M，Huang J. J. Appl. Polym. Sci. ，2007，**104**：3367.

［27］ Zheng H，Ai F，Wei M，et al. Macromol. Mater. Eng. ，2007，**292**：780.

［28］ Nakamura R，Netravali A N，Morgan A B. Nyden M R，Gilman J W. Fire Mater. ，2013，**37**：75.

［29］ Zhang S，Xia C，Dong Y，Yan Y，Li J，Shi SQ，Cai L，Ind. Crop. Prod. ，2016，**80**：207.

［30］ Zheng H，Ai F，Chang P R，et al. Polym. Compos. ，2009，**30**：474－480.

［31］ Guo G，Zhang C，Du Z，Zou W，Xiang A，Li H. J. Appl. Polym. Sci. ，2015，DOI：16.1002/APP.42221.

［32］ Wang W，Guo Y，Otaigbe JU. Polymer，2010，**51**：5448.

［33］ Zheng K，Zhang J，Cheng J. Ind. Eng. Chem. Res. ，2013，**52**：14335.

［34］ Tai J，Chen K，Yang F，Yang R. J. Appl. Polym. Sci. ，2014，DOI：16.1002/APP.40308.

［35］ Rhim J-W，Mohanty KA，Singh S P，et al. Ind. Eng. Chem. Res. ，2006，**45**：3059.

［36］ Yang Y Q，Wang L M，Li S Q. J. Appl. Polym. Sci. ，1996，**59**：433.

［37］ Liu D，Zhu C，Peng K，Guo Y，Chang P，Cao X，Ind. Eng. Chem. Res. ，2013，**52**：6177.

［38］ Kayaci F，Uyar T，Carbohyd. Polym. ，2012，**90**：558.

［39］ Cho D，Netravali AN，Joo YL. Polym. Degrad. Stabil. ，2012，**97**：747.

［40］ Salas C，Ago M，Lucia L，Rojas O，React. Funct. Polym，2014，**85**：221.

［41］ Souzandeh H，Johnson K，Wang Y，Bhamidipaty K，Zhong W，ACS Appl. Mater. Interfaces，2016，**8**：20023.

［42］ Wool R P，Sun X S，Bio-Based Polymers and Composites，Elsevier Press，Amsterdam，2005.

［43］ Liu H，Li C，Sun X，Ind. Crop. Prod. ，2015，**74**：577.

［44］ Liu D，Chen H，Chang P，Wu Q，Li K，Guan L，Bioresource Technol. ，2010，**101**：6235.

[45] Vaz C M，Van Doeveren P F N M，Reis R L，Cunha A M，Polymer，2003，**44**：5983.

[46] Sun Q，Li X，Wang P，Du Y，Han D，Wang F，Liu X，Li P，Fu H. J. Food Sci.，2011，**76**：E438.

[47] Xu XZ，Jiang L，Zhou ZP，Wu XF，Wang YC. ACS. Appl. Mater. Interfaces.，2012，**4**：4331.

[48] Chen L，Subirade M. Biomacromolecules，2009，**10**：3327.

[49] 文建川，姚晋荣，邵正中. 高分子学报，2011，**1**：12-23.

[50] Kumar R，Zhang L. Biomacromolecules，2008，**9**：2430.

第17章
天然植物油及材料

第二次世界大战以后，基于石油产品合成的高聚物材料已广泛应用于包装、日用品、医药、建材、宇航以及工农业各个领域。然而，随着世界人口迅速增长、石油等矿产资源日渐枯竭，开发和寻找替代石油的其他资源作为合成高聚物材料的原料变得越来越重要，已经引起各国政府的高度重视。油脂是自然界的三大重要营养物质（油脂、蛋白质、碳水化合物）之一，是人生存不可缺少的食物和营养品，约有 81% 的油脂用于人类生活必须获取的营养品。同时，油脂也是一种重要的化工原料，约占油脂消耗总量的 14%。近年来，基于天然植物油的高聚物材料领域的研究和应用开发正在迅速发展，并带动了纳米技术、生物科技、绿色化学、生物降解材料、医药材料等领域的发展。因此，该领域的发展同时具有重要的经济效益和社会意义。

研究和开发基于天然植物油的高聚物及其复合材料符合我国"十三五"规划中明确提出的"绿色发展"的政策。第一，植物油可以通过光合作用再生，且价格较便宜。利用植物油作为合成高聚物材料的原料，对我国的能源安全、发展绿色经济具有重大的战略意义。第二，基于植物油的高聚物材料具有可生物降解以及环境友好的特点，符合当前绿色发展的概念，实现高分子材料与生态环境的和谐，有利于环境保护。第三，植物油的深层次开发利用有助于缓解我国的三农问题，促进农民的就业和增收，具有带动农业结构调整、农业发展的能力，对我国国民经济的可持续发展具有重大的实际意义。本章将重点介绍天然油脂的结构、种类以及其在高聚物材料合成中的研究和应用。

17.1 天然油脂的结构及组成

天然油脂种类较多，但最常用的包括 14 种植物油和 4 种动物油脂（黄油、猪油、牛油和鱼油）。14 种植物油又可以进一步分为以下三类。

① 副产品：棉籽油、玉米油和豆油。
② 木本作物：棕榈油、棕榈仁油、椰子油、橄榄油和桐油。
③ 农作物：菜籽油、葵花籽油、花生油、亚麻仁油、芝麻油和蓖麻油。

世界天然油脂产量呈快速增长态势，统计数据显示，1980 年世界天然油脂的产量为 53×10^6 t，2002 年增长到 110×10^6 t，产量翻了一番，2015 年达到 529×10^6 t。其中植物油占世界油脂总量的 80%，动物油脂为 20%。表 17.1 示出了 18 种天然油脂的世界平均年产量和主要产区。可以看出，棕榈油和大豆油是世界产量最大的两种植物油，其产量之和约占天然油脂总量的一半。其次是菜油和葵花籽油。

表 17.1　18 种商品油的世界平均年产量和主要产地/百万吨

天然油脂	1996/2000	2001/2005	主要产地	天然油脂	1996/2000	2001/2005	主要产地
大豆油	22.84	26.52	美国	椰子油	3.1	3.47	菲律宾
棕榈油	17.93	23.53	马来西亚	橄榄油	2.42	2.52	欧盟
菜籽油	12.56	15.29	欧盟	棕榈仁油	2.26	2.95	马来西亚
葵花籽油	9.14	10.77	欧盟	玉米油	1.97	2.30	美国
牛油	7.65	8.24	美国	鱼油	1.11	1.13	秘鲁
猪油	6.21	6.75	中国	亚麻油	0.73	0.83	欧盟
黄油	5.75	6.26	欧盟	芝麻油	0.70	0.76	中国
花生油	4.62	5.03	中国	蓖麻油	0.47	0.56	印度
棉籽油	4.00	4.49	中国	桐油	0.0675	0.0997	中国

　　天然油脂主要组成成分是由脂肪酸和甘油化合而成的脂肪酸甘油三酯（结构见图 17.1），占 95% 以上，其次还有含量极少而成分又极其复杂的非甘油三酯，包括甘油二酯、甘油单酯、脂肪酸、色素、磷脂、甾醇、脂溶性纤维素、三萜醇等。凡是从植物种子、

甘油基(M_r=41) 　O—CO—R^1
　　　　　　　　O—CO—R^2 脂肪酸基(M_r=650～970)
　　　　　　　　O—CO—R^3

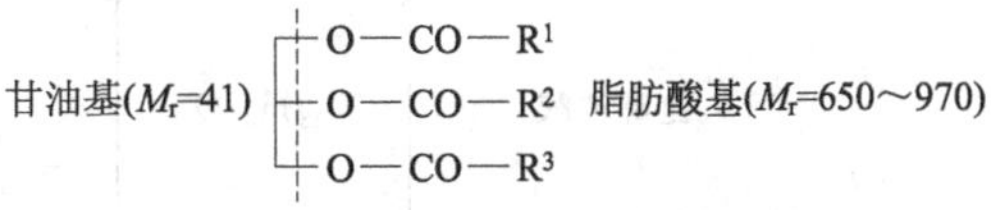

R^1、R^2、R^{3}表示不同的脂肪酸烃基

图 17.1　天然油的结构

果肉及其他部分提取所得的脂肪统称植物油脂。由于脂肪酸组成不同，可使植物油呈现不同的物理状态，通常在室温环境下，呈现液态的一般称为油，而固态的则称为脂。表 17.2 示出了组成天然油脂最常见的脂肪酸的名称和结构。这些脂肪酸大多数是偶数碳原子。不饱和脂肪酸所含双键多是顺式构型，二烯以上（两个 C═C 键以上）的不饱和脂肪酸除少数为共轭酸外，大部分是顺式结构的非共轭酸，且双键位置也多位于脂肪酸碳链的第九、十碳原子之间。亚油酸和亚麻酸在 12 和 13 位碳间另有一个双键，且亚麻酸在 15 和 16 位碳间上还有一个双键，这些双键多为非共轭，聚合活性较低。碘值是鉴别油脂不饱和度的一个非常重要的参数，是指 100g 油脂在一定条件下吸收碘的克数。碘值越高，表明不饱和脂肪酸的含量越高。根据碘值高低可将油脂分为干性油、半干性油和不干性油三类。干性油是指在空气中能干燥结成固体膜的油类，主要用于保护涂层工业，其碘值大于 130，如亚麻籽油、桐油等；碘值介于 100～130 之间的油脂称为半干性油，可作为食用油，亦可用于保护涂层，如大豆油、菜籽油、葵花籽油、玉米油等；一般碘值低于 100 的油脂称为非干性油，如蓖麻油、椰子油，主要作为食用油和制皂、化学制药、润滑剂等的原料。常见的 11 种工业用植物油的脂肪酸组成、含量和不饱和度的数据列于表 17.3 中。

表 17.2　常见植物油中脂肪酸的名称和分子结构

名称	分子式	结构式
豆蔻酸	$C_{14}H_{28}O_2$	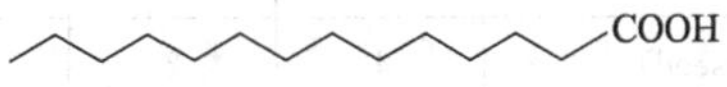 ～～～～～～COOH
棕榈酸	$C_{16}H_{32}O_2$	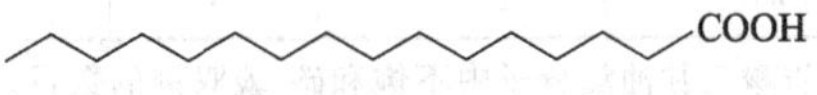 ～～～～～～～COOH

名称	分子式	结构式
棕榈油酸	$C_{16}H_{30}O_2$	
硬脂酸	$C_{18}H_{36}O_2$	
油酸	$C_{18}H_{34}O_2$	
亚油酸	$C_{18}H_{32}O_2$	
亚麻酸	$C_{18}H_{30}O_2$	
α-桐酸	$C_{18}H_{30}O_2$	
蓖麻油酸	$C_{18}H_{33}O_3$	
斑鸠菊酸	$C_{18}H_{32}O_3$	
十八碳三烯-4-酮酸	$C_{18}H_{28}O_3$	

表 17.3　不同植物油中主要脂肪酸的含量、双键数目和碘值

名称	脂肪酸					DB	碘值 /(mg/100g)
	棕榈酸/%	硬脂酸/%	油酸/%	亚油酸/%	亚麻酸/%		
菜籽油(canola)	4.1	1.8	60.9	21.0	8.8	3.9	110～126
玉米油	10.9	2.0	25.4	59.6	1.2	4.5	102～130
棉籽油	21.6	2.6	18.6	54.4	0.7	3.9	90～119
亚麻油	5.5	3.5	19.1	15.3	56.6	6.6	168～204
橄榄油	13.7	2.5	71.1	10.0	0.6	2.8	75～94
大豆油	11.0	4.0	23.4	53.3	7.8	4.6	117～143
桐油	—	4.0	8.0	4.0	—	7.5	163～173
蓖麻油	1.5	0.5	5.0	4.0	0.5	2.7	82～88
棕榈油	39	5	45	9	—	1.7	35～61
菜籽油(rapeseed)	4	2	56	26	10	3.8	94～120
葵花籽油	6	4	42	47	1	4.7	110～143

注：DB 指脂肪酸三甘油酯分子中不饱和碳-碳双键的数目。

17.2 植物油的直接聚合及其材料

天然脂肪酸结构使油脂既有非极性长短适中的碳链,又有能起化学反应的活性基团和长短不等的不饱和链。所以油脂除了酯键能进行水解、酯交换等反应外,其化学性质主要取决于参与其构成的脂肪酸的结构和性质。天然不饱和脂肪酸中的双键多为顺式结构,而且不饱和脂肪酸中的双键主要按 1,4-体系排列。因此,天然油脂除了能发生烯烃所具有的典型的加成、氧化、聚合等反应外,还能发生顺反异构化、共轭化等反应。另外,蓖麻油等含有羟基,能够发生消除、酯化等反应。正是利用上述反应,人们对天然油脂进行改性和聚合,从而得到具有不同结构和性能的高聚物材料。

17.2.1 植物油-乙烯基单体共聚塑料

众所周知,一些干性植物油,如亚麻油和桐油可以与空气中的氧反应发生自聚而形成网络结构,从而被广泛应用于油漆、涂层和油墨等领域。天然植物油的直接应用存在固有的缺点,最古老的改性方法就是将干性油或半干性油与乙烯基单体进行自由基共聚用于提高表面涂层的性能。苯乙烯(ST)是此类改性反应中最重要的一种单体。但是,ST 与含共轭 C=C 双键的油和非共轭双键的油的共聚机理有所不同。由于非共轭双键的油分子柔性过大,ST 与非共轭双键的油的共聚反应遵循链转移增长机理,而且共聚时由于竞聚率低而常游离在聚合物内呈海岛结构。因此,如何制备稳定程度适中的植物油自由基是关键问题。Hazer 等发现植物油中双键上的 α-氢原子在光照下可以被提取而产生初级自由基,该自由基迅速转化为相对稳定的含有大共轭体系的自由基(图 17.2),与氧气作用即可生成过氧化植物油或继续聚合生成聚过氧化植物油。它们能够直接引发与乙烯基类单体的接枝共聚反应。该法制备的大豆油-甲基丙烯酸甲酯(MMA)和亚麻油-ST 的接枝共聚物具有良好的生物相容性和透气性,巨噬细胞和纤维原细胞在共聚物表面有着更强的附着能力,且细菌难在共聚物表面黏附。这种接枝共聚物材料可望用于细胞培养、组织工程等领域。

桐油来自于油桐树的种子,已经成为一种重要的油脂产品。在自然状态下是没有颜色的,但是商业产品呈现黄色,有种泥土的气味。桐油是非常好的来自于木本作物(油桐树)的干性油。其主要成分是不饱和酸(共轭三烯)的甘油酯。其高度不饱和的共轭三烯自由基能引发快速聚合和与乙烯类共聚合合成低成本聚合物。已成功实现了桐油经由过氧化苯甲酰引发,与苯乙烯共聚合成热稳定性好,具有阻燃、不收缩的低密度泡沫塑料。理论上,桐油的共聚合不仅能由自由基引发,也能阳离子聚合。干性的桐油经高温(200~250℃)加热,可自行聚合而成凝胶,甚至完全固化。此特殊性质是由于其主要成分 α-桐酸分子中含有三个共轭双键,具有较强的聚合能力。Larock 等将 ST 和二乙烯基苯(DVB)与桐油混合,经热聚合后得到一系列三元共聚材料(图 17.3)。通过桐油与苯乙烯和二乙烯基苯的热聚合,可以制备各种各样的透明高分子材料,其范围从弹性体到坚硬的塑料。各成分间的化学计量比和加入催化剂可以很大程度上影响聚合物的热稳定性和力学性能。加入金属催化剂,能有效地加速热聚合速率,生成高度交联、性能优良的聚合物。其机理是两个 ST 分子形成 Diels-Alder 加成中间体,再与一个 ST 分子反应,生成两个自由基,而后引发体系聚合。该体系在 140℃左右发生凝胶化转变。90%~100%的单体可聚合形成热固性高聚物。调节体系中各组分的比例,可得到具有不同理化性能的桐油基聚合物材料。其玻璃化温度(T_g)

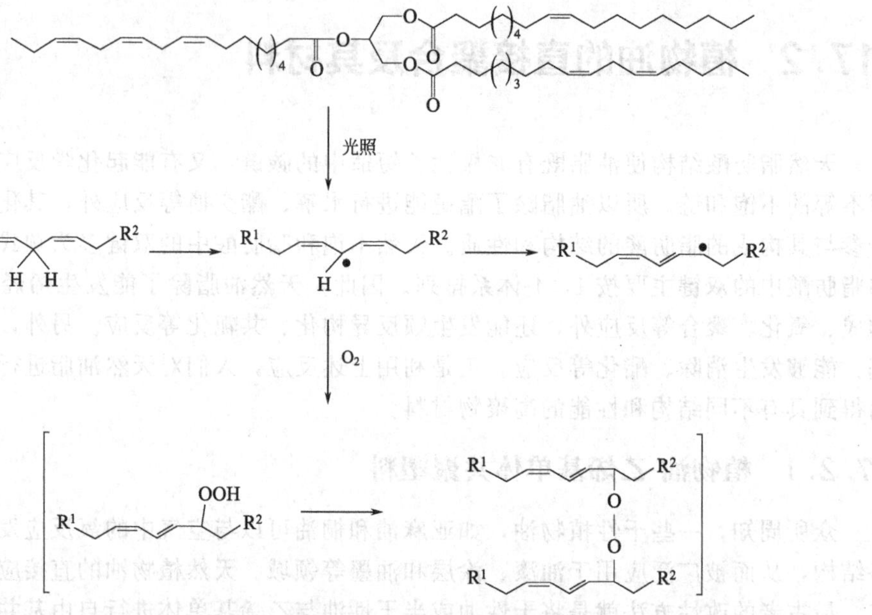

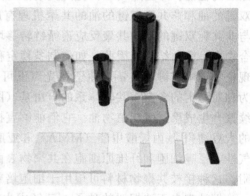

图 17.2 植物油光照产生初级自由基的历程

为 $-2\sim+116℃$，交联密度为 $1.0\times10^3\sim2.5\times10^4\,mol/m^3$，热胀系数为 $2.3\times10^{-4}\sim4.4\times10^{-4}/℃$，压缩模量为 $0.02\sim1.12GPa$，压缩强度为 $8\sim144MPa$，具有较好的热稳定性（$>300℃$）。Trumbo 和 Mote 研究了桐油和 1,6-己二醇丙烯酸二酯或 1,4-丁二醇丙烯酸二酯的 Diels-Alder 反应。共聚体在普通的实验溶剂中能够完全溶解，并且有很宽的分子量范围。共聚物中剩余的双键通过氧化的方法固化薄膜。这种薄膜有很好的抗溶解性，很好的光泽和较合理的弹性平衡。除桐油外，共轭亚麻油同样可热聚合来制备一系列理化性能优良的亚麻油-ST-DVB 共聚塑料或橡胶材料。

图 17.3 桐油-ST-DVB 热聚合高聚物材料

Li 和 Larock 等也研究了桐油与二乙烯基苯单体发生阳离子聚合，以三氟化硼二乙基醚（$BF_3\cdot OEt_2$）为引发剂合成塑料。凝胶时间从几秒到一小时，很大程度上依赖于相对成分和反应条件。可以通过降低反应温度，减少引发剂浓度到 1%（质量分数）以下，或者加入一定的不活泼油类来降低反应速率，如大豆油，低饱和度的大豆油（LSs）或者共轭低饱和度的大豆油（CLS），产物是刚性的、深褐色的产品。经二氯甲烷的索氏提取表明，在初始材料的质量百分比为 85%~98%，得到由低分子量的油增塑的交联网状热固性聚合物。其模量达到 2.0×10^3MPa；在大约 100℃ 处存在一个较宽的玻璃化转变区，200℃ 以下有较好的热稳定性。

与干性油不同，非干性植物油含有非共轭碳-碳双键，其反应活性低。并且其柔性分子结构又给官能团带来较大的反应位阻。各种常用阳离子聚合引发剂与植物油的相容性较差，使得多数植物油难以发生阳离子聚合。通过酯交换反应可以将植物油醇解为脂肪酸甲酯来提高油类单体与引发剂的相容性，但该种阳离子聚合方法往往只能得到分子量相对较小、交联密度低的黏性流体或柔软聚合物，难以进一步用作结构材料。最近，Larock 等首先用铑催化剂将豆油和低饱和度大豆油（LoSatSoy oil）异构化转化为具有共轭双键结构的大豆油（共轭率 95%～100%），再以三氟化硼为引发剂使适量豆油或共轭豆油（40%～60%）与 DVB 聚合，所得热固性聚合物具有较好热稳定性和力学性能，其室温模量可达 1000MPa。但是，由于植物油碳-碳双键的阳离子聚合反应活性远低于 DVB，竞聚率差异导致体系反应非均相，DVB 在反应初期爆聚，破坏了材料结构的均一性，所得材料存在微相分离，即较软的油富集相和较硬的 DVB 富集相共存。

用聚合活性适中 ST 替代部分 DVB，与豆油或共轭豆油进行阳离子聚合可以得到结构较为均一的植物油基聚合物材料，其反应示意图见图 17.4。ST 能够有效地消除豆油与 DVB 共聚反应中的爆聚现象，而且 ST 与 DVB 聚合生成的线性或低交联度的共聚物能够溶于植物油，因此最终材料结构较为均一，且韧性大幅提高。调整植物油-ST-DVB 三元共聚物的组分，可以成功地得到从刚性结构材料到弹性体等一系列具有不同理化性能的聚合物材料。其理化性能跨度较大，T_g 介于 0～105℃，热稳定性高于 200℃，杨氏模量为 60～2×10^3MPa，拉伸强度为 0.3～21MPa，断裂伸长率可高达 300%。此类材料在很多领域有望替代塑料或橡胶产品。值得注意的是此类植物油基聚合物具有良好的形状记忆功能和阻尼特性，可用于生产隔声和防震材料。

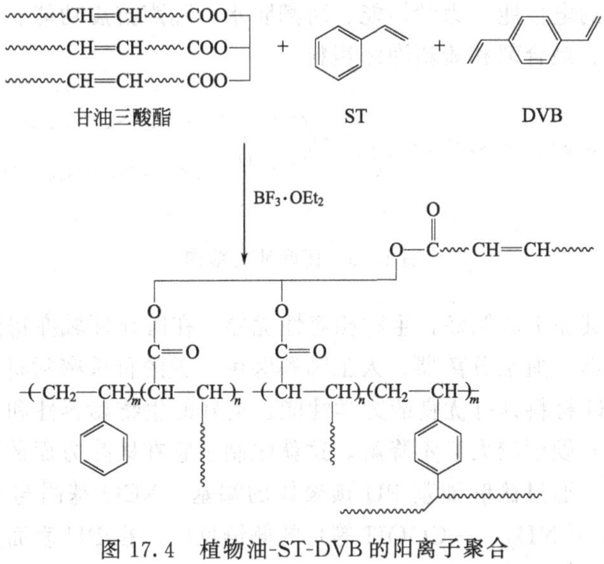

图 17.4 植物油-ST-DVB 的阳离子聚合

双环戊二烯（dicyclopentadiene，DCP）是合成不饱和聚酯的重要原料，其树脂具有好的空气干燥性、耐腐蚀性、低收缩性能。近年来，由于石油化工的发展，DCP 可由粗汽油蒸气裂化生产乙烯的副产品中回收出来（C_5 馏分），使得 DCP 的价格大为降低。因此，以 DCP 为原料开发和生产不饱和聚酯树脂成为国内外竞相开发的研究课题。最近，Larock 等用 50%～85%的普通豆油或共轭豆油与 DCP 进行阳离子聚合，得到一系列性能优良的橡胶或韧性塑料，其 T_g 介于−23～17℃，杨氏模量为 5～337MPa。交联组分在该种聚合物材料中占 69%～88%。与 ST 相比，DCP 具有更低的阳离子反应活性，其与豆油的竞聚率差别较小，使体系更倾向于均聚。因此，与豆油-ST-DVB 三元共聚物相比，豆油-DCP 共聚物的结构更为均一。

17.2.2 蓖麻油型聚氨酯及互穿网络材料

聚氨酯（polyurethane，PU）是指主链中含有氨基甲酸酯（—NHCOO—）特征单元的一类有机高聚物材料，由异氰酸酯（单体）与羟基化合物聚合而成。在制备 PU 材料时常采用小分子二元醇和二元胺作为扩链剂，前者形成氨基甲酸酯基团，而后者形成氨基甲酸酯-脲基团，这两种基团在 PU 结构中形成硬段，而由多元醇构成的链段为软段。因此 PU 是由多个软段和多个硬段嵌段而成的大分子。PU 的塑料性质和强度等性能主要由其硬段性质决定，而其橡胶性质和弹性主要由其软段性质决定。所以 PU 的力学性能具有很大的可调性。通过控制结晶的硬段和不结晶的软段之间的比例，可以获得不同的力学性能的 PU。用不同原料可制得适应较宽温度范围（—50～150℃）的材料，包括弹性体、热塑性树脂和热固性树脂。其制品具有耐磨、耐温、密封、隔声、加工性能好、可降解等优异性能。目前，这种高聚物材料广泛用于黏合剂、涂层、低速轮胎、垫圈等工业领域。

蓖麻油（castor oil）是一种以含羟基脂肪酸（12-羟基-9-十八烯酸）为主的非干性商品油脂。其结构示于图 17.5。蓖麻油可以直接与多种异氰酸酯反应制备不同理化性能的聚氨酯材料，如甲苯二异氰酸酯（TDI）、二苯基甲烷二异氰酸酯（MDI）、六亚甲基二异氰酸酯（HDI）、异佛尔酮二异氰酸酯（IPDI）等。由蓖麻油多元醇或蓖麻油聚醚多元醇与多异氰酸酯反应制备 PU 已有三十余年的历史。用蓖麻油既可以合成 PU 硬塑料，又可以合成 PU 弹性体。其材料具有好的电性能、力学性能、防潮防水、隔声抗震功能、耐收缩和耐老化等特性，被广泛用作涂料、黏合剂和铸塑泡沫塑料。

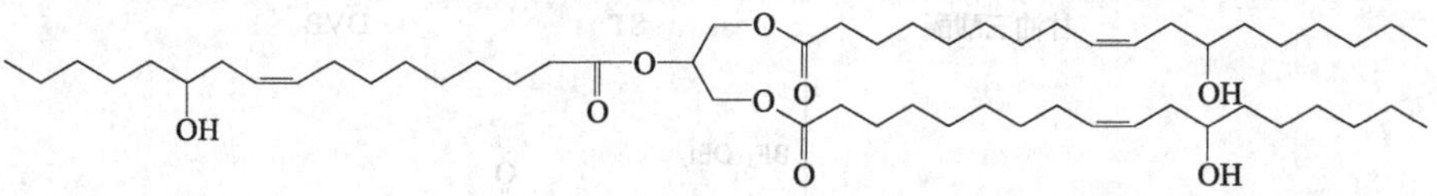

图 17.5 蓖麻油的结构

蓖麻油基 PU 因其加工性能好，生物相容性优异，在医疗领域亦得到广泛的应用，如血液透析器、血液过滤器、血浆分离器、人工肺等医用装置的首选密封材料。且在国外已商品化。尽管蓖麻油基 PU 材料具有优良的力学性能、良好的生物相容性和抗凝血性等优点，但是制成材料（如薄膜）硬度较大且不降解，这就限制了它在医疗方面的应用。因此，对材料的表面进行接枝改性，通过蓖麻油基 PU 预聚体的端基—NCO 基团与含有各种功能性基团的大分子（如—OH、—NH$_2$、—COOH 等）的侧链反应，在 PU 表面进行接枝改性，在保留 PU 材料本身优越性能的基础上，赋予其复合材料新的特性，如降解性、生物活性等，提高材料的使用价值。

蓖麻油除直接用作制备 PU 材料外，还被广泛地用于合成互穿网络（IPN）材料。IPN是由两种（或两种以上）分别形成的聚合物网络通过大分子链间的永久缠结（或互穿）形成的独特的聚合物材料。IPN 能使两种以上的聚合物网络相互缠结、互穿而不失去原聚合物的固有特性，具有网络互穿结构及强迫互容、界面互穿、协同效应等特点，提高了两组分的相容性，抑制了各组分的相分离，能够使性质不同的各组分有机地结合在一起，获得各组分本身性能的最佳组合，因此有高聚物"合金"的美誉。20 世纪 70 年代以来，关于 IPN 的理论和应用基础研究得到迅速发展，特别是这类材料独特的制备方法、结构形态和性能引起了人们的普遍兴趣。80 年代以来，IPN 在补强橡胶、增韧塑料及热塑性弹性体、阻尼材料、涂料、黏合剂、复合材料、功能材料等领域的研究和应用获得较大发展的同时，并且作为一种新的聚合物改性技术，不断扩展其研究和应用领域。

除乙烯基单体外，异氰酸根的种类和结构也对所得 IPN 的结构和性能具有重要的影响。研究发现，由 TDI 和 HDI 与蓖麻油反应制备出两种 PU 预聚体与 ST、丙烯腈、MMA、环氧树脂（E-44 或 E-51）等单体制备的 CO-PU IPN 体系中，CO-PU IPN 的拉伸强度随着固化时间的延长而逐渐增大，TDI 型 CO-PU IPN 比 HDI 型的拉伸强度大；烯类单体比环氧树脂单体制备的 CO-PU IPN 的拉伸强度大；不同烯类单体之间的差别则不大。增加预聚体中 NCO/OH 的摩尔比，CO-PU IPN 的拉伸强度都是先增加，后减小，在摩尔比为 2.25 时出现最大值。添加抗氧剂 1010、紫外线吸收剂 UV-327 和光稳定剂 292 等对 CO-PU IPN 的拉伸强度基本没有影响。

近年来，蓖麻油型 PU 与天然高分子复合制备具有可生物降解性 IPN 材料近年来日益受到重视。蓖麻油型 PU 预聚物与硝化纤维素反应形成的半-IPN 材料不仅具有生物可降解性，而且还能明显地改善天然高分子的弹性、韧性和抗水性。用蓖麻油基 PU 分别与桐油、苄基魔芋、硝化木质素、苄基淀粉等天然高分子及其衍生物合成的一系列半-IPN 材料均具有良好的力学性能和透光性。例如，由蓖麻油型 PU 和苄基魔芋（B-KGM）合成的半-IPN 膜材料在整个组分比范围内都具有好的或一定程度的相容性。B-KGM 的含量对所得 IPN 材料的结构、形态和性能有着重要的影响。当 B-KGM 含量低于 15%（质量分数）时，所得的膜材料具有良好的相容性、较高的密度和透光性以及断裂伸长率。当 B-KGM 含量高于 20%（质量分数）时，PU 和 B-KGM 之间存在一定程度的微相分离。随着 B-KGM 在半-IPN 膜中含量由 5%（质量分数）升高到 80%（质量分数），IPN 膜的拉伸强度由原来的 7MPa 提高到 45MPa。当 B-KGM 含量较低时，该半-IPN 材料呈现增强弹性体的特性，而在 B-KGM 含量高于 40%（质量分数）时则呈现出韧性塑料的特征。用 DMF 为溶剂将线型高分子 B-KGM 从 PU 网络中抽出，并由扫描电镜清晰地观察到所得 IPN 膜的组分形态和结构及其变化趋势。即随着 B-KGM 含量的增加，分散在 PU 连续相中的 B-KGM 相畴尺寸逐渐增大，直至达到两相连续，然后变成 B-KGM 为连续相。

17.2.3　基于甘油为原料的聚合物材料

植物油除作为食品工业原料外，当前主要用于生产生物柴油，伴随产生大量的甘油副产品。甘油的多功能特征使其易于通过选择性氧化、加氢、脱水、选择性保护、酯化等技术转化生成多样的甘油衍生物（图 17.6）作为合成聚合物的原料。通常，根据聚合物结构特征，甘油衍生物聚合物分为三类：①通过甘油上的 1,2-羟基连接于聚合物主链上，主链上连接悬吊的—CH_2OH 或—CH_2OR 侧链，主要生成聚醚和聚碳酸酯；②通过甘油的 1,3-羟基与二酸缩聚生成聚酯或聚碳酸酯；③树状和高支化甘油基聚合物，该类聚合物具有高的比表面积，许多端基可进一步功能化，具有包裹小分子的能力。

Geschwind 和 Frey 在室温下，通过 $ZnEt_2$、1,2,3-三羟基苯作催化剂用二氧化碳与乙氧基乙基缩水甘油醚、苯基缩水甘油醚反应生成分子量介于 16～25kDa 的共聚体，第二步通过酸性裂解、加氢脱除侧基保护基团合成聚（1,2-甘油碳酸酯）。同年，Zhang 和 Grinstaff 使用 (R)-苄基缩水甘油醚与二氧化碳在钴配合物催化下通过开环聚合也合成了聚（1,2-甘油碳酸酯）（图 17.7）。

Iaych 等报道在微波诱导甘油碳酸酯在温和条件下直接聚合生成聚（1,3-甘油醚）。Kasetaite 等通过缩水甘油醚、丙烯乙二醇二缩甘油醚与不同的二硫醇通过硫醇与环氧基间

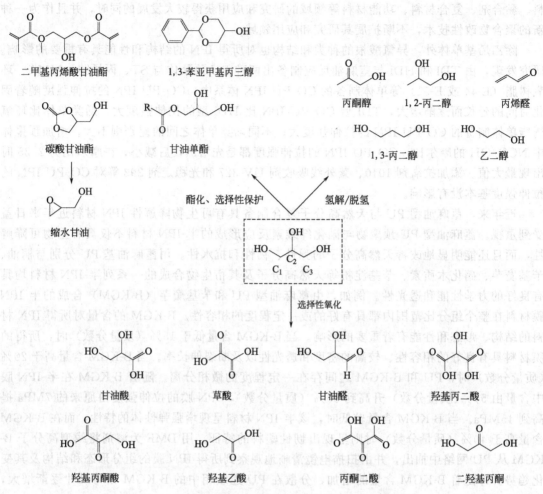

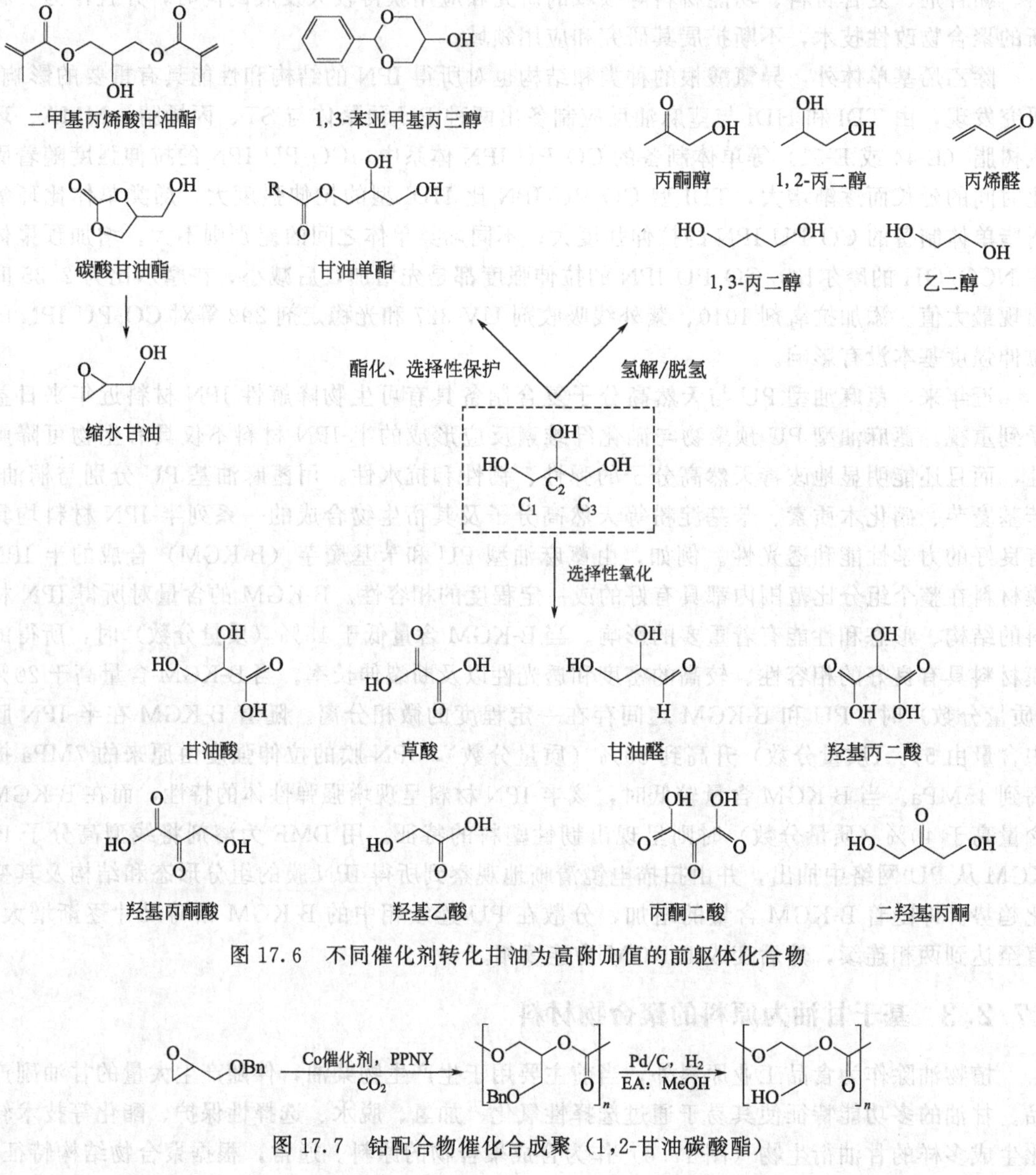

图 17.6　不同催化剂转化甘油为高附加值的前躯体化合物

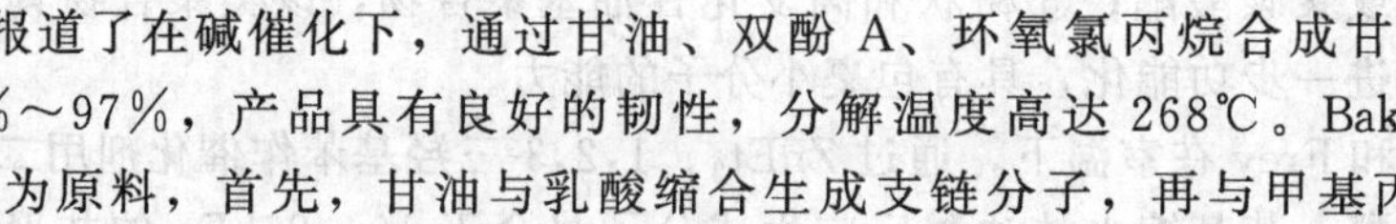

图 17.7　钴配合物催化合成聚（1,2-甘油碳酸酯）

的加成聚合生成支链和交联聚（1,3-甘油的醚）。该材料可生物降解，玻璃化转变温度介于 33～59℃和 230～290℃间发生热降解。

　　Karak 等报道了在碱催化下，通过甘油、双酚 A、环氧氯丙烷合成甘油基环氧树脂，产率可达 95%～97%，产品具有良好的韧性，分解温度高达 268℃。Bakare 等报道使用甘油和乳酸作为原料，首先，甘油与乳酸缩合生成支链分子，再与甲基丙烯酸酐反应生成甲基丙烯酸功能化的甘油-乳酸树脂。树脂进而使用 2% 的过氧化二苯酰作为老化剂，得到的树脂有良好的热稳定性和力学性能。Halpern 等也报道了通过甘油、柠檬酸在无催化剂下熔融缩聚（A_3+B_3），得到超支化热固性树脂（图 17.8）。Waymouth 和合作者在不同催化剂下，使用碳酸二甲基缩醛二羟基丙酮开环聚合合成了聚二羟基丙酮碳酸酯（图 17.9）。

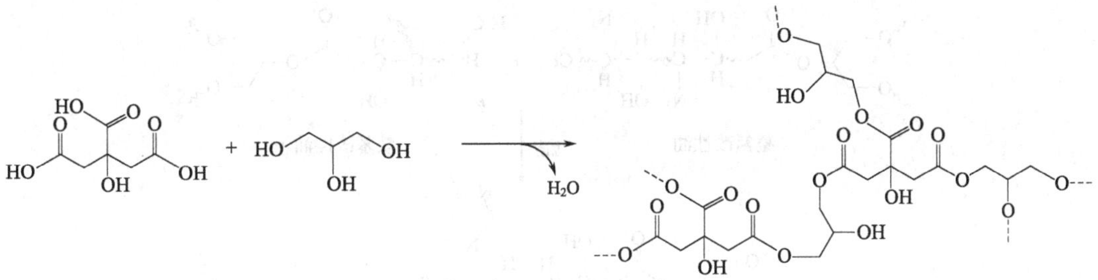

图 17.8 甘油、柠檬酸缩聚生成热固性树脂

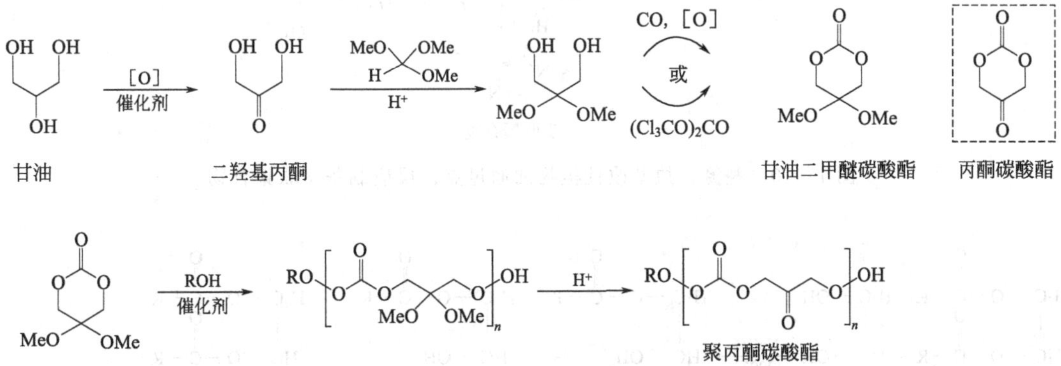

图 17.9 聚二羟基丙酮碳酸酯的合成路径

17.2.4 植物油及对应脂肪酸聚合物

在过去几十年里，从 20 世纪 50 年代开发了蓖麻油基大分子（耐纶 11 型聚酰胺纤维、尼龙 11 等）开始至今合成的拥有特殊应用的复杂材料，植物油合成高分子材料领域已发生了巨大变化。在前面已经讨论了本领域的相关植物油大分子聚合物，在过去 10 年里，该领域涌现出了一些新的成果。本节中重点讨论近年来所取得新进展，主要集中在三方面：①从多功能化的甘油三酸酯获得超支化和交联聚合物；②从脂肪酸的分离、化学改性功能化获得线性聚合物；③基于二烯-亲二烯体的 Diels-Alder 点击反应获得交联、线性聚合物。

17.2.4.1 植物油基超支链、交联聚合物

在前面已经详细讨论了 Larock 课题组在植物油基材料中的研究成果。除了传统植物油脂改性聚合物的方法外（见前面章节），近年来在各国科研人员的努力下，不断涌现出了一些创新的方法。如 Petrovic's 课题组在植物油中引入叠氮基团，这种方法开辟了一种新的环境友好点击聚合法（图 17.10）。

Cadiz's 课题组在植物中引入含硅多元醇制备了具有阻燃功能的聚氨酯；来源于植物油的其他阻燃材料中包含在植物油中引入含硅、硼、磷元素，与苯乙烯、二乙烯基苯通过阳离子聚得到具有阻燃功能聚合物。最近，基于磷的 Michal 加成，在来源于向日葵油的 α, β-不饱和酮与双功能的 1,3-二苯基膦丙烷发生加成得到具有优良阻燃性能的热固性聚合物。马来酸功能化的大豆油（图 17.11）与多功能化的硫醇，以光引发发生 Thiol-ene 和 thiol-yne 点击反应生成交联网状聚合物。

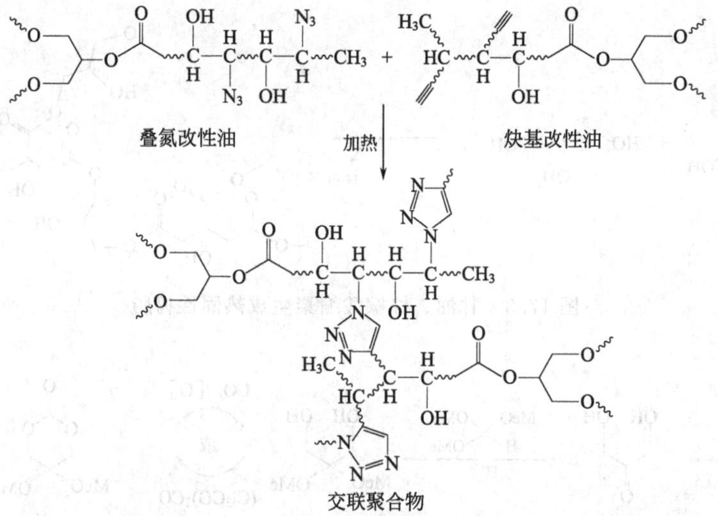

图 17.10　叠氮、炔基改性植物油通过点击反应制备交联聚合物

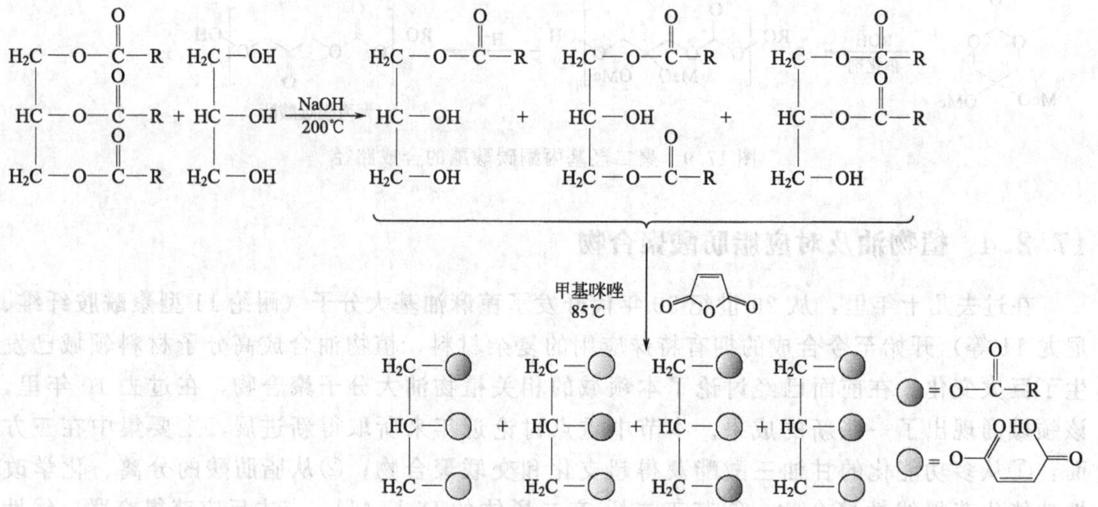

图 17.11　大豆油的马来酸功能化

　　一些不常见的炔基化脂肪酸可以通过溴加成、脱溴化氢的方法获得。再以光引发硫醇-炔基加成制备植物油衍生物（图 17.12），应用于聚氨酯的制备。这些功能化植物油（AB$_2$型单体）也能用于制备超支化的聚酯。另外一些可聚合的植物油衍生大分子单体也可通过环氧化大豆油与 4-乙烯苯磺酸反应制备交联聚合物（图 17.13）。

17.2.4.2　脂肪酸及衍生物制备线性聚合物

　　在 2008 年、2010 年 Petrovic 等用来源于大豆油、蓖麻油的 9-羟基壬酸甲酯（AB 型单体）制备线性聚酯。一系列的工作均基于蓖麻油及其衍生物的报道，主要是：①每年有大约 200 万吨的产量（2013 年）；②分子结构中含有羟基，适合于不同的反应而衍生化。基于油酸和 10-十一烯酸（蓖麻油酸的热解产物）制备线性聚氨酯得到了广泛关注。使用（图 17.14）中二元醇与 MDI 得到了一系列高分子量的材料。也可从 10-十一烯酸衍生的二元醇作为软段，1，4-丁二醇和 MDI 作为硬段合成一系列的热塑性弹性体。

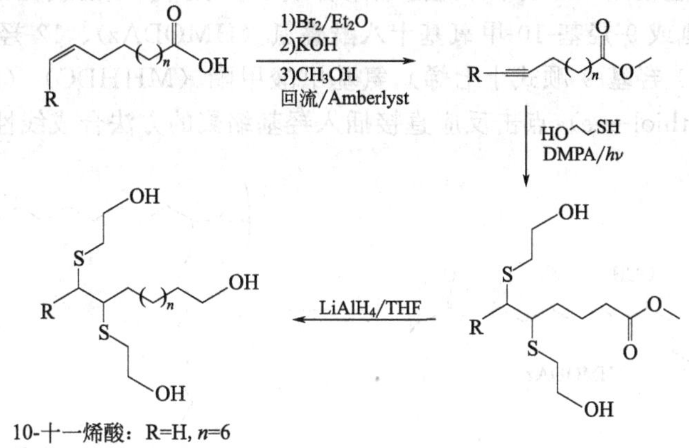

图 17.12 脂肪酸多元醇的制备方法

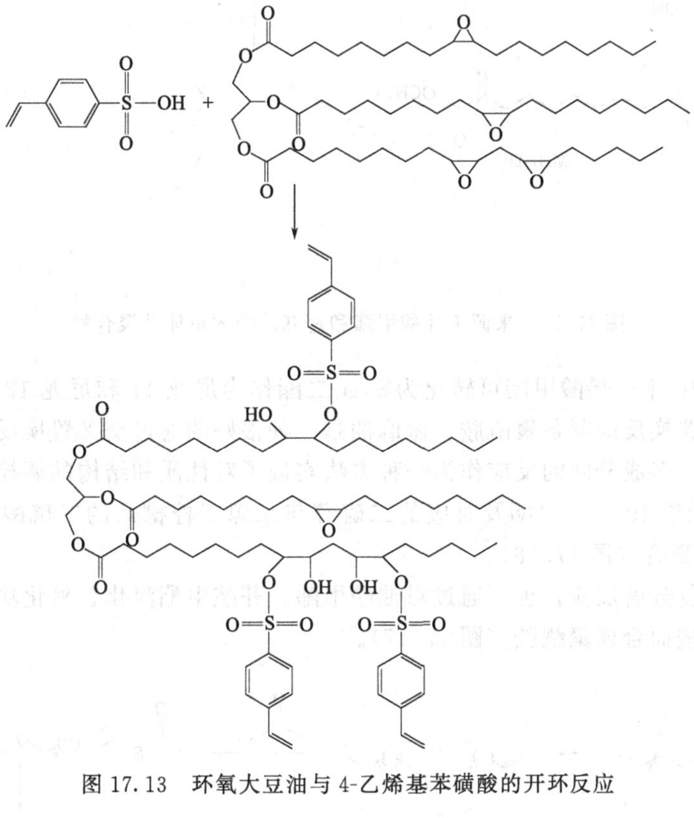

10-十一烯酸：R=H, n=6
油酸：R=—(CH$_2$)$_7$CH$_3$, n=5

1)Br$_2$/Et$_2$O
2)KOH
3)CH$_3$OH 回流/Amberlyst

HO—SH DMPA/$h\nu$

LiAlH$_4$/THF

图 17.13 环氧大豆油与 4-乙烯基苯磺酸的开环反应

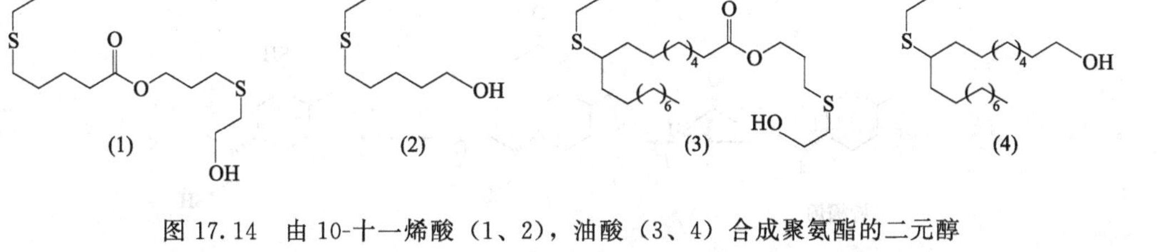

(1) (2) (3) (4)

图 17.14 由 10-十一烯酸（1、2），油酸（3、4）合成聚氨酯的二元醇

　　Cramail's 课题组使用 AB 型单体通过缩聚合成了一系列新颖的线性聚合物，如 10-羟基-9-甲氧基十八酰叠氮或 9-羟基-10-甲氧基十八酰叠氮（HMODAz）、12-羟基-9-顺十八酰叠氮（HODEAz）、N-(11-羟基-9-顺式十七烯）氨基甲酸甲酯（MHHDC）（图 17.15）。该课题组也采用巯基-烯（thiol-ene）点击反应直接插入羟基缩聚的方法合成线性聚合物。

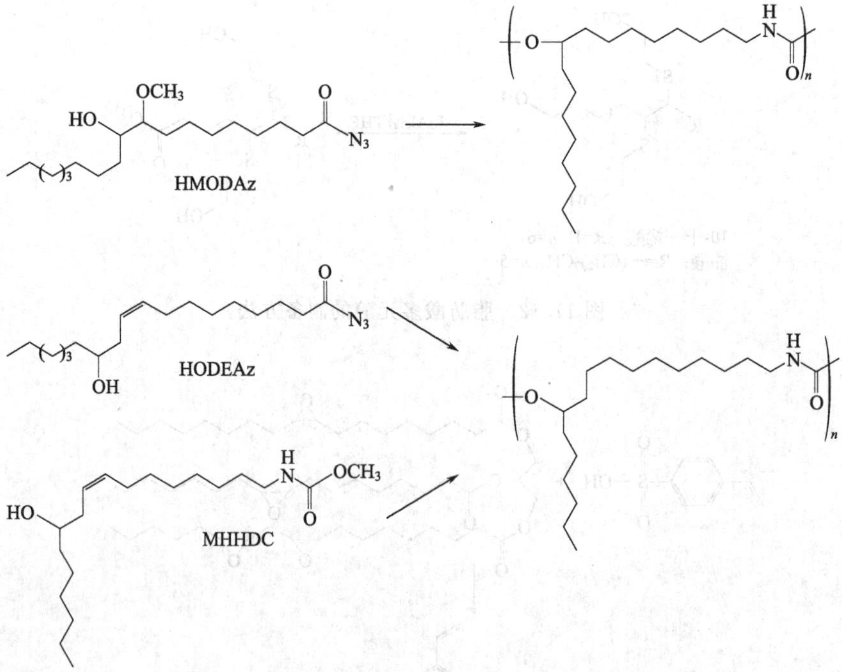

图 17.15　来源于油酸甲酯和蓖麻油酸的单体及聚合物

　　油酸甲酯、10-十一烯酸甲酯可转化为 α,ω-二酯作为尼龙 11 和尼龙 12 的前躯体，通过与烯丙基氯交叉置换反应制备聚酰胺。蓖麻油是一种很好的通过交叉置换反应改性聚合物侧链的试剂。最近，多成分间的反应作为一种方法实现了对性质和结构的调控。如蓖麻油衍生的二烯 10-十一烯酸 10-十一烯酯及对应的二硫醇与来源于柠檬烯的二硫醇作为共聚体间发生 thiol-ene 加成聚合（图 17.16）。

　　除了烯交叉复分解反应，也可通过对油酸甲酯、芥酸甲酯溴化、氧化功能化转化为对应的氨基功能化，进而合成聚酰胺（图 17.17）。

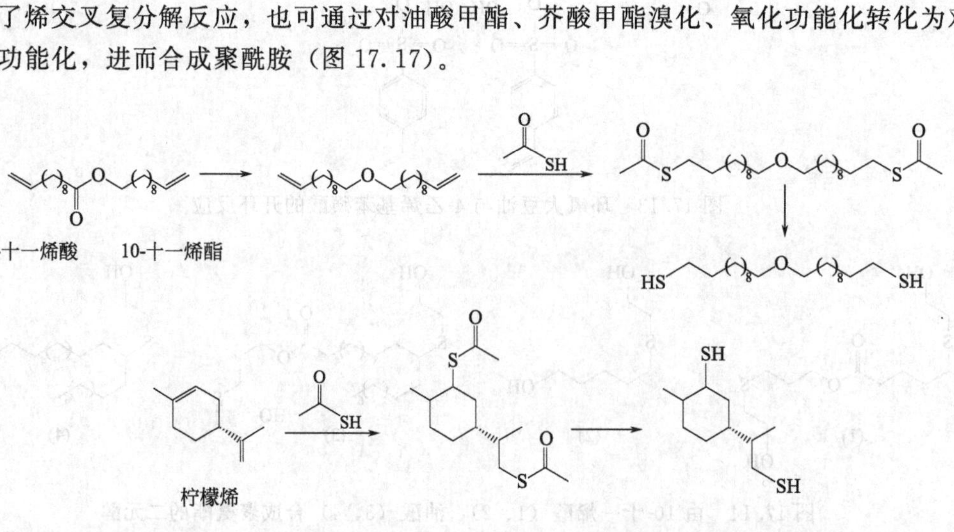

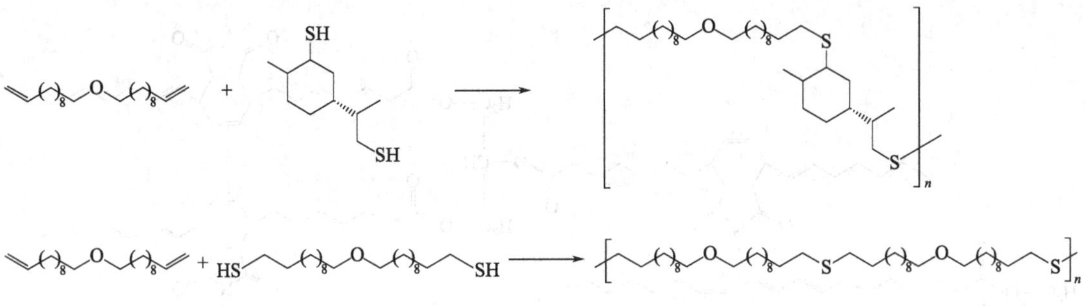

图 17.16　来源于蓖麻油和柠檬烯的二硫醇衍生的合成和聚合

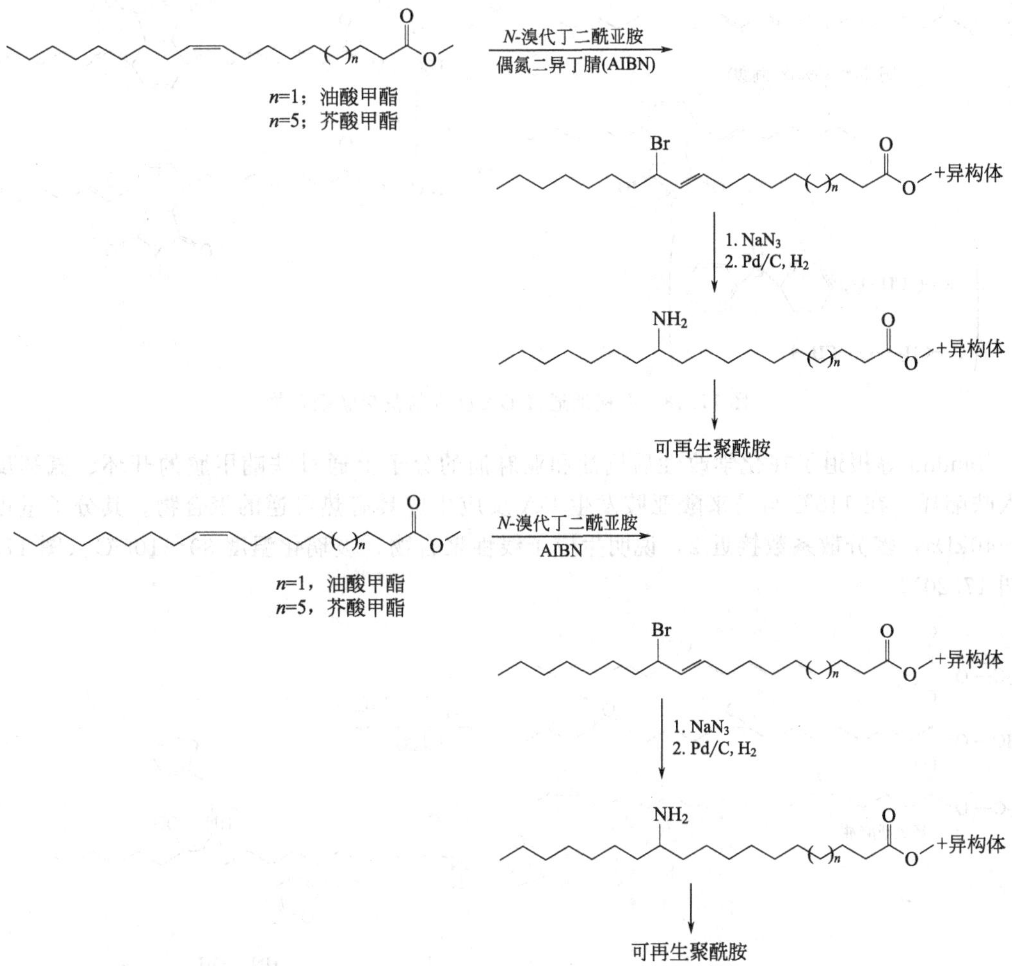

n=1；油酸甲酯
n=5；芥酸甲酯

可再生聚酰胺

n=1，油酸甲酯
n=5，芥酸甲酯

可再生聚酰胺

图 17.17　溴化、氧化法制备 AB 型油酸甲酯、芥酸甲酯衍生物合成聚酰胺

17.2.4.3　Diels-Alder 反应制备热可逆线性、交联聚合物

这部分将讨论运用呋喃-马来酰亚胺间发生 Diels-Alder（DA）反应制备具有修复、循环、热可逆的新型材料。一种方法是使用桐油合成交联聚合物；另一种方法是使用化学改性桐油和亚麻油制备线性和交联聚合物。Lacerda 等报道直接用桐油与三种商业马来酸亚胺，在 80℃下，合成不同性质的聚合物。材料的玻璃化温度依赖于 R 基的柔顺性（-10～75℃），热分解温度可达 350℃。这类产品是不可逆反应得到聚合单体（图 17.18）。

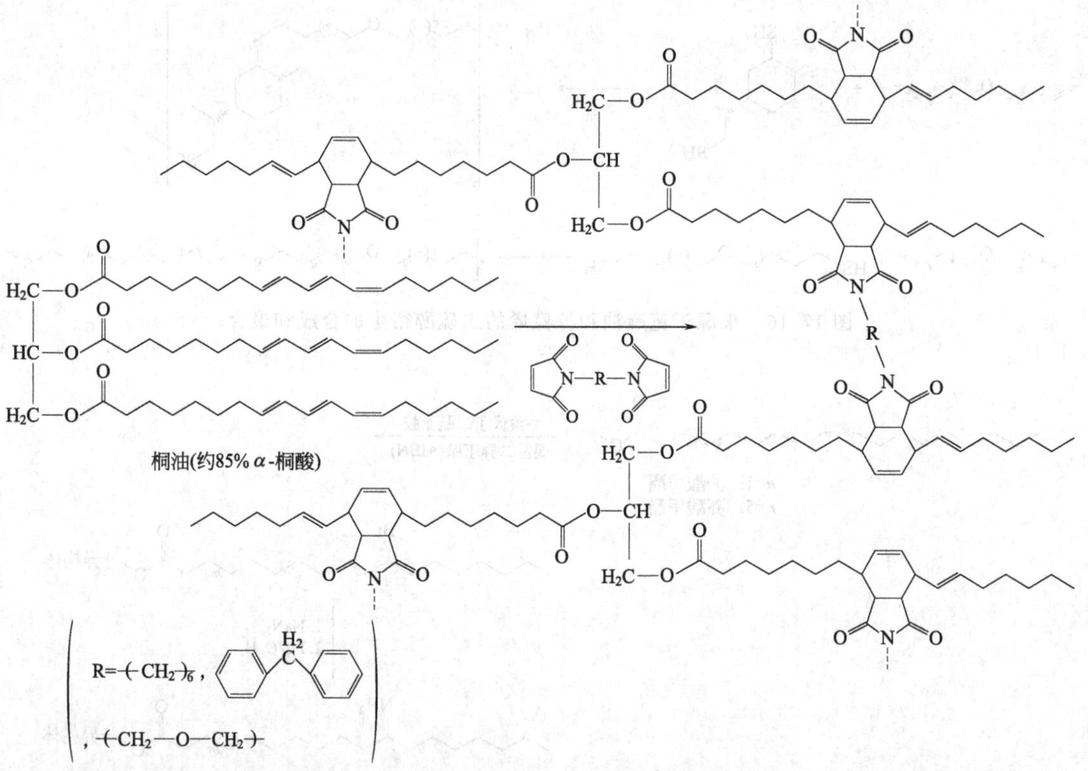

图 17.18　有桐油通过 DA 反应制备交联聚合物

　　Gandini 等报道了在化学改性后桐油和亚麻油的分子上通过呋喃甲胺的开环、氨解反应引入呋喃环。在 110℃与马来酸亚胺发生 DA 反应生成具有热可逆的聚合物。其分子量可达 20～40kDa，多分散系数接近 2，说明生成了线性聚合物，玻璃化温度 30～105℃（图 17.19 和图 17.20）。

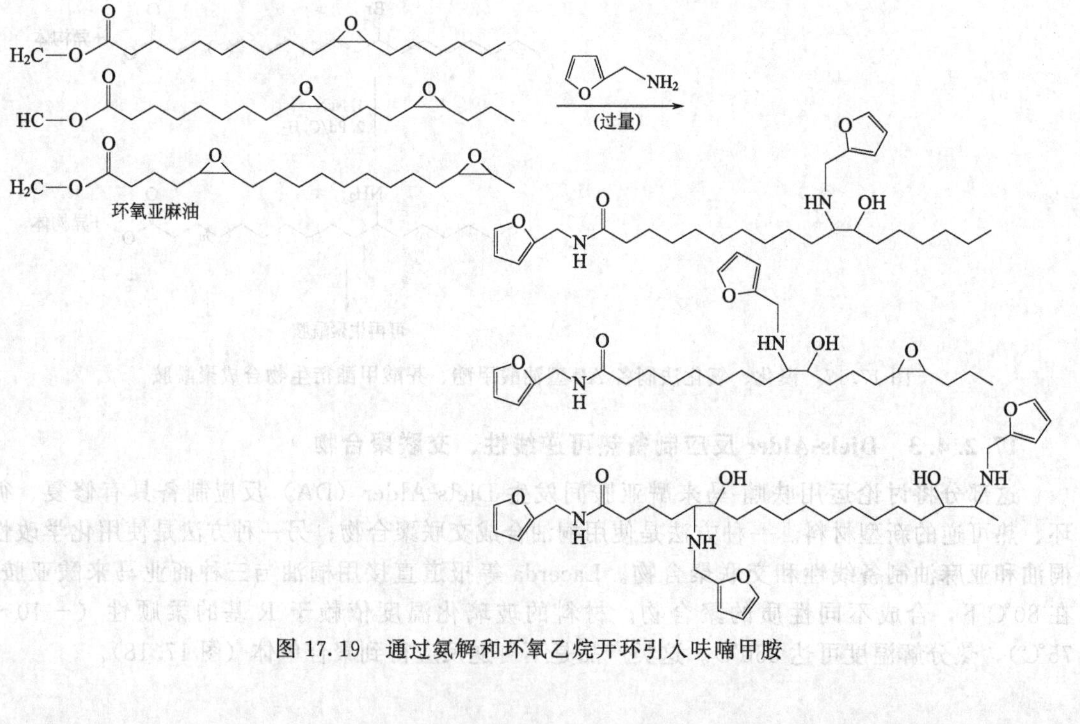

图 17.19　通过氨解和环氧乙烷开环引入呋喃甲胺

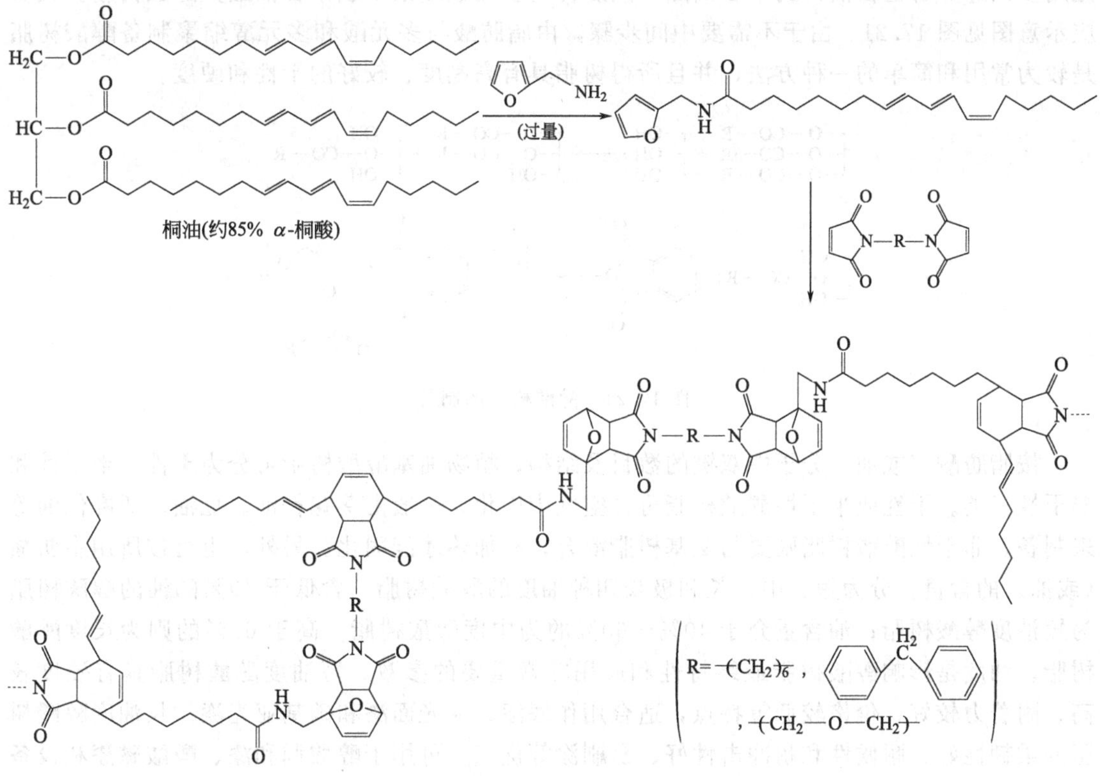

图 17.20　通过 DA 缩聚制备线型聚合物

17.3　植物油化学改性及材料

除个别天然植物油（蓖麻油和斑鸠菊油）含有特殊的羟基和环氧基外，多数植物脂肪酸为含有碳-碳双键的不饱和脂肪酸。这些双键多为非共轭，聚合活性较低。除阳离子聚合外，传统的聚合反应很难制备出各种性能较好的植物油基高聚物材料。但是植物油甘油三酸酯的双键、酯基等活性基团上可进行各种化学反应，以引入更易聚合的官能团来制备植物油基高聚物材料。常用的改性方法包括环氧化及其开环反应、双键异构化、三酸甘油酯醇解等。通过植物油化学改性可以制备的高聚物材料包括聚酯、聚氨酯、环氧树脂、改性植物油-乙烯基单体共聚物等。

17.3.1　聚酯

Berzelius 早在 1874 年就由酒石酸和丙三醇缩聚制得醇酸树脂，然而材料的脆性限制了其应用。直到 1914 年，Kienle 利用脂肪酸成功地合成了醇酸树脂，且该树脂具有良好的成膜性能。由于成本低和易应用等特点，基于植物油的醇酸树脂很快取代了传统的树脂而日益受到重视。另外，由于植物油的引入，植物油基醇酸树脂具有更好的生物降解性。醇酸树脂主要用作涂料和油漆，在金属防护、家具、车辆、建筑、印刷和模压塑料等方面有着广泛的应用。

通常，植物油基醇酸树脂可由单甘油酯或脂肪酸制备。对于单甘油酯类醇酸树脂，首先是用多元醇醇解植物油得到单甘油酯，然后再与多元酸缩聚生成单甘油酯类醇酸树脂。其反应示意图见图 17.21。由于不需要中间步骤，由脂肪酸与多元酸和多元醇缩聚制备醇酸树脂是较为常用和简单的一种方法，并且所得树脂具有高黏度、较好的干性和硬度。

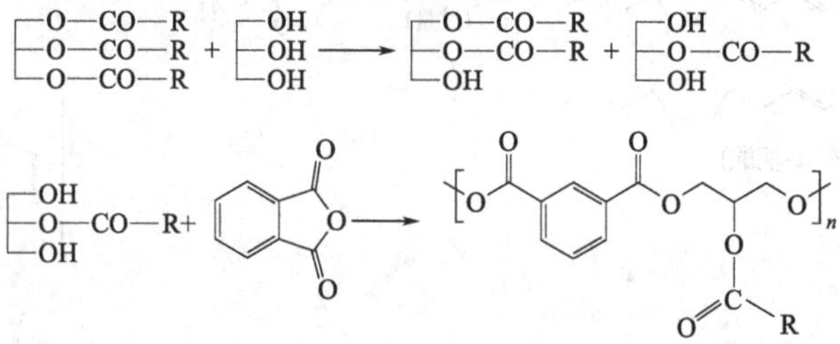

图 17.21　醇酸树脂的制备

按脂肪酸（或油）分子中双键的数目及结构，植物油基醇酸树脂可分为干性、半干性和非干性三类。干性或半干性醇酸树脂可在空气中固化，一般由葵花籽油、豆油、亚麻仁油等来制备。非干性醇酸树脂则要与氨基树脂混合，经加热才能固化。另外，也可按所用脂肪酸（或油）的含量，分为短、中、长和极长四种油度的醇酸树脂。含低于 40% 的油的醇酸树脂为短油度醇酸树脂；油含量介于 40%~60% 的为中度醇酸树脂；高于 60% 的则为长度醇酸树脂。油度是影响醇酸树脂最终特性和应用非常重要的参数。短油度醇酸树脂具有硬度较高、附着力较好、价格较低等特点，适合用作底漆、亚光面漆和硝基亚光漆。长油度醇酸树脂的柔韧性好、耐候性和耐冲击性好、易刷涂等优点，可用于醇酸调和漆、醇酸磁漆和设备的表面涂装。除涂料外，植物油基醇酸树脂还是制造胶印油墨非常重要的组分。基于亚麻油和豆油的醇酸树脂在当今印刷业最为通用。出于经济原因，葵花籽油和菜籽油也常用于印刷油墨组分。

醇酸树脂的黏度和膜的性能取决于其原料种类和组分。对由戊二酸酐、马来酸酐、邻苯二甲酸酐和琥珀酸酐合成的葵花籽油醇酸树脂研究发现，其黏度随着酸酐组分的增加而增大。由于马来酸酐具有可以热聚合的双键，所得树脂在 4 种醇酸树脂中黏度最大，且干燥时间最短。

液晶高分子已经被广泛应用于塑料和合成纤维工业。液晶醇酸树脂可降低挥发性有机物含量，提高涂层性能。如图 17.22 所示，液晶相可由对羟基苯甲酸（PHBA）与羟基或羧基封端的醇酸树脂（HTAR）聚合制得。用对甲苯磺酸作催化剂，该反应可室温进行。反应过程中生成的水可用二环己基碳二亚胺（DSS）除去，以促进反应的进行。该法制备的液晶醇酸树脂具有低黏度和高性能等特点。

传统涂料不利于环境和人体健康。20 世纪 70 年代以来，由于溶剂的昂贵价格和降低 VOC 排放量的要求日益严格，环保型绿色涂料日益受到重视。高固含量型醇酸树脂就是为了适应日益严格的环境保护要求在普通溶剂型涂料基础上发展起来的。国家把"水性醇酸树脂和高固含量醇酸树脂涂料"作为"九五"期间重点攻关项目。降低醇酸树脂的黏度是制备高固含量涂料的一种有效方法。低黏度的醇酸树脂需具备低分子量或窄分子量分布特点。据报道，羧酸/酸酐在 DCC 与吡啶共存条件下和醇室温反应，可制得较低分子量或窄分布的醇酸树脂。

随着高分子科学的发展，近年来树枝状支化高聚物的研究和应用开发受到广泛的重视。该分子可提供多样且具有特殊分子形态的端基官能团，且不易发生高聚物链缠结。当分子量

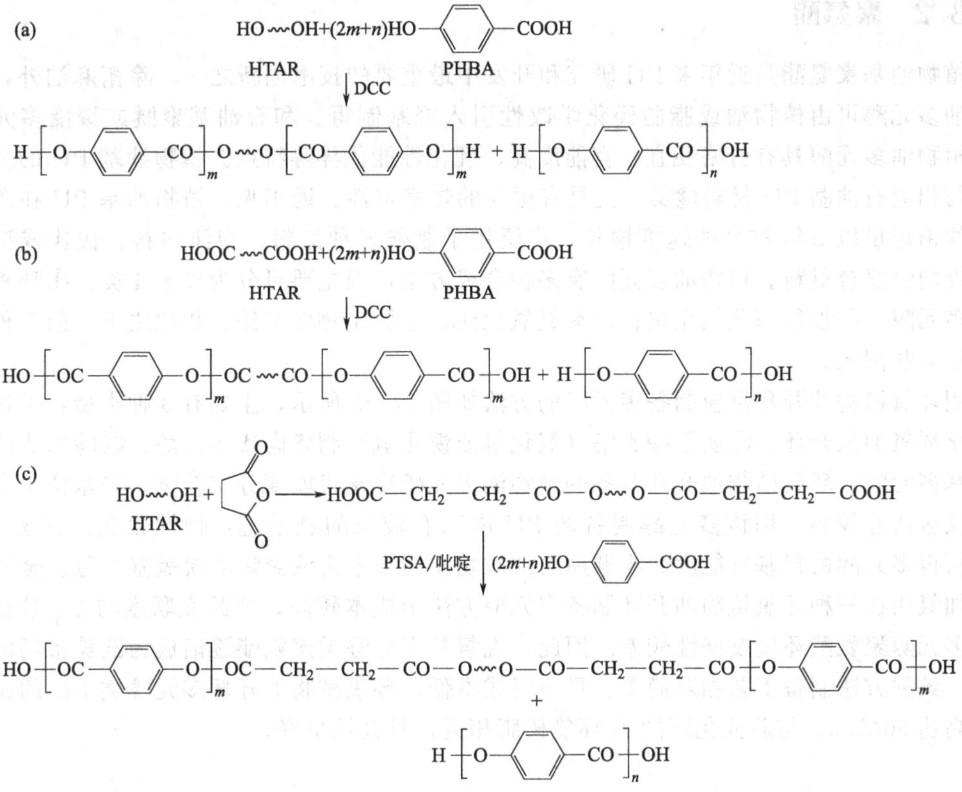

图 17.22　三种液晶醇酸树脂的制备

增加或浓度提高时，该类分子能保持较低的黏度，从而使其具有独特的流变性质、成膜性、抗腐蚀性、耐久性及优良的力学性能，可应用于制备高固含量涂料。Manczyk 等探讨了高度支化高固含量醇酸树脂在涂料中的应用。结果显示，提高支化度能降低树脂黏度，从而减少溶剂的使用。相比同黏度的醇酸树脂，其固化速度更快。

　　开发和应用水性高性能醇酸树脂涂料也是全球环保的大趋势。水性醇酸树脂的干燥成膜机理与溶剂型类似，其组成中所含的不饱和脂肪酸通过氧化干燥成膜，具有良好的流动性和渗透性，而且涂膜丰满度高，成膜性好，降低了助溶剂的使用量，从而使涂料 VOC 含量降低。此外，水性醇酸树脂对颜料的润湿性好，承载力强。目前，水性醇酸树脂可通过 3 种聚合方法制得，第一种方法是设计一定酸值的醇酸树脂，中和后在水中分散而得；第二种方法是将亲水性单体接枝到醇酸树脂残留的双键上而制得；第三种方法是用丙烯酸树脂改性醇酸树脂制得。研究表明，在醇酸树脂中引入 MMA，与醇酸树脂中脂肪酸上的不饱和双键共聚反应制得不饱和度较低的醇酸树脂，不仅可以降低树脂催干剂的用量，还可以进一步改善涂膜的黄变性。

　　聚羟基烷酸酯（PHAs）是一类非常重要的脂肪族聚酯，由植物糖（如葡萄糖）经过细菌发酵而制得。聚合物在细菌细胞内逐步积累而形成，收获这些细胞即可得到聚合物产品。聚羟基烷酸酯作为一种生物降解、生物相容的微生物合成聚酯，具有广阔的应用前景，但其成本高、质脆，特别是加工温度区间窄，大大限制了其应用。用植物油基烷酸或脂肪酸为碳源，可制得具有不同单体单元组成的 PHAs。所得 PHAs 结晶度较低，柔韧性明显提高。

17.3.2 聚氨酯

植物油基聚氨酯是近年来 PU 研究和开发中最重要的技术创新之一。除蓖麻油外,其他植物油多元醇可由植物油或脂肪经化学改性引入羟基制得。和石油基聚醚或聚酯多元醇相比,植物油多元醇具有价格便宜、官能度高、理化性能优异等特点。植物油基 PU 的力学性能可与相应石油基 PU 材料媲美,且具有更高的热稳定性。近年来,植物油基 PU 在欧美市场上的销售量以每年 30% 的速度增长,广泛用于制作各种涂料、泡沫塑料、快速成型材料和纤维增强复合材料。植物油多元醇有多种合成方法,但主要可分为以下 4 类:①环氧开环制备多元醇;②加氢醛化氢化法;③臭氧氧化法;④微生物转变法。相比之下,前三种方法研究较多和深入。

用环氧植物油开环反应制备多元醇的方法如图 17.23 所示,主要有 3 种类型:①过渡金属催化环氧加氢开环;②质子酸水解(氯化氢或溴化氢)制备卤代多元醇;③醇加成法制备烷氧基多元醇。环氧植物油开环制备的植物油多元醇羟基官能度分布较宽,羟基位于主链内部、反应活性较弱。用该多元醇制备的 PU 内部有较长的悬吊链,韧性较强。在图 17.23 中,所得多元醇的羟基官能度大小顺序与加成物质的关系为溴≥氯≥烷氧基>氢。金属催化环氧加氢法在三种环氧植物油开环制备多元醇方法中成本较高,产品交联度与 T_g 较低;而卤代多元醇聚氨酯环境友好性较差。因此,烷氧基多元醇类聚氨酯逐渐成为欧美市场的主流产品。该种方法制备工艺相对简单、且原料成本低。环氧植物油开环多元醇类 PU 的拉伸强度可高达 50MPa,与胺固化双酚 A 环氧树脂相近,且韧性更好。

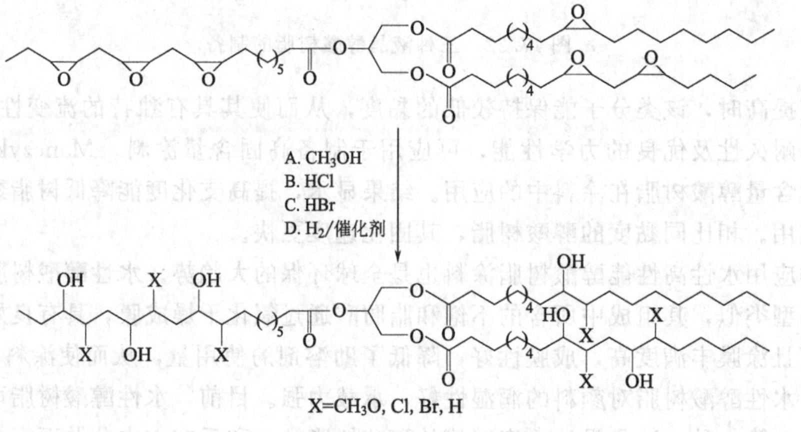

图 17.23　环氧植物油开环反应制备多元醇

臭氧氧化法制备植物油多元醇是直接将植物油双键切断而产生羟基。双键转化率可高于97%。所得多元醇全部为伯羟基,具有更高的聚合活性。其 PU 具有较高的交联密度和较好的力学性能。Petrovic 等用臭氧氧化法制备了甘油三油酸酯、豆油和菜籽油多元醇(图 17.24),甘油三油酸酯多元醇的官能度为 3.0,由于存在不反应饱和脂肪酸,所得菜籽油和大豆油多元醇的官能度较低,分别为 2.8 和 2.5。三类多元醇与 MDI 聚合所得 PU 的 T_g 为 53～22℃。多元醇的官能度和悬吊链对 PU 树脂的热稳定性和力学性能起决定性作用。该类 PU 的 T_g 与加氢醛化氢化植物油多元醇的 PU 相当,但拉伸强度提高接近 2 倍,断裂伸长率增长 1 倍。该树脂较普通硬橡胶产品具有更高的强度和耐候性。相对于其他方法,臭氧氧化法制备的 PU 产品具有更高的热稳定性。Narine 等研究了体系 NCO/OH 摩尔比对臭氧氧化菜籽油

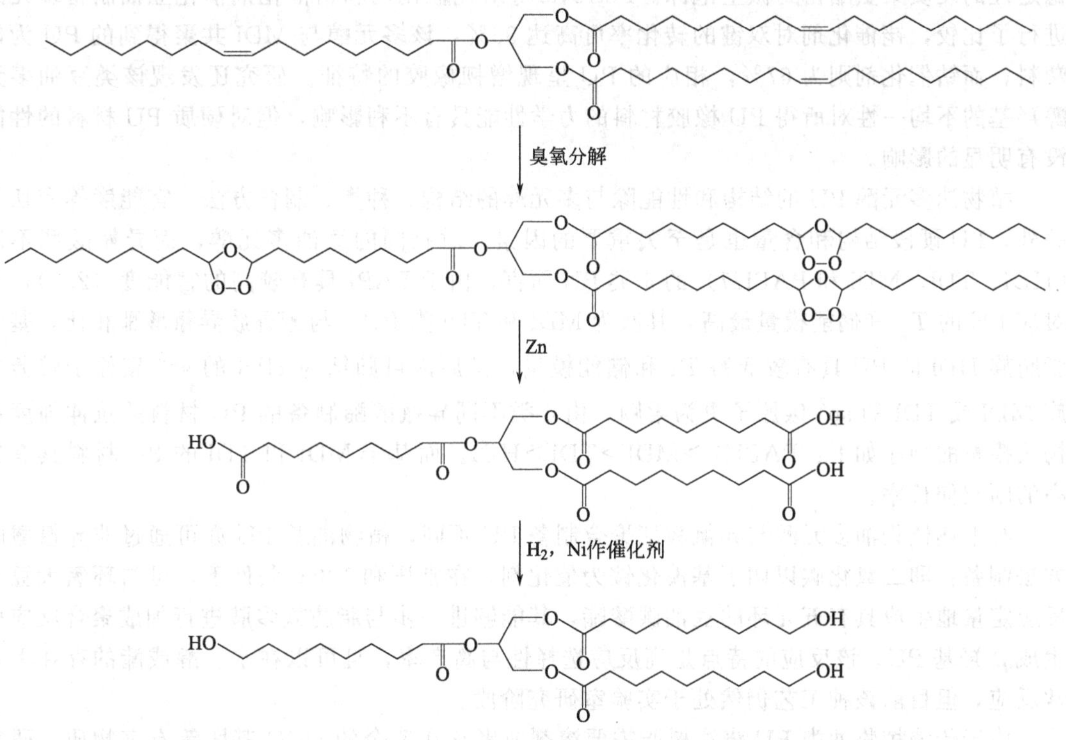

这或许可能要求更高的反应条件。Zn 处理将过氧化物转化为相应的醛，经脱氢反应又生成羧
基，并可转化为羟基，可采用此法制备伯醇，但产率低。以 MDI 为异氰酸酯，制备的 PU 的密度
随着分子中的 PU 链段增多而增大，软段分子量越低，材料的刚性越大。采用多官能度的异氰酸
酯可以制备一系列的 PU 树脂。此法只能用于含双键的植物油，并且每个双键只能引入两个羟
基，反应步骤较繁琐。

图 17.24　臭氧氧化法制备植物油多元醇

多元醇与 MDI 聚合所得 PU 结构和性能的影响，发现 PU 的 T_g 随体系 NCO/OH 摩尔比的
增大而提高，NCO/OH 摩尔比为 1.1 的 PU 具有最高的交联密度和较好的力学性能。

　　Frankel 等用加氢醛化氢化法制备了基于蓖麻油、红花油、油酸红花子油、亚麻油及其
衍生物的伯羟基多元醇（图 17.25），并用该类多元醇制备出了具有较好的抗压强度和尺寸

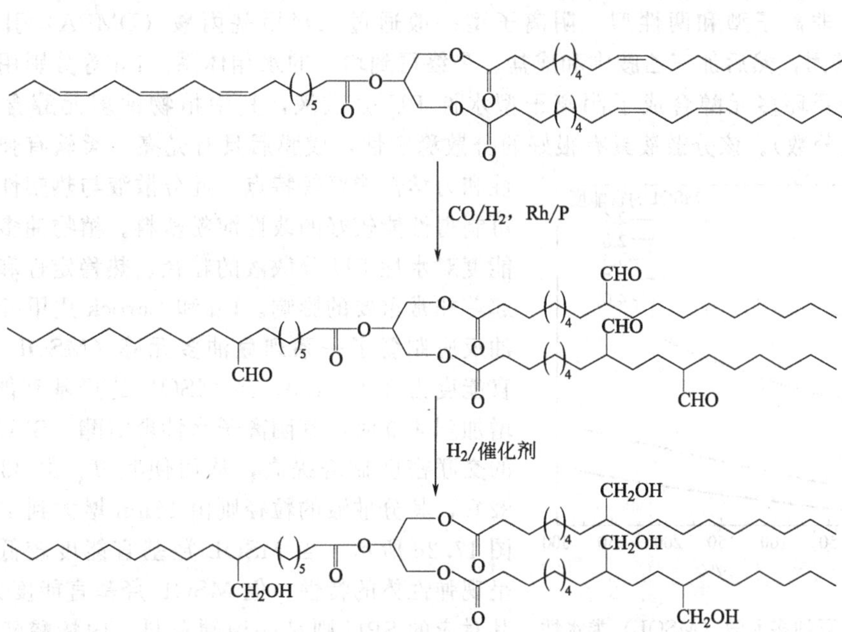

图 17.25　加氢醛化氢化法制备植物油多元醇

稳定性的硬质聚氨酯密封微空泡沫。Petrovic 等对铑催化剂和钴催化剂催化豆油制备多元醇进行了比较，铑催化剂对双键的转化率可高达 95%，该多元醇与 MDI 共聚得到的 PU 为硬塑料；而钴催化剂则为 67%，相应的 PU 呈现增韧橡胶的特征。研究还发现该类豆油多元醇羟基的不均一性对所得 PU 橡胶材料的力学性能具有不利影响，但对硬质 PU 材料的性能没有明显的影响。

植物油多元醇 PU 的结构和性能除与多元醇的结构、种类、制备方法、官能度等密切相关外，PU 硬段结构和含量也是至关重要的因素。对相同的豆油多元醇，而异氰酸酯不同（HDI、TDI、MDI 和 PAPI27）的 4 类 PU 而言，由于 PAPI 具有较高的官能度（2.7），其对应 PU 的 T_g 和储能模量最高，其次为 MDI 和 TDI 类 PU。与芳香族异氰酸酯相比，基于脂肪族 HDI 的 PU 具有较低的 T_g 和储能模量，其原因可归结为 HDI 的 sp^3 碳原子较芳香族 MDI 或 TDI 的 sp^2 碳原子更为柔顺。由 4 类不同异氰酸酯制备的 PU 材料的拉伸强度和杨氏模量的顺序如下：PAPI27＞MDI＞TDI＞HDI。而基于 MDI 和 TDI 的 PU 材料具有较高的断裂伸长率。

与上述植物油多元醇与异氰酸酯聚合制备 PU 不同，植物油基 PU 亦可通过非异氰酸酯方法制备：即二氧化碳以四丁基溴化铵为催化剂，在常压和 100℃条件下，可与环氧大豆油反应定量地生成具有五元环的豆油碳酸酯，其能够进一步与脂肪族多胺进行加成聚合反应而生成 β-羟基 PU。该反应的特点是高反应选择性与高产率，且可以在水、醇或酯的存在下正常反应，但目前该种工艺仍然处于实验室研究阶段。

由于传统植物油类 PU 浇注树脂需要溶剂或者存在残余的 NCO 基团等有害物质，研究和开发植物油类水性 PU 分散液将具有巨大的市场空间。水性 PU 是以水代替有机溶剂作为分散介质的新型 PU 体系，它不含或含很少量的有机溶剂，粒径一般小于 $0.1\mu m$，具有较好的分散稳定性。不仅保留了传统的溶剂型 PU 的一些优良性能，而且还具有生产成本低、安全不燃烧、不污染环境、不易损伤被涂饰表面、易操作和改性等优点。对纸张、木材、纤维板、塑料薄膜、金属、玻璃和皮革等均有良好的黏附性。水性 PU 通常分为阴离子型、阳离子型、非离子型和两性型。阴离子型一般通过二羟甲基丙酸（DMPA）引入亲水的—COOH 基团，然后加三乙胺中和成盐，最终得到均一的水相体系。Lu 等分别用蓖麻油和环氧菜籽油开环多元醇合成了阴离子型水性 PU 分散液，其中植物油多元醇含量可高达 60%（质量分数）。该分散液具有很好的分散稳定性，成膜后具有光亮、柔软有弹性，耐水

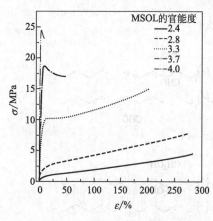

图 17.26　豆油多元醇（MSOL）类水性
PU 膜的应力-应变曲线

性和力学性能好等特点。此分散液与热塑性淀粉共混可制得性能较好的改性淀粉塑料。植物油多元醇的官能度对水性 PU 分散液的粒径、热稳定性和力学性能起着非常重要的影响。Lu 和 Larock 用甲醇与环氧豆油反应制备了一系列豆油多元醇（MSOL），其羟基官能度为 2.4～4.0。当 MSOL 的羟基官能度从 2.4 增加到 4.0 时，其阴离子水性聚氨酯（SPU）膜材料的交联密度显著提高，从而使其 T_g 由 38℃提高到 82℃，其分散液的粒径则由 16nm 增大到 130nm。如图 17.26 所示，当 MSOL 羟基官能度较低时，SPU 呈现弹性体的特性；但 MSOL 羟基官能度为 4.0 时，其对应的 SPU 则是一种硬塑料。丙烯酸酯可以和豆油多元醇 PU 中脂肪酸链的碳-碳双键发生接枝聚合

共聚，所得复合乳液膜优势互补，具有较高的拉伸和抗冲强度、优异的耐磨性、良好的附着力和耐候性，成本较低。且复合乳液的性能可以通过改变 PU 与聚丙烯酸酯的比例来调整和优化。

　　除用 DMPA 引入聚氨酯主链后成盐外，MA 改性的植物油亦可替代 DMPA 制备植物油水性聚氨酯。该反应是将含羧基的改性植物油多元醇与异氰酸酯反应制备含羧基的 PU 预聚物，然后用 TEA 中和成盐得到水性 PU。该 PU 具有好的物理特性和力学性能。

17.3.3　丙烯酸/马来酸酐改性植物油-乙烯基单体共聚塑料

　　植物油非共轭双键反应活性低，很难通过自由基共聚获得性能优良的高聚物，必须通过化学改性在油分子上引入可自由基聚合的官能团。Wool 等在此领域做了一系列创新且富有成效的工作。他们首先将植物油双键环氧化，用丙烯酸在催化条件下对环氧基进行亲核反应生成含 β-羟基的环氧植物油丙烯酸酯单体（AESO），其反应历程示于图 17.27。环氧植物油与丙烯酸发生酯化反应的速率与环氧基浓度和丙烯酸浓度的平方成正比。而有机金属化合物能够有效地选择催化酯化反应，而不会使环氧植物油均聚，且改性产物更均匀。AESO 单体可以均聚，其聚合物的交联密度和 T_g 随单体中丙烯酰基含量的增加而提高。利用刚性较强乙烯基单体，如 ST，与 AESO 共聚可使聚合物材料的力学性能大幅提高。AESO 的涂料材料已在欧美商业化，例如美国 UCB 公司推出 Ebecryl 860 产品。近年来，我国在 AESO 方面的研究也很活跃。例如，容敏智用 AESO 和 MMA 经自由基共聚合制得的新型植物油基泡沫塑料，其压缩性能取决于 AESO/MMA 的比例、引发剂和催化剂的浓度。该泡沫塑料具有与传统不饱和聚酯泡沫塑料相似的压缩强度，且韧性更高。

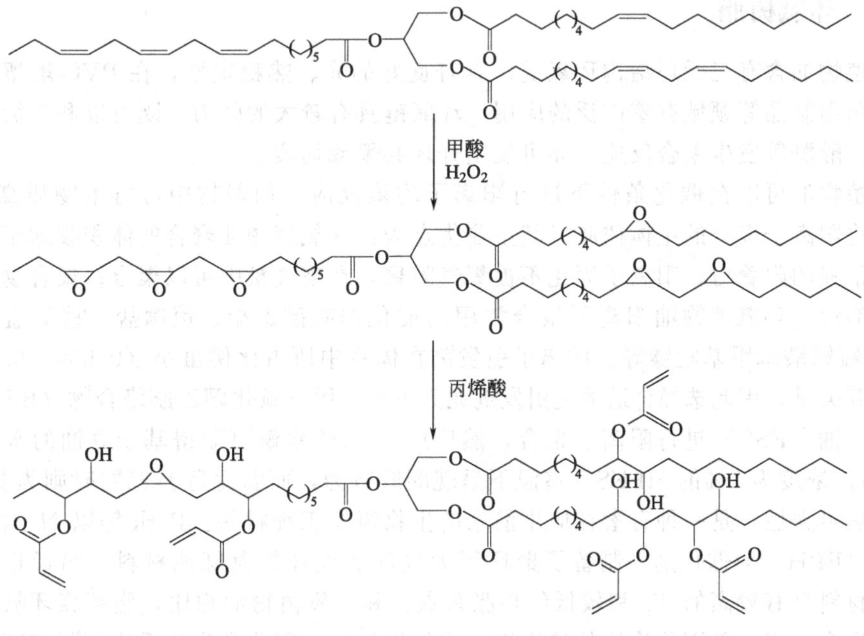

图 17.27　丙烯酸酯化环氧大豆油的制备

　　除丙烯酸外，马来酸酐也可用于改性植物油获得自由基聚合活性较高的马来酸酐改性植物油。其反应可以包括以下几种过程：①马来酸酐与羟基化环氧植物油反应，生成 β-羟基植物油马来酸半酯；②对植物油进行羟甲基化引入羟基，然后与马来酸酐反应生成马来酸半酯单体；③植物油甘油三酸酯与甘油反生酯交换生成单甘油酯，单甘油酯的羟基再与马来酸酐发生酯化反应生成单甘油酯马来酸酐半酯（SOMGs）。上述 3 种单体中，SOMGs 制备工艺与传统聚酯树脂制备工艺最为相似，聚合产物的结构和性质也与传统聚酯树脂相似。因此，对其研究最为深入，聚合方法也在不断改进。相对于其他 2 种单体，其优点是改性反应不影响脂肪酸的不饱和双键，单体官能度高，固化活性更强。所得聚合物具有较高的交联密度、耐热性和力学性能。Wool 等通过本体聚合用过氧化苯甲酸叔丁酯为引发剂，将 SOMGs 与 ST 进行自由基共聚，得到了透明、均一的聚合物材料，其中 SOMGs 在树脂中的质量分数可高达 75%。该共聚树脂的 T_g 高于 130℃，拉伸强度和杨氏模量可分别高达 29.4MPa 和 840MPa。在不使用乳化剂的条件下，用乳液聚合也可以制备理化性能良好的 SOMGs-ST 共聚物。当 SOMGs 的质量分数为 75% 时，其树脂的 T_g 和弯曲模量分别为 135℃ 和 645MPa。另外，该树脂中极性较强的羧基使其更易与玻璃纤维等增强材料产生好的黏附性能，可用于制备模压复合材料。

利用丙烯酸与马来酸酐同时对植物油进行改性，可使改性植物油单体的聚合能力更强，从而使所得聚合物材料的力学和加工性能进一步提高。该类均聚或共聚材料不单可用于高级涂料，甚至可以用作结构工程材料。Wool 等 AESO 为起始原料，在对苯二酚和苄基二甲胺催化下，与马来酸酐反应，获得丙烯酸化环氧大豆油马来酸半酯（MAESO）。MAESO 与 ST 进行自由基共聚得到硬度与韧性均较好的聚合物树脂。该类材料室温储能模量为 1.9～2.2GPa，T_g 高于 100℃。树脂的模量和 T_g 随单体中 MA 官能度和 ST 含量的增加而提高。研究发现，当 MAESO 质量分数为 66.7% 时，其共聚树脂可使性能、成本和环保三者之间达到最佳结合。

17.3.4 环氧树脂

环氧植物油含有三元环结构环氧键，具有良好的光、热稳定性，在 PVC 增塑、食品包装材料、药用制品等领域有着广泛的应用。环氧键具有较大的张力，既可以和含活泼氢的氨基、羟基、酸酐等发生聚合反应，亦可发生开环共聚或均聚。

环氧植物油可以在催化条件下进行阳离子均聚反应，均聚物中可再生物质高于 90%。作为光固化阳离子聚合的主体树脂，其主要优点为：环氧植物油聚合的体积收缩率小，对各种基材有很强的附着力；阳离子固化不被氧气阻聚，在空气氛中可以聚合；聚合物膜具有优良的耐溶剂性。环氧植物油阳离子聚合常用的催化剂有碘鎓盐、锍鎓盐、重氮盐、三氟化硼、N-六氟锑酸苯甲基吡嗪等。阳离子引发剂在体系中所占比例虽小（0.5%～6.0%），其作用却极其关键，因此选择合适的光引发剂尤为重要。用三氟化硼乙醚络合物（$BF_3 \cdot OEt_2$）引发环氧豆油（ESO）进行阳离子聚合，然后用 NaOH 水解可制得基于豆油的水凝胶材料（HPESO）。浓度为 2% 的 HPESO 室温下呈现凝胶行为，而温度高于 55℃ 时则为黏性流体，并且具有热可逆性，是一种有潜在应用前景的生物组织工程材料。Park 等以 N-六氟锑酸苯甲基吡嗪（BPH）为催化剂，制备了聚环氧大豆油和聚环氧蓖麻油材料。两者相比，聚环氧蓖麻油材料具有较高的 T_g 和较低的热胀系数。和环氧植物油相比，脂环族环氧化合物具有更高的聚合速率，其固化涂层的绝缘性、耐候性较好，因此常作为反应原料和环氧植物油混合使用，以期获得较理想的涂膜性能。用双酚 A 二缩水甘油醚（DGEBA）等环氧树脂代替部分环氧植物油，可以明显提高聚合物的机械强度和热稳定性。比如将环氧化植物油（大豆油/亚麻油/蓖麻油）与双酚 A 二缩水甘油醚（DGEBA）等量混合后共聚，所得共聚物具有较高的硬度，其 T_g 可高达 100℃。鎓盐可以对不同的环氧植物油进行快速而有效的引发聚合而制得具有良好热稳定性（＞360℃）和力学性能的高聚物材料。单体中环氧基的含量越高，所得高聚物材料硬度越高。环戊二烯在高温高压下与亚麻油经 Diels-Alder 反应和环氧化可制备降冰片基环氧化亚麻油单体。该单体与环氧亚麻油相比，其环氧值更高，环氧三元环的张力更大，聚合活性和光固化速率明显提高。加入二乙烯基醚类共聚单体可使体系的固化速率大幅度提高，而且共聚单体越柔顺，固化速率越高。当与三乙二醇二乙烯基醚共聚时，体系的环氧基转化率在 10min 内可高达 93％。该方法制备的环氧豆油和环氧亚麻油聚合物树脂已应用于制造船舶用玻璃纤维增强材料。

憎水的多元醇可与引发剂光解产生的超强路易斯酸作用，置换出超强质子酸，促进环氧基聚合，提高交联速率。Thames 等将 ESO、环氧树脂 UVR-6110、Tone 多元醇 0305 分步混合后光引发聚合，通过多元醇与环氧化合物作用，提高了交联速率，固化过程和涂膜性能有了明显改善。数据表明：固化膜有较好的附着力，断裂伸长率在 ESO 的质量分数为 50％时最高。当 ESO 质量分数为 10％时，树脂的斯瓦德硬度比不含 ESO 时要高。同时，随着 ESO 质量分数的增加，固化膜的光泽度、紫外稳定性和抗腐蚀能力都有不同程度的提高。

除上述均聚或共聚外，环氧植物油也可与各种环氧固化剂反应交联而固化。但固化速率较慢，硬度较低。环氧植物油与脂肪胺固化膜的 T_g 为 15～30℃，其力学性能低于传统的环氧树脂。但用较刚性的脂环族多元胺固化环氧植物油的 T_g 可明显提高。用环氧亚麻油部分取代双酚 F 环氧树脂可以有效地提高所得材料的耐冲击强度。ESO 的增韧效果好于环氧亚麻油。ESO/双酚 F 环氧树脂的韧性比普通双酚 F 环氧树脂提高近 2 倍，原因可能是它的官能度与活性适中，部分游离 ESO 在树脂中形成海岛结构。当环氧植物油质量分数为 30％时，所得材料的综合性能最佳。

17.3.5　聚酰胺和聚酯酰胺

聚酰胺（PA）俗称尼龙，是分子主链含有酰胺基（—CONH—）重复结构单元的一类热塑性树脂，包括脂肪族聚酰胺、脂肪-芳香族聚酰胺及芳香族聚酰胺。聚酰胺为韧性角质状半透明或乳白色结晶性树脂。聚酰胺具有良好的综合性能，包括力学性能、耐热性、耐磨损性、耐化学药品性和自润滑性，且摩擦系数低，有一定的阻燃性，易于加工，因此广泛应用于代替铜等金属在机械、化工、仪表、汽车等工业中制造轴承、齿轮、泵叶及其他零件。聚酰胺熔融纺成丝后有很高的强度，主要合成纤维，并可用作医用缝线。

二聚酸是合成植物油聚酰胺树脂最主要的原料，至 20 世纪末，全球有 70％～80％的二聚酸用于合成聚酰胺树脂，其合成工艺和设备已较成熟。植物油聚酰胺树脂由二聚酸与二元胺或多元胺经缩合制得，其反应示于图 17.28。二聚酸由干性油、半干性油等植物油经环加成反应精制而得。尼龙 11（聚十一内酰胺）就是用蓖麻油生产的一种具有多种优异特性的工程塑料。与其他聚酰胺相比，尼龙 11 最突出的特点是韧性、耐寒性好、稳定性好，耐油，耐腐蚀，密度小、易加工，且原料来自农副产业，具有可持续性。

Fan 等利用豆油中富含的油酸（10％～59％）和亚油酸（28％～66％）经环化缩合制得二聚脂肪酸和氢化二聚脂肪酸，然后用不同链长和结构的二胺缩聚制得一系列具有半晶型豆油聚酰胺树脂。其物理性能，如 T_g、熔点（T_m）、降解温度（T_d）、结晶行为和力学性能都与其分子量和二聚脂肪酸的柔韧性有密切关系。和脂肪族聚酰胺相比，芳环结构的聚酰胺具有较高的 T_g、T_m、T_d 和机械强度。相对于不饱和二聚脂肪酸聚酰胺而言，氢化二聚脂肪酸聚酰胺具有较低的 T_g 和较高的机械强度。

除用作工程塑料外，植物油聚酰胺树脂的各项技术指标都符合塑料印刷油墨使用的要

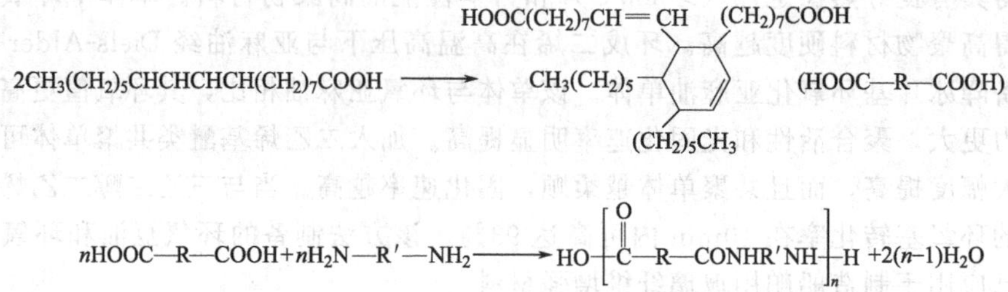

$$2CH_3(CH_2)_5CHCHCHCH(CH_2)_7COOH \longrightarrow \quad \begin{matrix} HOOC(CH_2)_7CH=CH & (CH_2)_7COOH \\ CH_3(CH_2)_5 & \\ & (CH_2)_5CH_3 \end{matrix} \quad (HOOC-R-COOH)$$

$$nHOOC-R-COOH + nH_2N-R'-NH_2 \longrightarrow HO\left[\overset{O}{\underset{\parallel}{C}}-R-CONHR'NH\right]_nH + 2(n-1)H_2O$$

图 17.28 植物油聚酰胺的制备

求，可配制成各种油墨用于塑料印刷。该类油墨不仅可有效改善目前水性油墨普遍存在的不抗水、干燥慢、光泽度差、易造成纸张收缩等缺点，而且作为一种新型的合成材料，其环保性也是值得关注的亮点。

聚酯酰胺是分子主链上含有酯链和酰胺键的聚合物，包括线型聚酯酰胺和交联聚酯酰胺。线型聚酯酰胺是一类结构规整的嵌段聚合物，它同时拥有聚酯和聚酰胺的优良性能，尤其是以均一链长的 N,N'-双（对甲酯基苯甲酰）丁二胺为硬段的聚酯酰胺［图 17.29(a)］更受到关注。如果烷基链 R^1 足够长，对应的聚酯酰胺的 T_g 较低，可用作热塑性弹性体；如果烷基链 R^1 是短链烷烃，所得聚酯酰胺具有较高的 T_g，可用作工程塑料。

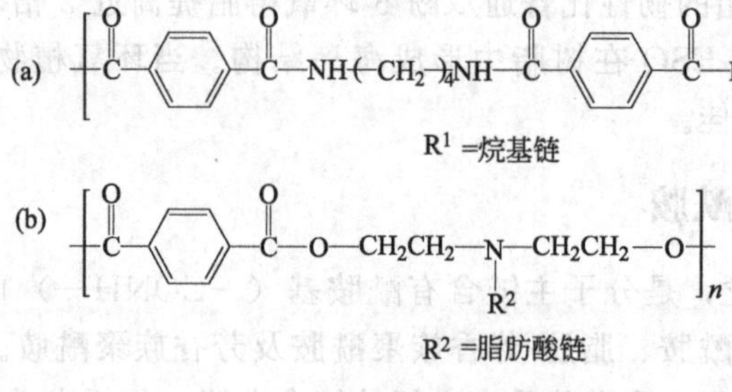

图 17.29 植物油聚酯酰胺的结构

植物油改性聚酯酰胺可以看作是氨基改性的醇酸树脂［结构见图 17.29(b)］，但理化性能要比普通的醇酸树脂优越，通常用作表面涂敷材料。植物油改性聚酯酰胺的合成通常是先将植物油与二乙醇胺反应得到 N,N'-二羟乙基脂肪酰胺，然后再与邻苯二甲酸反应制得植物油改性聚酯酰胺。植物油改性聚酯酰胺可以和异氰酸酯进一步反应，体系中氨酯键可以有效地提高材料的黏接性能、韧性、抗水性和耐化学老化性。据报道，经异氰酸酯交联的豆油基聚酯酰胺具有抗菌性能，可以用作生物材料。

17.3.6 聚多酚

生漆作为天然高分子材料在我国已有 6000 多年的应用历史，其主要化学成分为漆酚、漆酶和漆多糖。漆酚是烃基取代的邻苯二酚的同系混合物，在其典型结构式［图 17.30(a)］中，R 为含 $C_{15} \sim C_{17}$ 的烷烃、烯烃、共轭或非共轭双烯和三烯烃。R 的不饱和度越大，含共轭双键越多，生漆的质量就越佳。漆酚是生漆的主要成膜物质，含量一般为 40%～70%。Kobayashi 等合成了一系列含有 C_{18} 的脂肪酸改性邻苯二酚衍生物［图 17.30(b)］，然后通过酶或化学固化得到了性能优良的人工漆。该材料可在室温下固化，不需要有机溶剂，在环境友好涂层领域中具有较好的潜在应用前景。

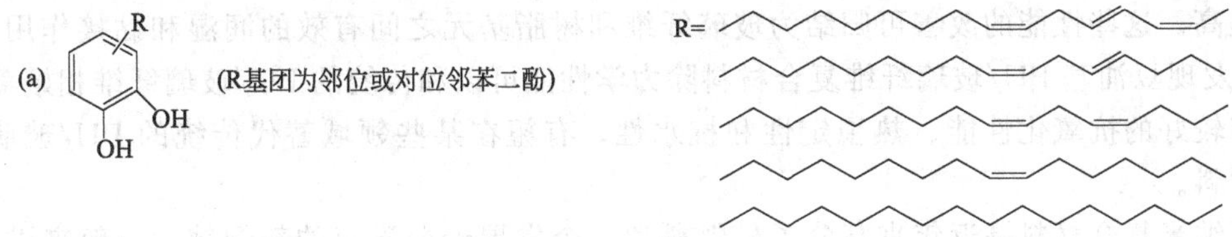

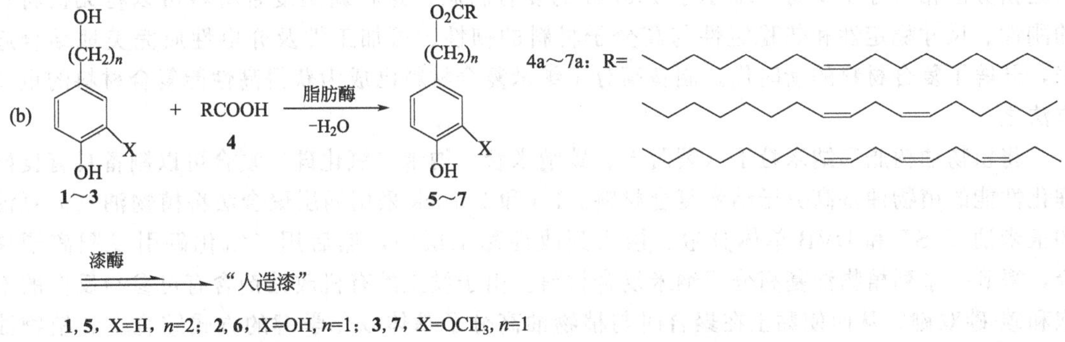

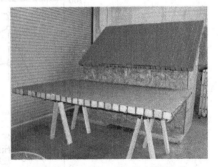

(a) (R基团为邻位或对位邻苯二酚)

R=

(b) 1~3 + RCOOH 4 —脂肪酶/−H₂O→ 5~7   4a~7a: R=

漆酶——→ "人造漆"

1, 5, X=H, n=2；**2, 6**, X=OH, n=1；**3, 7**, X=OCH₃, n=1

图 17.30 生漆的结构（a）和人工漆的制备（b）

17.4 植物油复合材料及纳米复合材料

高聚物复合材料是高聚物基体与一种或数种异质、异形、异性的材料（增强剂）经过复合工艺而制备的多相材料。各种材料在性能上互相取长补短，产生协同效应，使复合材料的综合性能优于原组成材料而广泛地应用于航空航天、汽车、电子电气、建筑、健身器材等领域。

近年来，基于植物油树脂基体的复合材料正日益引起人们的关注。Lu 和 Larock 用玻璃纤维与三氟化硼引发的植物油（豆油、低饱和度豆油、玉米油和共轭玉米油）-ST-DVB 共聚树脂复合，通过模压成型得到玻璃纤维增强塑料。其中植物油在树脂基体中的质量分数可达 40%～60%。增加玻璃纤维的用量可使复合材料的力学性能明显提高。例如，当玻璃纤维的质量分数由 0 增加到 52% 时，复合材料的杨氏模量和拉伸强度分别由原来的 150MPa 和 7.9MPa 提高到 2730MPa 和 76MPa。另外，该材料具有较好的阻尼性能，现已在建筑、农业和汽车领域显示了良好的应用

图 17.31 AESO-天然纤维生物复合材料

前景。Wool 等用 AESO 和 ST 为原料，以玻璃纤维、亚麻、纤维素、纸浆和大麻等做增强纤维，通过树脂传递模塑工艺成功制备了一系列生物复合材料（见图 17.31）。该类材料可望应用于房屋或低层商用建筑的屋顶、地板和墙围材料等。玻璃纤维也可以和植物油基 PU 复合，有效地改善和提高复合材料的理化性能。Mohanty 等研究发现：和豆油基 PU 相比，其玻璃纤维复合材料的储能模量在纤维质量分数为 50% 时可提高 14 倍；拉伸强度和模量分

别增加 260％和 480％；耐冲击强度由原来的 26J/m 提高到 448J/m。同时，该材料的热稳定性也显著提高。这些性能的改善可归结为玻璃纤维和树脂基元之间有效的润湿和黏接作用。Petrovič 等发现豆油基 PU/玻璃纤维复合材料除力学性能可以和传统的 PU/玻璃纤维相媲美外，还具有较好的抗氧化性能、热稳定性和抗水性，有望在某些领域替代传统的 PU/玻璃纤维复合材料。

高分子纳米复合材料是近年来高分子材料科学一个发展十分迅速的新领域。一般来讲，它是指分散相尺寸至少有一维小于 100nm 的复合材料。这种新型复合材料可以将无机材料的刚性、尺寸稳定性和热稳定性与高分子材料的韧性、可加工性及介电性质完美地结合起来，开辟了复合材料的新时代。制备高分子纳米复合材料已成为获得高性能复合材料的重要方法之一。

将植物油树脂和纳米粒子（蒙脱土、碳纳米管、纳米二氧化硅）复合可以制备具有良好理化性能的植物油基高分子纳米复合材料。Lu 和 Larock 采用插层聚合法将植物油（大豆油和玉米油）、ST 和 DVB 单体分散、插入到改性黏土层中，然后用三氟化硼引发阳离子聚合，得到一系列植物油基高分子纳米复合材料。由于黏土的有机改性剂含有可参与反应的不饱和碳-碳双键，从而使黏土在聚合时与植物油高分子基体以化学键的方式结合。和植物油高分子基元相比，所得纳米复合材料的热稳定性、力学性能和阻隔性能均有显著的提高。如图 17.32 所示，当有机黏土的质量分数为 1％～2％时，共轭大豆油基高分子纳米复合材料的压缩模量、压缩强度和压缩应变均达到最大值，且分别提高了 100％～128％、86％～92％和 5％～7％。共轭大豆油基高分子纳米复合材料的热稳定性和力学性能较天然大豆油基高分子复合材料高。这是因为共轭大豆油具有较好的反应活性，使所得材料具有较高的交联密度。Wool 等用插层聚合法制备了乙烯基单体改性植物油（如 AESO 和 MAESO)-ST 共聚物/黏土（Cloisite 30B）高分子纳米复合材料。研究发现，材料的性能与黏土在高分子基元中的剥离度有密切关系。当黏土的体积分数为 4％时，纳米复合材料的弯曲模量可提高约 30％，但是材料的弯曲强度、T_g 和热稳定性无明显改善。

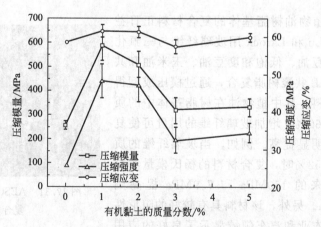

图 17.32　豆油基树脂/黏土纳米复合材料的力学性能

除植物油/乙烯类单体共聚物外，环氧植物油也可用于制备高分子纳米复合材料。Uyama 等将官能度为 3.4 的 ESO 和官能度为 5.5 的环氧亚麻油（ELO）分别分散、插入到改性黏土中进行酸催化固化得到植物油环氧聚合物/黏土纳米复合材料。黏土在环氧高分子基元中呈现剥离与插层共存结构。所得材料均具有良好的热稳定性和力学性能。由于 ELO 官能度较高，使得基于 ELO 的纳米复合物较相应的 ESO 纳米材料性能更为优越。Liu 等用三亚乙基四胺做固化剂，制备了插层结构的 ESO/黏土（Cloisite 30B）纳米复合材料。该材料在 180℃以下具有好的热稳定性。当黏土的质量分数从 0 增加到 10％时，所得纳米复合材料的杨氏模量可提高达 3 倍之多。

多面低聚倍半硅氧烷（polyhedral oligomeric silsesquioxane，POSS）是美国 Hybrid Plastics 公司面向全球开发的、用于高分子塑料换代产品研制的新型分子分散型纳米增强剂。和其他无机纳米粒子改性剂，如黏土、二氧化硅、二氧化钛、碳酸钙相比，具有笼形结构的 POSS 纳米微粒不仅具有单分散性好、密度低、热稳定性高和不含微量金属杂质等优点，而且对非极性或极性小的聚合物基质有良好的界面相容性；通过化学方法在 POSS 多面体表面键合不同的反应性官能团，还可赋予 POSS 纳米粒子的多功能性和高度反应性。Lligadas 等将含有环氧键的改性 POSS 与 ELO 复合，经热活性 BPH 引发得到植物油基新型高分子纳米复合材料。这类材料以 POSS 为无机成分，无机相与有机聚合物相之间通过强的化学键结合，不存在无机粒子的团聚和两相界面结合力弱的问题，因而具有较高的 T_g、热稳定性和力学性能。

17.5 结论及展望

植物油是一种廉价、易得的可再生资源。以植物油为原料，开发绿色的高聚物及其复合材料是目前高分子领域研究的热点之一。其原料来源、生产过程与产品应用三方面均能实现可持续发展和环境友好。植物油基聚合物材料的理化性能可以和传统的石油基聚合物材料相媲美。另外，脂肪碳链结构赋予植物油基高聚物材料良好的柔韧性、黏接性、耐水性和化学腐蚀性。但是，植物油基聚合物要彻底替代石油基聚合物，仍然有很多难题有待解决。例如，如何在不影响植物油基聚合物性能的前提下提高可再生组分的含量，减少石油产品的用量，确保整个聚合物产业的绿色化与可持续发展。未来植物油基聚合物材料的发展可以归结为以下几个方面：①结合生物基因工程开发新的具有较多不饱和双键的基因改性植物油品种；②开发用于食品药物包装、药品缓释、医疗设备等领域的高附加值无毒的植物油功能生物材料；③开发高性能的植物油水性或光固化环保高聚物材料，降低生产和使用过程中的环境污染；④开发高性能植物油聚合物-无机纳米复合工程材料；⑤利用价格更低的非干性油制备性能更加优越的聚合物，进一步降低产品的生产成本，提高植物油基聚合物的市场竞争力；⑥开发植物油基聚合物新品种，开拓新的应用领域。

能源和石油危机为再生资源应用和开发提供了一个前所未有的历史机遇和挑战，开发基于植物油的高聚物及其各类复合材料是利用自然界可再生资源制备高聚物材料的新途径。加强植物油基聚合物材料的研究以替代传统的石油高聚物产品必将成为社会发展的趋势。可以预计，在不久的将来，开发天然植物油基高聚物材料所面临的问题均会得到解决，基于植物油的高附加值聚合物材料必将在 21 世纪具有更为广阔的应用前景和发展空间。

（刘昌华，甘霖，卢永上，黄进）

参 考 文 献

[1] 张俐娜. 天然高分子改性材料及应用. 北京：化学工业出版社，2005.

[2] http://www.zjkdscyjd.gov.cn/news_view.asp? newsid=246.

[3]　Gunstone FD. The Chemistry of Oils and Fats：Sources，Composition，Properties，and Uses：Oxford，UK：Blackwell，2004.

[4]　毕艳兰. 油脂化学. 北京：化学工业出版社，2005.

[5]　Khot S N，Lascala J J，Can E，et al. J. Appl. Polym. Sci，2001，**82**：703.

[6]　Güner F S，Yağcı Y，Erciyes A T. Prog. Polym. Sci，2006，**31**：633.

[7]　Belgacem M N，Gandini A，In：Monomers，Polymers and Composites from Renewable Resources，Belgacem M N，Gandini A. Ed. ，Elsevier，Amsterdam，The Netherlands，2008，39.

[8]　黄进，夏涛，郑化. 生物质化工与生物质材料. 北京：化学工业出版社，2009.

[9]　Gandini A，Lacerda T M，Carvalho A J F，Trovatti E. Chem. Rev，2016，**116**：1637.

[10]　Geschwind J，Frey H. Macromolecules，2013，**46**：3280.

[11]　Zhang H，Grinstaff M W. J. Am. Chem. Soc，2013，**135**：6806.

[12]　Iaych K，Dumarcay S，Fredon E，Gerardin C，Lemor A，Gerardin P. J. Appl. Polym. Sci，2011，**120**：2354.

[13]　Kasetaite S，Ostrauskaite J，Grazuleviciene V，Svediene J，Bridziuviene D. J. Appl. Polym. Sci，2013，**130**：4367.

[14]　Barua S，Dutta G，Karak N. Chem. Eng. Sci，2013，**95**：138.

[15]　Bakare F O，Skrifvars M，Åkesson D，Wang Y，Afshar S J，Esmaeili N. J. Appl. Polym. Sci，2014，**131**：40488.

[16]　Halpern J M，Urbanski R，Weinstock A K，Iwig D F，Mathers R T，Von Recum H A. J. Biomed. Mater. Res. ，Part A，2014，**102A**：1467.

[17]　Hong J，Luo Q，Wan X，Petrovic Z S，Shah B K. Biomacromolecules，2012，**13**：261.

[18]　Lligadas G，Ronda J C，Galia M，Cadiz V. Biomacromolecules，2006，**7**：2420.

[19]　Moreno M，Lligadas G，Ronda J C，Galia M，Cadiz V. J. Polym. Sci. ，Part A：Polym. Chem. 2013，**51**：1808.

[20]　Petrovic Z S，Milic J，Xu Y，Cvetkovic I A. Macromolecules，2010，**43**：4120.

[21]　Lluch C，Lligadas G，Ronda J C，Galia M，Cadiz V. T Macromol. Biosci，2013，**13**：617.

[22]　More A S，Gadenne B，Alfos C，Cramail H. Polym. Chem，2012，**3**：1594.

[23]　More A S，Maisonneuve L，Lebarbe T，Gadenne B，Alfos C，Cramail H. Eur. J. Lipid Sci. Technol，2013，**115**：61.

[24]　Jacobs T，Rybak A，Meier M A R. Appl. Catal. ，A，2009，**353**：32.

[25]　Montero de Espinosa L，Kempe K，Schubert U S，Hoogenboom R，Meier M A R. Macromol. Rapid Commun，2012，**33**：2023.

[26]　Kolb N，Meier M A R. Eur. Polym. J，2013，**49**：843.

[27]　Kreye O，Toth T，Meier M A R. J. Am. Chem. Soc，2011，**133**：1790.

[28]　Firdaus M，Meier M A R，Biermann U，Metzger J O. J. Lipid Sci. Technol，2014，**116**：31.

[29]　Winkler M，Romain C，Meier M A R，Williams C K. Green Chem，2015，**17**：300.

[30]　Lacerda T M，Carvalho A J F，Gandini A. RSC Adv，2014，**4**：26829.

[31]　Gandini A，Lacerda T M，Carvalho A J F A. Green Chem，2013，**15**：1517.